# Einführung
# in die
# ERNÄHRUNGSLEHRE

**Dr. Ernst Kofrányi †**
**Prof. Dr. Willi Wirths**

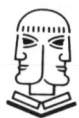

**UMSCHAU VERLAG · FRANKFURT AM MAIN**

CIP-Kurztitelaufnahme der Deutschen Bibliothek

**Kofrányi, Ernst:**
Einführung in die Ernährungslehre/Ernst Kofrányi; Willi Wirths. –
11., überarb. Aufl. – Frankfurt am Main: Umschau Buchverl., 1994.

ISBN 3-524-71020-4

NE: Wirths, Willi:

11., überarb. Auflage 1994

Umschlaggestaltung: Manfred Sehring

Gesamtherstellung: Brönners Druckerei Breidenstein GmbH, Frankfurt am Main
ISBN 3-524-71020-4 · Printed in Germany

# Vorwort zur 10. Auflage

Seit der letzten Auflage ist eine längere Zeit vergangen. An mehreren Stellen unterscheidet sich der Text der vorliegenden Auflage von den Texten früherer Auflagen. Die Ausführungen über die Ernährung des Säuglings und des Kleinkindes sind von den Herren Professoren Dr. W. Tolckmitt und Dr. W. Kübler, Gießen, die über Diabeteskost von Dr. U. Denker, Bad Segeberg. An der Abfassung des Kapitels über Diätetische Lebensmittel sind maßgeblich die Herren Dr. Matt und Zacharias, Gelsenkirchen, beteiligt. Das UTB 117, Lebensmittel in ernährungsphysiologischer Bedeutung, 3. Auflage, Schöningh Verlag 1985, stand bei einigen Darstellungen über Lebensmittel textlich Pate.

Die Aufgabe dieses Buches besteht erstens darin, Hinweise für eine vollwertige Ernährung, auch in ihrer Bedeutung für die Gesunderhaltung des Organismus, zu geben, zweitens aus naturwissenschaftlicher Sicht das Verständnis für die physiologischen Zusammenhänge zu wecken.

Sachliche Kritiken, Änderungs- und Ergänzungsvorschläge werden gern entgegengenommen.

Bei der Erarbeitung von Text und Tabellen sowie bei der Kontrolle der Literatur war Frau Ute Passelewitz maßgebend beteiligt, wofür wir ihr zu Dank verpflichtet sind.

Lindberg und Bonn, im Mai 1987
Ernst Kofrányi
Willi Wirths

# Vorwort zur 11. Auflage

Die ungebrochene Annahme des Buches hat eine weitere Neuauflage veranlaßt. Dank sei den aufmerksamen Lesern und Leserinnen gesagt, die auf Verbesserungen, Neuerungen, Änderungen hingewiesen haben. Einigen Kapiteln wird aufgrund solcher Anregungen und wegen des erweiterten Kenntnisstandes vermehrt Raum geschenkt. Zwangsläufig wurden andere Kapitel demzufolge gekürzt, um den Text insgesamt so gestrafft wie vertretbar anzubieten, auch um den Begriff „Einführung" im Titel nicht zu strapazieren. Kritiken und Anregungen zum Inhalt des Buches werden weiterhin dankbar entgegengenommen.

Ich möchte an dieser Stelle auch meines im Jahr 1991 verstorbenen Kollegen und Mitautors, Dr. Ernst Kofrányi, gedenken, der insbesondere mit seinen experimentellen Bestimmungen zu den Fortschritten in der Ernährungswissenschaft beigetragen hat.

Richtungweisend waren seine zum Teil über mehrere Monate währenden aufopferungsvollen Selbstversuche im Max-Planck-Institut für Ernährungsphysiologie in Dortmund. Dabei zeichnete sich ab, daß erst nach einer Versuchsdauer von mehr als zehn Tagen festzustellen war, wieviel Aminosäuren de facto als essentiell zu bezeichnen sind. Auch seine zahlreichen Beiträge zur Problematik der Ergänzung von Proteinen und der Auffindung von ernährungsphysiologisch hochwertigen Proteingemischen, so als Grundlage das Kartoffel-Volleiproteingemisch, sind von großer Bedeutung. Ferner hat Ernst Kofrányi nachgewiesen, daß die biologische Wertigkeit von Aminosäurengemischen bei oraler Ernährung einerseits und parenteraler Applikation andererseits unterschiedlich ist. Diese Forschungen führten maßgebend zur Verleihung und damit zur Einführung einer Ernst-Kofrányi-Medaille.

Dem Verlag sei für die ansprechende Ausstattung des Buches, meinen Mitarbeitern für ihre Mithilfen gedankt.

Willi Wirths

6

# Inhalt

Vorworte ........................................... 5
Abkürzungsverzeichnis ............................. 12
Tabellenverzeichnis ............................... 14
Abbildungsverzeichnis ............................. 17


**Nahrung – Nährstoffe**


1      Nahrung ........................................ 19

2      Verdauung ...................................... 22
2.1    Verdauungsorgane ............................... 23
2.2    Funktionsablauf von Verdauung und Resorption .......... 26

3      Energiebedarf .................................. 29

4      Kohlenhydrate .................................. 40
4.1    Einteilung der Kohlenhydrate ....................... 41
4.2    Verdauung der Kohlenhydrate ...................... 48
4.3    Ballaststoffe ................................... 49

5      Lipide ......................................... 51
5.1    Fette ......................................... 51
5.2    Lipoide (fettähnliche Stoffe) ....................... 55
5.3    Fettverdauung und Fettverwertung .................. 58
5.4    Das Ranzigwerden der Fette ....................... 60

6      Proteine (Eiweiß) ............................... 62
6.1    Einteilung der Proteine ........................... 65
6.2    Protein- und peptidspaltende Enzyme des Verdauungstraktes .. 69
6.3    Definitionen zum Proteinstoffwechsel ................ 71
6.4    Biologische Wertigkeit der Proteine und Proteinbedarf ...... 72
6.4.1  Die biologische Wertigkeit der Proteine von Nahrungsmitteln und
       Nahrungsmittelgemischen .......................... 75
6.4.2  Proteinbedarf .................................. 78

7      Anorganische Nahrungsbestandteile .................. 81
7.1    Wasser ....................................... 81
7.2    Mineralstoffe .................................. 85
7.3    Spurenelemente ................................ 91
7.4    Säure-Basen-Gleichgewicht ....................... 102

| 8 | Vitamine | 103 |
|---|---|---|
| 8.1 | Fettlösliche Vitamine | 105 |
| 8.1.1 | Vitamin A (Retinol) | 105 |
| 8.1.2 | Vitamin D (Calciferole) | 112 |
| 8.1.3 | Vitamin E (Tocopherole) | 114 |
| 8.1.4 | Vitamin K (Phyllochinon) | 115 |
| 8.2 | Wasserlösliche Vitamine | 116 |
| 8.2.1 | B-Vitamine | 116 |
| 8.2.2 | Vitamin C (Ascorbinsäure) | 124 |
| 8.3 | Bedeutung der Vitamine für den intermediären Stoffwechsel | 127 |

## Lebensmittel

| 9 | Getreideerzeugnisse (Cerealien) | 130 |
|---|---|---|
| 9.1 | Backwaren | 134 |
| 10 | Zucker und zuckerreiche Erzeugnisse | 137 |
| 10.1 | Zucker | 137 |
| 10.2 | Honig | 138 |
| 10.3 | Marmelade | 139 |
| 10.4 | Zuckeraustauschstoffe | 139 |
| 10.5 | Süßstoffe | 141 |
| 11 | Kartoffeln und Kartoffelerzeugnisse | 142 |
| 11.1 | Kartoffeln | 142 |
| 11.2 | Kartoffelerzeugnisse | 146 |
| 12 | Gemüse | 148 |
| 12.1 | Nährstoffzufuhr durch Gemüse | 156 |
| 12.2 | Nitratgehalt in Lebensmitteln pflanzlicher Herkunft | 157 |
| 12.3 | Pilze | 159 |
| 13 | Über die „künstliche Düngung" | 160 |
| 14 | Obst | 163 |
| 14.1 | Ernährungsphysiologischer Wert | 163 |
| 14.2 | Güteklassen, Handelsklassen | 170 |
| 15 | Nahrungsfette | 171 |
| 15.1 | Fettverbrauch und Nährstoffzufuhr durch Nahrungsfette | 171 |
| 15.2 | Pflanzliche Fette und Öle | 172 |
| 15.3 | Butter | 173 |

15.4 Weitere Nahrungsfette tierischer Herkunft .............. 174
15.5 Margarine ...................................... 175
15.6 Sonstige Nahrungsfette ........................... 177
15.7 Fetthärtung ..................................... 178

16   Milch und Milcherzeugnisse ....................... 180
16.1 Milch ......................................... 180
16.2 Milcherzeugnisse ............................... 183
16.3 Käse.......................................... 186
16.4 Speiseeis ..................................... 191

17   Fleisch und Fleischwaren ......................... 193
17.1 Fleisch ....................................... 193
17.2 Fleischwaren .................................. 208

18   Fisch und Fischwaren ............................ 211
18.1 Fisch ......................................... 211
18.2 Fischwaren ................................... 214

19   Eier .......................................... 215

20   Tiefgefrorene Lebensmittel (Tiefkühlkost) .............. 217

21   Fertiggerichte – fertige Teilgerichte .................. 221

22   Diätetische Lebensmittel ......................... 223

23   Gewürze ...................................... 228

24   Alkoholfreie Getränke ........................... 231
24.1 Mineralwasser – Erfrischungsgetränke ................ 231
24.2 Fruchtsäfte ................................... 234

## Genußmittel

25   Aufgußgetränke ................................ 238
25.1 Kaffee ....................................... 238
25.2 Tee .......................................... 239
25.3 Kakao ....................................... 240

26   Alkoholhaltige Getränke ......................... 242
26.1 Bier ......................................... 242
26.2 Wein ........................................ 244
26.3 Spirituosen ................................... 247

27      Gesetzliche Regelungen ........................... 250
27.1    Allgemeine Schutzvorschriften ...................... 250
27.2    Kennzeichnung und Auszeichnung .................... 250
27.3    Zusatzstoffe ...................................... 253


**Küchentechnik und Vorratshaltung**


28      Aus der Geschichte der menschlichen Ernährung .......... 255

29      Zubereitung der Speisen in der Küche ................. 259
29.1    Vorteile der Hitzezubereitung ........................ 259
29.2    Nachteile der Hitzezubereitung ...................... 262

30      Nahrungszubereitung .............................. 264
30.1    Erhitzen ......................................... 265
30.2    Vitaminverluste beim Warmhalten und Wiederaufwärmen von
        Speisen .......................................... 268
30.3    Verluste an Lebensmitteln und Nährstoffen im Haushalt ..... 269
30.3.1  Verluste durch Haus- und Nutztiere ................... 271
30.3.2  Verluste durch Personen .......................... 272
30.3.3  Küchentechnische Verluste ........................ 272
30.4    Bestimmung der Verluste im Haushalt ................. 275

31      Konservierung von Lebensmitteln .................... 280
31.1    Konservierung durch Wasserentzug ................... 281
31.2    Konservierung durch Erhitzen ....................... 284
31.3    Haltbarmachen durch Kälte ......................... 286
31.4    Chemische Konservierung .......................... 288
31.5    Konservierung durch Bestrahlung .................... 293


**Ernährung und Diätetik**


32      Ernährung des körperlich Arbeitenden ................. 294

33      Ernährung des Leistungssportlers .................... 298

34      Ernährung des geistig Arbeitenden ................... 308

35      Ernährung des älteren Menschen ..................... 310

36      Ernährung des Säuglings ........................... 316

10

| | | |
|---|---|---|
| 37 | Ernährung des Kleinkindes | 321 |
| 38 | Ernährung von Schülern | 324 |
| 39 | Spezielle Kostformen | 329 |
| 40 | Diätetik | 333 |
| 40.1 | Vollkost | 333 |
| 40.2 | Leichte Vollkost | 335 |
| 40.3 | Energiedefinierte Diäten | 335 |
| 40.4 | Eiweiß- und elektrolytdefinierte Diäten | 336 |
| 40.5 | Sonderdiäten | 338 |
| 40.6 | Diabeteskost | 341 |
| 41 | Richtwerte für Schadstoffe in Lebensmitteln | 348 |
| 42 | Entwicklung der Umweltradioaktivität | 351 |
| Literatur | | 353 |
| Register | | 364 |

# Abkürzungsverzeichnis

| | |
|---|---|
| ADI | Acceptable Daily Intake |
| ATP | Adenosintriphosphat |
| | |
| BE | Broteinheit |
| BW | Biologische Wertigkeit |
| | |
| CCC | Chlor-Cholin-Chlorid |
| | |
| d | Tag |
| DGE | Deutsche Gesellschaft für Ernährung |
| °dH | deutscher Härtegrad |
| DLG | Deutsche Landwirtschafts-Gesellschaft |
| | |
| EU | Europäische Union |
| | |
| FAO | Food and Agriculture Organization (Ernährungs- und Landwirtschaftsorganisation) |
| FDA | Food and Drug Administration |
| FNB | Food and Nutrition Board |
| | |
| GU | Grundumsatz |
| | |
| Hb | Hämoglobin |
| | |
| i. D. | im Durchschnitt |
| I. E. | Internationale Einheit |
| IME | Informationskreis Mundhygiene und Ernährungsverhalten |
| i. Tr. | in der Trockenmasse |
| IUPAC | International Union for Pure and Applied Chemistry (Internationale Union für reine und angewandte Chemie) |
| | |
| JECFA | Gemeinsamer Expertenausschuß für Lebensmittelzusatzstoffe der Weltgesundheits- und der Welternährungsorganisation |
| | |
| kgm | Kilogramm × Meter |
| KM | Körpermasse |
| kWh | Kilowattstunde |
| | |
| LMBG | Lebensmittel- und Bedarfsgegenständegesetz |
| LMKV | Lebensmittelkennzeichnungsverordnung |

| | |
|---|---|
| MCT | Medium Chain Triglycerides |
| MOL | Mol (Stoffmenge) mol, mmol, μmol |
| MPI-Ern | Max-Planck-Institut für Ernährungsphysiologie |
| | |
| NDR | Nutrient Density Ratio (Nährstoffdichte) |
| | |
| ppb | parts per billion |
| PP-Faktor | Pellagra-Präventiv-Faktor |
| ppm | parts per million |
| | |
| RQ | Respiratorischer Quotient |
| | |
| SDW | Spezifisch-dynamische Wirkung |
| SI | Système International d'Unité (Internationales Einheiten- und Maßsystem) |
| SKE | Steinkohleeinheit |
| | |
| VO | Verordnung |
| Vol % | Volumenprozent |
| | |
| WHO | World Health Organization (Weltgesundheitsorganisation) |

# Tabellenverzeichnis

| Seite | Tabellen-nummer | Tabelle |
|---|---|---|
| 33 | 1 | Energieumsatz bei Grundtätigkeiten von Erwachsenen (ohne Grundumsatz) |
| 33 | 2 | Energieumsatz bei weiteren Tätigkeiten von Erwachsenen |
| 36 | 3 | Richtwerte für die Energiezufuhr |
| 37 | 4 | Erwerbspersonen nach Berufsschweregruppen (%) |
| 38 | 5 | RQ und energetisches Äquivalent |
| 53 | 6 | Zusammensetzung ausgewählter natürlicher Fette nach Fettsäuregruppen (%) |
| 74 | 7 | Biologische Wertigkeit ausgewählter Lebensmittel |
| 76 | 8 | Die biologische Wertigkeit von Lebensmitteln nach Kofrányi et al. |
| 77 | 9 | Die biologische Wertigkeit der günstigsten Mischung zweier Lebensmittel |
| 82 | 10 | Richtwerte für die Zufuhr von Wasser |
| 83 | 11 | Einteilung der Wässer nach Härtegraden |
| 86 | 11 a | Geschätzter täglicher Mindestbedarf an Natrium, Chlorid und Kalium |
| 92 | 12 | Wichtige Spurenelemente |
| 101 | 13 | Schätzwerte für eine angemessene Zufuhr |
| 103 | 14 | Nomenklatur der Vitamine |
| 104 | 15 | Einteilung der Vitamine |
| 105 | 16 | Typische Mangelsyndrome infolge unzureichender Vitaminaufnahme |
| 106 | 17 | Empfohlene Nährstoffzufuhr pro Tag |
| 131 | 18 | Ausmahlungsgrad und Gehalt an Energie und ausgewählten Nährstoffen |

| 133 | 19 | Mineralstoffgehalt im Brot von alternativem und konventionellem Getreideanbau |
| 134 | 20 | Gehalt an Eiweiß und Aminosäuren im Brot von alternativem und konventionellem Getreideanbau |
| 134 | 21 | Schadstoffbelastung in alternativem und konventionellem Brot |
| 143 | 22 | Aminosäuren im Protein von Kartoffeln |
| 144 | 23 | Nährstoffgehalt im Vergleich von kohlenhydratreichen Lebensmitteln bezogen auf jeweils 300 kcal verzehrbaren Anteil (Nährstoffdichte) |
| 150 | 24 | Vitamin-C- und Carotingehalt ausgewählter Gemüsearten |
| 164 | 25 | Vitamin-C-Gehalt von Apfelsorten |
| 166 | 26 | Vitamin-C-, Carotin- und Energiegehalt ausgewählter Früchte |
| 166 | 27 | Nährstoff- und Energiegehalt von Schalenobst |
| 169 | 28 | Ausgewählte tropische Früchte |
| 171 | 29 | Linolsäuregehalt wichtiger Nahrungsfette (%) |
| 179 | 30 | Schmelzpunkte von vollständig hydrierten Fetten |
| 212 | 31 | Relation von Protein: Fett in Produkten tierischer Herkunft |
| 213 | 32 | Marktanteile wichtiger Fischarten |
| 219 | 33 | Vitamin-C-Verluste bei Tiefkühlkost |
| 243 | 34 | Zusammensetzung einiger Biere |
| 264 | 35 | Vitamin-C-Verluste durch Wässern |
| 264 | 36 | Mineralstoff-Verluste durch Wässern |
| 265 | 37 | Vitamin-C-Verluste durch Stehenlassen des im Mixer zerkleinerten Kochgutes |
| 266 | 38 | Kochverluste an Vitamin C |
| 266 | 39 | Verluste an Vitamin C beim Kochen, Dämpfen und Dünsten |

15

| | | |
|---|---|---|
| 268 | 40 | Vitamin-C-Verluste beim Warmhalten im Wasserbad |
| 268 | 41 | Vitaminverluste nach Wiederaufwärmen |
| 269 | 42 | Verluste an Vitamin C nach Garen in Töpfen aus verschiedenem Material |
| 271 | 43 | Verluste an Lebensmitteln im Haushalt |
| 273 | 44 | Gewichtsschwund bei der langfristigen Aufbewahrung verschiedener Gemüsearten und Äpfel im Haushaltskeller |
| 274 | 45 | Gewichtsschwund bei der kurzfristigen Aufbewahrung verschiedener Gemüsearten |
| 285 | 46 | Verlust an Vitamin C beim Konservieren in Gläsern und Dosen |
| 295 | 47 | Energiebedarf von Berufsschweregruppen/d |
| 301 | 48 | Nährstoffzufuhr wichtiger Kohlenhydratlieferanten nach durchschnittlichem Verbrauch in Deutschland (1990/91) |
| 301 | 49 | Empfehlungen für den Nahrungsverbrauch |
| 309 | 50 | Aufteilung des Tagesbedarfs für Leichtarbeiter |
| 310 | 51 | Altenheiminsassen: Energiebedarfsberechnung nach Zeit- und Arbeitsablaufstudien |
| 316 | 52 | Bestandteile von Frauenmilch und Kuhmilch |
| 320 | 53 | Durchschnittswerte für Nahrungsbedarf und Gewichtszunahme im Säuglingsalter |
| 324 | 54 | Zufuhr an Nährstoffen und Energie für Schüler |
| 327 | 55 | Empfehlungen für den Verbrauch an Lebensmitteln für Schüler |
| 334 | 56 | Beispiel für die Zusammensetzung einer Tageskost |
| 337 | 57 | Kostformen und Indikationen |
| 339 | 58 | Protein- und elektrolytdefinierte Diäten |
| 340 | 59 | Sonderdiäten |
| 349 | 60 | Richtwerte für Blei, Cadmium und Quecksilber bezogen auf Frischsubstanz bzw. Angebotsform |

16

# Abbildungsverzeichnis

| Seite | Abbildungs-nummer | Abbildung |
|---|---|---|
| 24 | 1 | Verdauungssystem |
| 194 | 2 | Zerlegung des Rindes |
| 195 | 3 | Zerlegung des Schweines |
| 195 | 4 | Zerlegung des Kalbes |
| 196 | 5 | Zerlegung des Schafes |
| 201 | 6 | Rindfleisch |
| 202 | 7 | Schweinefleisch |
| 203 | 8 | Kalbfleisch |
| 204 | 9 | Schaffleisch |
| 297 | 10 | Energetisch-effektorische Arbeit |
| 325 | 11 | Empfehlung für die Zufuhr an Nährstoffen und Brennwerten für Schüler und Schülerinnen |
| 326 | 12 | Empfehlung für die Zufuhr an Vitaminen für Schüler und Schülerinnen |
| 347 | 13 | Umrechnungsdiagramm (kcal/MJ) |

# Nahrung – Nährstoffe

## 1 Nahrung

Warum muß der Mensch Nahrung zu sich nehmen?

Weil er die in der Nahrung enthaltenen Nährstoffe braucht, um am Leben zu bleiben. Entweder dienen die (umgewandelten) Nährstoffe zum Aufbau und zum Ersatz körpereigener Substanzen, oder sie werden im Körper zur Deckung des Energiebedarfs „verbrannt“.

Die Nahrung dient demnach:
1. dem Aufbau und der Erhaltung des Körpers,
2. der Lieferung der Energie.

Die Ernährungsgewohnheiten der einzelnen Völker der Erde sind außerordentlich verschieden:

Das Hauptnahrungsmittel der Chinesen, der Reis, ist pflanzlicher Natur. Milch und Milchprodukte sind ihnen fast unbekannt. Dem Europäer ist der Reis ein Nahrungsmittel untergeordneter Bedeutung. Seine wichtigsten pflanzlichen Nahrungsmittel sind Weizen und Roggen.

Während die wildlebenden Eskimos sich fast ausschließlich von tierischer Nahrung ernähren, sind große Teile des indischen Volkes Vegetarier.

Wieso ist es möglich, daß sich Menschen mit so unterschiedlichen Nahrungsmitteln ernähren können? Das liegt daran, daß es nicht auf die **Nahrungsmittel**, sondern auf die sie aufbauenden **Nährstoffe** ankommt. So ist das Nahrungsmittel Weizenmehl vorwiegend aus den Nährstoffen Stärke und Klebereiweiß aufgebaut, das Nahrungsmittel Schweinefleisch aus Muskeleiweiß und Fett.

Nahrungsmittel, die aus nur einem einzigen Nährstoff bestehen, sind selten; so bestehen Würfelzucker, Kristallzucker und Staubzucker nur aus Saccharose.

Nach dem Lebensmittel- und Bedarfgegenständegesetz sind „Lebensmittel im Sinne dieses Gesetzes Stoffe, die dazu bestimmt sind, in unverändertem, zubereitetem oder verarbeitetem Zustand vom Menschen verzehrt zu werden; ausgenommen sind Stoffe, die überwiegend dazu bestimmt sind, zu anderen Zwecken als zur Ernährung oder zum Genuß verzehrt zu werden“. Rechtlich gleichgestellt sind Umhüllungen, Überzüge oder sonstige Umschließungen von Lebensmitteln, die dazu bestimmt sind, mitverzehrt zu werden, oder bei denen der Mitverzehr vorauszusehen ist.

**Genußmittel** sind solche Lebensmittel, die wegen ihrer anregenden Wirkung genommen werden, aber keinen nennenswerten Nährwert besitzen. Zu ihnen gehören Kaffee, Tee, Gewürze, Tabak.

Nährstoffe sind alle Stoffe, die für die Ernährung von Pflanze, Tier und Mensch notwendig sind. Während die Pflanze allein mit Mineralstoffen und Kohlendioxid ($CO_2$) und Wasser ($H_2O$) ernährt werden kann, sind in der Ernährung von Tier und Mensch organische Stoffe als Baustoff- und Energielieferanten sowie als funktionelle Wirkstoffe notwendig.

Die wichtigsten Nährstoffgruppen für Tier und Mensch sind die Proteine, Kohlenhydrate, Fette, Mineralstoffe, Vitamine und das Wasser. Für die Wirkung der Nährstoffe auf Wachstum, Entwicklung und Leistung sind das Angebot an verfügbaren Nährstoffen nach Menge und Zeitpunkt, die Nährstoffaufnahme und die Nährstoffverwertung von Bedeutung, die ihrerseits wieder von vielen Faktoren, die selbst nicht Nährstoffe sind, abhängig sind bzw. beeinflußt werden.

Der Nährstoffbedarf ist von Art und Entwicklungsstadium sowie von verschiedenen Umweltfaktoren abhängig.

Im Laufe seiner Entwicklung hat der Mensch die Fähigkeit verloren, aus einfachen organischen Grundbausteinen, durch Aufbau oder Umwandlung, sämtliche körpereigenen organischen Substanzen aufzubauen. Dem Menschen fehlt die genetische Information zur Bildung der dafür notwendigen Enzyme. Infolge dieser Verluste ist die Selektion der benötigten Nährstoffe in ausreichendem Maße mit der Nahrung ausschlaggebend. In ungünstig zusammengesetzer Nahrung können diese unzureichend vorhanden sein oder sogar fehlen. Dann ist dies für den Menschen mit negativen Folgen behaftet. Solche vom Menschen nicht synthetisierbaren Nährstoffe nennt man lebensnotwendige oder essentielle Nährstoffe. Man unterscheidet essentielle Aminosäuren, essentielle Fettsäuren; zu den essentiellen Nährstoffen zählen auch Vitamine und Mineralstoffe sowie einige Spurenelemente.

Beim Menschen sind eine große Anzahl von Faktoren für die Beurteilung der Nährstoffbilanz von Bedeutung. Auch die Relation der Nährstoffe untereinander spielt eine Rolle. Etwa 50 Nährstoffe sind essentiell (lebensnotwendig). Sie müssen regelmäßig in bestimmten Mengen mit der Nahrung aufgenommen und resorbiert werden. Jede Einseitigkeit in der Nährstoffaufnahme ist abzulehnen. Es empfiehlt sich, nicht nur den Mindestbedarf der Nährstoffzufuhr zu erreichen, sondern darüber hinaus einem Sicherheitszuschlag gerecht zu werden.

Auch die biologischen Abbauprodukte von Kohlenhydraten, Fetten und Eiweißstoffen sind Nährstoffe. Beim Abbau von Kohlenhydraten entstehen Milchsäure, Brenztraubensäure, Essigsäure, Citronensäure, Bernsteinsäure, Äpfelsäure, bei dem von Fetten Glycerin, Fettsauren, Ketosäuren, bei dem von Eiweiß Peptone, Peptide, Aminosäuren.

Die gesamte Körpersubstanz des Menschen ist letzten Endes aus den Nährstoffen der Nahrung entstanden; die Nährstoffe werden aber zum Aufbau des Körpers oft stark verändert. Im Körper des erwachsenen Menschen finden sich etwa 10–20% Eiweiß, 10–30% Fette, 1% Kohlenhydrate, 4% Mineralstoffe und je nach Alter zwischen 65 und 50% Wasser.

Nicht zu verwechseln mit den Nährstoffen sind die sogenannten „Nährmittel". Sie sind gewerblich hergestellte Zubereitungen aus Lebensmitteln pflanzlicher oder tierischer Herkunft. Zu ihnen gehören Kindernährmehl, Haferflocken, Puddingpulver, Suppenwürfel, Weizengrieß.

**Speisen** nennt man die zubereiteten Nahrungsmittel. Von ihnen gibt es eine unübersehbare Mannigfaltigkeit. Jedes Volk hat seine speziellen Speisen. Der Inhalt der zahlreichen Kochbücher betrifft ihre Zubereitung. Aber in all den tausend Speisen sind es dieselben Nährstoffe, aus denen der Organismus körpereigene Substanzen aufbaut. Man schätzt, daß die Zahl etwa 150 beträgt, einschließlich der Vitamine und Mineralstoffe.

Die unverdaulichen Bestandteile der Nahrung, **Ballaststoffe** genannt, sind für den Organismus keineswegs belanglos oder gar lästig. Sie sind nötig, um die Darmperistaltik aufrechtzuerhalten. Völlig ballastfreie oder ballastarme Nahrung führt unweigerlich zur Verstopfung.

**Nährstoffdichte**

Die Nährstoffdichte wird sowohl auf den Brennwert je 1000 kcal (4184 kJ) als auch je MJ (1000 kJ) bezogen. Das bedeutet, die Menge der essentiellen Nährstoffe wird jeweils auf 1000 kcal eines Lebensmittels, einer Mahlzeit, eines Tagesverbrauchs oder eines Tagesbedarfs einer Person bezogen. Damit wird dem Verhältnis von essentiellen Nährstoffen zum Energiegehalt eines Lebensmittels oder in der Nahrung insgesamt entsprechende Beachtung zuteil.

Der Vorteil dieses Bezugssystems ist, daß die energetisch bezogenen Nährstoffkonzentrationen an einheitlich vergleichbaren Größen gemessen werden. Eine Diagnose über eine einseitige Nährstoffzufuhr oder gar über einen Nährstoffmangel, je nach Art des Verzehrs, ist ebenso möglich wie die Erkennung der Ursachen für eine Überversorgung.

Dic Nährstoffdichte entspricht der Nutrient Density Ratio (NDR).

# 2 Verdauung

Unter Verdauung versteht man die Umwandlung der zugeführten Nährstoffe in eine zur Aufnahme in die Körpersäfte geeignete Form. Die unlöslichen und schwerlöslichen hochmolekularen, organischen Nährstoffe werden durch die Verdauungssäfte in wasserlösliche Verbindungen mit niederem Molekulargewicht umgewandelt, während Wasser, Vitamine und die meisten Salze ohne Veränderungen aufgenommen werden. Das hängt mit den Eigenschaften der Darmwand zusammen. Diese stellt ein Netz aus Molekülen dar. Die „Maschen" des Netzes sind groß genug, um kleine Moleküle durchzulassen, nicht aber große.

Die Kolloidchemiker haben den Begriff der **„semipermeablen Membranen"** geprägt, d. h. der halbdurchlässigen Häute. Zu ihnen gehören Darmhaut, Fischblase, Pergament, Zellophan. Sie sind insofern „halbdurchlässig", als sie gelöste kleine Moleküle durchlassen, Riesenmoleküle aber nicht. Aus solchen Riesenmolekülen bestehen die sogenannten **hochmolekularen Substanzen** (das sind solche, deren Molekulargewicht 10 000 übersteigt).

Auch wenn viele hochmolekulare Substanzen löslich erscheinen, bilden sie keine echten Lösungen, sondern nur kolloidale Lösungen **(Sole)**. Beim Erstarren von Solen entstehen meist **Gele**, das sind keine wirklich festen Stoffe, sondern gallertartige Massen wie Sülze oder Pudding. Sole diffundieren nicht durch eine semipermeable Membran und geben „Tyndalleffekt" (Tyndalleffekt bedeutet, daß selbst gut filtrierte Lösungen noch eine opalisierende Trübung zeigen).

Zu den Solen gehören z. B. alle löslichen Eiweißstoffe. Setzt man einer Eiweißlösung Zucker zu und füllt die Lösung in einen Zellophanschlauch, den man in ein Gefäß mit Wasser hängt, so kann man den Zucker bald im Wasser nachweisen, das Eiweiß aber nicht.

Die Hauptmenge unserer Nährstoffe besteht entweder aus wasserunlöslichen Stoffen (z. B. Fetten) oder aus hochmolekularen Substanzen (Eiweiß, Stärke), die die Darmwand nicht passieren. Diese Stoffe müssen erst verdaut werden, ehe sie echte Lösungen bilden und durch die „Maschen" der Darmwand hindurchtreten können. Überdies muß die spezifische Struktur der Eiweißstoffe zerstört werden, weil sonst schwere **Schockreaktionen (anaphylaktischer Schock)** beim Übertritt körperfremder Eiweißstoffe in die Blutbahn auftreten würden. Die Verdauung wird durch die Verdauungsenzyme bewirkt, die in den Verdauungssäften gelöst sind.

**Enzyme** sind Bezeichnungen für organische Katalysatoren, die im Körper selbst erzeugt werden und die imstande sind, die Stoffe, auf die sie wirken, die **Substrate,** chemisch umzuwandeln. Alle Enzyme sind ihrer Stofflichkeit nach Proteine (Eiweißstoffe). Die meisten **Zellenzyme** verbleiben in den verschiedenen Körperzellen, die **Verdauungsenzyme** hingegen werden in drüsigen Organen erzeugt und aus diesen ausgeschüttet (sezerniert).

**Verdauungsenzyme** sind Stoffe, die die Fähigkeit haben, Substrate chemisch aufzuspalten (zu hydrolysieren). Sie werden in besonderen Organen synthetisiert und in den Verdauungsapparat sezerniert. Die Substrate der Verdauungssysteme sind die Nährstoffe Eiweiß, Fett, Kohlenhydrate. Sie werden bis zu niedermolekularen und löslichen Substanzen abgebaut.

Die bedeutendsten Erzeugungsstellen der Verdauungssysteme sind die **Speicheldrüsen,** die **Magenschleimhaut,** die **Dünndarmschleimhaut** und besonders die **Bauchspeicheldrüse** (das **Pankreas**). Wir unterscheiden folgende Gruppen von Verdauungsenzymen:

**Endopeptidasen** oder Proteinasen (Eiweiß spaltende Enzyme)

**Exopeptidasen** oder Peptidasen (Peptid spaltende Enzyme)

**Amylasen** (Stärke spaltende Enzyme)

**Glucosidasen** (Oligosaccharide spaltende Enzyme)

**Lipasen** (Fett spaltende Enzyme)

**Phosphatasen** (Phosphorsäureester spaltende Enzyme).

Während die Erzeugung der Enzyme zu den großartigsten biochemischen Leistungen der lebenden Organismen gehört, ist die Verdauung chemisch sehr einfach und keineswegs an das Leben gebunden. Jeder einzelne Verdauungsvorgang kann im Reagenzglas **(in vitro)** mühelos durchgeführt werden. Ihr Ablauf im lebenden Organismus **(in vivo)** führt zu denselben Spaltprodukten.

Da nach Ansicht mancher Biologen auch die Darmschleimhaut zur äußeren Begrenzung des lebenden Organismus gehört, findet die Verdauung (nach dieser Ansicht) zwar im Lebewesen, aber außerhalb seines Organismus statt.

## 2.1 Verdauungsorgane

Die aufgenommene Nahrung wird in der **Mundhöhle** durch Kauen mit den Zähnen zerkleinert, wozu aus drei **Speicheldrüsen** Speichel abgegeben wird. Dieser enthält die schwache **Speichelamylase** (alter Name Ptyalin). Sie vermag die Stärke der Nahrung während des Kauvorgangs nur zu einem kleinen Teil so weit zu spalten, daß Malzzucker (ein Baustein der Stärke) entsteht. Ihre wichtigste Funktion ist wahrscheinlich die Reinigung der Zähne von Speichelresten. Im Speichel sind außerdem Stoffe enthalten, die die Zähne vor dem Angriff von Bakterien schützen sollen. Schließlich enthält der Speichel Mucine, das sind Eiweißstoffe, die den Speisebrei gleitfähig machen.

Beim Kauen der Nahrung wirken die Geschmacksstoffe auf die Zunge, Geruchsstoffe gelangen in die Nasenhöhle. Dieser Reiz auf die „chemischen Sinne" bewirkt reflektorisch eine Ausschüttung von Enzymen im Verdauungstrakt (Abb. 1).

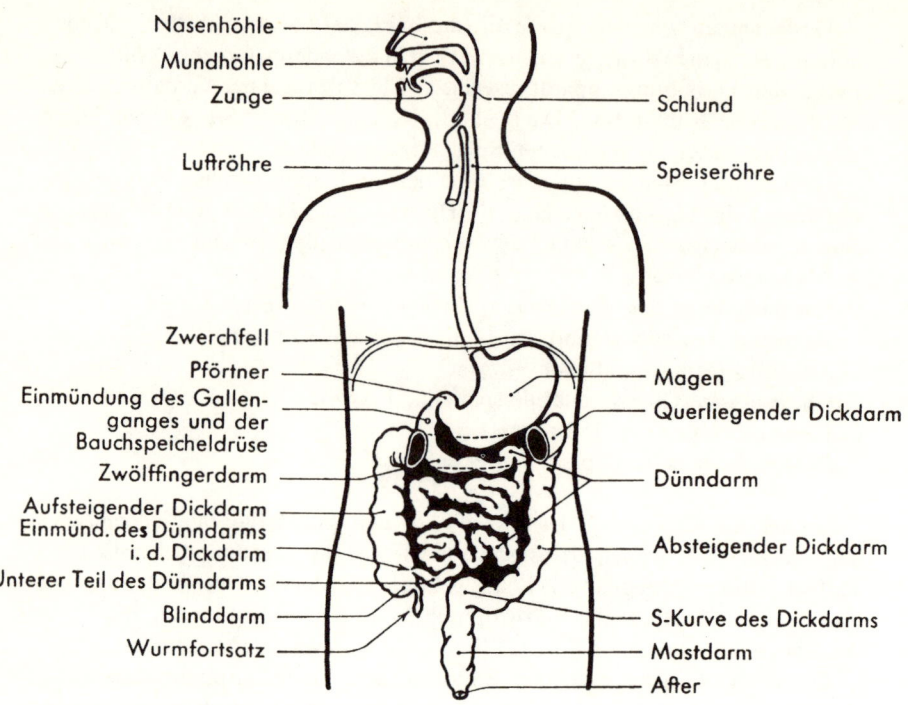

Nasenhöhle — Schlund
Mundhöhle
Zunge

Luftröhre — Speiseröhre

Zwerchfell
Pförtner — Magen
Einmündung des Gallen- — Querliegender Dickdarm
ganges und der
Bauchspeicheldrüse
Zwölffingerdarm — Dünndarm
Aufsteigender Dickdarm
Einmünd. des Dünndarms
i. d. Dickdarm — Absteigender Dickdarm
Unterer Teil des Dünndarms
Blinddarm — S-Kurve des Dickdarms
Wurmfortsatz — Mastdarm
— After

Abb. 1: Verdauungssystem

Nach dem Schlucken des Speisebreies gelangt dieser durch die **Speiseröhre** (Oesophagus) in den **Magen** (Ventriculus, Gaster). Der von der Magenschleimhaut sezernierte **Magensaft** enthält etwa 0,5prozentige Salzsäure, die den Speisebrei ansäuert und dadurch für die Magenenzyme angreifbar macht. Das Hauptenzym des Magensaftes ist das **Pepsin**, ein Eiweiß spaltendes Enzym. Daneben kommt noch ein zweites Eiweiß spaltendes Enzym, das **Magenkathepsin** vor, sowie eine schwache **Magenlipase**. Sie kann zwar Fett in kompakter Form nicht angreifen, wohl aber das fein emulgierte Fett der Milch und des Eidotters.

Durch die Bewegung der muskulösen Magenwand wird der Speisebrei allmählich durch den **Pförtner** (Pylorus) geschoben und tritt in kleinen Portionen in den **Zwölffingerdarm** (Duodenum) ein. Es ist aber eine falsche Vorstellung, daß der Mageninhalt durchgemischt wird; die Speisefolge behält ihre Schichtung.

Im **Zwölffingerdarm** liegt die Einmündung des Gallenganges und des Ausführungsganges der Bauchspeicheldrüse **(Papilla duodeni)**. Der Saft der

Bauchspeicheldrüse (**Pankreas**) enthält neben Verdauungssystemen auch Natriumbicarbonat, das die Reaktion des Darminhaltes von stark sauer (pH = 2) auf schwach alkalisch (pH = 8) umstellt. Ein wichtiges Enzym des Pankreassaftes ist das **Trypsin**, ein Eiweiß spaltendes Enzym, das in aktiver Form als **Trypsinogen** vorliegt und erst im Zwölffingerdarm aktiviert wird. Es spaltet Eiweiß in Peptide. Ein weiteres Enzym ist die sehr starke **Pankreasamylase**, die Stärke zu Zucker abbaut. Das Fett spaltende Enzym des Pankreassaftes ist die **Pankreaslipase**.

Neben den genannten Enzymen kommen in der Bauchspeicheldrüse auch Peptid spaltende (**Peptidasen**) vor.

Da die Pankreaslipase in wäßriger Lösung vorliegt, das Fett aber wasserunlöslich ist, muß es erst in eine feine **Emulsion** gebracht werden. Dies geschieht durch die **Gallensäuren**, die gute Emulgiermittel sind. Die in der **Leber** erzeugte Galle (eine wäßrige Lösung von verschiedenen Gallensäuren) wird in der Gallenblase gesammelt und durch den Gallengang in den Zwölffingerdarm ausgeschüttet.

Emulsionen sind feine Verteilungen von unlöslichen Stoffen in einer Flüssigkeit. Die uns bekannteste Emulsion ist die Milch. Sie stellt eine feine Verteilung von Fetttröpfchen in Wasser dar, die die weiße Farbe hervorrufen. Je feiner die Verteilung der Fetttröpfchen, desto besser kann die in Wasser gelöste Lipase an das Fett herantreten.

Die bei der Einwirkung der Eiweiß spaltenden Enzyme gebildeten Peptide werden im Darm durch das „**Erepsin**" bis zu den Eiweißbausteinen den Aminosäuren, aufgespalten. Das Erepsin ist ein Gemisch von Peptidasen und wird von der **Darmschleimhaut** des Zwölffingerdarmes und des Dünndarmes sezerniert.

Die Stärke wird im Darm durch die Pankreasamylase zunächst in höhere Zucker gespalten; sie müssen bis zu den einfachen Zuckern (Monosacchariden) abgebaut werden. Dies geschieht durch Enzyme der Darmschlcimhaut.

Die **Resorption** (Aufsaugung) der völlig aufgespalten Nährstoffe aus dem Speisebrei geschieht durch die Wand des **Dünndarmes** (Jejunum). Die Monosaccharide, die Aminosäuren und ein Teil der Fettbausteine gelangen in dic feinen Blutgefäße der Darmwand. Diese Darmvenen vereinigen sich zur **Pfortader** und durchströmen dann die **Leber**, die das chemische Laboratorium des Körpers bildet. Dort werden die Nahrungsbestandteile zum Teil umgewandelt und gespeichert.

Der andere Teil der von den Darmzotten des Dünndarmes aufgenommenen Fettbausteine wird noch in den Darmzellen wieder zu Fett zusammengebaut. Von hier wird er mit dem Lymphstrom als trübe Chylusflüssigkeit in die Schlüsselbeinvene geführt, gelangt also unter Umgehung der Leber ins Blut.

Durch das Zusammenwirken der Ring- und Längsmuskeln des Darmes entsteht die **Darmperistaltik**, wurmartige, fortschreitende Zusammenziehungen, die als Wellenbewegungen über den Darm verlaufen und dabei den Darminhalt durchmischen und weiterschieben. Diese unwillkürlichen Bewegungen finden aber nur bei einer gewissen Füllung des Darmes statt. Hierbei spielen die erwähnten **Ballaststoffe** eine wichtige Rolle.

Im unteren Teil des Dünndarmes (Ileum) und im **Dickdarm** (Colon) wird fast nur noch Wasser resorbiert und der Speisebrei dadurch eingedickt. Nach der Einmündung des Speisebreies in den Dickdarm hinter einem klappenartigen Verschluß tritt starke bakterielle Zersetzung des Darmbreies ein, denn der Dickdarm ist mit Bakterien besiedelt **(Darmflora)**, während der Inhalt des Dünndarmes noch praktisch bakterienfrei ist.

Die Bakterien zersetzen die Stoffe, die den Dünndarm ohne Resorption verlassen haben. So können z. B. die Verdauungsenzyme als hochmolekulare Stoffe die Darmwand nicht passieren, ihre Abbauprodukte werden aber von der Dickdarmwand – teilweise – aufgenommen. Zum anderen Teil bauen die Bakterien ihre körpereigenen Substanzen daraus. Rund ein Drittel des Trockengewichtes des Kotes (Faeces) besteht aus Bakterienresten. Sonst enthält der Kot außer Wasser unverdauliche Speisereste und Zersetzungsprodukte von Nahrungsbestandteilen. Zersetzungsprodukte aus manchen Aminosäuren wie **Methylmerkaptan** oder **Indol** verleihen ihm einen üblen Geruch.

Die Kotmengen sammeln sich im **Mastdarm** (Rectum) und werden dann ausgeschieden.

## 2.2 Funktionsablauf von Verdauung und Resorption

Bis auf wenige Ausnahmen können die Nährstoffe nicht unverändert im Verdauungstrakt resorbiert werden, sondern müssen zuvor enzymatisch zu den einfachen Bausteinen abgebaut werden.

Direkt resorbierbar sind Monosaccharide und ein Teil der Nahrungsfette. Auch höhermolekulare Stoffe können unter gewissen Umständen in kleinsten Mengen die Darmwand passieren.

Der Verdauung der Nahrung dient ein System von aufeinander abgestimmten Enzymen, das mit der Spaltung der hochmolekularen Nahrungsbestandteile in kleinere Bruckstücke beginnt und durch weitere Enzyme zu den resorbierbaren Nährstoffen führt.

Das System ist charakterisiert durch den Wechsel in der Wasserstoffionenkonzentration, das dem pH-Optimum der Enzyme entspricht. Im Mund ist die Reaktion schwach alkalisch. Im Magen wird das pH durch die Sekretion von Salzsäure auf 1 bis 2 erniedrigt. Im Darm wird durch die Sekretion von Galle und Pankreassaft ein neutrales bis schwach alkalisches Milieu hergestellt. Die stark saure Reaktion des Magens dient auch dazu, bakterielle Verunreinigungen der Nahrung zu zerstören.

Im Zwölffingerdarm und Dünndarm werden die Hexosen rasch resorbiert. Auch Pentosen und Zuckeralkohole wie Sorbit, Mannit und Xylit werden resorbiert und im Stoffwechsel verwendet, wenn sie als einfache Nährstoffe aufgenommen werden. Zur Spaltung von Hemizellulosen und Zellulosen ist der menschliche Verdauungsapparat nicht fähig.

Fettsäuren mit Kettenlängen bis zu 12 C-Atomen gelangen durch die Vena portae in die Leber, während längere Fettsäuren schon in den Schleimhautzellen des Darmes zu Triglyceriden aufgebaut und zusammen mit Lipoproteinen, Phospholipiden und Cholesterol zu Chylomikronen vereinigt werden, die direkt in den großen Kreislauf transportiert werden.

Etwa 5% des Nahrungsproteins tierischer Herkunft und 15% desjenigen aus Pflanzen gelangen in den Dickdarm, wo sie meist von Bakterien aufgenommen werden. Die Proteine der Faeces bestehen daher neben abgeschilferten Schleimhautzellen in der Hauptsache aus Bakterieneiweiß.

Die Resorption der wasserlöslichen Vitamine erfolgt meist schon im oberen Dünndarm, die der fettlöslichen ist an die Fettresorption gekoppelt.

Mit den Sekreten der Verdauungsdrüsen werden 5 bis 8 Liter Wasser täglich in den Darm sezerniert, die zusammen mit dem in Speisen und Getränken enthaltenen Wasser vom gesamten Darmtrakt bis auf einige 100 ml wieder resorbiert werden.

Die Natriumresorption erfordert wie die Kaliumresorption teilweise aktiven Transport, sie bedarf also der Zufuhr von Energie.

Für die Calciumresorption bestehen im oberen Dünndarm aktive Transportmechanismen, die z. T. durch den Calciumbedarf des Organismus gesteuert werden. Eisen wird nur als 2wertiges Eisen resorbiert, 3wertiges wird im Verdauungstrakt zum Teil zu 2wertigem reduziert. Vom zugeführten Eisen werden nur geringe Mengen resorbiert.

Die Sekretion der Verdauungssäfte wird durch mehrere Hormone reguliert, von denen als die wichtigsten Gastrin, Sekretin und Pankreozymin anzuführen sind.

Für die Beurteilung des Nahrungsbedarfs sind individuelle Differenzen der Verdauungs- und Resorptionsvorgänge zu berücksichtigen. Doch wird deren Einfluß häufig überschätzt. Eine Ausnahme ist die manchmal im Alter abnehmende Produktion von Verdauungsenzymen. Diese sog. Fermentschwäche hindert manche ältere Personen daran, größere Mahlzeiten vollständig zu verdauen. Überladung des Verdauungsapparates führt zum Übertritt von ungespaltenen und resorbierbaren Nahrungsbestandteilen in die unteren Darmabschnitte. Diese ruft meist Gärungen hervor, mit denen Verdauungsstörungen verbunden sind.

Noch einige Worte über die Größe der Organe des menschlichen Verdauungstraktes:

Der Magen ist 25 bis 30 cm lang und faßt maximal etwa 1,2 Liter. Der Dünndarm ist 5,0 bis 5,5 m lang, der Dickdarm 1,2 bis 1,5 m. Beim Lebenden beträgt die Länge des gesamten Darmes infolge des natürlichen Spannungszustandes der Darmwand nur 1,60 bis 1,80 m.

Der Verdauungsapparat des Menschen trägt weder die Kennzeichen der Herbivoren (Pflanzenfresser) noch die der reinen Carnivoren (Fleischfresser), sondern er zeigt die Merkmale der Omnivoren (Allesfresser).

Das **Gebiß** von Herbivoren hat Zähne mit einer breiten Kaufläche. Der Unterkiefer kann sich auch seitlich bewegen. Die Nahrung wird ausgiebig zermahlen, zerquetscht und zerrieben.

Das Gebiß eines reinen Fleischfressers ist zum Zerreißen und Zerschneiden der Nahrung eingerichtet. Die Kennzeichen des Carnivorengebisses sind große Reiß- und Schneidezähne. Eine seitliche Verschiebung des Unterkiefers ist kaum möglich. Das Raubtier kaut seine Nahrung nur flüchtig.

Im Omnivorengebiß finden wir die Eigenschaften beider Gebisse vereinigt und dementsprechend abgeschwächt. Der Allesfresser hat sowohl Mahlzähne wie Reiß- und Schneidezähne. Der Unterkiefer kann geringe seitliche Bewegungen ausführen.

Noch deutlicher ist der **Magen** der Herbivoren vom dem der Carnivoren und Omnivoren unterschieden. Bei den Wiederkäuern sind dem eigentlichen Magen Vormägen vorgelagert, in denen die Nahrung durch Bakterientätigkeit vorverdaut wird. Aber auch der Magen derjenigen Pflanzenfresser, die keine Wiederkäuer sind, unterscheidet sich von dem der Fleischfresser und Allesfresser. Beim Hund und beim Menschen ist der Magen zur Gänze von einer drüsenhaltigen Schleimhaut ausgekleidet. Beim Pferd hingegen bildet ein erheblicher Teil der Magenschleimhaut eine einfache Fortsetzung der drüsenlosen Schleimhaut der Speiseröhre.

Der **Darm** ist beim Fleischfresser kurz, beim Pflanzenfresser beträchtlich länger. Die Darmlänge des Allesfressers hält sich in der Mitte. Am besten erkennt man den Zusammenhang, wenn man die Darmlänge in Beziehung zur Körperlänge setzt. Die folgenden Zahlen geben das Verhältnis der Länge des Darmkanals zur kürzesten Entfernung zwischen Mund und After an:

| | | | |
|---|---|---|---|
| Schaf und Ziege | 26:1 | Mensch | 7:1 |
| Rind | 20:1 | Hund | 5:1 |
| Pferd | 16:1 | Katze | 4:1 |

# 3 Energiebedarf

Lebewesen werden fortlaufend neu aufgebaut oder zumindest wieder auf-, ab- und umgebaut, um alle Lebensvorgänge bestehen zu können. Bei den Auf- und Abbauprozessen werden gewisse Substanzen ständig ausgeschieden. Dies ist der sogenannte Stoffwechsel, ein Charakteristikum des Lebens.

Der wichtigste Aufbauprozeß ist die Energiegewinnung durch Oxidation von Substanzen durch den mit der Atmung aufgenommenen Luftsauerstoff.

Die Lunge, das Organ der äußeren Atmung, besteht aus Lungenbläschen, die mit einer hauchdünnen Zellschicht ausgekleidet sind. Ein Netz feinster Blutgefäße (Lungenkapillaren) umgibt die Lungenbläschen von außen. Würde man die ungefähr 500 Millionen Lungenbläschen eines Menschen nebeneinander ausbreiten, ergäbe sich eine Oberfläche von 150 Quadratmetern. Diese große Fläche ist für den Gasaustausch zwischen Lungenbläschen und Blutgefäßen erforderlich. Gasaustausch bedeutet, daß

a) der Sauerstoff ($O_2$) aus der eingeatmeten Luft in den Lungenbläschen an das Blut abgegeben wird und

b) Kohlendioxid ($CO_2$) aus dem Blut in die Lungenbläschen übertritt und ausgeatmet wird.

Dieser Vorgang wird als äußere Atmung bezeichnet. Das in der Lunge mit $O_2$ beladene Blut wird vom Herz zu sämtlichen Körpergeweben transportiert. Die Zellen entnehmen dem Blut den Sauerstoff für ihre Energiegewinnung. Diesen Vorgang der Zellatmung nennt man auch innere Atmung. Gleichzeitig geben die Zellen das entstandene $CO_2$ an das Blut ab. $CO_2$ wird mit dem Blut zu den Lungenbläschen zurücktransportiert und ausgeatmet.

Die Energiequelle des Menschen stammt aus der für den Lebensprozeß notwendigen Energie der Lebensmittel über die biologische Oxidation der Nährstoffe und dem oxidativen Abbau von Körpersubstanz. Während des Wachstums wird ein erheblicher Teil der Nährstoffe zum Aufbau des Körpers verwendet. Im erwachsenen Organismus finden ebenfalls Aufbauprozesse statt. Sie können z. B. der Vergrößerung der Muskulatur in Trainingszeiten dienen. Insbesondere dienen sie aber dem Ersatz von Körpersubstanz. Da die Lebensprozesse mit Energieumsatz verbunden sind, muß die Energie durch Abbau energiereicher Substanzen gewonnen werden. Solche energieliefernden chemischen Reaktionen nennt man exergonisch. Vielfach müssen energiereiche Verbindungen, wenn sie nicht direkt mit der Nahrung aufgenommen werden, im Organismus selbst durch energieverbrauchende endergonische Reaktionen aufgebaut werden. Das Zusammenspiel von endergonischen und exergonischen Reaktionen nennt man gekoppelte Reaktion. Äußere Arbeit und die unwillkürliche Bewegung des Blutumlaufs der Lunge, der Verdauungsorgane sowie der aktive Transport der Substanzen durch Zellwände benötigen erhebliche energieliefernde Prozesse. Erfolgt kein Nachschub durch Nahrung, müssen energiereiche Substanzen aus den Depots des Körpers abgebaut werden. Auch die mineralischen Bestandteile des Körpers befinden sich in einem ständigen Umsatz, der sich bis auf das Skelett erstreckt. Auf alle Lebewesen wirken ständig äußere Reize ein. Jede Reizbewegung ist mit erhöhtem Abbau verbunden.

In Analogie zum Begriff „Stoffwechsel" bezeichnet man Energieumwandlungen und Energiebilanzen im Organismus als Energiewechsel.

Der Energieumsatz ist sämtlichen anderen Stoffwechselvorgängen, der Energiebedarf allen anderen Anforderungen an den Stoffwechsel übergeordnet. Es existieren mehrere Stoffwechselwege und -abläufe, um dem primären Ziel, den Energieumsatz zu decken, gerecht werden zu können.

Die Vorgänge im Energiewechsel finden ihren Niederschlag im nullten, ersten und zweiten Hauptsatz der Thermodynamik. Die drei Hauptsätze lassen sich wie folgt zusammenfassen: Bei Energieumwandlungen bleibt die gesamte verfügbare Energiemenge in der Energiebilanz erhalten. Die Energiemenge kann jedoch ihre Umwandelbarkeit in andere Energieformen verlieren. Das tritt ein, wenn sich der Unterschied der intensiven Größen (bei der Wärmeenergie die Temperatur) durch Einstellung eines Gleichgewichtes ausgeglichen hat. Der Verlust der Umwandelbarkeit ist nicht von selbst rückgängig zu machen, sondern nur durch Zufuhr von Energie, die ihre Umwandelbarkeit noch nicht verloren hat.

Der Organismus kann folglich nur Energie umsetzen oder verbrauchen, wenn Energie verfügbar ist. Ein **Perpetuum mobile**, das Energie liefert, ohne dafür Energie zu verbrauchen, ist unmöglich. Behauptungen oder gar Aufforderungen in der Laienpresse, teils gestützt auf Aussagen von Wissenschaftlern, bei der Nahrungsaufnahme sei die Menge der aufgenommenen Energie gleichgültig, sind ebenso unzutreffend. Aus 1000 kcal zugeführter Nahrung hat noch niemand 1000 kcal netto verwertet. Nach Energiebilanzversuchen im Max-Planck-Institut für Ernährungsphysiologie beträgt der Anteil der verwertbaren Energie aus gemischter Kost etwa 87% der zugeführten.

Die bei Umwandlung der verschiedenen Energieformen zu definierende Größe wird als Energie bezeichnet. Energie ist gespeicherte Arbeit oder die Fähigkeit zur Arbeitsleistung. Um Energie für Stoffwechselabläufe verfügbar zu machen, werden spezifische Energieübertragungssysteme benötigt. Deren Aufgabe ist es, frei werdende Energie reversibel wieder abzugeben. Ein Teil der Energie muß ständig in Bruchteilen von Sekunden einsetzbar sein. Dieser Aufgabe dienen die energiereichen Phosphorsäureverbindungen Adenosintriphosphat (ATP) und Kreatinphosphat. Durch Abbau von energieliefernden Nährstoffen – Kohlenhydrate, Fette, Proteine – wird der Bestand an energiereichen Phosphaten ergänzt oder wieder aufgebaut.

Liegen anaerobe Bedingungen vor, erfolgt der Abbau von Glycogen bzw. von Glucose zu Milchsäure über eine durch Enzyme gesteuerte Kette von Reaktionen. Je mol Glucose werden dabei 2 mol ATP gebildet. Unter aeroben Bedingungen erfolgt der Abbau nur bis zur Brenztraubensäure und mündet dann in den Citronensäurezyklus. Die Hauptmenge der Energie liefert der oxydative Endabbau, die Atmungskettenphosphorylierung, wobei die bei der Glykolyse und im Citronensäurezyklus gebildeten Wasserstoffverbindungen den Wasserstoff auf den eingeatmeten Sauerstoff übertragen.

Die gesamte Energiemenge ist nicht für energetische Zwecke verfügbar. Ein großer Teil, über 50%, wird in Wärme überführt, die energetisch nicht nutzbar ist. Bei der Bildung von ATP, der sogenannten Energiewährung unseres Organismus, werden etwa 40% der frei werdenden Energie ausgenutzt.

Das Gesetz der **Erhaltung der Energie** besagt, daß bei Umwandlung von einer Energieform in andere Energieformen weder Energie verschwinden noch welche entstehen kann. Es muß also möglich sein, die **Energiemaße** der verschiedenen Energieformen wechselseitig ineinander umzurechnen.

**Energiemaße**

Die SI-Einheit (Internationales Einheiten- und Maßsystem) für Energie, Wärmemenge und Arbeit ist Joule (J). Für die früher ausschließlich und bisher überwiegend verwendete Kalorie (cal) gibt es mehrere Definitionen: (thermochemische Kalorie = 4,184 J, 15° Kalorie = 4,1855 J, mittlere Kalorie = 4,1897 J, internationale Tafelkalorie = 4,186 J, mechanisch definierte Kalorie = 4,1868 J, nach der universellen Gaskonstante definierte Kalorie = 4,1866 J). Die Deutschen Normen (DIN 66035) schreiben vor: 1 Kalorie (1 cal) = 4,186 Joule (J).

Die in der Ernährungswissenschaft fast ausschließlich verwendete Definition der Kalorie betrifft die thermochemische Kalorie, folglich 1 cal = 4,184 J bzw. 1 kcal − 4,184 kJ.

Beispiele für die Umrechnung der Energiemaße:

| | |
|---|---|
| 1 kJ | = 0,239 kcal |
| 1000 kJ | = 1 MJ |
| 1 MJ | = 239 kcal |
| 1 kcal | = 427 kgm |
| 1 kgm | = 0,00234 kcal |
| 1 kgm | = 0,0000027 kWh |
| 1 kWh | = 367 000 kgm |
| 1 kcal | = 0,00116 kWh |
| 1 kWh | = 860 kcal |
| 1 kcal | = 4,184 kJ |

Zum Vergleich wird die Steinkohleeinheit (SKE) genannt.

1 kg SKE wurde als die Energiemenge festgelegt, die 1 kg Steinkohle mit einem Heizwert von 7000 kcal/kg entspricht. 1 t SKE = 1000 kg SKE = $7000 \times 10^3$ kcal = $29,3 \times 10^9$ J.

Die Umrechnungsfaktoren lauten:
1 kg Braunkohle = 8,545 MJ = 0,292 kg SKE
1 kg Erdöl (roh) = 42,622 MJ = 1,454 kg SKE
1 m$^3$ Erdgas = 31,736 MJ = 1,083 kg SKE

Joule (sprich: dschul) ist das neue Maß für elektrische Energie im physikalischen Zentimeter-Gramm-Sekundensystem.

Der Berechnung des physiologischen Brennwertes nach der **Nährwert-Kennzeichnungs-Verordnung** (1979) sind für

| | |
|---|---|
| ein Gramm verwertbares Fett | 38 kJ bzw. 9 kcal |
| ein Gramm verwertbares Eiweiß | 17 kJ bzw. 4 kcal |
| ein Gramm verwertbare Kohlenhydrate, Sorbit und Xylit sowie Glycerin | 17 kJ bzw. 4 kcal |
| ein Gramm Ethylalkohol | 30 kJ bzw. 7 kcal |
| ein Gramm organische Säure | 13 kJ bzw. 3 kcal |

zugrunde zu legen.

Jedes Lebewesen verbraucht für seine sämtlichen Lebensvorgänge Energie, je intensiver die Lebensvorgänge, desto mehr. Auch wenn der Mensch keine Arbeit leistet, sondern ruht, hat er einen meßbaren Energieumsatz.

Diesen Energieumsatz bei völliger, vorsätzlicher Ruhe im Liegen, 12 Stunden nach der letzten Nahrungsaufnahme, ohne jedwede körperliche Arbeit bei Indifferenztemperatur, nennt man **Grundumsatz.** Er ist insbesondere abhängig von Geschlecht, Körperlänge und -masse sowie Alter.

Einige Beispiele für Personen mit mittleren Körpermaßen:
Mann, 20 Jahre; 175 cm; 70 kg; braucht 1800 kcal pro Tag (7550 kJ)
Mann, 60 Jahre; 170 cm; 71 kg; braucht 1490 kcal pro Tag (6230 kJ)
Frau, 20 Jahre; 170 cm; 65 kg; braucht 1510 kcal pro Tag (6330 kJ)
Frau, 60 Jahre; 165 cm; 68 kg; braucht 1330 kcal pro Tag (5570 kJ)

Im Mittel liegt der Grundumsatz bei 1500–1700 kcal/Tag. Davon werden die Arbeit des Herzens (9%), die Atembewegungen, die Darmperistaltik (7%) sowie vor allem der Ruhestoffwechsel der Zellen bestritten. Auf die Leber entfallen über, auf das Gehirn annähernd 20%, obwohl deren Gewichte nur je 2% der Körpermasse ausmachen.

Wenn der Mensch arbeitet, verbraucht er außer seinem Grundumsatz für muskuläre Leistungen seinen **Arbeitsumsatz.** Der Arbeitsumsatz ist um so höher, je größer die körperliche Arbeitsleistung ist. Der **Gesamtumsatz** ist die Summe aus Grundumsatz, Arbeitsumsatz und der spezifisch-dynamischen

**Tabelle 1: Energieumsatz bei Grundtätigkeiten von Erwachsenen (ohne Grundumsatz)**

| | Männer | | Frauen | |
|---|---|---|---|---|
| | kcal/min | kJ/min | kcal/min | kJ/min |
| Schlafen | – | – | – | – |
| Ruhen im Liegen | 0,05 | 0,2 | 0,04 | 0,2 |
| Ruhen im Sitzen | 0,10 | 0,4 | 0,08 | 0,3 |
| Sitzen | 0,30 | 1,3 | 0,25 | 1,1 |
| Stehen | 0,60 | 2,5 | 0,50 | 2,1 |
| Gebückt stehen | 0,78 | 3,3 | 0,65 | 2,7 |
| Gehen | 1,5 –3,8 | 6,3–15,9 | 1,2–3,5 | 5,0–14,6 |
| Steigen ohne Last | 0,6/m | 2,5/m | 0,5/m | 2,1/m |
| | Steighöhe | Steighöhe | Steighöhe | Steighöhe |
| Laufen (10 km/h) | 9,4 | 39,3 | 8,0 | 33,5 |
| Knien | 0,45 | 1,9 | 0,38 | 1,6 |
| Hocken | 0,42 | 1,8 | 0,34 | 1,4 |
| Schaufeln | 2,9 –7,6 | 12,1–31,8 | 2,4 –6,9 | 10,0–28,9 |
| Graben | 3,8 –6,4 | 15,9–26,8 | 3,2 –5,5 | 13,4–23,0 |
| Kurbel drehen | | | | |
| stehend mit 1 Hand | 2,8 –6,7 | 11,7–28,0 | 2,5 –5,5 | 10,0–23,0 |
| stehend mit 2 Händen | 4,1 –7,8 | 17,2–32,6 | 3,5 –6,5 | 14,6–27,2 |
| Sitzend Ergometer, | | | | |
| Beinarbeit | 1,9 –4,6 | 8,0–19,3 | 1,5 –3,8 | 6,3–15,9 |
| Einhandarbeit ⎱ sitzend | 0,3 –0,6 | 1,3– 2,5 | 0,25–0,50 | 1,1– 2,1 |
| Zweihandarbeit ⎰ | 0,4 –1,2 | 1,7– 5,0 | 0,3 –1,0 | 1,3– 4,2 |
| Einarmarbeit ⎱ stehend | 0,75–2,0 | 3,1– 8,4 | 0,65–1,6 | 2,7– 6,7 |
| Zweiarmarbeit ⎰ | 1,6 –3,8 | 6,7–15,9 | 1,3 –3,1 | 5,4–13,0 |

Quelle: Kraut & Wirths (1981)

**Tabelle 2: Energieumsatz bei weiteren Tätigkeiten von Erwachsenen**

| | | m | | w | |
|---|---|---|---|---|---|
| | km/h | kcal/min | kJ/min | kcal/min | kJ/min |
| **Gehen auf festem Untergrund mit leichter Bekleidung auf ebener Fläche** | | | | | |
| Halbschuhe (600 g) | 4,0 | 1,5 | 6,3 | 1,2 | 5,0 |
| | 5,0 | 2,1 | 8,8 | 1,8 | 7,5 |
| | 6,0 | 3,8 | 15,9 | 3,5 | 14,6 |
| | 7,5 | 6,9 | 28,9 | 6,3 | 26,4 |
| Hohe Schnürschuhe | 4,0 | 1,6 | 6,7 | 1,3 | 5,4 |
| (1200 g) | 5,0 | 2,2 | 9,2 | 1,9 | 8,0 |
| | 6,0 | 4,0 | 16,7 | 3,8 | 15,9 |
| | 7,5 | 7,2 | 30,1 | 6,0 | 25,1 |
| Stiefel (2000 g) | 4,0 | 2,0 | 8,4 | 1,8 | 7,5 |
| | 5,0 | 2,8 | 11,7 | 2,5 | 10,5 |
| | 6,0 | 5,7 | 23,9 | 5,2 | 21,8 |
| | 7,5 | 9,0 | 37,7 | 7,8 | 32,6 |

**Tabelle 2: Fortsetzung**

| | km/h | m kcal/min | m kJ/min | w kcal/min | w kJ/min |
|---|---|---|---|---|---|
| **Grasweg/Waldweg** Hohe Schnürschuhe (1200 g) | 4,0 | 2,8 | 11,7 | 2,4 | 10,0 |
| **Treppaufgehen** | **Stufen/min** | | | | |
| Halbschuhe | 60 | 8,2 | 34,3 | 7,8 | 32,6 |
| | 100 | 12,4 | 51,9 | 11,8 | 49,4 |
| Hohe Schnürschuhe | 60 | 8,5 | 35,6 | 8,0 | 33,5 |
| | 100 | 12,8 | 53,6 | 12,2 | 51,1 |
| Stiefel | 60 | 9,2 | 38,5 | 9,1 | 38,1 |
| | 100 | 14,3 | 59,8 | 14,1 | 59,0 |
| **Treppabgehen** | **Stufen/min** | | | | |
| Halbschuhe | 60 | 2,5 | 10,5 | 2,2 | 9,2 |
| | 100 | 2,8 | 11,7 | 2,4 | 10,0 |
| Hohe Schnürschuhe | 60 | 2,5 | 10,5 | 2,3 | 9,6 |
| | 100 | 2,9 | 12,1 | 2,5 | 10,5 |
| Stiefel | 60 | 3,4 | 14,2 | 3,0 | 12,6 |
| | 100 | 4,2 | 17,6 | 3,9 | 16,3 |
| **Gehen mit Last auf ebenem, festem Unter- grund mit leichter Be- kleidung und hohen Schnürschuhen** | | | | | |
| 4 km/h 10 kg | | 3,4 | 14,2 | 3,3 | 13,8 |
| 4 km/h 20 kg | | 5,2 | 21,8 | 5,2 | 21,8 |
| **Laufen auf ebenem, festem Untergrund** | **km/h** | | | | |
| | 10 | 9,4 | 39,3 | – | – |
| | 12 | 10,0 | 41,9 | – | – |
| | 15 | 12,4 | 51,9 | – | – |
| **Radfahren auf ebenem, festem Untergrund** | | | | | |
| | 10 | 2,4 | 10,0 | 2,0 | 8,4 |
| | 15 | 3,8 | 15,9 | 3,2 | 13,4 |
| | 20 | 6,8 | 28,5 | 6,6 | 27,6 |
| **Pkw-fahren** | | | | | |
| Großstadtstraßen | | 0,8 (0,3–1,2) | 3,4 (1,3–5,0) | 0,8 (0,3–1,4) | 3,4 (1,3–5,9) |
| Autobahn | | 0,6 (0,3–1,5) | 2,5 (1,3–6,3) | 0,6 (0,3–1,6) | 2,5 (1,3–6,7) |

Quelle: Wirths (1977)

Wirkung (SDW), gleichbedeutend mit der nahrungsinduzierten Thermogenese, der Erhöhung des Energieumsatzes infolge Nahrungsaufnahme.

Bei Männern ist der Gesamtumsatz bei gleicher Arbeit höher als bei Frauen, weil

1. der Grundumsatz höher ist;
2. bei der Arbeit auch der Körper des Arbeitenden mitbewegt werden muß, der bei Männern im Durchschnitt schwerer ist als bei Frauen.

Die in Tab. 1 genannten Energieumsatzwerte bei Grundtätigkeiten und in Tab. 2 bei weiteren Tätigkeiten sind Durchschnittswerte für männliche und weibliche Referenzpersonen (männliche Vpn 1750 kcal GU, weibliche Vpn 1430 kcal GU). Die Energieumsätze sind maßgebend für Männer mit einer Körpermasse von 70 kg, Körperoberfläche 1,83 m$^2$ und für Frauen mit 60 kg, Körperoberfläche 1,66 m$^2$.

Bemerkenswert sind die geringen Energieumsätze bei mehreren der genannten Grundtätigkeiten. Einige sind identisch mit einer Vielzahl von beruflichen Arbeiten. Daraus läßt sich zugleich errechnen, wie niedrig der durch derartige Berufsarbeit bei vielen Erwerbspersonen entstehende Arbeitsumsatz ist. Die Anpassung der Ernährung an die Arbeit, de facto den Arbeitsumsatz und Energiebedarf, ist für diese Personen besonders wichtig.

Bei geistiger Arbeit verbraucht der Mensch keine zusätzliche Energie. Das scheint sehr merkwürdig, liegt aber daran, daß das Gehirn immer arbeitet und sein Energieverbrauch bereits im Grundumsatz enthalten ist. Daß selbst schwere geistige Arbeit nicht mit verstärkter „Verbrennung" von Brennwerten verbunden ist, sieht man daran, daß der geistige Arbeiter weder keucht noch schwitzt. Hingegen verbrauchen Emotionen (Zorn, Beklemmung, Freude) infolge Muskelanspannung zusätzliche Energie.

Ein Mann mit einem Berufsarbeitsumsatz bis 75 kcal/h (315 kJ/h) wird in die Gruppe der „Leichtarbeiter" eingeordnet, bis 150 kcal/h (630 kJ/h) als „Mittelschwerarbeiter", bis 200 kcal/h (840 kJ/h) als „Schwerarbeiter" und über 200 kcal/h (840 kJ/h) als „Schwerstarbeiter".

Die entsprechenden Werte für Frauen lauten bis 60 kcal/h (250 kJ/h) Leichtarbeiter, bis 120 kcal/h (500 kJ/h) Mittelschwerarbeiter, über 120 kcal/h (500 kJ/h) Schwerarbeiter. Für die gewählten Abstufungen der einzelnen Berufsschweregruppen sind die Berufsbezeichnungen weniger wichtig als die richtige Bewertung der Arbeitsleistung. Eine Zuweisung von Berufen in eine Berufsschweregruppe kann daher nicht als konstant angesehen werden. Insbesondere infolge der fortschreitenden Mechanisierung ist eine Änderung der Zuweisung beruflicher Tätigkeiten von einer Berufsschweregruppe in eine andere möglich. Weiter ist darauf hinzuweisen, daß Angaben über den Energieumsatz je Minute

**Tabelle 3: Richtwerte für die Energiezufuhr**

| | Energie | | | |
|---|---|---|---|---|
| | kcal | | kJ | |
| | m | w | m | w |
| **Säuglinge** | | | | |
| 0– 2 Monate | 550 | | 2300 | |
| 3– 5 Monate | 800 | | 3300 | |
| 6–12 Monate | 800 | | 3300 | |
| **Kinder** | | | | |
| 1– 3 Jahre | 1300 | | 5400 | |
| 4– 6 Jahre | 1800 | | 7500 | |
| 7– 9 Jahre | 2000 | | 8400 | |
| 10–12 Jahre | 2250 | 2150 | 9400 | 9000 |
| 13–14 Jahre | 2500 | 2300 | 10500 | 9600 |
| **Jugendliche und Erwachsene** | [1] | | [1] | |
| 15–18 Jahre | 3000 | 2400 | 12500 | 10000 |
| 19–35 Jahre | 2600 | 2200 | 11000 | 9000 |
| 36–50 Jahre | 2400 | 2000 | 10000 | 8500 |
| 51–65 Jahre | 2200 | 1800 | 9000 | 7500 |
| über 65 Jahre | 1900 | 1700 | 8000 | 7000 |
| Schwangere | + 300 [2] | | + 1200 [2] | |
| Stillende | bis + 650 | | bis + 2700 | |

1) Werte für Personen mit vorwiegend sitzender Tätigkeit (Leichtarbeiter). Für andere Berufs-schweregruppen sind folgende Zahlen zusätzlich erforderlich:
Mittelschwerarbeiter:   2500 kJ   (600 kcal)
Schwerarbeiter:   5000 kJ   (1200 kcal)
Schwerstarbeiter:   6700 kJ   (1600 kcal)
2) Ab 4. Monat der Schwangerschaft.
Quelle: DGE 1991

nur in wenigen Fällen auf größere Zeiteinheiten übertragen werden können. Das hängt zum Teil mit der maximalen Dauerleistungsgrenze zusammen. Selbst bei Tätigkeiten, die als mittelschwer eingeordnet werden, läßt die Arbeitsintensität nach einer gewissen Zeit nach, so daß es auch in solchen Fällen ein großer Trugschluß wäre, lediglich die Zeit mit dem Minutenumsatz zu multiplizieren (*Wirths*, 1975).

Für die einzelnen Berufsschweregruppen können als Beispiele folgende berufliche Tätigkeiten genannt werden (Tabelle 4):
*Leichtarbeiter* Bürobedienstete, Uhrmacher, Laboranten, Feinmechaniker, Pkw-Fahrer, Fließbandarbeiter (sitzend);
*Mittelschwerarbeiter* Autoschlosser, Arzthelferin, Verkäuferin, Anstrei-cher, hauswirtschaftliche Tätigkeiten mit größerem körperlichem Aufwand;

*Schwerarbeiter* Maurer, Zimmermann, Dachdecker, Masseur, Winzer, mehrere landwirtschaftliche Tätigkeiten, mehrere Disziplinen im Leistungssport; *Schwerstarbeiter* Waldarbeiter, Steinbrecher (Handbrecher), Kohlenhauer, Abschlacker, Hochöfner, Stahlwerker, Hochleistungssportler, insbesondere Kraftsportarten.

Eine körperliche Berufsarbeit, die täglich weniger als 8 Stunden ausgeübt wird, hat eine Einstufung in eine Gruppe mit entsprechend geringerem Arbeitsumsatz seitens der Berufsschwere zur Folge. Demgegenüber hat eine stündliche körperliche Belastung mit etwa 50 kcal (120 kJ) Arbeitsumsatz, die bei 8stündiger Arbeit in die Gruppe der Leichtarbeiter einzuordnen ist, wenn sie 12 Stunden ausgeführt wird, was z. B. bei berufstätigen Frauen, die außerdem regelmäßig Hausarbeit leisten, öfter vorkommt, eine Einstufung in die nächsthöhere Berufsschweregruppe (der Mittelschwerarbeiter) zur Folge.

Während der Anpassung an eine andere Tätigkeit sowie in der Trainingszeit ist der Energiebedarf höher. Bei vielen Arbeitselementen erfolgt ein Mitbewegen des eigenen Körpers. Beim Gehen steht der Energieverbrauch in direkter Proportion zur Körpermasse.

Der regelmäßig und systematisch arbeitende Mensch ist über Generationen mit Mechanisierung, Rationalisierung, Automatisierung bis zu rechnergestützten Fertigungstechnologien konfrontiert worden. Parallel dazu verlief die Entwicklung in energetischer Sicht von stärkster manueller Belastung (Schwerstarbeit) über schwerarbeitende und mittelschwerarbeitende berufliche Tätigkeiten zur vorwiegend sitzenden Tätigkeit mit einer erheblichen Verarmung der muskulären und zuletzt auch geistigen Anforderungen bis zu einer erzwungenen Passivität bei reinen Überwachungsfunktionen. Wenn z. B. die Menschen in ihrer sog. Freizeit nicht aktiv, sondern passiv schwitzen (Sauna), sinkt der Arbeitsumsatz auf ein Minimum.

Die Zahl der muskulär sehr schwer sowie schwer Arbeitenden ist folglich stark rückläufig, wie die in Tab. 4 genannten Anteile wiedergeben. Die bedarfsadä-

**Tabelle 4: Erwerbspersonen nach Berufsschweregruppen (%)**

|  | 1882 | 1925 | 1950 | 1980 |
|---|---|---|---|---|
| Leichtarbeiter | 21 | 24 | 59 | 73 |
| Mittelschwerarbeiter | 39 | 39 | 19 | 19 |
| Schwerarbeiter | 26 | 25 | 16 | 7,4 |
| Schwerstarbeiter | 14 | 12 | 6 | 0,6 |
| Erwerbspersonen (Mio) | 16,9 | 32,0 | 27,8 | 28,0 |
| Gesamtbevölkerung (Mio) | 45,7 | 63,2 | 50,0 | 61,3 |

1882 und 1925 Deutsches Reich
1950 und 1980 Bundesrepublik Deutschland
Quelle: Wirths (1983)

quate, vollwertige Ernährung von Personen mit vorwiegend sitzender Tätigkeit (Leichtarbeiter) gestaltet sich besonders schwierig.

Der Energiebedarf des Menschen wird dadurch gedeckt, daß Nährstoffe (nach ihrer Verdauung und Resorption) in den einzelnen Körperzellen „verbrannt" werden. Dieser Vorgang gehört zum **„intermediären Stoffwechsel"**. Es handelt sich bei dieser „Verbrennung um eine **Oxidation** durch den eingeatmeten Sauerstoff $O_2$ mit Hilfe zahlreicher Zellenzyme bis zu Wasser $H_2O$ und Kohlendioxid $CO_2$. Diese beiden Stoffe, die durch Oxidation der Wasserstoff-atome und Kohlenstoffatome der Nahrung entstehen, werden ausgeatmet. Das Verhältnis von eingeatmetem $O_2$ und ausgeatmetem $CO_2$ ist der Respiratorische Quotient (RQ) (Tabelle 5).

**Tabelle 5: RQ und energetisches Äquivalent**

| | $O_2$-Aufnahme cm³/g | $CO_2$-Abgabe cm³/g | RQ | energeti-sches Äquivalent kcal/Liter $O_2$ |
|---|---|---|---|---|
| Kohlenhydrate | 830 | 830 | 1,0 | 5,05 |
| Fett | 2020 | 1428 | 0,71 | 4,69 |
| Protein | 965 | 773 | 0,80 | 4,49 |

Quelle: Kraut u. Wirths (1981)

Die Stickstoffverbindungen der Nahrung werden bis zur Stufe des **Harnstoffes** oxidiert. Dieser wird im Harn ausgeschieden.
    Bei der „Verbrennung" von 100 g Kohlenhydraten
        werden im Mittel 410 kcal (1,72 MJ) frei.
    Bei der „Verbrennung" von 100 g Fett
        werden im Mittel 930 kcal (3,89 MJ) frei.
    Bei der „Verbrennung" von 100 g Eiweiß
        werden im Mittel 410 kcal (1,72 MJ) frei.

Das Nahrungseiweiß wird normalerweise nicht „verbrannt", sondern zuerst zum Aufbau körpereigener Substanzen verwendet. Ist jedoch der Energiebedarf nicht gedeckt, so hat die Energielieferung den Vorrang vor den Aufbauprozessen, auch das Eiweiß wird dann „verbrannt".
    Die drei genannten Nährstoffe (Kohlenhydrate, Eiweiß, Fett) können sich bei der Energiegewinnung wechselseitig vertreten. Für den Aufbau- und Erhaltungsstoffwechsel kann das Eiweiß durch Fette und Kohlenhydrate **nicht** vertreten werden, weil sie keine Stickstoffverbindungen sind.

Weitere energieliefernde Substanzen sind Säuren und Alkohole. Bei den Säuren handelt es sich um Essigsäure, Hydroxy- und Ketosäuren. Sie liefern je g maximal 16,3 kJ (3,90 kcal); Weinsäure mit 7,8 kJ (1,87 kcal) nur die Hälfte. Wichtigster Energielieferant der Alkohole ist Ethanol mit 30,0 kJ/g (7,0 kcal/g). Etwa 95% dienen der Energiegewinnung. Rund 5% werden in Urin, Schweiß, Atemluft ausgeschieden. Die Resorption von Ethanol geht rasch vonstatten. Der Abbau beträgt im Mittel bei Männern mit 70 kg Körpermasse je Stunde 7 g, bei Frauen (60 kg Körpermasse) je Stunde 5,1 g.

Auf jede Nahrungsaufnahme erfolgt regelmäßig eine Erhöhung des Stoffwechsels. Sie wird „spezifisch-dynamische Wirkung" (nahrungsinduzierte Thermogenese) genannt. Die Stoffwechselerhöhung hängt von der Art der gegessenen Nahrungsmittel ab und beträgt im Mittel für Fett rund 3%, für Kohlenhydrate rund 6%, für Eiweiß rund 16% des Brennwertes der Nährstoffe. Im Mittel kann man bei Aufnahme einer aus pflanzlichen und tierischen Produkten gemischten Kost mit einem Annäherungswert von 6% rechnen.

## 4 Kohlenhydrate

**Chemie** ist die Naturwissenschaft von den Umwandlungen und Eigenschaften der Substanzen. Auch Nährstoffe sind Substanzen, und ihre wissenschaftliche Beschreibung ohne chemische Kenntnisse ist unmöglich. Wer Ernährungslehre ohne Chemie betreiben will, gleicht einem Baumeister, der große Gebäude ohne Baupläne errichtet.

Was sind chemische **Formeln**? Es sind Baupläne von Molekülen, und sie geben in symbolischer Form die Verknüpfung der einzelnen Atome im Verbande des ganzen Moleküls wieder.

4 Formeln eines Traubenzuckermoleküls:

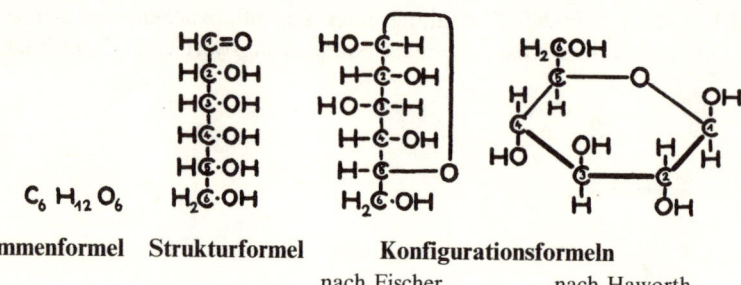

**Summenformel**   **Strukturformel**      **Konfigurationsformeln**

nach Fischer          nach Haworth

Die 4 Formeln sehen recht verschieden aus, auch ihre Aussage ist verschieden. Die **Summenformel** gibt nur die Anzahl der Atome im Molekül an, nämlich 24. Das Molekül besteht aus 6 Kohlenstoffatomen C, 12 Wasserstoffatomen H und 6 Sauerstoffatomen O. Die **Strukturformel** zeigt darüber hinaus den Zusammenhang der Atome im Molekül. Wir sehen, daß die 6 Kohlenstoffatome in einer Kette angeordnet sind (die von oben nach unten die Ziffern 1 bis 6 tragen). Fünf der C-Atome tragen eine OH-Gruppe, das erste C-Atom aber trägt ein doppelt gebundenes Sauerstoffatom.

Die beiden **Konfigurationsformeln** zeigen außerdem noch den räumlichen Bau des Zuckermoleküls. Die Haworth-Formel gibt fast ein perspektivisches Bild des Molekülmodells. Die Fischer-Formel versucht den räumlichen Bau dadurch zu symbolisieren, daß sie die OH-Gruppen teils nach rechts, teils nach links schreibt. Die Aussage der Haworth-Formel und der Fischer-Formel ist die gleiche; da die Fischer-Formeln leichter lesbar sind, sollen sie in diesem Kapitel verwendet werden.

## 4.1 Einteilung der Kohlenhydrate

**Kohlenhydrate** sind entweder einfache Zucker oder Verbindungen von einfachen Zuckern. Sie werden in 3 Gruppen eingeteilt:
1. einfache Zucker (Monosaccharide),
   zu ihnen gehören Traubenzucker, Fruchtzucker
2. höhere Zucker (Oligosaccharide),
   Beispiele: Rübenzucker, Milchzucker
3. zuckerunähnliche Polysaccharide wie Stärke oder Cellulose

**Monosaccharide (einfache Zucker)**

Einfache Zucker sind dadurch gekennzeichnet, daß in ihrem Molekül sowohl eine Carbonylgruppe $C = O$ als auch mehrere Hydroxylgruppen $- OH$ vorhanden sind. Die Carbonylgruppe kann entweder am ersten C sitzen und ist dann eine **Aldehydgruppe** $HC = O$, oder sie sitzt am zweiten C und ist dann eine **Ketogruppe** $C = O$. Enthält der Zucker die Aldehydgruppe, so nennen wir ihn **Aldose** (die Endsilbe „ose" bedeutet Zucker). Enthält er eine Ketogruppe, so heißt er **Ketose**. Außerdem wird noch im Namen festgelegt, aus wieviel C-Atomen die Kohlenstoffkette aufgebaut ist; **Triosen** sind Zucker mit drei Kohlenstoffatomen, **Tetrosen** mit vier, **Pentosen** mit fünf, **Hexosen** mit sechs. Als Beispiel zwei Zucker mit je sechs Kohlenstoffatomen:

$$
\begin{array}{ll}
HC{=}O & H_2C{\cdot}OH \\
HC{\cdot}OH & C{=}O \\
HC{\cdot}OH & HC{\cdot}OH \\
HC{\cdot}OH & HC{\cdot}OH \\
HC{\cdot}OH & HC{\cdot}OH \\
H_2C{\cdot}OH & H_2C{\cdot}OH \\
\textbf{Aldohexose} & \textbf{Ketohexose}
\end{array}
$$

Beide Hexosen haben die gleiche Summenformel: $C_6H_{12}O_6$. Es gibt aber nicht nur zwei Hexosen, sondern **16** Aldohexosen und **8** Ketohexosen.

Stoffe, die trotz gleicher Summenformel verschiedenen Molekülaufbau zeigen, werden **Isomere** genannt. Die Zuckerchemie erhält ihre besondere Schwierigkeit dadurch, daß es selbst von Zuckern gleicher Strukturformel zahlreiche voneinander verschiedene Verbindungen gibt. Der Grund hierfür liegt in dem Auftreten von **asymmetrischen C-Atomen** im Zuckermolekül.

Ein Kohlenstoffatom ist dann asymmetrisch besetzt, wenn es an seinen vier Bindungen vier verschiedene Gruppen (Liganden) trägt. So trägt z. B. das fünfte C-Atom der Aldohexose folgende vier Liganden:

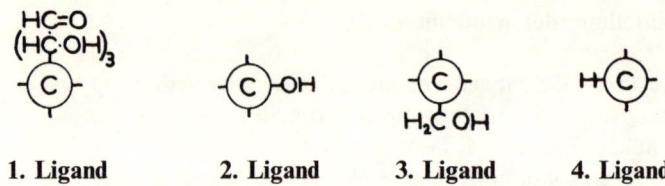

**1. Ligand**    **2. Ligand**    **3. Ligand**    **4. Ligand**

Enthält ein Molekül ein asymmetrisches C-Atom, so gibt es zwei Möglichkeiten des räumlichen Aufbaues, die sich nicht in der Summenformel, nicht in der Strukturformel, wohl aber in der Konfigurationsformel unterscheiden. Hier als Beispiel die beiden Isomeren der Milchsäure, deren mittelständiges C-Atom asymmetrisch ist:

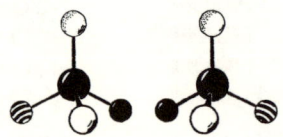

**D-Milchsäure**          **L-Milchsäure**

Die Summenformel der beiden Milchsäuren ist gleich: $C_3H_6O_3$. Wenn 2 Verbindungen bei gleicher Summenformel verschiedene Struktur- oder Konfigurationsformeln aufweisen, liegt ein Fall von **Isomerie** vor. Die Moleküle von D-Milchsäure und L-Milchsäure verhalten sich räumlich wie die rechte Hand zur linken Hand, wie Gegenstand und Spiegelbild und lassen sich, wie man sie auch drehen mag, nicht zur Deckung bringen. Das räumliche Modell zweier spiegelbildisomerer Moleküle macht dies deutlich:

**Modell zweier spiegelbildisomerer Moleküle**

Die D- und L-Isomeren haben gleiche chemische Eigenschaften, unterscheiden sich aber in der Beeinflussung des polarisierten Lichtes. So dreht die D-Milchsäure die Ebene des polarisierten Lichtes nach links und die L-Milchsäure um den gleichen Betrag nach rechts. Da die Isomerie der beiden Milchsäuren das polarisierte Licht beeinflußt, spricht man von **optischer Isomerie**.

Ist in einem Molekül mehr als ein asymmetrisches C-Atom enthalten, tritt eine große Zahl von Isomeren auf. Bei zwei asymmetrischen C-Atomen gibt es 4 Isomere, bei drei gibt es 8, bei vier sind es 16. Man kann die Isomeren der Zucker dadurch versinnbildlichen, daß man in den Fischer-Formeln die

42

OH-Gruppe an jedem der asymmetrischen C-Atome entweder nach rechts oder nach links schreibt.

Von den 16 Isomeren der Aldohexose sind nur wenige für die Ernährung wichtig: D-Glucose, D-Mannose, D-Galaktose. Von den 8 Isomeren der Ketohexose spielt für die Ernährung nur die D-Fructose eine Rolle.

```
      HC=O              HC=O            CH₂OH
   HO-C-H            H-C-OH             C=O
   HO-C-H           HO-C-H          HO-C-H
    H-C-OH          HO-C-H           H-C-OH
    H-C-OH           H-C-OH          H-C-OH
      CH₂OH            CH₂OH            CH₂OH

   D-Mannose        D-Galaktose      D-Fructose
```

Diese Zucker sind D-Hexosen; L-Hexosen kommen in der Natur nicht vor. D-Zucker sind in der Konfigurationsformel dadurch zu erkennen, daß die OH-Gruppe am untersten asymmetrischen Kohlenstoffatom nach **rechts** geschrieben wird. L-Zucker sind zu den D-Zuckern spiegelbildlich symmetrisch gebaut:

```
        HC=O              H C=O
     H-C-OH            HO-C-H
    HO-C-H              H-C-OH
     H-C-OH            HO-C-H
     H-C-OH            HO-C-H
       CH₂OH             CH₂OH

     D-Glucose         L-Glucose
```

Die hier angegebenen („linearen") Zuckerformeln sind vereinfacht. In Wirklichkeit lagern sich die Zuckermoleküle in Ringgebilde um, wie an der Fischer-Formel oder Haworth-Formel (S. 40) zu sehen ist.

Von den 24 Isomeren der Hexose sind nur 4 durch Hefen vergärbar: D-Fructose, D-Glucose, D-Mannose, D-Galaktose. Die gleichen vier Zucker können auch vom menschlichen Organismus „verbrannt" werden.

**D-Fructose** (Fruchtzucker, Lävulose) ist eine Ketohexose. Fruchtzucker ist in freier Form im Pflanzenreich weit verbreitet, besonders in süßen Früchten. Im Honig liegt er mit gleichen Mengen Traubenzucker vor. Die Süßkraft der Fructose ist noch etwas größer als die des Rübenzuckers.

Fruchtzucker ist ein Baustein des Rübenzuckermoleküls und des hochmolekularen Polysaccharides **Inulin**.

**D-Glucose** (Traubenzucker, Dextrose) ist eine Aldohexose. Traubenzucker ist in der Natur der häufigste aller Zucker. Er kommt in süßen Früchten frei vor.

In viel größerer Menge als in freier Form liegt Traubenzucker gebunden als Baustein von Stärke, Cellulose, Glykogen, Rübenzucker, Milchzucker und Malzzucker vor.

**D-Mannose** ist eine Aldohexose und findet sich zuweilen in freiem Zustand in manchen Pflanzen, so in Orangenschalen. Häufiger kommt Mannose als Baustein in Polysacchariden vor, z. B. in Hemicellulosen.

**D-Galaktose** kommt in Verbindung mit Glucose im Milchzucker vor.

Alle natürlichen **Pentosen**, die für die Ernährung eine geringere Rolle spielen, sind Aldopentosen (Aldehydzucker), von denen es 8 Isomere gibt. Sie kommen in manchen Früchten und auch im Wein vor; nachstehend drei Beispiele:

| **L-Arabinose** | **D-Xylose** | **D-Ribose** |
| (in Hemicellulosen) | (in Holz, Stroh, Kleie) | (in Nucleinsäuren) |

Zucker mit vier und drei Kohlenstoffatomen (Tetrosen und Triosen) spielen in der Ernährung keine Rolle, wohl aber treten sie im intermediären Stoffwechsel auf.

**Oligosaccharide (höhere Zucker)**

Höhere Zucker entstehen durch Zusammenlagerung zweier oder mehrerer Monosaccharidmoleküle zu einem größeren Molekül durch **Glykosidbindung**. Die Glykosidbindung entsteht aus zwei OH-Gruppen zweier Zucker durch Wasserabspaltung:

**Monosaccharid + Monosaccharid → Disaccharid**

Die Formeln in der Reaktionsgleichung sind vereinfacht geschrieben: der dicke, senkrechte Strich bedeutet die C-Kette eines Zuckermoleküls.

Verbindungen aus zwei Monosacchariden nennt man **Disaccharide**, aus drei Monosacchariden **Trisaccharide**, aus einigen wenigen Monosacchariden **Oligosaccharide**.

**Saccharose** (Rübenzucker, Rohrzucker) ist eine Verbindung aus einem Molekül Glucose und einem Molekül Fructose zu einem Disaccharidmolekül. Die Formel zeigt den komplizierten Bau dieser Verbindung; die chemische Synthese ist bis heute nicht gelungen. Um so seltsamer ist die Behauptung mancher Laien, daß weißer Zucker ein „künstlicher" Zucker sei. Rüben- oder Rohrzucker ist das am weitesten verbreitete Disaccharid des Pflanzenreichs. Er findet sich in vielen Früchten und Pflanzensäften, vor allem im Zuckerrohr (14 bis 26%) und in der Zuckerrübe (16 bis 20%). Bei Spaltung der Saccharose entsteht ein Gemisch aus Fructose und Glucose, Invertzucker genannt.

$$
\begin{array}{ll}
\text{H-C} \!\!-\!\! \text{O} & \text{CH}_2\text{OH} \\
\text{H-C-OH} & \text{C} \\
\text{HO-C-H} & \text{HO-C-H} \\
\text{H-C-OH} & \text{H-C-OH} \\
\text{H-C} \!\!-\!\! \text{O} & \text{H-C} \!\!-\!\! \text{O} \\
\text{CH}_2\text{OH} & \text{CH}_2\text{OH}
\end{array}
$$

**Saccharose**

**Lactose** (Milchzucker) ist in der Milch enthalten, eine Verbindung von einem Molekül Glucose und einem Molekül Galaktose zu einem Disaccharidmolekül. Bei Mangel an dem Enzym Lactase kann es zu Lactose-Intoleranz (Lactose-unverträglichkeit) kommen. Während Rübenzucker und Milchzucker in der Natur frei vorkommen, tritt **Maltose** (Malzzucker) als Spaltprodukt bei der enzymatischen Spaltung des zuckerunähnlichen Polysaccharids **Stärke** auf. Beim Keimen der Gerste wird die Stärke des Getreidekorns durch die Amylase des Getreidekeimlings zu Malzzucker abgebaut. Aber auch bei der Verdauung im Dünndarm wird durch die Pankreasamylase die Stärke zu Maltose gespalten.

Die verschiedenen Zucker haben sehr unterschiedliche Süßkraft, wie folgende Beispiele vermitteln (bezogen auf Saccharose = 100):

| | |
|---|---|
| Saccharose | 100 |
| Fructose | 120 |
| Invertzucker | 80 |
| Maltose | 60 |
| Glukose | 50 |
| Lactose | 27 |

## Polysaccharide

Die zuckerunähnlichen Polysaccharide sind Verbindungen aus vielen hundert Monosacchariden, deren Moleküle lange Ketten bilden und durch Glykosidbindungen verknüpft sind. Es handelt sich um hochmolekulare Substanzen, die sich in vieler Hinsicht von den Zuckern unterscheiden, schon dadurch, daß sie nicht süß schmecken. Sie finden sich sowohl im Tier- als auch im Pflanzenreich als Reservestoffe, oder sie nehmen, wie die Cellulose, am Aufbau der Pflanzengewebe teil. Die wichtigsten Polysaccharide sind die Stärke, das Glykogen, das Inulin, die Pektine, Cellulose, Hemicellulosen.

Die **Stärke** ist das wichtigste pflanzliche Reservekohlenhydrat. Die mikroskopisch kleinen Stärkekörnchen der verschiedenen Pflanzen haben unterschiedliche Größe und Gestalt. Beim Erwärmen mit Wasser quellen die Stärkekörnchen stark auf.

Die Stärke besteht aus zwei unterschiedlichen Substanzen: Amylopektin und Amylose. Während Amylose ausschließlich aus Glucosemolekülen aufgebaut ist, enthält **Amylopektin** außer Glucosebausteinen noch Phosphorsäuremoleküle. Mit Jod gibt es eine rotviolette Färbung. Wird Amylopektin mit siedendem Wasser behandelt, so entsteht keine Lösung, sondern ein Gel, „Stärkekleister" genannt.

**Amylose** gibt bei Hydrolyse ausschließlich Glucose. Sie ist aus vielen hundert Molekülen D-Glucose aufgebaut. Wird Amylose mit siedendem Wasser behandelt, gibt sie eine kolloidale Lösung und wird darum auch „lösliche Stärke" genannt. Mit Jod gibt Amylose Blaufärbung.

Die Amylose besteht aus unverzweigten, das Amylopektin jedoch aus stark verzweigten Glucoseketten.

**Glykogen** (Leberstärke) ist das Reservekohlenhydrat des tierischen Organismus. Es wird vor allem in der Leber (Leberglykogen), aber auch in kleinen Mengen im Muskel (Muskelglykogen) gespeichert. Glykogen zeigt in seinem chemischen Verhalten weitgehende Ähnlichkeit mit dem Amylopektin der Stärke. Während aber Amylopektin von Jod rotviolett gefärbt wird, gibt Glykogen mit Jod eine rotbraune Färbung. Die glykosidische Verknüpfung zwischen den einzelnen Glukosemolekülen erfolgt beim Glykogen zwischen den gleichen Kohlenstoffatomen wie bei der Stärke. Der Unterschied im Aufbau des Gesamtmoleküls liegt im Grad der Verzweigung und in der Länge der Seitenketten.

**Aufbau hochmolekularer Kohlenhydrate**

**Amylose**          **Amylopektin**          **Glykogen**
(Jeder Strich bedeutet einen Glucoserest)

Ein weiteres pflanzliches Reservekohlenhydrat ist das **Inulin**, das besonders in den Wurzelknollen der Dahlien und des Topinambur (ein Verwandter der Sonnenblume) vorkommt. Auch Inulin ist ein verdauliches, hochmolekulares Polysaccharid, aber nicht, wie Stärke, aus Glucosemolekülen, sondern aus Fructosemolekülen aufgebaut. Da manche Zuckerkranke Fructose im Gegensatz zu Glucose vertragen, spielen Topinamburknollen in der Diätetik eine Rolle.

In vielen Pflanzen, insbesondere in Wurzeln und in den Kerngehäusen von Früchten, finden sich weitere polysaccharidartig gebaute, hochmolekulare Stoffe, die **Pektine**. Da sie leicht gelatinieren, werden sie zum Eindicken von Marmeladen verwendet. Pektine enthalten als Bausteine Galakturonsäure, deren OH-Gruppen bis zu 70% mit Methylalkohol verestert sind.

$$\begin{array}{ll}
\text{HC=O} & \text{HC=O} \\
\text{H-C-OH} & \text{H-C-O-CH}_3 \\
\text{HO-C-H} & \text{CH}_3\text{-O-C-H} \\
\text{HO-C-H} & \text{CH}_3\text{-O-C-H} \\
\text{H-C-OH} & \text{H-C-O-CH}_3 \\
\text{COOH} & \text{COOH}
\end{array}$$

**D-Galakturonsäure**          **methylierte Galakturonsäure**

Ein völlig unlösliches Polysaccharid ist die **Cellulose**. Sie ist ausschließlich aus Glucosemolekülen aufgebaut, die aber anders verknüpft sind als in der Stärke.

In fast reiner Form finden sie sich in der Baumwolle. Auch das Holz von Laub- und Nadelbäumen besteht etwa zur Hälfte aus Cellulose (neben Hemicellulosen und Lignin). Für den Menschen und die Tiere mit nur einem Magen ist Cellulose völlig unverdaulich; hingegen können Wiederkäuer die Cellulose durch die Pansenbakterien teilweise abbauen.

Cellulose wird zur Herstellung von Papier und von manchen Textilien (Leinen, Baumwolle) verwendet.

Die **Hemicellulosen** kommen stets in Gesellschaft mit der Cellulose vor. Sie nehmen eine Zwischenstellung zwischen Reservecellulose und der eigentlichen Gerüstcellulose ein. Die Hemicellulosen sind ein Gemisch verschiedener Polysaccharide und liefern bei der Hydrolyse D-Xylose, D-Mannose, D-Galaktose und D-Glucuronsäure.

$$\begin{array}{l}
\text{HC=O} \\
\text{H-C-OH} \\
\text{HO-C-H} \\
\text{HO-C-OH} \\
\text{H-C-OH} \\
\text{COOH}
\end{array}$$

**D-Glucuronsäure**

Zu den Hemicellulosen zählen auch die **Pentosane**, unlösliche Polysaccharide, die nur aus Pentosen aufgebaut sind (D-Xylose, L-Arabinose). Sie finden sich vor allem im Getreidestroh und in der Kleie.

Die Hemicellulosen sind nur zu einem kleinen Teil verdaulich, haben aber die Eigenschaft, viel stärker zu quellen als die eigentlichen Cellulosen.

## 4.2 Verdauung der Kohlenhydrate

Kohlenhydratspaltende Enzyme (**Carbohydrasen**) finden sich vor allem im Pankreassaft. Er enthält eine Gruppe von Enzymen, von denen jedes seine besondere Funktion in der Kohlenhydratverdauung hat.

Die Carbohydrasen oder Glykosidasen werden in zwei große Gruppen eingeteilt:
1. die Polyasen (sie spalten Polysaccharide)
2. die Oligasen (sie spalten Oligosaccharide)

Die **Polyasen** spalten die Glykosidbindungen in Kohlenhydraten, die aus vielen hundert Monosaccharidresten aufgebaut sind. Sie spalten also hochmolekulare, unlösliche Polysaccharide bis zu den niedermolekularen, löslichen Oligosacchariden.

Zu den Polyasen gehört die **Pankreasamylase**. Sie wird in der Bauchspeicheldrüse (Pankreas) erzeugt und in den Zwölffingerdarm ausgeschüttet. Pankreasamylase verflüssigt Stärke, indem sie diese zu löslichem Malzzucker abbaut. Sie braucht zu ihrer Wirkung etwa neutrale Reaktion sowie kleine Mengen von Kochsalz.

Die **Oligasen** spalten Glykosidbindungen in höheren Zuckern. Sie zerlegen Oligosaccharide (wie Malzzucker oder Rübenzucker) in Monosaccharide (einfache Zucker).

Der bei der Verdauung von Stärke gebildete Malzzucker (Maltose) ist ein Disaccharid, das durch das Enzym **Maltase** gespalten wird. Es entsteht ausschließlich das Monosaccharid Glucose (Traubenzucker).

Auch der Rübenzucker (Saccharose) und andere Disaccharide werden durch die in den Darmwandzellen befindlichen spezifischen disaccharidspaltenden Mukosasaccharasen in die entsprechenden Monosaccharide gespalten. Diese können dann die Darmwand passieren.

Die bei dem Abbau von Zucker und Stärke erhaltenen Monosaccharide werden nach dem Durchtritt durch die Darmwand von dem Blutstrom zunächst durch die Leber geführt. Dort wird **Leberstärke** (Glykogen) gebildet und gespeichert, ein unlösliches, hochmolekulares Kohlenhydrat, das im Bedarfsfall leicht mobilisiert werden kann. Auch der Muskel speichert Glykogen.

Die Speichermöglichkeiten für Kohlenhydrate sind nicht groß: in Leber und Muskel zusammen werden nicht mehr als 200 bis 300 Gramm Glykogen untergebracht. Das bedeutet nur 800 bis 1200 kcal Reserve, etwa ein bis zwei Drittel des Grundumsatzes.

Die einfachen Zucker können auch durch das Blut in die Muskeln transportiert und dort „verbrannt" werden. Dieser **Blutzucker** ist die wichtigste Energiequelle unserer Muskelarbeit.

Eine Zufuhr von 400 Gramm verwertbarer Kohlenhydrate pro Tag ergibt rund 1600 kcal.

Bei zu reichlicher Zufuhr von Zuckern (und bei aufgefüllten Glykogendepots) wird ein Teil von ihnen in **Fett** umgewandelt und als Körperfett abgelagert. Dieses ist nicht so leicht für körperliche Arbeit und muskelintensive sportliche Leistung mobilisierbar wie Glykogen.

Die unverdaulichen und schwerverdaulichen Kohlenhydrate (wie Cellulose, Hemicellulose, Pektine) sind meist sehr quellfähig und gleitfähig. Sie bewirken Darmfüllung und haben dadurch eine fördernde Wirkung auf Peristaltik (Darmbewegung) und Stuhlentleerung. Sie werden unter dem Begriff Ballaststoffe zusammengefaßt. Wird eine zu ballaststoffarme Nahrung über längere Zeit gegessen, so treten Darmträgheit und Stuhlverstopfung ein.

## 4.3 Ballaststoffe

Ballaststoffe sind organische Bestandteile pflanzlichen Ursprungs, die von Enzymen des menschlichen Verdauungstraktes nicht abgebaut werden, aber den Mikroorganismen des Dickdarms gewissermaßen als Nahrungsgrundlage dienen. Von diesen werden sie z.T. umgewandelt oder abgebaut oder aber auch unverändert mit dem Stuhl ausgeschieden. Oftmals werden Ballaststoffe wegen ihrer teilweise faserigen Struktur irrtümlich gleichgesetzt mit dem bereits vor mehr als 100 Jahren im Rahmen der Futtermittelanalyse geprägten Begriff „Rohfaser" (*Lenkeit* u. *Becker*, 1949).

Unter „Rohfaser" ist derjenige Anteil eines Futter-/Nahrungsmittels zu verstehen, der nach Behandlung mit verdünnten Säuren und Laugen als „unverdaulicher" Rückstand übrigbleibt. Hauptbestandteil der auf diese Weise analytisch erfaßten Stoffklasse ist die Zellulose, ein Polysaccharid, für das es im menschlichen Verdauungstrakt kein Enzym gibt. Mit der Rohfaserbestimmung werden jedoch große Teile von Substanzen nicht erfaßt – schätzungsweise zwei Drittel – die man zu den Ballaststoffen zu rechnen hat. Dazu zählen Hemizellulose, Pentosane, Lignin, Pektine. Auch Stärke wird nicht komplett im Dünndarm hydrolysiert und gelangt, je nach Herkunft und Zubereitung, in nicht zu vernachlässigenden Mengen in das Colon, wo sie nach *Kasper* (1985) gleiche Effekte entfaltet wie Ballaststoffe.

Man kann feststellen, daß zwar in jedem Falle der Ballaststoffgehalt den Rohfasergehalt deutlich übersteigt, eine exakte zahlenmäßige Beziehung kann es jedoch nicht geben, weil Art und Menge der Einzelbestandteile der Ballaststoff-Fraktion von Fall zu Fall erheblich variieren. Es besteht lediglich eine positive Korrelation zwischen Ballaststoff- und Rohfasergehalt, wie Untersuchungsergebnisse von *Kasper* (1982) zeigen.

Für überschlägige Berechnungen kann es sinnvoll sein, einen Umrechnungsfaktor von 4 zugrunde zu legen, wenn man von einer aus vielen Komponenten zusammengesetzten Mischkost ausgeht. Im Einzelfall kann dieser Faktor jedoch zu fehlerhaften Werten führen. Zahlreiche epidemiologische Studien haben gezeigt, daß in den Regionen der Erde, in denen eine kohlenhydrat- und damit ballaststoffreiche Ernährung vorherrscht, bestimmte Zivilisationskrankheiten der hochindustrialisierten „Wohlstandsländer" westlicher Prägung weniger oft vorkommen oder nahezu unbekannt sind.

Daraus schloß man, daß die Häufung folgender Krankheiten und Funktionsstörungen mit dem typischen niedrigen Ballaststoffverzehr in einen ursächlichen Zusammenhang gebracht werden kann: nach *Burkitt* (1982) sind es Erkrankungen des Darmes (Verstopfung, Divertikulose, Blinddarmentzündung), Krankheiten im Zusammenhang mit erhöhtem Bauchinnendruck (Hiatushernie, Krampfadern, Hämorrhoiden) und indirekt auch die koronare Herzkrankheit, Gallensteine, Übergewicht und Diabetes sowie schließlich das Colonkarzinom. Es handelt sich also nahezu um die gesamte Palette ernährungsabhängiger Gesundheitsstörungen (vgl. auch *Huth*, 1980; *Thomas*, 1977; *Miller* et al., 1977; *Thomas*, 1979; *Kasper*, 1980; *Kasper*, 1982; *Amman*, 1978).

Inzwischen liegen zahlreiche Einzeluntersuchungen vor, die durchaus bestimmte Kausalbeziehungen wahrscheinlich machen; einige Ergebnisse sind widersprüchlich, andere geben Raum für weitere Spekulationen. Unzweifelhaft scheint der günstige Einfluß einer höheren Ballaststoffzufuhr auf die Stuhlmenge und -konsistenz zu sein, was zur Behebung von Verstopfung beiträgt. Untersuchungen von *Feldheim* et al. (1982) bestätigen dies. Gemäß dem Ernährungsbericht von 1980 leiden etwa 30% der Bevölkerung – vorwiegend Frauen und ältere Männer – unter Obstipation. Eine ballaststoffreiche Ernährung könnte die Verwendung von Abführmitteln in vielen Fällen überflüssig machen.

Insgesamt gesehen scheint die Empfehlung, die derzeitige mittlere Ballaststoffaufnahme zu steigern, für weite Bevölkerungskreise berechtigt zu sein, da die günstigen Wirkungen gegenüber den ungünstigen überwiegen. Die Abhängigkeit zahlreicher Krankheiten von einem niedrigen Ballaststoffverzehr wird allerdings auch in Zweifel gezogen. So hat *Förster* (1979) einfache Kausalbeziehungen dieser Art bestritten. Bedenkt man die vielen Unklarheiten, die hinsichtlich der Zusammensetzung des Ballaststoffkomplexes und der Analytik bestehen, so leuchtet ein, daß es im Ernährungsbericht 1980 (S. 64) zu diesem Problem heißt: „Ein Bedarf an Ballaststoffen ist nicht bekannt; Empfehlungen zur Höhe der Zufuhr können daher zur Zeit nicht gegeben werden." In den Empfehlungen für die Nährstoffzufuhr (DGE, 1991) wird ein „Richtwert ... von mindestens 30 g/Tag" genannt. Gleichzeitig wird auf die mögliche verminderte Resorption von mehrwertigen Kationen (Ca, Fe, Zn) hingewiesen, wenn isolierte Ballaststoffe, wie Kleie, aus therapeutischen Gründen in höherer Dosis aufgenommen werden.

# 5 Lipide

## 5.1 Fette

Fette sind Glycerinester der verschiedenen Fettsäuren. Unter Estern versteht der Chemiker Verbindungen von Alkoholen mit Säuren.

Als Alkohol tritt in den Fetten ausschließlich der dreiwertige Alkohol **Glycerin** auf, eine dickliche, süße Flüssigkeit, die vom Körper leicht verwertet wird. Hingegen gibt es eine ganze Anzahl von **Fettsäuren**, die in den Fetten mit dem Glycerin verbunden sind. Einige Beispiele seien angeführt.

$$H_2C\text{-}OH$$
$$HC\text{-}OH$$
$$H_2C\text{-}OH$$

Glycerin

**Gesättigte Fettsäuren** (d. h. Fettsäuren ohne Doppelbindung):

$$CH_3(CH_2)_{12}COOH \qquad CH_3(CH_2)_{14}COOH \qquad CH_3(CH_2)_{16}COOH$$

| **Myristinsäure** | **Palmitinsäure** | **Stearinsäure** |
|:---:|:---:|:---:|
| mit 14 C-Atomen | mit 16 C-Atomen | mit 18 C-Atomen |

**Einfach ungesättigte Fettsäuren** (d. h. Fettsäuren mit einer Doppelbindung):

$$CH_3(CH_2)_5\overset{H}{\underset{H}{C}}{=}C(CH_2)_7COOH \qquad CH_3(CH_2)_7\overset{H}{\underset{H}{C}}{=}C(CH_2)_7COOH$$

**Palmitoleinsäure** mit 16 C-Atomen und einer Doppelbindung    **Ölsäure** mit 18 C-Atomen und einer Doppelbindung

**Mehrfach ungesättigte Fettsäuren** (d. h. Fettsäuren mit mehr als einer Doppelbindung):

$$C_2H_5-CH_2CH_2CH_2\overset{H}{\underset{H}{C}}{=}C-CH_2\overset{H}{\underset{H}{C}}{=}C-CH_2(CH_2)_6COOH$$

Linolsäure mit 18 C-Atomen und 2 Doppelbindungen

$$C_2H_5-\overset{H}{\underset{H}{C}}{=}C-CH_2\overset{H}{\underset{H}{C}}{=}C-CH_2\overset{H}{\underset{H}{C}}{=}C-CH_2(CH_2)_6COOH$$

Linolensäure mit 18 C-Atomen und 3 Doppelbindungen

Mengenmäßig am häufigsten ist die einfach ungesättigte **Ölsäure**, die in allen natürlichen Fetten zu 6 bis 80% enthalten ist. Es schließen sich an **Palmitinsäure**, **Stearinsäure**, **Myristinsäure** und die essentielle **Linolsäure**. Diese fünf Fettsäuren machen bei den meisten Fetten fast 95% des Fettsäureanteils aus; daneben kommen aber auch in kleinen Mengen noch weitere Fettsäuren vor, alle mit gerader Anzahl von C-Atomen im Molekül (s. Tabelle 6).

Die natürlich vorkommenden Fettsäuren sind überwiegend geradzahlige Fettsäuren der Kettenlänge $C_2$ bis $C_{24}$. Man unterscheidet nach der Kettenlänge:

kurzkettige Fettsäuren   (KKF) $C_2 - C_4$
mittelkettige Fettsäuren  (MKF) $C_6 - C_{12}$
langkettige Fettsäuren   (LKF) mehr als $C_{12}$

KKF sind wasserlöslich und können leicht von der Darmwand aufgenommen werden.

MKF sind Spezialfette, die auch dann verwertet werden, wenn die normale Fettverdauung oder der Fett-Transport gestört sind, z. B. beim Fehlen der Pankreaslipasen.

MKF werden aufgrund ihrer anderen Struktur schneller resorbiert. Sie sind in geringer Menge wasserlöslich und haben einen niedrigeren Schmelzpunkt als langkettige Triglyceride.

Der konventionelle Begriff Triglyceride ist dem aufgrund der chemischen Struktur verwendeten Triacylglycerine synonym, analog zu Monoglyceride Monoacylglycerine, zu Diglyceride Diacylglycerine.

Vom Magen aus gelangen die MKF in den Dünndarm. Bei Vorhandensein von Gallen- und Pankreassekreten erfolgt eine Spaltung in Glycerin, Fettsäuren und Monoglyceride. Ohne Micellenbildung werden die Spaltprodukte von der Dünndarmwand aufgenommen. Fehlen Gallensaft und/oder Pankreaslipase, gelangen die MKF – wie auch die kurzkettigen Triglyceride (KKF) – unverändert und ebenfalls ohne Micellenbildung direkt in die Dünndarmwand.

Unter Einwirkung von Zellipasen werden sie dort zu Glycerin und Fettsäuren gespalten und über das Blut der Pfortader zur Leber weitertransportiert. Die meisten Nahrungsfette bestehen überwiegend aus LKF. Im Dünndarm werden die Fette von den Säuren des Gallensaftes emulgiert. Dadurch wird ihre Oberfläche größer und angreifbarer. Durch die Lipase des Pankreas werden die Moleküle in Glycerin, Fettsäuren, Mono- und Diglyceride gespalten. In den Darmschleimhautzellen (Mucosazellen) erfolgt der Wiederaufbau (Resynthese) zu Triglyceriden aus den resorbierten Fettsäuren und Monoglyceriden. Diese neuen Fettmoleküle werden aus dem Darmbereich über das Lymphsystem abtransportiert. Sie münden mit dem Lymphstrom schließlich in den „Milchbrustgang" und gelangen über die Schlüsselbeinvene in den Blutkreislauf und über diesen in die Leber.

Sowohl das Glycerin als auch die gesättigten und ungesättigten Fettsäuren können vom Körper selbst aufgebaut werden (z. B. aus Zuckern). Aber die hochungesättigten Fettsäuren, wie Linolsäure oder Linolensäure, vermag der Körper nicht aufzubauen, sondern sie müssen mit der Nahrung zugeführt werden. Man nennt sie deshalb auch **essentielle Fettsäuren**. Die wichtigste essentielle Fettsäure ist die Linolsäure, daneben die α-Linolensäure. Aus letzterer können weitere in ernährungsphysiologischer Sicht wertvolle Fettsäuren, insbesondere die n-3-Eicosapentaensäure und die Docosahexaensäure im Körper synthetisiert werden. Die wichtigste Quelle für diese höher ungesättigten n-3-Fettsäuren, die seit einigen Jahren in der Forschung stark beachtet werden wegen ihrer präventiven und therapeutischen Wirkungen, sind marine Kaltwasserfische.

**Tabelle 6: Zusammensetzung ausgewählter natürlicher Fette nach Fettsäuregruppen (%)**

| | gesättigte Fettsäuren | einfach ungesättigte Fettsäuren | mehrfach ungesättigte Fettsäuren |
|---|---|---|---|
| Milchfett | 66 | 31 | 3 |
| Rindertalg | 50 | 45 | 5 |
| Schweineschmalz | 40 | 48 | 12 |
| Sojaöl | 14 | 22 | 64 |
| Palmkernfett | 83 | 14 | 3 |
| Sonnenblumenöl | 12 | 24 | 64 |
| Olivenöl | 14 | 76 | 10 |
| Leinöl | 10 | 18 | 72 |

Wieviel der Mensch von den essentiellen Fettsäuren tatsächlich braucht ist nicht sicher bekannt. Die Deutsche Gesellschaft für Ernährung empfiehlt für Erwachsene eine tägliche Zufuhr von etwa 10 g (s. Tabelle 17), der National Research Council (USA) 3% der Brennwerte.

In den meisten Fetten von Landtieren ist der Anteil an essentiellen Fettsäuren nur klein. Auch im Kokosfett und Olivenöl ist er gering. In großen Mengen kommen die essentiellen Fettsäuren im Lebertran, Leinöl, Weizenkeimöl, Sonnenblumenöl, Sojaöl, Saflöröl, Mohnöl vor. Leider zeigen diese hochungesättigten Öle eine schlechte Haltbarkeit. Leinöl und Weizenkeimöl sind bei Zutritt von Luft nur wenige Tage haltbar. Unter Anwendung von Antioxidantien (z. B. Tocopherol) kann die Oxidation dieser Fettsäuren verhindert werden. In vielen Margarinen ist ein höherer Zusatz von essentiellen Fettsäuren.

Natürliche Fette sind **Gemische** aus verschiedenen Estern des Glycerins mit Fettsäuren. Je mehr gesättigte Fettsäuren enthalten sind, desto härter das Fett (z. B. Talg); je mehr ungesättigte Fettsäuren am Aufbau beteiligt sind, desto flüssiger das Fett (z. B. Olivenöl). Zwischen den festen Fetten und den fetten Ölen gibt es alle Zwischenstufen und chemisch keine wesentlichen Unterschiede. Wohl aber besteht ein großer Unterschied zwischen **fetten Ölen**, **ätherischen Ölen** und **Mineralölen** (z. B. Schmieröl, Vaseline).

53

Beispiele für den Aufbau von Fetten:

$$H_2C-O-OC-C_{17}H_{35}$$
$$HC-O-OC-C_{17}H_{35}$$
$$H_2C-O-OC-C_{17}H_{35}$$

$$H_2C-O-OC-C_{17}H_{33}$$
$$HC-O-OC-C_{15}H_{31}$$
$$H_2C-O-OC-C_{17}H_{35}$$

**Tristearin**       **Oleo-palmito-stearin**

Im Gegensatz zu den festen Fetten handelt es sich bei den fetten Ölen um bei 20 °C flüssige Ester von Fettsäuren mit Glycerin. Hierzu zählen alle pflanzlichen und tierischen Öle (flüssige Fette) einschließlich der in der Lackindustrie verarbeiteten trocknenden Öle.

Ätherische Öle werden als Aromastoffe vielfältig in der Lebensmittelindustrie verwendet.

Mineralöle sind unverdaulich, werden vom Körper nicht aufgenommen und sind daher keine Nahrungsmittel. Sie wirken in vielen Fällen giftig.

Die **Butter** scheint zwar ein festes Fett zu sein, ist aber in Wirklichkeit die konzentrierte Emulsion von Wasser in einem fetten Öl. Löst man Butter etwa in Äther auf und dampft diesen wieder ab, so bleibt ein gelbes, durchsichtiges Öl zurück.

Butteröl enthält wenig hochungesättigte Fettsäuren und verdankt seine flüssige Beschaffenheit dem hohen Gehalt an Fettsäuren mit kurzen Ketten.

## Kennzahlen

Da alle natürlichen Fette Gemische von Estern des Glycerins mit verschiedenen Fettsäuren sind, begnügt man sich zu ihrer Kennzeichnung neben der Feststellung physikalischer Konstanten (Schmelzpunkt, Erstarrungspunkt) mit den sogenannten **Kennzahlen.**

Kennzahlen charakterisieren nicht eine Komponente, sondern das Mittel aller Komponenten, die in einem Fett vorkommen.

So gibt die **Verseifungszahl** einen Anhaltspunkt für das durchschnittliche Molekulargewicht der am Aufbau beteiligten Fettsäuren.

Unter Verseifungszahl versteht man die Anzahl von mg Kaliumhydroxid, die zur völligen Verseifung von 1 g Fett oder Öl verbraucht wird.

Je höher die Verseifungszahl, desto größer ist der Anteil an niedermolekularen Fettsäuren. Man teilt die Fette nach ihrer Verseifungszahl in folgende drei Gruppen ein:

a) Fette und Öle mit niederer Verseifungszahl (171 bis 183): Rizinusöl, Rüböl, Traubenkernöl;

b) Fette und Öle mit mittlerer Verseifungszahl (nahe 193): Olivenöl, Erdnußöl, Baumwollöl, Sonnenblumenöl, Rindertalg, Schweineschmalz;

c) Fette und Öle mit hoher Verseifungszahl (205 bis 290): Kokosnußöl, Palmkernöl, Butterfett.

Die **Säurezahl** gibt an, wieviel mg Kaliumhydroxid zur Neutralisation der in 1 g Fett enthaltenen freien, unveresterten Fettsäuren erforderlich sind.

Frische Fette sind fast säurefrei. Bei längerem Lagern nimmt infolge der eintretenden Verseifung die Zahl der freien Fettsäuren allmählich zu, und die Säurezahl steigt an.

Die **Jodzahl** gibt an, wieviel g Jod von 100 g Fett chemisch gebunden werden. Die Jodzahl liefert einen Vergleichsmaßstab für den Gehalt an ungesättigten Fettsäuren. Je mehr Doppelbindungen vorhanden sind, desto höher ist die Jodzahl. Die höchsten Jodzahlen haben diejenigen Öle, die den höchsten Gehalt an ungesättigten Fettsäuren enthalten wie Leinöl, Mohnöl, Holzöl (Jodzahl 120 bis 200). Bei den halbtrocknenden Ölen wie Sesamöl, Baumwollsamenöl, Rüböl, Maisöl, Walfischtran liegt die Jodzahl zwischen 95 und 120. Die nichttrocknenden Öle haben Jodzahlen unter 95; so hat Olivenöl meist 82, Schweineschmalz 60 bis 68, Butterfett 30 bis 35.

Das Trocknen der Öle bedeutet kein Abdampfen eines flüchtigen Lösungsmittels, sondern ein Verharzen ungesättigter Fettsäuren unter dem Einfluß von Luftsauerstoff.

## 5.2 Lipoide (fettähnliche Stoffe)

Zu den Lipoiden gehören diejenigen Körpersubstanzen, die, wie die Fette, in Äther löslich sind. Zu ihnen zählen die **Phosphatide**, die **Plasmogene**, die **Sphingo-phosphatide**, die **Cerebroside**, die **Sterine**, die **Carotinoide**. Außer den Lecithinen und Carotinoiden sind die Lipoide vorwiegend Bestandteile des Gehirns und der Nervensubstanz.

**Phosphatide** sind ähnlich den Fetten aus **Glycerin** und verschiedenen **Fettsäuren** aufgebaut, enthalten aber außerdem noch **Phosphorsäure** und mit ihr verbunden eine **organische Base**. Je nach Art dieser Base teilt man sie in zwei Gruppen ein, in die **Lecithine** und die **Kephaline**. Lecithin enthält als organische Base das Cholin, während Kephalin das Colamin enthält.

**Colamin**          **Cholin**

Lekithos heißt griechisch das Eigelb, die Lecithine finden sich im Eigelb, in der Muskelfaser, besonders im Herzmuskel. Cephalon heißt Gehirn, die Kephaline finden sich im Gehirn, im Rückenmark und im Nervengewebe.

Die **Sphingo-phosphatide** zeigen in ihrem Aufbau Ähnlichkeit mit den Phosphatiden. Sie bestehen aus verschiedenen **Fettsäuren**, aus **Phosphorsäure** und aus **Cholin**. Glycerin enthalten sie nicht, in ihrem Molekül ist es durch **Sphingosin** ersetzt.

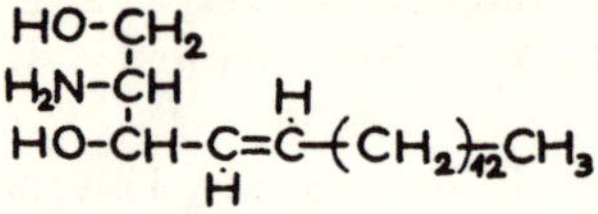

$$HO-CH_2$$
$$H_2N-CH \qquad H$$
$$HO-CH-C=C-(CH_2)_{12}CH_3$$
$$\qquad\qquad H$$

**Sphingosin**

Die Sphingo-phosphatide (auch Sphingo-myeline genannt) finden sich stets vergesellschaftet mit den Phosphatiden und sind in ihnen etwa zu 10 bis 15% enthalten.

Die **Cerebroside** bilden die Hauptsubstanz des Gehirn- und Nervengewebes. Sie enthalten weder Glycerin noch Phosphorsäure, sondern sind aus **Sphingosin**, **Galaktose** (einem Zucker, siehe S. 44) und **besonderen Fettsäuren** aufgebaut mit je 24 C-Atomen, zum Teil mit Hydroxylgruppen und Doppelbindungen. 2 Beispiele:

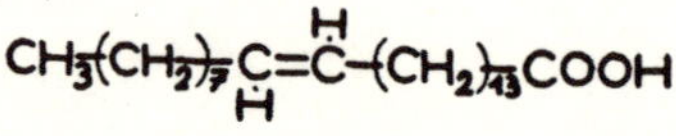

$$CH_3(CH_2)_7 C=C-(CH_2)_{13}COOH \qquad\qquad CH_3(CH_2)_{21} \overset{H}{\underset{OH}{C}}-COOH$$

**Nervonsäure** 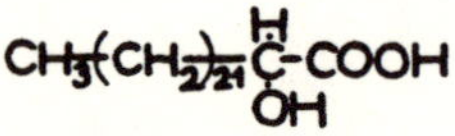                    **Cerebronsäure**

Wie man sieht, bestehen Gehirn und Nerven in der Hauptmenge nicht aus eiweißähnlichen, sondern aus fettähnlichen Stoffen. Die in ihnen enthaltenen Fettsäuren sind zu einem großen Teil hochungesättigt (d. h. sie enthalten mehr als eine Doppelbindung).

Zu den Lipoiden gehört auch das **Cholesterol**, das zu der Stoffklasse der **Sterine** zählt. Unter Sterinen versteht man eine Reihe von Verbindungen, die in ihrem äußeren Habitus fettähnlich sind und in den Lipoidteilchen verschiedener tierischer und pflanzlicher Organe auftreten. In ihrem Molekülbau haben sie aber keine Ähnlichkeit mit Fetten oder Phosphatiden.

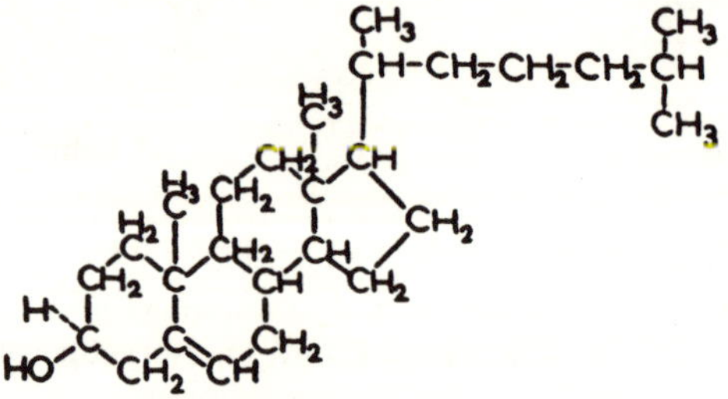

**Cholesterol (Cholesterin)**

Das Cholesterol wurde zuerst in Gallensteinen entdeckt. Der Name kommt von Chole, griechisch die Galle.

Cholesterol, nur in tierischen Produkten vorkommend, hat mit seinem Stoffwechsel große Bedeutung wegen seiner Beziehung zur Entstehung von Arteriosklerose.

Tabellenwerte vermitteln die unterschiedlich hohe Cholesterolkonzentration in einzelnen Produkten. Nach dem durchschnittlichen Lebensmittelverbrauch ist mit einer Cholesterolzufuhr von annähernd 500 mg/d je erwachsene Person in Deutschland zu rechnen (DGE, 1991).

Die Resorptionsrate an Cholesterol ist abhängig von der aufgenommenen Menge. Je höher die Menge, desto niedriger die prozentuale Resorption im **Jejunum** (Leerdarm). Bei hoher Nahrungscholesterolzufuhr wird mengenmäßig zwar mehr resorbiert, prozentual aber weniger. Maximal werden bis zu 3 g je Tag resorbiert. Neben dem exogen mit der Nahrung aufgenommenen Cholesterol ist das in Leber und Darmwand endogen synthetisierte Cholesterol zu beachten. Die Biosynthese in der Leber wird bei gesteigerter oraler Zufuhr vermindert. Eine exakte Korrelation zwischen exogener Cholesterolaufnahme und Blutcholesterolwerten läßt sich nicht belegen.

Der Cholesterolspiegel steigt bei erhöhtem Gesamtfettverzehr. Wichtig sind folglich Menge und Zusammensetzung – also die insgesamt aufgenommene Fettmenge –, sichtbares und verborgenes Fett sowie Fettsäurezusammensetzung der Nahrung. Verborgene Fette tierischer Herkunft sind durchweg reicher an Cholesterol als sichtbare Fette.

Nach Auffassung mehrerer Autoren ist Hypercholesterinämie ein primärer Risikofaktor für koronare Herzkrankheiten. Relevant dabei ist, wie sich das Cholesterol auf die einzelnen Lipoproteinfraktionen verteilt. Man hat die Lipoproteine in 4 Hauptklassen eingeteilt (Chylomikronen nur nach fettreichen Mahlzeiten im Plasma):

– Very Low Density (VLDL), Prä-Beta-Lipoproteine; reich an Triglyceriden, die Arteriosklerose fördern;
– Intermediate Density (IDL), Lipoproteine mittlerer Dichte sind Abbauprodukte der VLDL bzw. Vorstufen von LDL;
– Low Density (LDL), Beta-Lipoproteine, diese sieht man vor allem als atherogen an, wie auch von *Wieland* und *Seidel* (1983) bestätigt wurde;
– High Density (HDL), Alpha-Lipoproteine, gelten als antiatherogen, u. a. wird dem Alkohol eine inhibierende Wirkung nachgesagt.

Muskuläre Bewegung und Sport senken nach *Gordon* et al. (1983) den Cholesterolspiegel und erhöhen zugleich den HDL-Spiegel. Die Probanden mit dem höchsten Energieumsatz hatten die höchsten HDL- und die niedrigsten Triglyceridkonzentrationen. Auch *Rönnemaa* et el. (1978) bestätigen derartige Befunde.

Für die Diagnostik gelten folgende Richtwerte:

LDL-Cholesterol:

&lt;  150 mg/dl = Idealwert
150–190 mg/dl = Verdachtsbereich
&gt;  190 mg/dl = Interventionswert

HDL-Cholesterol:

&lt;  40 mg/dl = Zusatzrisiko
40–55 mg/dl = Standard
&gt;  55 mg/dl = Schutzfaktor

Die entscheidende Risiko-Lipidfraktion, LDL, steht unter Einfluß mehrerer Faktoren. Die genetisch festgelegte Abbaugeschwindigkeit kann individuell stark differieren. Mit dem Alter nimmt die Aktivität des LDL-Rezeptors ab. Bei fettreicher Ernährung mit hohem Cholesterolgehalt wird LDL dann langsamer aus dem Blut aufgenommen, ebenfalls langsamer abgebaut und bleibt somit länger und in höheren Konzentrationen im Blut.

Ein erwünscht hoher HDL-Wert kann, bei hohen LDL-Partikel-Konzentrationen, das Morbiditäts-Risiko senken. Folglich sollte nicht nur die LDL-Konzentration gesenkt, sondern möglichst die antiatherogene HDL-Fraktion gesteigert werden. Das kann insbesondere durch regelmäßige, ausreichende muskuläre Belastung gelingen.

Zur Behandlung von Fettstoffwechselstörungen wird von der Europäischen Artherosklerosegesellschaft (1988) folgende Nahrungszusammensetzung empfohlen:

| | |
|---|---|
| Protein | 10–20% |
| Kohlenhydrate | 50–60% |
| Fett (maximal) | 30% |
| davon gesättigte Fettsäuren | 33% |
| einfach ungesättigte Fettsäuren | 33% |
| mehrfach ungesättigte Fettsäuren | 33% |
| Cholesterol (maximal) | 300 mg/d |
| Ballaststoffe | 35 mg/d |

## 5.3 Fettverdauung und Fettverwertung

Fett diffundiert nicht durch die Darmwand hindurch, es muß vorher mindestens teilweise verdaut werden. Die dazu nötigen Enzyme heißen **Lipasen**. Die im Magensaft vorhandene **Magenlipase** vermag nur fein verteiltes Fett (in Milch, Eidotter) anzugreifen.

Von den Lipasen des Verdauungstraktes ist die **Pankreaslipase** die weitaus wichtigste; ein Gramm Pankreas enthält so viel Lipase wie 750 bis 1000 Gramm Magenschleimhaut.

Da die Pankreaslipase ein wasserlöslicher Eiweißstoff ist, Fette aber wasserunlöslich sind, ist für die Wirkung der Lipase eine Emulgierung der Fette unerläßlich. Sie wird durch die im Gallensaft vorhandenen **Gallensäuren** bewirkt, die die Oberflächenspannung stark herabsetzen und zwischen Wasser und Fett eine stabile Emulsion erzeugen. Je feiner diese Emulsion ist, d. h., je kleiner die verteilten Fetttröpfchen sind, desto größer ist ihre Oberfläche im Verhältnis zu ihrem Volumen. Da die Lipase sie nur von der Oberfläche her angreifen kann, hängt die Schnelligkeit der Fettverdauung wesentlich von der Feinheit der Emulsion ab.

Pankreaslipase spaltet Fette in Glycerin und Fettsäuren. Die erste Fettsäure wird leichter abgegeben als die zweite und dritte. Die Spaltstücke passieren die Darmwand. Sie werden zum Teil schon in den Zellen der Darmwand wieder zusammengebaut.

Auch Lecithin ist erst nach seiner Aufspaltung resorptionsfähig. Für die Aufspaltung der Lipoide sind außer Lipasen eine Reihe weiterer Enzyme nötig, z. B. verschiedene **Phosphatasen** und **Esterasen**. Sie alle finden sich im Pankreassaft.

Der Mensch vermag sowohl das Glycerin zu synthetisieren als auch alle übrigen Fettsäuren (mit Ausnahme der essentiellen). Als Ausgangsstoff dienen ihm sowohl Kohlenhydrate als auch (in kleinerem Maße) Eiweißstoffe. Er kann zur Arbeitsleistung auch Fett „verbrennen", aber nur zusammen mit Kohlenhydraten.

Fett hat mit 930 kcal pro 100 g den höchsten Energiegehalt aller Nahrungsmittel, zugleich aber auch den höchsten Sättigungswert. Da es küchentechnische Vorteile bietet und Speisen meist schmackhafter macht, ist es kein Wunder, daß der Fettverzehr bei wohlhabenden Völkern dauernd steigt.

Heutzutage wird überwiegend zuviel Fett gegessen. So betrug 1990/91 der durchschnittliche Verbrauch in Deutschland über 140 g täglich. Die Deutsche Gesellschaft für Ernährung befürwortet, daß nicht mehr als 25 bis 30% der Energiezufuhr durch Fett gedeckt werden. Dabei ist nicht nur das sichtbare Fett zu berücksichtigen, sondern auch das in den Speisen und Nahrungsmitteln verborgene.

Überernährung, insbesondere überhöhter Konsum an verborgenen und sichtbaren Fetten weiter Bevölkerungskreise, haben ein wachsendes Interesse an der Entwicklung von Fettersatzstoffen ausgelöst. Das Forschungsziel besteht darin, die Fette in ihren Eigenschaften weitgehend zu imitieren, ohne ihre energetisch unerwünschten Eigenschaften in Kauf nehmen zu müssen. Viele Konsumenten möchten das Gefühl haben, gewohnte Lebensmittel mit „Vollfettgeschmack" zu verzehren, im Gegensatz zu wenig Fett enthaltenden oder Magerprodukten, die dieses Gefühl nicht vermitteln.

Aus ernährungsphysiologischer Sicht haben nach *Menden* (1991) solche Fettersatzstoffe einen Vorteil, die durch Veränderung üblicher Lebensmittel mit Hilfe physikalischer Verfahren einen Fetteindruck hinsichtlich Textur und Geschmack bewirken. In ihrer langfristigen Anwendung dürfen sie keine neuen auf den Stoffwechsel möglicherweise problematische, chemisch veränderte Verbindungen ergeben. Beispiele: auf Esterbindung basierende Fett-Ersatzstoffe, Hydrolyseprodukte auf Kohlenhydrat-Basis mit Gel-Charakter, mikropartikuläre Proteinmischungen. Mehrere Fettersatzstoffe können nicht erhitzt werden, ohne ihre Fetteigenschaften zu verlieren. Sie haben demzufolge nur einen begrenzten Anwendungsbereich.

Eine wichtige Aufgabe der Nahrungsfette ist es, den Organismus mit den **fettlöslichen Vitaminen** zu versorgen. Nicht nur, daß Fette fast immer solche Vitamine enthalten, oft werden fettlösliche Vitamine oder deren Vorstufen vom Organismus nur dann ausgenützt, wenn gleichzeitig Fett anwesend ist. Das Salatöl, der Speck auf dem Salat, das Speisefett in den Gemüsen hat einen tieferen Sinn: ohne dieses Fett kann das **Carotin** der Pflanzen, eine Vorstufe von Vitamin A, praktisch nicht resorbiert werden.

## 5.4 Das Ranzigwerden der Fette

Die Fette gehören zu den verderblichsten Nahrungsmitteln. Wenn man Fleisch in einer Kühltruhe aufbewahrt, so ist nach gewisser Zeit sein Eiweißanteil völlig intakt – aber der Fettanteil ist ranzig geworden und hat das Nahrungsmittel entwertet.

Die Ranzidität ist chemisch kein einheitlicher Vorgang. Nach ihrer Entstehung müssen wir zwei Ursachen trennen:
1. die Einwirkung von Mikroorganismen;
2. die Einwirkung von Luftsauerstoff.

Butter, eine Emulsion von Wasser in Fett, bietet den Mikroorganismen gute Entwicklungsmöglichkeiten. Die Lipasen der Mikroorganismen spalten die Fette in Glycerin und freie Fettsäuren, deren niedrigste Glieder durch unangenehmen Geruch auffallen. Der typische Geruch ranziger Butter ist nichts anderes als der Geruch freier Buttersäure.

Bei tiefgekühlten Fetten ist eine Einwirkung von Mikroorganismen nicht möglich. Trotzdem sind diese Fette verderblich. Die Schnelligkeit ihres Ranzigwerdens hängt außer von der Temperatur auch von der Belichtung ab sowie von anhaftenden Metallspuren (besonders wirksam ist Kupfer), ferner von Spuren von Chlorophyll in pflanzlichen Fetten und Porphyrin in tierischen Fetten. An die Doppelbindungen der ungesättigten Fettsäuren lagert sich bei Belichtung oder unter Einfluß von Katalysatoren Sauerstoff an, es entstehen Oxide und freie Radikale.

Diese wirken selbst als Sauerstoffüberträger, die Oxidation von ungesättigten Fettsäuren ist eine autokatalytische Reaktion. Das heißt, eine kleine Menge von ranzig gewordenem Fett vermag große Mengen Fettes durch Sauerstoffübertragung rasch ranzig werden zu lassen. Die Oxide selbst haben keinen üblen Geruch und Geschmack, zerfallen aber leicht in höhere Aldehyde und höhere Ketone, die übel riechen und schmecken und sicher nicht harmlos sind. Überdies übertragen die Oxide Sauerstoff an die vielen Doppelbindungen des Vitamins A, das dadurch unwirksam wird, und sie oxidieren auch das Vitamin C. Sie sind also Vitaminzerstörer.

Gegen diese Art von Fettverderbnis sind **Antioxidantien** sehr nützlich. Dabei handelt es sich um Substanzen, die die Oxidationsvorgänge hemmen.

Als natürliches Antioxidans ist das Vitamin Tocopherol uneingeschränkt verwendbar, ebenso Ascorbinsäure und manche Derivate wie Ascorbinsäure-palmitat.

# 6 Proteine (Eiweiß)

Im Gegensatz zu den Kohlenhydraten und den Fetten, die nur aus den Elementen C, H und O aufgebaut sind, enthalten die Proteine als wesentlichen Bestandteil Stickstoff, und zwar trotz verschiedenem Aufbau meist ungefähr 16% N. Die Proteine sind das eigentliche Baumaterial der Lebewesen. Das Protoplasma der Zellen besteht vorwiegend aus einer Eiweißlösung, der Zellkern aus Nucleoproteiden, die Zellmembran vorwiegend aus Lipoproteinen. Manche Hormone und alle Enzyme sind Proteine oder Proteide. Auch die Haut-, Haar- und Hornsubstanzen sind Eiweißstoffe. Leber-, Nieren- und Muskelgewebe bestehen zu 70 bis 80% ihres Trockengewichts aus Proteinen.

Im Wachstumsalter dienen die Nahrungsproteine vor allem zum Aufbau der Körpersubstanz. Dies erfordert jedoch, abgesehen vom ersten Lebensjahr, nur einen kleinen Teil der Proteine, die Hauptmenge wird zum Ersatz von abgebauten körpereigenen Proteinen gebraucht. Im Organismus der Heranwachsenden und auch in dem der Erwachsenen findet ein dauernder Auf- und Abbau sowie Umbau der Proteine statt. Dabei treten erhebliche Verluste an stickstoffhaltiger Substanz ein. Diese Verluste zu ersetzen ist die umfangreichste Aufgabe der Nahrungsproteine. Die abgebauten Proteine gehen, abgesehen von dem beim Abbau aus dem Aminogruppen gebildeten Harnstoff, in den Energiewechsel ein, wobei 1 Gramm Protein rund 17 kJ = 4,1 kcal (je nach Aminosäurezusammensetzung zwischen 16 und 19 kJ resp. 3,75 und 4,55 kcal) liefert. Da die stickstoffhaltigen Verbindungen der Proteine im Organismus nur bis zum Harnstoff abgebaut werden, bei einer wirklichen Verbrennung aber bis zum Stickstoff oxidiert werden, besteht zwischen physiologischem und physikalischem Brennwert ein Unterschied. Der physikalische Brennwert beträgt je g Protein 23 kJ = 5,3 kcal.

Bei ungenügender Energieversorgung wird auch ein Teil des Proteinbestandes zur Energielieferung „verbrannt". Der Energiewechsel rangiert vor dem substantiellen Aufbau- und Erhaltungsstoffwechsel. Bei überschüssiger Proteinzufuhr wird der eingetretene Verlust wieder ersetzt.

Der Körper muß nicht nur beim Wachstum neues Eiweiß aufbauen, sondern er erneuert laufend seine alten Eiweißbestände. So werden die Proteine der menschlichen Muskulatur im Laufe von 158 Tagen zur Hälfte durch neue ersetzt, die der menschlichen Leber schon im Laufe von 10 Tagen. Die bei dem Abbau anfallenden Aminosäuren werden für den Neuaufbau von Protein wiederverwendet; aber ohne einen gewissen Verlust geht es dabei nicht ab. Dieser ständige Umbau erfordert eine regelmäßige Eiweißaufnahme.

Das Eiweiß ist aber nicht nur Baumaterial der Organe, es kann auch im Körper in Fett und Zucker umgewandelt werden und dient als Energielieferant. Die doppelte Funktion der Eiweißstoffe hat zur Folge, daß man den Eiweißbedarf des Menschen nicht ohne weiteres angeben kann. Erst wenn für eine ausreichende Brennwertaufnahme durch Fett und Kohlenhydrate gesorgt ist, wird das Eiweiß fast ausschließlich als Aufbaustoff verwendet, und diese Menge ist es, die später als Mindestbedarf angegeben wird.

Als Eiweißstoffe oder Proteine bezeichnet man hochmolekulare Naturstoffe, die Aminosäuren als Bausteine enthalten. **Aminosäuren** sind organische Verbindungen, die sowohl die sauer reagierende Carboxylgruppe – COOH als auch die alkalisch reagierende Aminogruppe – $NH_2$ enthalten. Sie reagieren daher keineswegs alle sauer, sondern es gibt neutrale, saure und basische Aminosäuren.

In den Nahrungsproteinen kommen etwa 20 vor, die man in mehrere Untergruppen einteilt:

**Neutrale aliphatische Aminosäuren**

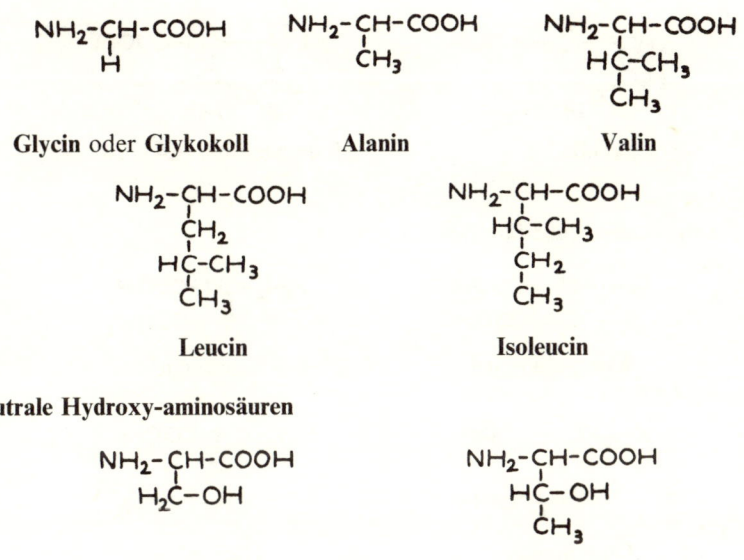

| Glycin oder Glykokoll | Alanin | Valin |

| Leucin | Isoleucin |

**Neutrale Hydroxy-aminosäuren**

| Serin | Threonin |

**Schwefelhaltige Aminosäuren**

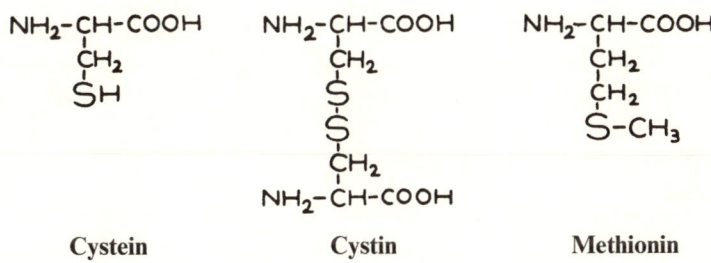

| Cystein | Cystin | Methionin |

## Aromatische Aminosäuren

NH₂-CH-COOH
Phenylalanin

NH₂-CH-COOH
Tyrosin

NH₂-CH-COOH
Tryptophan

## Iminosäuren

HN——CH-COOH
Prolin

HN——CH-COOH
Hydroxyprolin (Oxyprolin)

## Saure Aminosäuren (und ihre Amide)

NH₂-CH-COOH
CH₂-COOH
Asparaginsäure

NH₂-CH-COOH
CH₂-CONH₂
Asparagin

NH₂-CH-COOH
CH₂
CH₂-COOH
Glutaminsäure

NH₂-CH-COOH
CH₂
CH₂-CONH₂
Glutamin

## Basische Aminosäuren (Hexonbasen)

NH₂-CH-COOH
CH₂
CH₂
NH-CH₂
HN=C
NH₂
Arginin

NH₂-CH-COOH
CH₂
CH₂
CH₂
NH₂-CH₂
Lysin

NH₂-CH-COOH
Histidin

In manchen Eiweißstoffen, besonders pflanzlichen, kommen in kleinen Mengen noch weitere Aminosäuren vor. Da sie aber bei der Ernährung keine Rolle spielen, werden sie nicht genannt.

Das α-C-Atom (in Nachbarstellung zur Carboxylgruppe) trägt in fast allen Aminosäuren vier verschiedene Liganden. Solche Stoffe sind erfahrungsgemäß optisch aktiv und kommen in zwei verschiedenen Konfigurationen vor:

$$\begin{array}{cc}
\begin{matrix}
\text{COOH} \\
| \alpha \\
\text{NH}_2\text{-C-H} \\
| \\
\text{CH}_3
\end{matrix}
&
\begin{matrix}
\text{COOH} \\
| \alpha \\
\text{H-C-NH}_2 \\
| \\
\text{CH}_3
\end{matrix}
\\
\textbf{L-Alanin} & \textbf{D-Alanin}
\end{array}$$

Bei der Synthese durch den Chemiker werden immer Gemische gleicher Mengen der D- und der L-Substanz erhalten, sogenannte razemische Gemische. Auf mühseligem Wege müssen solche Gemische in die reinen Antipoden getrennt werden. Die reinen Antipoden drehen die Ebene des polarisierten Lichtes in entgegengesetzter Richtung. Im razemischen Gemisch heben sich die Drehungen auf, das Gemisch ist optisch inaktiv.

Im Gegensatz zum Chemiker baut die Natur nie razemische Gemische auf, sondern immer einen der beiden Antipoden. Alle Eiweißstoffe sind nur aus L-Aminosäuren aufgebaut, alle natürlichen Aminosäuren sind L-Aminosäuren. Die einzige nicht optisch aktive Aminosäure ist das Glykokoll, denn ihr α-C-Atom trägt keine vier verschiedenen Liganden.

## 6.1 Einteilung der Proteine

Es gibt Hunderte, ja Tausende verschiedener Proteine, ihre völlige Aufklärung (über Art, Zahl und Reihenfolge der in ihren Peptidketten gebundenen Aminosäuren) ist aber bisher nur bei einer beschränkten Anzahl erreicht. Da früher die chemische Charakterisierung fehlte, werden die Proteine nach ihrer Löslichkeit eingeteilt:

### Skleroproteine (Gerüsteiweißstoffe)

Sie sind in keinem Lösungsmittel löslich. Da sie völlig unverdaulich sind, spielen sie in der Ernährung keine Rolle. Zu ihnen gehören z. B. das **Fibroin** der echten Seide, die verschiedenen **Keratine** der Wolle, der Haare, der Vogelfedern, der Hufe, der Nägel. Auch die **Kollagene** der Haut, des Leders, der Bindegewebe sind Gerüsteiweißstoffe. Alle diese Skleroproteine enthalten viel Cystin, was für ihren Aufbau wesentlich ist: die beiden Cysteinhälften des Cystinmoleküls gehören verschiedenen Peptidketten an und verbinden diese durch ihre –S–S-Brücken (siehe Formel S. 63). Dies bewirkt die mechanische Festigkeit des Makromoleküls, aber auch seine völlige Unlöslichkeit.

Durch langdauerndes Behandeln der Bindegewebssubstanzen mit siedendem Wasser oder mit überhitztem Dampf geht das Kollagen unter teilweiser Aufspaltung in eine lösliche Substanz, die **Gelatine**, über. Sie ist durch die eiweißspaltenden Enzyme verdaulich, hat also einen Nährwert, wenn auch ihre biologische Wertigkeit gering ist. Da Kollagen (und Gelatine) Hydroxyprolin enthält, die übrigen Muskelproteine jedoch nicht, ist es möglich, durch eine Hydroxyprolinbestimmung den Bindegewebsanteil eines Fleisches zu bestimmen.

## Albumine

Diese Eiweißstoffe sind in reinem Wasser löslich. Sie sind alle verdaulich und spielen in der Ernährung eine wichtige Rolle. Als kurze Aufzählung seien hier genannt: das **Serumalbumin** (des Blutplasmas), das **Ovalbumin** (des Eiklars), das **Lactalbumin** (zu 0,5% in Kuhmilch enthalten). Manche Albumine kann man in kristallisierte Form bringen, z. B. das eiweißspaltende Enzym **Trypsin**.

## Globuline

Sie sind auch in reinem Wasser nicht löslich, wohl aber in verdünnten Salzlösungen. Durch konzentrierte Salzlösungen werden sie wieder ausgefällt. Als Beispiele tierischer Globuline seien hier genannt: die **Serumglobuline** (des Blutplasmas), das **Myosin** (aus Muskeln), das eiweißspaltende Enzym **Pepsin** (das auch in kristallisierter Form gewonnen werden konnte).

Die pflanzlichen Globuline kommen vielfach als Reserveeiweiß in Samen vor und sind oft durch gute Kristallisierbarkeit ausgezeichnet. Beispiele für pflanzliche Globuline sind das **Phaseolin** der Bohnen, das **Amandin** der Mandeln, das **Edestin** des Hanfsamens.

Tierische und pflanzliche Globuline sind verdaulich und wichtige Nahrungsproteine.

## Prolamine und Gluteline

**Prolamine** sind in 50- bis 80%igem Alkohol löslich, während die meisten Eiweißlösungen durch Alkohol nicht nur ausgefällt, sondern auch denaturiert werden. Im Weizen findet sich das **Gliadin**, in der Gerste das **Hordein**, im Mais das **Zein**.

Die **Gluteline** sind unlöslich in reinem Wasser, in verdünnten Salzlösungen und in verdünntem Alkohol, löslich in verdünnter Alkalilösung. Beispiel: das **Glutenin** des Weizenkorns.

Prolamine und Gluteline sind für die Ernährung sehr wichtige Eiweißstoffe der Getreidekörner. Von ihnen essen wir mehr als von jedem anderen Eiweiß. Gleichzeitige Anwesenheit von Prolamin und Glutelin ist die Voraussetzung für die Backfähigkeit eines Mehles – diese beiden Proteine zusammen heißen **Kleber (Gluten)**. Gluten bedingt die klebrige Beschaffenheit des Teiges. Je mehr Kleber er enthält, desto besser läßt er sich verformen; nur aus kleberreichem Weizenmehl läßt sich ein „Strudel" ziehen. Da Maismehl fast kein Glutelin, Reismehl kein Prolamin enthält, sind sie zum Brotbacken schlecht geeignet.

## Protamine

Dies sind stark basische Eiweißstoffe aus den Spermatozoen der Fische und sind die einfachst gebauten Proteine. Im **Clupein** des Herings z. B. treten neben 90% Arginin nur noch fünf andere Aminosäuren auf. Diese stark basischen Proteine liegen immer als Salze vor. Gut löslich sind ihre Sulfate und Nitrate. Ihre natürlichen Verbindungen mit Nucleinsäuren sind unlöslich. Protamine sind zwar verdaulich, spielen aber für die Ernährung keine Rolle.

## Histone

Histone sind ebenfalls stark basische Eiweißstoffe und kommen vor allem in den Zellkernen des tierischen Gewebes vor, wo sie an Nucleinsäuren gebunden sind. Ihr Gehalt an den Hexonbasen beträgt etwa 30 bis 40%, aber ihr Aufbau ist komplizierter als der der Protamine. Das besterforschte Histon ist das **Thymushiston** aus der Thymusdrüse des Kalbes. Histone sind verdaulich, spielen aber wegen ihres geringen Vorkommens für die Ernährung kaum eine Rolle.

## Proteide

Die bisherige Aufzählung enthielt nur **einfache Eiweißstoffe** oder **Proteine**; sie sind nur aus Aminosäuren aufgebaut. Die Proteide hingegen sind Verbindungen, die zwar auch zum größten Teil aus Eiweiß bestehen, aber darüber hinaus noch andere Komponenten als Aminosäuren enthalten. Die Einteilung dieser **zusammengesetzten Eiweißstoffe** oder **Proteide** erfolgt nach der Art ihrer Nichteiweiß-Komponente.

## Nucleoproteide

Diese Stoffe sind Verbindungen von Eiweißstoffen mit Nucleinsäuren (Nucleus = Zellkern). Aus ihnen bestehen Zellkerne und Mikrosomen; auch im Zellplasma kommen sie gelöst vor. Sie sind die Träger der Vererbung. Die Eiweißkomponenten der Nucleoproteide sind meist Histone und Protamine.

## Glykoproteide

Es handelt sich um Verbindungen von Eiweiß mit 20 bis 30% Kohlenhydraten. Eine besondere Gruppe unter ihnen sind die **Mucine**, die als Monosaccharid-Komponente **Glucosamin** enthalten. (Glucosamin ist ein Aminozucker, und zwar eine Glucose mit einer Aminogruppe am zweiten C-Atom.) Überdies enthalten die Mucine Schwefelsäure-Reste. Sie sind in den meisten schleimigen Sekreten des tierischen Organismus vorhanden und dienen als Gleit- und Schmiermittel. Mucine finden sich in den Gelenkkapseln, in den Sehnenscheiden, im Speichel und werden von Magen- und Darmschleimhaut sezerniert.

## Chromoproteide

Chromoproteide sind Verbindungen von Eiweiß mit Farbstoffen. Die bekanntesten Beispiele sind der Blutfarbstoff **Hämoglobin** und der Muskelfarbstoff **Myoglobin**. Die Farbstoffkomponente ist in beiden Stoffen die gleiche, nämlich **Protohäm**. Die Eiweißkomponenten sind verschieden und heißen beim Blutfarbstoff **Globin**, beim Muskelfarbstoff **Myosin**.

## Lipoproteide

Verbindungen von Eiweiß mit Fetten, Phosphatiden und Sterinen heißen Lipoproteide. Sie sind wichtige Bestandteile der Zellwände.

## Phosphoproteide

Diese Eiweißstoffe enthalten Phosphorsäure (an die Hydroxylgruppe des Serins) esterartig gebunden. Der für die Ernährung wichtigste Vertreter dieser Stoffklasse ist das **Casein** der Milch mit 0,85% Phosphor. In Kuhmilch sind (neben 0,5% Lactalbumin) etwa 3% Casein enthalten. Die Phosphorsäure darin liegt aber nicht als freie Säure, sondern als Calciumsalz vor. Das Calciumcaseinat der Milch, des Quarkes und des Käses ist also nicht nur ein hochwertiges tierisches Eiweiß, sondern auch der beste Träger von Phosphorsäure und Calcium in der Nahrung. Alle anderen Phosphor- und Calciumquellen werden vom Körper schlechter resorbiert.

Ein weiteres Phosphoproteid ist das **Vitellin** des Eidotters.

## Peptide

Aus zwei Aminosäuren ist eine Verbindung möglich, die beide Aminosäurereste in einem Molekül vereinigt enthält:

$$NH_2^- \underset{\substack{| \\ CH_3}}{CH}-COOH \quad + \quad NH_2^- \underset{\substack{| \\ H}}{CH}-COOH \quad \xrightarrow[-H_2O]{} \quad NH_2^- \underset{\substack{| \\ CH_3}}{CH}-CONH-\underset{\substack{| \\ H}}{CH}-COOH$$

**Alanin**          **Glycin**          **Alanyl-glycin**

Es entsteht aus zwei Aminsosäuren ein **Dipeptid**. Die beiden Aminosäuren sind durch die –CONH-Bindung zusammengehalten. Sie heißt **Peptidbindung**.

An das Dipeptid können sich weitere Aminosäuren anlagern; es entstehen **Tripeptide, Tetrapeptide, Pentapeptide, Polypeptide**. Tripeptide sind aus drei Aminosäuren aufgebaut, Tetrapeptide aus vier, Pentapeptide aus fünf, Polypeptide sind aus vielen Aminosäuren aufgebaut. Die Aminosäurereste werden durch Peptidbindungen zusammengehalten; jede Peptidkette besitzt ein Amino-Ende und ein Carboxyl-Ende. Auch die Eiweißstoffe selbst sind lange Peptidketten, bestehend aus vielen, oft Hunderten von Aminosäuren, die durch Peptidbindungen verknüpft sind.

Beim Abbau von Eiweißstoffen durch eiweißspaltende Enzyme (durch sogenannte Proteinasen) erhält man sowohl im Magen und Darm als auch im Reagenzglas Gemische aus Substanzen, die früher als **Peptone** bezeichnet wurden. Sie sind nichts anderes als Gemische verschiedener Peptide, die durch andere Enzyme (die sogenannten Peptidasen) bis zu den einzelnen Aminosäuren aufgespalten werden.

### 6.2 Protein- und peptidspaltende Enzyme des Verdauungstraktes

Das erste eiweißspaltende Enzym, mit dem die aufgenommene Nahrung in Berührung kommt, ist das **Pepsin** des Magens. Bedingung für seine Wirksamkeit ist eine stark saure Reaktion des Magensaftes (pH = 2), die dadurch erreicht wird, daß der Magen Salzsäure sezerniert. Pepsin spaltet die langen Peptidketten der Proteine in ein niedermolekulares Peptidgemisch.

In der Bauchspeicheldrüse (Pankreas) wird die inaktive Vorstufe des Trypsins, das **Trypsinogen**, erzeugt. Nach der Ausschüttung des Trypsinogens in den Dünndarm wird es durch das Enzym **Enterokinase** in das aktive **Trypsin** umgewandelt. Zu seiner Wirksamkeit ist eine schwach alkalische Reaktion des Darmbreies erforderlich (pH = 8), die durch die Abgabe einer Natriumbicarbonatlösung durch die Darmwand erreicht wird.

Trypsin spaltet die Eiweißstoffe in ein Gemisch niedermolekularer Peptide, die nachfolgend durch die verschiedenen Peptidasen zu den einzelnen Aminosäuren aufgespalten werden können. Die bei der Trypsinverdauung entstehenden Peptide sind andere als die bei der Pepsinverdauung; die beiden Proteinasen spalten unterschiedliche Peptidbindungen der Peptidkette.

In der Bauchspeicheldrüse findet sich noch die Vorstufe für ein weiteres eiweißspaltendes Enzym, das **Chymotrypsinogen**. Durch kleine Mengen Trypsin wird es (im Dünndarm) zu **Chymotrypsin** aktiviert. Chymotrypsin spaltet bei der gleichen schwach alkalischen Reaktion (pH = 8) wie das Trypsin, aber an anderen Stellen der Peptidkette. Die Menge des Chymotrypsins beträgt im menschlichen Organismus nur etwa ein Zehntel des Trypsins.

Auch wenn (etwa nach einer Magenoperation) die Erzeugung des Pepsins völlig ausfällt, vermögen Trypsin und Chymotrypsin (mit nachfolgender Wirkung der Peptidasen) das Eiweiß aufzuspalten – die Eiweißverdauung ist also mehrfach gesichert.

Alle löslichen Proteine und Proteide verlieren ihre Löslichkeit durch Erhitzen auf Temperaturen um 60 °C (Hitzekoagulation) oder durch Zusatz von Fällungsmitteln wie Alkoholen oder Säuren. Dieser Vorgang wird **Denaturierung** genannt und ist irreversibel (d. h. nicht rückgängig zu machen). Beispiel: Kocht man ein rohes Ei 6 bis 10 Minuten, so verwandelt sich das durchsichtige und lösliche Eiklar in undurchsichtiges, unlösliches.

Man unterscheidet **native** Proteine (unveränderte natürliche Eiweißstoffe) von **denaturierten** Proteinen. Die nativen Eiweißstoffe verlieren bei der Denaturierung ihre charakteristischen Eigenschaften, Enzyme und die aus Proteinen bestehenden Hormone ihre biologische Aktivität. Denaturierte Proteine sind durch die Proteinasen leichter spaltbar als native Proteine, da die Eiweißverdauung mit der Denaturierung beginnt. In manchen Fällen ist die Steigerung der Verdaulichkeit bedeutend, wie etwa beim Eialbumin oder bei den Proteinen der Leguminosen (Erbsen, Linsen, Bohnen). Eine Abnahme der Verdaulichkeit durch Denaturierung wurde niemals beobachtet.

Die drei Proteinasen (Pepsin, Trypsin, Chymotrypsin) spalten die langen Ketten der Proteine zu Peptidgemischen, aber sie vermögen diese Peptide nicht bis zu den einzelnen Aminosäuren aufzuspalten. Die Zerlegung der Peptide bis zu den freien Aminosäuren ist Aufgabe der **Peptidasen**.

In der Bauchspeicheldrüse kommen mehrere **Carboxypeptidasen** vor. Das sind Enzyme, die einzelne Aminosäuren vom Carboxyl-Ende der Peptidketten abtrennen.

Im Dünndarm liegt das Peptidasengemisch **Erepsin** vor, das aus mehreren verschiedenen **Aminopeptidasen** und **Dipeptidasen** besteht. Die Aminopeptidasen spalten einzelne Aminosäuren vom Amino-Ende der Peptidketten ab, vermögen aber nicht Dipeptide (die nur eine Peptidbindung enthalten) zu spalten. Dipeptidasen spalten nur Dipeptide.

Die verschiedenen Peptidasen spalten demnach die bei der Wirkung der Proteinasen entstehenden Peptide bis zu den einzelnen Aminosäuren auf, die nun die Darmwand passieren können.

## 6.3 Definitionen zum Proteinstoffwechsel

Zur Kennzeichnung des Proteinstoffwechsels gibt es zahlreiche Definitionen:

1. „Rohprotein" ist der Stickstoffgehalt von Nahrungsmitteln, multipliziert mit dem Faktor 6,25. Ihm liegt die Feststellung zugrunde, daß die Proteine im Mittel 16% Stickstoff enthalten. Dabei wird vernachlässigt, daß die Nahrung auch Stickstoff enthält, der nicht von Proteinen, Peptiden oder Aminosäuren stammt. Da es sich dabei meist um kleine Stickstoffmengen handelt, ist diese Vereinfachung üblich.
2. „Verdaulichkeit". Nicht alle Proteine sind verdaulich (z. B. Haare), manche sind es nur zum Teil (z. B. Pilzproteine). Üblicherweise rechnet man als Verdaulichkeit die Differenz zwischen dem Stickstoffgehalt der Nahrung und dem des Faeces. Dabei wird jedoch nicht berücksichtigt, daß die Hauptmenge des Faecesstickstoffs aus im Darm gewachsenen Bakterien und abgeschilfertem Darmepithel besteht, während unverdauliche Reste der Nahrung nur einen Bruchteil ausmachen. Die Resorption wird der Verdaulichkeit gleichgesetzt.
3. „Stickstoff-Retention" ist die Differenz zwischen der Resorption und der Ausscheidung im Harn.
4. „Stickstoffbilanz" ist die Differenz zwischen der N-Aufnahme mit der Nahrung und dem N-Verlust durch Urin, Kot, Schweiß, Haare, Haut und Nägel. Viele Bearbeiter vernachlässigen die Verluste durch Schweiß, Haut und Hautanhangsgebilde, obwohl diese bis 10% der N-Ausscheidung betragen können.
5. Das „N-Bilanzminimum" ist die geringste Proteinaufnahme, mit der der Organismus über längere Zeit Stickstoff-Bilanzausgleich erreichen kann. Für das Bilanzminimum wurde von *Rubner* die kaum mehr verwendete Bezeichnung „physiologisches N-Minimum" gebraucht. Im englischen Sprachbereich wird der Ausdruck „minimum N-Requirement" verwendet. Bei Änderung von Art und Menge der Proteinaufnahme braucht der Organismus einige Zeit (mindestens eine Woche), bis Bilanzausgleich (steady state) erreicht ist.
6. Die „Abnutzungsquote" ist die Stickstoffausscheidung bei proteinfreier, aber energetisch ausreichender Ernährung. *Rubner* verwendete dafür auch den Ausdruck „absolutes N-Minimum". Im Englischen wird auch noch die Formulierung „endogenous minimum N-excretion" gebraucht.
7. „Net Protein Utilization" (NPU) (*Miller* und *Bender,* 1955), gleichbedeutend mit Netto-Protein-Verwertung, wird definitionsgemäß an 2 Gruppen wachsender Ratten im Alter von 4 Wochen bestimmt. Die erste Gruppe erhält eine Woche lang Futter mit dem zu testenden Protein, die andere praktisch proteinfreies, energetisch ausreichendes Futter. Danach werden die Ratten

getötet, der N-Gehalt ihrer Körper sowie der N-Gehalt der beiden Futterarten bestimmt.

$$NPU = \frac{N1 - N2 - N3 \times 100}{N4}$$

N1 ist der N-Gehalt der mit dem zu testenden Protein gefütterten Tiere, N2 der N-Gehalt der proteinfrei gefütterten Tiere, N3 der N-Gehalt der „proteinfreien" Nahrung, N4 der N-Gehalt der Testnahrung.

8. „Protein Efficiency Ratio" (PER), gleichbedeutend mit Protein-Wirkungs-Verhältnis, ist der Gewichtszuwachs je Gramm zugeführten Proteins bzw. Stickstoffs. *Lang* (1979) schlägt dafür die Bezeichnung „Wachstumswert" vor. Dieser wird unter Standardbedingungen an jungen Ratten mit einer 10% Protein enthaltenden Nahrung bestimmt und dient dem Vergleich der biologischen Wertigkeit für den wachsenden Organismus.

9. Als „limitierende Aminosäure" bezeichnet man diejenige essentielle Aminosäure, deren Zufuhr zu dem zu testenden Protein eine Erhöhung der biologischen Wertigkeit verursacht. Es kommt jedoch öfter vor, daß dieser Effekt bei derselben Testnahrung von verschiedenen essentiellen Aminosäuren bewirkt wird. Nach Zusatz einer ersten limitierenden Aminosäure können weitere limitierende Aminosäuren auftreten.

## 6.4 Biologische Wertigkeit der Proteine und Proteinbedarf

Die „biologische Wertigkeit" (BW) wurde von *Thomas* (1909) wie folgt definiert:

Die BW ist die Anzahl Gramme Körpereiweiß, die durch 100 g des betreffenden Nahrungsproteins ersetzt werden kann.

*Thomas* berechnete die biologische Wertigkeit nach folgender Formel:

$$BW = \frac{D - (F - Fo) - (U - Uo)}{D - (F - Fo)} \times 100$$

Dabei ist:
D  = Stickstoffgehalt der Testnahrung
U  = Urinstickstoff bei Testnahrung
Uo = Urinstickstoff bei stickstofffreier Nahrung
F  = Faecesstickstoff bei Testnahrung
Fo = Faecesstickstoff bei stickstofffreier Nahrung

Die Bestimmung des Kot- und Harnstickstoffs bei eiweißfreier Diät liefert schwankende Resultate. Zudem wird die Produktion von proteolytischen Enzymen in den Verdauungssekreten bei proteinfreier Kost stark vermindert, so daß der Kot-N nicht mehr denselben Betrag wie bei üblicher Ernährung erreicht. Daher verzichteten *Sumner* et al. (1938) auf die Bestimmung des endogenen Kot- und Harn-N und verglichen statt dessen die biologische Wertigkeit von Nahrungsproteinen mit Volleiprotein, dessen Wertigkeit rechnerisch gleich 100 gesetzt wird. *Kofrányi* et al. (1970) schlossen sich diesem Vorgehen an. Danach ist die

$$BW = \frac{N - \text{Bilanzminimum mit Volleiprotein}}{N - \text{Bilanzminimum mit Testprotein}} \times 100$$

Das N-Bilanzminimum ist der reziproke Wert der biologischen Wertigkeit.

Da bei der Verdauung die Eiweißstoffe bis zu ihren Bausteinen, den Aminosäuren, aufgespalten werden, erhebt sich die Frage, ob es nicht möglich ist, Lebewesen statt mit **Eiweiß** mit dem **Gemisch aller Aminosäuren** zu ernähren. Das ist tatsächlich gelungen, ist aber außerordentlich kostspielig. Die Versuche sind darum zuerst an **Ratten** durchgeführt worden, weil bei kleinen Lebewesen der Aminosäurebedarf viel geringer ist.

Es müssen nicht einmal sämtliche Aminosäuren gegeben werden, weil der Körper einige von ihnen (aus anderen) selbst herstellen kann. Es gibt aber für Ratten **zehn** Aminosäuren, die ihr Organismus **nicht** selbst herstellen kann und die unbedingt in der Nahrung enthalten sein müssen, wenn nicht Gewichtssturz und schließlich Tod eintreten sollen. Sie werden **essentielle Aminosäuren** genannt und sind folgende:

| | |
|---|---|
| Valin | Threonin |
| Leucin | Methionin |
| Isoleucin | Arginin |
| Phenylalanin | Histidin |
| Tryptophan | Lysin |

Bis vor einiger Zeit nahm man an, daß für den **erwachsenen** Menschen Arginin und Histidin nicht lebensnotwendig seien. Bei längerer Versuchsdauer zeigt sich die Essentialität auch für Arginin und Histidin.

Eiweißstoffe, denen eine essentielle Aminosäure völlig fehlt, zählen zu den Ausnahmen. So hat **Zein**, das Hauptprotein des Maises, gar kein Tryptophan und nur 0,2% Lysin. Im allgemeinen sind in allen Nahrungsmitteln alle essentiellen Aminosäuren enthalten – aber in sehr verschiedenen prozentualen Mengen. So hat z. B. das Protein des Rindfleisches 10% Lysin, das des Weizens nur 2,5%. Daraus folgt, daß es Nahrungseiweiß von verschiedener biologischer Wertigkeit geben muß.

Die BW wurde zu verschiedenen Zeiten unterschiedlich definiert. Je höher die Wertigkeit eines Eiweißstoffes, desto weniger davon braucht man zur Aufrechterhaltung der Eiweißbilanz. Man kann also die biologische Wertigkeit als die reziproke Zahl des Minimalbedarfs definieren. Die BW von Volleiprotein wird gleich **100** gesetzt. Tabelle 7 zeigt eine Reihe von Eiweißträgern, deren biologische Wertigkeit in langfristigen Versuchen an **Menschen** getestet wurde. In der Spalte „Bedarf" wird der jeweilige Minimalbedarf an Eiweiß an dem betreffenden Lebensmittel für eine 70 kg schwere Person pro Tag angegeben.

**Tabelle 7: Biologische Wertigkeit ausgewählter Lebensmittel**

|  | Bedarf | BW |  | Bedarf | BW |
|---|---|---|---|---|---|
| Vollei | 35 g | 100 | Grünalgen | 44 g | 81 |
| Kartoffel | 35 g | 100 | Reis | 44 g | 81 |
| Rindfleisch | 39 g | 92 | Roggenmehl | 46 g | 76 |
| Milch | 40 g | 88 | Bohnen | 49 g | 72 |
| Edamer Käse | 41 g | 85 | Mais | 49 g | 72 |
| Schweizer Käse | 42 g | 84 | Weizenmehl | 63 g | 56 |
| Soja | 42 g | 84 | Gelatine | – | 0 |

Nun nützt aber die Kenntnis der biologischen Wertigkeiten einzelner Nahrungsstoffe wenig, denn zur Ernährung des Menschen werden nie reine Proteine angewandt. Selbst die Verwendung nur tierischer oder nur pflanzlicher Eiweißstoffe kommt in Europa in den seltensten Fällen vor. Der Normalfall ist eine gemischte Kost mit sowohl tierischen als auch pflanzlichen Nahrungsmitteln. Die gleichzeitig gegessenen Proteine beeinflussen sich aber sehr stark in ihrer biologischen Wertigkeit. In fast allen Fällen wird bei Eiweißmischungen nicht nur das niederwertige Eiweiß durch das höherwertige aufgewertet, sondern auch das höherwertige durch das niederwertige.

Ein besonders extremer Fall ist die Mischung von **Muskelfleisch** mit Bindegewebe (oder **Gelatine**, was chemisch dasselbe ist). Obwohl Gelatine die Wertigkeit Null hat, besitzt die günstigste Mischung (von 84% Fleisch-Eiweiß mit 16% Gelatine-Eiweiß) eine biologische Wertigkeit von 99, während das Fleischprotein allein nur 92 hat. Selbst eine Mischung von 1:1 – also eine Sülze – hat noch die gleiche hohe biologische Wertigkeit wie schieres Fleisch allein.

Unter den Getreideprodukten hat das Weizenprotein die geringste biologische Wertigkeit (BW = 56). Eine Mischung von 75% Milchprotein (BW = 88) mit 25% Weizenprotein übertrifft sogar die Wertigkeit von Vollei (BW = 100) um 9%.

Die höchste Wertigkeit erreichte man bei einer Mischung von 36% Volleiprotein plus 64% Kartoffelprotein. Sie betrug 136; das bedeutet täglich nur 26 g Eiweiß für einen erwachsenen Menschen von 70 kg Gewicht. Diese Menge ist in anderthalb Eiern und drei Pfund Kartoffeln enthalten. Die Medizinische Polyklinik in Freiburg hat auf Grund dieser Befunde eine Schondiät für Nierenkranke ausgearbeitet, die gute Erfolge erzielt. Bei den Patienten kommt es zu einem steilen Abfall des Harnstoffspiegels im Blut; ein Teil der Patienten ist gänzlich von der „künstlichen Niere" befreit.

Ein besonderes Problem betrifft die Eiweißernährung der Bevölkerung unterentwickelter Gebiete. Der Hunger auf der Erde ist sowohl ein allgemeiner Kalorienhunger als auch ein spezieller Eiweißhunger. Was den Menschen in den unterentwickelten Gebieten vor allem fehlt sind folglich auch hochwertige Proteine: Fleisch, Milch, Käse, Eier. Diese hochwertigen Eiweißstoffe sind fast immer tierische Produkte, deren Erzeugung eine hochwertige Landwirtschaft voraussetzt. Die auch in einer primitiven Landwirtschaft leichter zu erzeugenden pflanzlichen Proteine haben meist eine geringe biologische Wertigkeit. Aber man kann durch geeignete Kombination pflanzlicher Eiweißträger Produkte höherer Wertigkeit erzielen. So haben weder Mais noch Bohnen eine hohe biologische Wertigkeit. Sie beträgt für beide 72. Die günstigste Mischung dieser Produkte (1 Teil trockene Bohnen und 2 Teile trockener Mais) erreicht aber die Wertigkeit von Vollei, nämlich 100. Die mit dem Mahlprodukt dieser Mischung ernährten Kinder in Tansania zeigten innerhalb eines Jahres eine starke Verbesserung ihres Gesundheitszustandes.

### 6.4.1 Die biologische Wertigkeit der Proteine von Nahrungsmitteln und Nahrungsmittelgemischen

Die Aminosäurezusammensetzung der Proteine von Nahrungsmitteln ist sehr unterschiedlich. Pflanzliche Nahrungsmittel enthalten meist weniger essentielle Aminosäuren als tierische und haben daher meist eine geringere biologische Wertigkeit. Die Bausteinanalyse genügt aber nicht, um die biologische Wertigkeit genau vorauszusagen. Sie kann vorläufig nur experimentell in Bilanzversuchen an Menschen und Tieren bestimmt werden. Aus Tierversuchen auf die biologische Wertigkeit für den Menschen zu schließen, wie es oft geschieht, ist aber unzulässig, denn der Bedarf an essentiellen Aminosäuren ist je nach Spezies verschieden.

Die Methodik des Bilanzversuches am Menschen wurde im Max-Planck-Institut für Ernährungsphysiologie in Dortmund so weit entwickelt, daß die Reproduzierbarkeit des Minimalbedarfs bei verschiedenen Versuchspersonen innerhalb von ±1,5% lag, wenn die Minima durch Vergleich mit dem Minimalbedarf an Volleiprotein standardisiert wurden. Die biologische Wertig-

**Tabelle 8: Die biologische Wertigkeit von Lebensmitteln (nach Kofrányi et al.)**

|  | BW | Literatur*) |
|---|---|---|
| 1. Lactalbumin | 104 | XV |
| 2. Vollei | 100 | Definition |
| 3. Kartoffeln | 100; 98 | V, XVI |
| 4. Rindfleisch | 92 | XIV |
| 5. Thunfisch | 92 | IX |
| 6. Kuhmilch | 88 | XIII, XV |
| 7. Edamer Käse | 85 | XV |
| 8. Schweizer Käse | 83 | XV |
| 9. Soja | 84; 86 | XII |
| 10. Grünalgen | 81 | XVIII |
| 11. Reis | 81 | XII |
| 12. Roggenmehl, 82% Ausmahlung | 76; 83 | III, IV |
| 13. Casein | 72 | X, XV |
| 14. Bohnen | 72 | X, XVI |
| 15. Mais | 72; 71 | XII, XVI |
| 16. Weizenmehl, 83% Ausmahlung | 56; 59 | IV |
| 17. Trockenhefe | 48 | XVIII |
| 18. Gelatine | 0 | XIV |

keit der Proteine verschiedener Nahrungsmittel ist in Tabelle 8 wiedergegeben (*Kofrányi* und *Jekat,* 1964).

Auffallend ist die hohe biologische Wertigkeit der Kartoffelproteine, die fast der von Vollei entspricht. Roggenmehlprotein hat die doppelte Wertigkeit des Weizenmehlproteins. Rindfleisch und Thunfisch haben dieselbe Wertigkeit. Bemerkenswert ist die niedrige Wertigkeit von Casein. Offensichtlich wird erst durch die Anwesenheit von Lactalbumin die hohe Wertigkeit der Kuhmilch erreicht.

Für die Ernährung als Ganzes nützt allerdings die Kenntnis der biologischen Wertigkeit der einzelnen Nahrungsmittel wenig. Außer dem mit Frauenmilch ernährten Säugling ernährt sich kein Mensch von einem einzelnen Nahrungsmittel allein. Die biologische Wertigkeit der Proteine von Nahrungsmittelgemischen ist aber keineswegs das Mittel aus derjenigen der Komponenten. Vielmehr beeinflussen sich die gleichzeitig aufgenommenen Proteine in der biologischen Wertigkeit. Sie können sich in hohem und bisher nicht genau vorausberechenbarem Maße ergänzen. Selbstverständlich kann man aus der Bausteinanalyse erkennen, ob geringem Vorkommen an einer essentiellen Aminosäure in dem einen Nahrungsmittel ein hohes in einem anderen Nahrungsmittel gegenübersteht, ob also mit einem Ergänzungswert zu rechnen ist. Aber eine exakte Berechnung der BW von Mischungen aus der Bausteinanalyse und der Wertigkeit der Komponenten von Nahrungsmittelmischungen ist zur Zeit noch nicht möglich. Nur der Bilanzversuch kann reproduzierbare Werte erbringen. In

**Tabelle 9: Die biologische Wertigkeit der günstigsten Mischung zweier Lebensmittel**

| Prozentuales Mengenverhältnis (N-Prozente) | | BW | Literatur*) |
|---|---|---|---|
| 1. 36% Vollei | plus 64% Kartoffel | 136 | VIII |
| 2. 70% Lactalbumin | plus 30% Kartoffel | 134 | XV |
| 3. 75% Milch | plus 25% Weizenmehl | 125 | VIII |
| 4. 60% Vollei | plus 40% Soja | 124 | XII |
| 5. 68% Vollei | plus 32% Weizen | 123 | VIII |
| 6. 76% Vollei | plus 24% Milch | 119 | XV |
| 7. 51% Milch | plus 49% Kartoffel | 114 | VIII |
| 8. 88% Vollei | plus 12% Mais | 114 | XII |
| 9. 78% Rindfleisch | plus 22% Kartoffel | 114 | X |
| 10. 35% Vollei | plus 65% Bohnen | 109 | X |
| 11. 52% Bohnen | plus 48% Mais | 99 | XVI |
| 12. 84% Rindfleisch | plus 16% Gelatine | 98 | XIV |

Die Zahlen für die biologischen Wertigkeiten wurden zum Teil erst nachträglich aus den Bilanzminima bestimmt.
*) Literatur nach den römischen Ziffern der Publikationsreihe von *Kofrányi* et al.: Zur Bestimmung der biologischen Wertigkeit von Nahrungsproteinen.

*Literatur zu den Tabellen 8 und 9*
III    *Kofrányi, E.,* Der Vergleich der Wertigkeit von Milcheiweiß und Roggeneiweiß, Zs. physiol. Chem. **309**, 253 (1957).
IV    *Kofrányi, E.* und *Müller-Wecker, H.,* Der Vergleich der Wertigkeit von Milch-, Roggen- und Weizenkleie mit Vollei, Zs. physiol. Chem. **320**, 233 (1960).
V    *Kofrányi, E.,* und *Müller-Wecker, H.,* Der Einfluß des nichtessentiellen Stickstoffs auf die biologische Wertigkeit von Proteinen und die Wertigkeit von Kartoffelproteinen, Zs. physiol. Chem. **325**, 60 (1961).
VIII    *Kofrányi, E.,* und *Jekat, F.,* Die Wertigkeit gemischter Proteine, Zs. physiol. Chem. **335**, 174 (1964).
X    *Kofrányi, E.,* und *Jekat, F.,* Vergleich der Bausteinanalysen mit dem Minimalbedarf gemischter Proteine für den Menschen, Zs. physiol. Chem. **332**, 195 (1964).
XII    *Kofrányi, E.,* und *Jekat, F.,* Die Mischung von Ei mit Reis, Mais, Soja, Algen, Zs. physiol. Chem. **348**, 84 (1967).
XIV    *Kofrányi, E.,* und *Jekat, F.,* Die Mischung von Rindfleisch mit Gelatine, Zs. physiol. Chem. **350**, 1405 (1969).
XV    *Kofrányi, E.,* und *Jekat, F.,* Milch und Milchprodukte, Zs. physiol. Chem. **351**, 47 (1970).
XVI    *Kofrányi, E., Jekat, F., Müller-Wecker, H.,* The minimum requirement of humans tested with mixtures of whole egg plus potato and maize plus beans, Zs. physiol. Chem. **351**, 1485 (1970).
XVIII *Müller-Wecker, H.* und *Kofrányi, F,* Einzeller als zusätzliche Nahrungsquellen, Zs. physiol. Chem. **354**, 1034 (1973).

Tabelle 9 sind die Ergebnisse mit verschiedenen Nahrungsmittelmischungen aus den Versuchen von *Kofrányi* et al. wiedergegeben.

Die Wertigkeit von Vollei kann durch Milch um 19% gesteigert werden. Gelatine mit der biologischen Wertigkeit Null vermag die hohe biologische Wertigkeit von Fleisch noch um 6,5% zu erhöhen. Eine Mischung von 1:1 der Proteine, also eine Sülze, hat noch dieselbe Wertigkeit wie Fleisch allein. Bemerkenswert ist die hohe biologische Wertigkeit einer 1:1-Mischung von Mais- und Bohnenprotein, die mit 99 fast diejenige von Vollei erreicht hat. Sie ist ein Beleg für die häufig erfolgte Empfehlung, in Gebieten mit Proteinmangel mehr Leguminosen anzubauen. Dort fehlt es hauptsächlich an tierischen Nahrungsmitteln, deren Produktion eine höher entwickelte Landwirtschaft voraussetzt. Die geringere biologische Wertigkeit der leichter zu erzeugenden pflanzlichen Nahrungsmittel kann durch geeignete Kombinationen wesentlich erhöht werden.

Von der hohen biologischen Wertigkeit des Gemisches aus Mais und Bohnen wurde in einem Kindertagesheim in den Usambarabergen von Tansania Gebrauch gemacht (*Kraut* et al., 1978). In einem Langzeitversuch (74 Wochen) wurden 48 unterernährte Kinder im Alter von $2\frac{1}{2} - 6$ Jahren nur mit dort wachsenden pflanzlichen Produkten: Mais, Bohnen, grünem Gemüse und Früchten ernährt, wozu gelegentlich etwas auf dem Markt gekaufter Reis kam. 41 Kinder näherten sich während dieser Zeit in Gewicht und Größe dem für Tansania geltenden Baganda-Standard, während 7 sich nur parallel zum Standard entwickelten. In einer anschließenden Periode von 14 Wochen, in der neben Vegetabilien auch Fleisch und Milch gegeben wurden, näherte sich auch die letztere Gruppe dem Standard. Die anderen zeigten keine Änderung ihrer Entwicklung, ein Zeichen, daß sie mit der rein pflanzlichen Ernährung schon alles erreicht hatten, was ihnen möglich war.

Die hohe biologische Wertigkeit der Mischung von Eiern und Kartoffeln hat bei der Ernährung von Nierenkranken eine praktische Anwendung gefunden. Die Belastung der Nieren hängt von der Menge der auszuscheidenden Stoffe ab. Je mehr Protein aufgenommen wird, desto mehr Harnstoff muß gebildet und ausgeschieden werden. Gelingt dies nicht vollständig, so steigt der Harnstoffspiegel im Blut bedrohlich.

Am Stickstoffbilanzminimum beträgt die täglich auszuscheidende Harnstoffmenge eines 70 kg schweren Mannes

bei Weizenmehl 18,9 g
bei Kartoffeln 12,2 g
bei Vollei 12,0 g

bei der günstigsten Mischung der beiden letzteren jedoch nur 8,3 g.

## 6.4.2 Proteinbedarf

Der Mensch muß sich so viel Eiweiß zuführen, daß sein Bedarf an Aminosäuren – essentiellen wie nichtessentiellen – gedeckt wird. Das sind von tierischen Proteinen 20 bis 45 g, von pflanzlichen Proteinen aber mehr, im umgekehrten Verhältnis zu ihrer biologischen Wertigkeit. Praktisch nimmt der Mensch sowohl pflanzliche als auch tierische Nahrungsmittel zu sich, bietet seinem Organismus also gemischte Proteine an. Die minimale Menge, die ein Erwachsener bei gemischter Kost braucht, um (auf die Dauer) am Leben zu bleiben, beträgt 0,4 bis 0,6 g Eiweiß pro Kilogramm Körpermasse, je nach der Art der aufgenommenen Eiweißstoffe. Das sind 25 bis 45 g für einen Mann von 70 kg pro Tag. Man nennt diese Zahl „physiologisches Eiweißminimum" oder **Bilanzminimum** und versteht darunter die geringste Menge Eiweiß, mit der gerade Gleichgewicht von Aufnahme und Ausscheidung der Abbauprodukte erreicht wird.

Daß es außerordentlich schädlich ist, **unter** dem Eiweißminimum zu leben, haben die Hungerjahre nach 1945 gezeigt. Dieser unfreiwillige Massenversuch war insofern nicht korrekt, als es der Bevölkerung in den Nachkriegsjahren nicht nur an Eiweiß, sondern zugleich an allen anderen Nährstoffen fehlte. Eiweißmangel bei genügender Energiezufuhr gibt es in mehreren Ländern der Erde. Dort tritt die Eiweißmangelkrankheit **Kwashiorkor** auf.

Kwashiorkor heißt „Roter Junge", da die kranken Kinder infolge Pigmentarmut rote Haare aufweisen. Es treten Erytheme (Hautrötungen) und andere Hautschäden auf, charakteristisch sind Ödeme (Gliederschwellungen infolge von Ansammlungen seröser Flüssigkeit). Der Anteil des Blutalbumins an den Bluteiweißstoffen ist erniedrigt. Die Krankheit führt zu schweren Lebererkrankungen (Fettleber) und endet häufig mit Leberzirrhose (Schrumpfleber). Die Sterblichkeit ist sehr hoch; bei richtiger Eiweißernährung (Magermilchpulver) können jedoch die Schäden binnen weniger Wochen ausgeheilt werden.

Es ist aber auch nicht empfehlenswert, den Menschen genau an seinem Eiweißminimum zu halten. Jede kleine Wunde, jede Infektionskrankheit stellt eine zusätzliche Inanspruchnahme von Eiweißreserven dar. Eine Lebensführung am Bilanzminimum schließt die Anlage von Eiweißreserven aus; sie genügt zwar zur Erhaltung des Lebens, ist aber keineswegs optimal für geistige oder körperliche Arbeit. Lebenslust und Arbeitsfreude sinken allmählich ab und machen einer Lethargie Platz. Das tägliche Schlafbedürfnis wird um eine halbe bis anderthalb Stunden gesteigert. Ausreichender Bestand an Proteinreserven wirkt protektiv und verzögert Leistungsabfälle bei vorübergehendem energetischem Defizit.

An Tieren wurden entsprechende Beobachtungen gemacht. Man sperrte Ratten in federnd aufgehängte Käfige und registrierte deren Bewegungen. Bei eiweißknapp ernährten Tieren zeigte sich eine geringere spontane Beweglichkeit als bei eiweißreich ernährten. Es besteht kein Zweifel, daß Eiweißgaben über das Minimum hinaus eine stimulierende Wirkung haben. Von allen Stimulantien sind aber Proteine die am meisten physiologischen. So ist wohl auch der hohe Eiweißverzehr von Hochleistungssportlern zu erklären, deren Eiweißaufnahme die Menge des zum Training (Muskelwachstum) benötigten Proteins weit übersteigt.

Früher stand die Mehrzahl der Ernährungsphysiologen auf dem Standpunkt, daß die Eiweißzufuhr für den erwachsenen Menschen bei gemischter Kost nicht unter 1 g Eiweiß pro kg Körpermasse je Tag sinken sollte. Das sind rund 75 g für den erwachsenen Mann. Diese Auffassung wurde schon 1922 in Gutachten für den Völkerbund niedergelegt.

Heute ist man jedoch der Meinung, daß diese Forderung überhöht ist. Wie über 200 langfristige Versuche am Max-Planck-Institut in Dortmund gezeigt haben, liegt bei neun Zehnteln der Fälle der minimale Bedarf zwischen 0,4 und 0,6 g Protein pro kg Körpermasse. Das liegt daran, daß der Minimalbedarf bei Proteinmischungen in nahezu allen Fällen günstiger ist als der von einzelnen Proteinträgern. Der ungünstigste Wert, der bei einem **einzelnen** Proteinträger, nämlich bei Weizenmehl, vorkam, war 0,9 g Protein pro kg Körpergewicht täglich. Da sich niemand nur von einem Proteinträger (z. B. Brot) ernährt, erscheinen bei positiver Energiebilanz 0,5 g Protein pro kg Körpermasse je Tag im Mittel als ausreichend für die Deckung des Proteinbedarfs, zumal Mehrkomponenten-Mischungen günstiger sind als Zweikomponenten-Mischungen.

Die Feststellung des Minimalbedarfes setzt voraus, daß die Energiebilanz völlig gedeckt ist. In der Nähe des Bilanzminimums für Protein bringt jeder Mangel an 1 kcal einen Verlust von 2,5 mg N = 15,6 mg Protein. Zum **Wiederausgleich** einer negativen N-Bilanz ist ein größerer Überschuß an Protein in der Nahrung erforderlich, als zur **Erhaltung** des Bilanzausgleichs notwendig gewesen wäre.

Schwerarbeit erhöht bei ausgeglichener Energiebilanz den Proteinbedarf, wenn infolge erschöpfender Glykogenreserven Aminosäuren zu Glukose metabolisiert werden. Da bei körperlicher Schwerarbeit häufiger negative Energiebilanzen auftreten, ist für Schwerarbeiter eine höhere Proteinaufnahme vorzusehen. Allerdings ist in einer Nahrungsmittelmenge mit 3600 kcal/d mehr als 1 g Protein pro kg Körpermasse vorhanden.

Bei alten Menschen mit ihrem geringeren Energieverbrauch (1600 bis 2000 kcal pro Tag) ist jedoch eine höhere energetisch bedingte Proteindichte bzw. ein Gehalt an Proteinbrennwerten zwischen 12 und 14% erforderlich, während für den erwachsenen Menschen im mittleren Alter 8 bis 10% Proteinbrennwerte ausreichen.

Nicht gleichbedeutend mit dem Proteinbedarf ist die empfehlenswerte Höhe der Proteinaufnahme. Gegenüber dem Proteinbedarf ist mindestens ein Zuschlag von 30% ratsam (Tabelle 17). Keiner verzehrt lediglich eine Protein-Mischung aus nur zwei Komponenten, die eine extrem niedrige Bedarfsdeckung gewährleistet. Überwiegend handelt es sich bei der Nahrungszufuhr um Mehrkomponenten-Protein-Mischungen. Diese können günstiger sein als Mischungen von zwei Protein-Komponenten. Mit der Proteinaufnahme korrelieren mehrere andere Nährstoffe in der Höhe ihrer Aufnahme. Eindeutig konnte das nachgewiesen werden bei weiblichen Studierenden, die dann eine zu geringe Eisenaufnahme hatten, wenn weniger als 1,0 g Protein je kg Körpermasse aufgenommen worden war. Insbesondere sind davon junge Frauen mit einer Körpermasse unter 55 kg betroffen.

# 7 Anorganische Nahrungsbestandteile

Die anorganischen Bestandteile sind, wie alle anderen Substanzen des Organismus, einem ständigen Umsatz unterworfen. Da das nicht ohne Verlust abgeht, ist ihre dauernde Zufuhr in der Nahrung erforderlich.

## 7.1 Wasser

Unter den anorganischen Baustoffen des menschlichen Organismus steht der Menge nach das **Wasser** weitaus an erster Stelle. Etwa 60% des Körpergewichtes des Erwachsenen entfallen auf Wasser, beim Neugeborenen sind es über 70%.

Der Wasserbedarf des erwachsenen Menschen beträgt 20–45 ml je kg Körpermasse in 24 Stunden, das sind 2 bis $2\frac{1}{2}$ Liter. Die Resorption von Wasser erfolgt im Dünn- und Dickdarm. Aus der Verbrennung der Nährstoffe entstehen bei einer Aufnahme von 2500 kcal etwa 300 ml an Oxidationswasser, je 100 g Fett 107 ml, je 100 g Kohlenhydrate 55 ml, je 100 g Proteine 40 ml.

Bei körperlicher Arbeit, insbesondere Hitzearbeit sowie bei heißer Witterung, kann der tägliche Bedarf infolge von Schweißverlust auf 5 bis 10 Liter ansteigen. Das Wasser wird auf verschiedenen Wegen, zum größten Teil durch den Urin (1000–1500 ml/d), aber auch durch Schweiß (500 ml/d), Ausatmungsluft (400 ml/d) und Kot (100–200 ml/d) ausgeschieden. Wasser sollte nach Belieben zur Verfügung stehen. Der Durst ist ein zuverlässiger Gradmesser für den Wasserbedarf, ausgenommen bei Kleinkindern und Kranken. Wird die Wasserzufuhr eingeschränkt, so führt das zu einer allmählichen Wasserverarmung des Organismus. Dies kann bis zu einer gewissen Grenze ohne Schädigung ertragen werden, aber Wasserverluste von etwa 15% des Körpergewichtes führen zum Tode.

Das wichtigste Regulationsorgan des Wasserhaushaltes ist die Niere. Das renale System, somit die Flüssigkeitsbilanz des Organismus, wird durch das diuretische Hormon (ADH), Adiuretin, identisch mit Vasopressin, gesteuert.

Das Körperwasser verteilt sich intrazellulär zu 40%, extrazellulär zu 20% der Körpermasse. Im Intrazellularraum ist Kalium, im Extrazellularraum Natrium das dominierende Elektrolyt.

Alle biologischen Vorgänge benötigen Wasser. Wassermangel besteht, wenn Wasserverluste des Körpers unzureichend ersetzt werden. Der Extrazellularraum wird hyperton. Gleichzeitig auftretender Durst veranlaßt eine Auffüllung des Körperwassers. Durst entsteht, wenn der Körper mehr als 0,5% seines Gewichtes an Wasser verliert. Charakteristisch ist ein Trockenheitsgefühl der Mund- und Rachenschleimhaut. Die Speichelsekretion vermindert sich.

Wasserüberschuß kann bei Aufnahme größerer Mengen von hypotonen Flüssigkeiten entstehen. Im Extrazellularraum ist die Osmolalität vermindert. Dadurch wird ADH vermindert ausgeschüttet.

In Tabelle 10 werden Richtwerte für die Aufnahme von Wasser genannt.

**Tabelle 10: Richtwerte für die Zufuhr von Wasser[1]**

| Alter | Gesamt-wasser-auf-nahme[2] ml/Tag | Oxida-tions-wasser ml/Tag | Wasserzufuhr durch | | Wasser-zufuhr durch Getränke und feste Nahrung[4] ml/kg/Tag |
|---|---|---|---|---|---|
| | | | Getränke ml/Tag | feste Nahrung[3] ml/Tag | |
| **Säuglinge** | | | | | |
| 0 bis unter 4 Monate | 780 | 70 | 710 | – | 140 |
| 4 bis unter 12 Monate | 1000 | 100 | 400 | 500 | 110 |
| **Kinder** | | | | | |
| 1 bis unter 4 Jahre | 1550 | 150 | 950 | 450 | 110 |
| 4 bis unter 7 Jahre | 1900 | 200 | 1100 | 600 | 90 |
| 7 bis unter 10 Jahre | 2000 | 250 | 1100 | 650 | 65 |
| 10 bis unter 13 Jahre | 2200 | 250 | 1200 | 750 | 50 |
| 13 bis unter 15 Jahre | 2400 | 300 | 1300 | 800 | 40 |
| **Jugendliche** | | | | | |
| 15 bis unter 18 Jahre | 2700 | 350 | 1450 | 900 | 35 |
| **Erwachsene** | | | | | |
| 19 bis unter 25 Jahre | 2400 | 300 | 1300 | 800 | 30 |
| 25 bis unter 50 Jahre | 2300 | 300 | 1250 | 750 | 30 |
| 51 bis unter 65 Jahre | 2000 | 250 | 1100 | 650 | 25 |
| 65 Jahre und älter | 1800 | 200 | 1000 | 600 | 25 |
| **Schwangere** | 2500 | 300 | 1350 | 850 | 35 |
| **Stillende** | 3200 | 300 | 1950 | 950 | 45 |

1) Bei normaler Energiezufuhr und durchschnittlichen Lebensbedingungen.
2) Gestillte Säuglinge etwa 1,5 ml Wasser/kcal. Kleinkinder etwa 1,2 ml/kcal, Schulkinder und junge Erwachsene etwa 1,0 ml/kcal einschließlich Oxidationswasser (etwa 0,125 ml/kcal).
3) Wasser in fester Nahrung etwa 0,33 ml/kcal.
4) Wasserzufuhr durch Gertränke und feste Nahrung = Gesamtwasseraufnahme − Oxidations-wasser.
Quelle: DGE (1991)

Das Wasser dient nicht nur als Quellungsmittel der verschiedenen Körperkolloi-de, sondern auch als Lösungs- und Transportmittel zahlreicher organischer und anorganischer Stoffe.

Unter den in Wasser gelösten Mineralstoffen spielen Calcium- und Magnesiumsalze die größte Rolle. „Harte Wässer" sind reich, „weiche Wässer" sind arm an diesen Salzen. Die zahlenmäßige Festlegung der Härte erfolgt durch Angabe der Härtegrade. Eine internationale Regelung besteht noch nicht; ein **deutscher Härtegrad** (°dH) entspricht einer Konzentration von 10 mg CaO (Calciumoxid) pro Liter = 17,9 mg $CaCO_3$ (Calciumcarbonat) pro Liter = 7,1 mg Ca pro Liter. Die Einteilung reicht insgesamt von „sehr weich" (0–4° dH) bis „sehr hart" (über 30° dH). Kocht man Wasser längere Zeit, so fallen die Carbonate des Calciums und Magnesiums aus, oder sie setzen sich an der Gefäßwand als „Kesselstein" fest. Nach dem Kochen ist das Wasser weicher; die verschwundene Härte heißt „Carbonathärte", der verbliebene, meist kleine Rest von Sulfaten, Chloriden oder Phosphaten „Nichtcarbonathärte". Die Summe von beiden heißt „Gesamthärte" (Tabelle 11).

**Tabelle 11: Einteilung der Wässer nach Härtegraden**

| Gesamthärte °dH | Bezeichnung | Gesamthärte °dH | Bezeichnung |
|---|---|---|---|
| 0 bis  4 | sehr weich | 12 bis 18 | ziemlich hart |
| 4 bis  8 | weich | 18 bis 30 | hart |
| 8 bis 12 | mittelhart | über 30 | sehr hart |

Ein gutes Trinkwasser soll klar und farblos sein und nicht fremdartig riechen oder schmecken. Es soll frei von Verunreinigungen und schädlichen Beimischungen in bakteriologischer und toxikologischer Sicht sein. Erwünscht ist eine Temperatur zwischen 8 und 12 °C. Die Geamthärte soll nicht über 12 °dH liegen; zu weiches Wasser schmeckt fade. Im Trinkwasser dürfen keine gesundheitsschädlichen Stoffe vorkommen wie Salze von Arsen, Blei, Zink, Kupfer sowie Schwefelsäure, Ammoniak, Phenole, Mineralöle. Verboten ist ferner Wasser mit krankheitserregenden Mikroorganismen.

Hohe Nitrataufnahmen mit der Nahrung und dem Trinkwasser sind zu vermeiden. Der EG-Grenzwert für Nitrat ($NO_3$) im Trinkwasser beträgt 50 mg $NO_3$/l. Die Aufnahme an $NO_3$ aus Nahrung und Getränken für Erwachsene je Tag soll 220 mg nicht überschreiten. Insbesondere wegen der mikrobiellen Reduktion zu Nitrit ($NO_2$), das mit Aminen im Stoffwechsel oder der Nahrung zu N-Nitroseverbindungen umgewandelt werden kann, zu denen Nitrosamine zählen, ist darauf zu verweisen.

In Wassergewinnungsanlagen ist zu beobachten, daß der Gehalt an $NO_3$ vor allem in den letzten Jahrzehnten gestiegen ist, stellenweise über den zulässigen EG-Grenzwert. Der Nitratgehalt im Grundwasser ist primär abhängig von der ausgewaschenen Stickstoffmenge, die ihrerseits auf die Nutzungsweise und Düngungsintensität – synthetisch und/oder organisch – der Böden zurückzuführen ist.

Entspricht das gewonnene Trinkwasser nicht den Anforderungen, muß es gereinigt werden, wofür es mehrere Verfahren gibt.

Unter den chemischen Verfahren hat die Desinfizierung durch Chlor derzeit die größte Bedeutung. Schon 0,2 mg pro Liter töten binnen 30 Minuten alle Mikroorganismen. Die Geschmacksgrenze für freies Chlor liegt bei 0,5 mg pro Liter, die Geruchsgrenze viel tiefer. Zugelassen sind höchstens 0,3 mg Chlor pro Liter Trinkwasser. Das Abkochen des Wassers tötet alle Mikroorganismen, entfernt jedoch auch Kohlensäure und Carbonate und gibt darum einen faden Geschmack.

Nach der Herkunft des Wassers unterscheiden wir Regenwasser, Grundwasser, Quellwasser, Oberflächenwasser. **Regenwasser** wird in Zisternen gesammelt und kommt nur für die Wasserversorgung kleiner Gemeinden in Frage. Es enthält in ländlichen Gegenden nur geringe Mengen fremder Stoffe und ist sehr weich. **Grundwasser** ist jedes unterirdische Wasser. Man unterscheidet zwischen strömendem und ruhendem Grundwasser. Tritt es zutage, spricht man von **Quellwasser**. Seine gelösten Bestandteile werden entscheidend von der herrschenden Gesteinsart bestimmt; enthält es große Mengen von Salzen, spricht man von hartem Wasser.

**Oberflächenwasser** aus Bach- und Flußläufen, Seen und Talsperren hat wegen der größeren Infektionsgefahr hygienische Nachteile und ist oft beträchtlich verschmutzt. Besonders bei Flußwasser spielt der Zufluß von Abwässern eine entscheidende Rolle und kann in vielen Fällen die Aufbereitung für die menschliche Trinkwasserversorgung unmöglich machen. Das Wasser aus tiefen Seen und Talsperren kann ohne große Nachreinigung als Trinkwasser verwendet werden. Oberflächenwasser ist salzärmer als Grundwasser, hat jedoch einen höheren Keimgehalt, ist oft gefärbt oder getrübt und darf deshalb nicht unbehandelt als Trinkwasser benutzt werden.

**Mineralwässer** aus natürlichen oder künstlich erschlossenen Quellen enthalten wesentlich mehr gelöste Salze oder Gase als übliches Quellwasser. „Säuerlinge" haben mehr als 1 kg Kohlendioxid pro Liter. „Alkalische" Quellen sind reich an Hydrogencarbonat $NaHCO_3$, „Kochsalzquellen" enthalten in überwiegender Menge Natrium- und Chlorid-Ionen. „Bitterquellen" weisen neben Sulfat-Ionen Natrium- oder Magnesium-Ionen auf, „Eisenquellen" führen mindestens 10 mg Eisen pro Liter. „Radiumquellen" sind durch ihren Gehalt an radioaktiven Bestandteilen ausgezeichnet. Enthalten Tafelwässer keine Kohlensäure, bezeichnet man sie als „stille Wässer". Viele Mineralquellen führen heißes Wasser.

**Ionen** nennt der Chemiker elektrisch geladene Moleküle (oder Atome). Sind sie positiv geladen, spricht er von Kationen, sind sie negativ geladen von Anionen. **Salze** sind Verbindungen aus Kationen und Anionen. Löst man sie in Wasser auf, dissoziieren (zerfallen) sie in ihre Ionen. Da die Zahl der positiv und negativ geladenen Ionen gleich groß ist, merken wir nichts von ihrer elektrischen Ladung. Da sich ungleichnamige Pole anziehen, werden die Ionen der Salze durch elektrostatische Kräfte zusammengehalten. Die wichtigsten Kationen für unseren Organismus sind Natrium $Na^+$, Kalium $K^+$, Calcium $Ca^{++}$ und Magnesium $Mg^{++}$; die wichtigsten Anionen sind Chlorid $Cl^-$, Bicarbonat $HCO_3^-$, Phosphat $PO_4^{---}$ und Sulfat $SO_4^{--}$.

## 7.2 Mineralstoffe

Mineralstoffe sind essentielle anorganische Substanzen, die für die Aufrechterhaltung eines ungestörten Stoffwechsels und den Vollzug des Lebens unbedingt erforderlich sind. Als Elektrolyte sind sie an der Erhaltung des elektrochemischen und osmotischen Gleichgewichts beteiligt. Sie beeinflussen die Stoffwechselprozesse durch Regulierung biologischer Vorgänge, wie Blutgerinnung und Muskelerregung, und sie haben spezifische Funktionen bei der Aktivität der Nerven zu erfüllen. Wie andere biologische Substanzen, sind Mineralstoffe einem ständigen Umsatz unterworfen. Aufnahme und Ausscheidung in wünschenswerten Konzentrationen sind lebenswichtige biologische Funktionen.

Körperflüssigkeiten und Zellen haben einen konstanten Gehalt an Mineralstoffen. Nach Wasser, Fett und Protein erreichen Mineralstoffe in der Zusammensetzung des menschlichen Körpers mit 4 bis 5% den höchsten Wert. Das ist ein Bestand, der hinsichtlich des Verhältnisses der einzelnen Komponenten durch Regulationsmechanismen aufrechterhalten wird. Für den Aufbau und die Funktion des menschlichen Organismus sind Mineralstoffe unerläßlich. Hervorzuheben sind vor allem ihre Aufgaben als Skelettbaustein, als Bestandteil von Zähnen, Hormonen, Enzymen, im flüssigen Teil der Körpersubstanz, im Hämoglobin und in den Zellkernen. Eine ausreichende Versorgung mit Mineralstoffen ist für den Menschen unentbehrlich.

Ein Erwachsener enthält im Durchschnitt folgende Mengen an Mineralstoffen (Angaben in gerundeten Zahlen): 100 g Natrium, 100 g Kalium, 25 g Magnesium, 1500 g Calcium, 80 g Chlor, 700 g Phosphor, 135 g Schwefel. Gegenüber den Neugeborenen weist der Erwachsene auf die Gewichtseinheit bezogen einen erhöhten Gehalt an Kalium und Magnesium, einen wesentlich höheren an Calcium und Phosphor, aber einen verminderten an Natrium, Chlor und Schwefel auf. Wichtige Aufgaben einzelner Mineralstoffe sind folgender Aufstellung zu entnehmen (*Wirths,* 1976 a):

**Aufgaben der Mineralstoffe im Organismus:**

| | |
|---|---|
| Na | Regulierung des osmotischen Drucks der extrazellulären Flüssigkeit, Aktivierung von Enzymen |
| K | Regulierung des osmotischen Drucks der intrazellulären Flüssigkeit, Aktivierung von Enzymsystemen, Beteiligung bei der Erregbarkeit und an der Muskelfunktion |

| Mg | Aktivierung insbesondere der Enzyme, die beim Energiewechsel beteiligt sind; Beteiligung der Muskelkontraktion und der Übertragung der Erregung von Nerven auf den Muskel |
| --- | --- |
| Ca | Baustein des Skeletts und der Zähne, Blutgerinnung, Aktivierung von Nerven und Muskeln |
| P | Skelettbaustein, Baustein von Zellen, Energiegewinnung und Energieverwertung in Form von energiereichen Phosphorsäureverbindungen |
| Cl | Salzsäureproduktion im Magen, Regulierung des osmotischen Drucks |

Eine aus pflanzlichen und tierischen Lebensmitteln gemischt und abwechslungsreich zusammengesetzte Kost ist am besten geeignet, die empfehlenswerten Mineralstoffmengen (Tabellen 11a und 17) zu liefern.

**Tabelle 11 a: Geschätzter täglicher Mindestbedarf an Natrium[1], Chlorid[1] und Kalium[1]**

| Alter | Gewicht (kg) | Natrium (mg) | Chlorid (mg) | Kalium (mg) |
| --- | --- | --- | --- | --- |
| **Säuglinge** | | | | |
| 0 bis unter 4 Monate | 4,9 | 130 | 200 | 450 |
| 4 bis unter 12 Monate | 8,4 | 180 | 270 | 650 |
| | | | | |
| **Kinder** | | | | |
| 1 bis unter 4 Jahre | 13,3 | 300 | 450 | 1000 |
| 4 bis unter 7 Jahre | 19,2 | 410 | 620 | 1400 |
| 7 bis unter 10 Jahre | 26,7 | 460 | 690 | 1600 |
| 10 bis unter 13 Jahre | 38,4 | 510 | 770 | 1700 |
| 13 bis unter 15 Jahre | 50,6 | 550 | 830 | 1900 |
| | | | | |
| **Jugendliche über 15 Jahre und Erwachsene** | – | 550 | 830 | 2000 |

1) 1 mmol Natrium entspricht 23,0 mg; 1 mmol Chlorid entspricht 35,5 mg; 1 mmol Kalium entspricht 39,1 mg; 1 g Kochsalz besteht aus je 17 mmol Natrium und Chlorid; NaCl (g) = Na (g) × 2,54; 1 g NaCl = 0,4 g Na.
Quelle: DGE (1991)

Nach dem durchschnittlichen Lebensmittelverbrauch der Bevölkerung in Deutschland ist es unproblematisch, die empfehlenswerte Menge an Kalium, Magnesium, Phosphor zu erreichen. Überreichlich ist bei vielen Menschen die Zufuhr an Natrium und Chlorid, vorzugsweise durch Kochsalz. Nicht beachtet wird häufig, daß Na neben der sichtbaren Form als NaCl in Würzmitteln in vielfältiger Form verborgen in Lebensmitteln enthalten ist.

Schwieriger ist es, die bedarfsadäquate Calciumversorgung sicherzustellen. Der Calciumbedarf in Abhängigkeit von Alter, Geschlecht und Leistung ist noch nicht exakt bekannt. Ein gesunder Erwachsener scheidet täglich 200 bis 500 mg Calcium aus; davon im Harn 100 bis 250 mg, mit den Faeces 50 bis 200 mg und dem Schweiß 15 bis 50 mg. Bei einer mittleren Resorptionsrate von etwa 40% des Nahrungscalciums ergibt sich einschließlich einer Sicherheitsspanne als empfehlenswerte Höhe der Aufnahme ein Wert von 800 mg je Tag für Erwachsene (Tabelle 17).

An der Steuerung der Calciumhomöostase sind die Schilddrüsenhormone Parathormon und Calcitonin maßgeblich beteiligt. Die Sekretion ist abhängig von der Calciumkonzentration des Blutplasmas und von der Versorgung mit Calciferol. Unbestritten ist der Einfluß der Hormone – wie der Östrogenmangel bei der Frau ab der Postmenopause – auf die Entstehung der Osteoporose.

In der Therapie der Osteoporose haben sich die Fluoride bewährt. Fluoride steigern die Bildung der Knochenmatrix (Osteoid). Um die Mineralisierung des neugebildeten Osteoids sicherzustellen, sind zusätzlich 1000 mg Ca/d zu therapieren. Dabei ist zu beachten, daß eine zeitgleiche Einnahme nur mit Natriummonofluorphosphat (MEP) nützlich ist.

Im Säuglingsalter liegt der Ca-Bedarf etwas niedriger, in der Pubertätsphase geringfügig höher. Bei Leistungssportlern und muskulären Schwerarbeitern steigt der Calciumbedarf im Zusammenhang mit höherer Eiweißaufnahme und vermehrter Schweißabgabe. Der Calciumgehalt des Schweißes erhöht sich mit zunehmender Sekretionsgeschwindigkeit. Bei längerem, starkem Schwitzen, wie Hitzearbeit, kann es infolgedessen zu beträchtlichen Ca-Verlusten kommen, wie eigene Versuche zeigen.

Die Calciumaufnahme aus dem Darm kann auch alimentär gefördert werden. Eine solche resorptionsfördernde Wirkung hat die Lactose. Sie ist von ernährungsphysiologischer Bedeutung, soweit sie die Calciumausnutzung aus Milch und Milchprodukten betrifft. Ein regelmäßiger Verzehr solcher Erzeugnisse ist hierfür die beste Voraussetzung. Auch Aminosäuren sowie einige Proteine verschiedener Herkunft sind nach *Linkswiler* et al. (1974) in der Lage, die Calciumresorption geringfügig zu verbessern. Eine ausreichende Vitamin-D-Versorgung ist für die Resorption von Calcium unerläßlich.

Die Calciumsalze übertreffen der Menge nach im Körper alle anderen Salze. Dies liegt in ihren besonderen biologischen Aufgaben begründet. Die Hauptmenge der Kalksalze findet sich in den Knochen, vorwiegend als Calciumphosphat, in geringerer Menge als Calciumcarbonat. Der wachsende Organismus hat eine erhebliche Zufuhr an Calciumsalzen und an Phosphaten nötig. Aber auch der Erwachsene hat einen nicht zu vernachlässigenden Calciumbedarf.

Außer als Baustein der Knochen und Zähne hat Calcium noch eine Reihe weiterer wichtiger Funktionen. Es greift tief in viele Organregulationen ein. Die Beantwortung von Reizen durch die Organe oder die Leitung der Erregung von Nerven sind in Abwesenheit von Calcium nicht möglich, ebensowenig der komplizierte Prozeß der Blutgerinnung.

Als empfehlenswerte Höhe der Zufuhr werden je Tag 0,8 g angesehen. Besonders bei Kindern und Jugendlichen sowie bei stillenden Müttern ist die Deckung des Kalkbedarfs nicht immer gewährleistet. Sie sollten viel Milch und Milchprodukte konsumieren, weil diese die sichersten Calciumträger unserer Nahrung und am besten resorbierbar sind. Das Calcium aus anderen Quellen, z. B. aus Kalksalzen, wird schlechter resorbiert.

Die **Phosphorsäure** hat im Organismus viele wichtige Funktionen. So ist sie für den Aufbau mancher lebensnotwendiger Stoffe unentbehrlich (Nucleotiden, Nucleinsäuren, Phosphatiden). Eine entscheidende Rolle spielen die Phosphate bei der Energieübertragung im Zellstoffwechsel und bei der Muskelkontraktion. Energiereiches Phosphat ist als ATP die Energiequelle für alle Leistungen der Zellen. Energiereiches Phosphat wird bei der biologischen Oxidation der Nährstoffe und bei der Glykolyse erzeugt. Auch für den Aufbau der Knochensubstanz, die vorwiegend aus Calciumphosphat besteht, ist Phosphorsäure notwendig. Der tägliche Bedarf hängt von der Calciumzufuhr ab und sollte das 1 bis 1,5fache der Calciumaufnahme betragen. Die beste Quelle für Phosphorsäure sind Milch und Milchprodukte.

Phosphor ist ebenfalls ein lebensnotwendiges Bauelement. Er ist Bestandteil energiereicher Phosphate, wie Adenosintriphosphat (ATP). Intensive Muskelarbeit führt zu einer höheren Austauschrate von Phosphat, die in einer erhöhten Ausscheidung im Urin zum Ausdruck kommt. Mit dem Schweiß werden je Liter zwischen 10 und 20 mg P ausgeschieden. Ein Überangebot von Nahrungsphosphor, welches das Vierfache der üblichen Zufuhr übersteigt, führt – ähnlich wie eine überhöhte Ca-Aufnahme – zu pathologischen Verkalkungen. Der Quotient Ca/P in der Lebensmittelaufnahme ist von Bedeutung, da bei Imbalanzen auch Mangelerscheinungen begünstigt werden (Tabelle 17).

Empfehlungen für die Phosphoraufnahme sind mit vergleichbarer Unsicherheit behaftet wie für Calcium. Das Ca/P-Verhältnis in der Knochensubstanz (1 : 1,3 und 1 : 2) wird für die Beurteilung häufig zugrunde gelegt. Unter Berücksichtigung der hohen Austauschrate und der labilen Austauschreserve für Ca und P wird für die Nahrungsaufnahme ein Ca/P-Quotient von 1 : 1,5 empfohlen (*Bässler* et al., 1979).

Längere Zeit war man der Überzeugung, daß ein zu weites Verhältnis von Calcium zu Phosphor Parodontopathien in erheblichem Maße fördert. Neuere Untersuchungen konnten das jedoch nicht bestätigen.

**Natriumsalze** werden in sichtbarer Form vorwiegend als **Kochsalz** NaCl aufgenommen. Der tägliche Bedarf beträgt etwa 3 g, kann aber in Sonderfällen höher liegen. Kochsalz ist für viele Körperfunktionen unentbehrlich. So wird z. B. NaCl als Ausgangsstoff für die Salzsäurebildung in den Zellen der Magenschleimhaut gebraucht; die Aktivität mancher Enzyme ist an die Gegenwart von Kochsalz gebunden. Es muß nur bei manchen Krankheiten eingeschränkt werden.

„Verborgenes" Natrium (Na) kommt in nahezu allen Lebensmitteln vor, wenngleich in unterschiedlich hoher Konzentration. Viele Produkte pflanzlicher

Herkunft sind im nativen Zustand ausgesprochen arm, manche aber auch reich an Natrium. Insbesondere enthalten mehrere verarbeitete Lebensmittel pflanzlichen und tierischen Ursprungs viel Na. Eng mit dem Na verbunden ist Chlorid (Cl), ein ubiquitäres, in sehr wechselnden Konzentrationen vorkommendes Anion. Beide zusammen ergeben Kochsalz (NaCl).

Die tischfertige, also verzehrbare Nahrung, die im allgemeinen zusätzlich mit dem Würzmittel Kochsalz versehen ist, erlaubt erst einen genauen Hinweis auf die Höhe des insgesamt zugeführten Na. Neben Art und Menge der Lebensmittel ist folglich deren Zubereitungsart von Bedeutung.

In bezug auf die Höhe der Natriumkonzentrationen in üblichen Lebensmitteln läßt sich eine Rangordnung vornehmen von streng Na-armen Lebensmitteln mit weniger als 20 mg Na je 100 g bis zu Na-reichen, solchen über 1000 mg/100 g. Neben Lebensmitteln, die einer haushaltstechnischen Zubereitung bedürfen, ist auf solche zu verweisen, die als industrielle Fertigprodukte (convenience food) verzehrt werden. Einige von diesen sind, allein um der besseren Haltbarkeit willen, reich an Kochsalz.

Die Anzahl der Getränke mit einem hohen Na-Gehalt ist relativ gering. Einzelne Mineralwässer mit höherem Na- und meist auch Cl-Gehalt sind allerdings hervorzuheben. Eine Auswertung von 58 Mineralwässern aus der Bundesrepublik Deutschland zeigt, daß einerseits eines 2,67 g Na/1000 ml aufweist, drei weitere enthalten zwischen 1,2 und 1,4 g Na/1000 ml, alle anderen jedoch weniger als 1 g/1000 ml. Andererseits können 17 mit weniger als 100 mg als natriumarm bezeichnet werden. Die meisten Mineralwässer sind, auch in Mengen von 1 bis 1,5 l je Tag getrunken, als harmlos im Aspekt ihres NaCL-Gehaltes zu beurteilen.

Nicht zu verwechseln mit Mineralwässern sind Heilwässer, die, da sie Arzneimittel sind, dem Arzneimittelgesetz unterliegen und nicht dem Lebensmittelgesetz. Heilwässer haben zum Teil einen Na-Gehalt, der ein Mehrfaches dessen der meisten Mineralwässer ausmacht.

Kochsalz dient nicht nur der Geschmacksbeeinflussung, sondern auch der Erzielung einer bestimmten Konsistenz mancher Lebensmittel: wie bei der Herstellung von Brot für die Lockerung des Teiges, von mehreren Wurstarten in bezug auf die Wasserbindung. Kochsalz ist seit altersher ein weit verbreitetes Konservierungsmittel (*Souci*, 1965; *Diemair* u. *Postel*, 1965). In der Lebensmittelindustrie wird Natrium bei zahlreichen technischen Hilfs- und Zusatzstoffen für die Be- und Verarbeitung von Lebensmitteln verwendet.

Insbesondere sind folgende Natriumsalze von Bedeutung (*Souci* und *Mergenthaler*, 1965):

| | |
|---|---|
| Natriumalginat | Natriumphosphate |
| Natriumcyclamat | Natriumsulfit |
| Natriumnitrat | Natronlauge |
| Natriumnitrit | Natriumsalze der Sorbinsäure |

Auch die folgenden Natriumsalze werden vielfach verwendet: Natriumacetat, Natriumbicarbonat, Natriumcarbonat, Natrium-Caseinat, Natriumcitrat, Natriumglutamat, Natriumhydrogensulfat, Natriumhydrogensulfit, Natriumorthophenylphenolat, Natriumsulfat, Natriumthiosulfat.

Die dadurch in den Organismus gelangenden Na-Mengen sind im allgemeinen gering. Eine genaue anamnestische Erfassung ist nur möglich bei Anwendung von Lebensmittel-Analysen-Methoden, gekoppelt mit gewichtsbestimmenden Methoden zur Überprüfung der Nährstoffzufuhr. Gleichzeitig läßt sich auf diesem Wege die infolge erhöhter Nahrungsaufnahme sich ergebende Na-Aufnahme nachweisen.

Die Aufnahme an Natrium bzw. NaCl differiert individuell in weiten Grenzen. Man kann die Kochsalzaufnahme per os direkt mit Hilfe von Anamnesen bestimmen, was äußerst aufwendig ist; insbesondere deshalb, weil Kochsalz zu den Substanzen zählt, die relativ preisgünstig sind und deren Verbrauchsquantität deshalb weniger interessiert beachtet wird. Viele Probanden beabsichtigen zu verschweigen, wieviel Kochsalz sie de facto aufnehmen. Darüber hinaus ist auf Unachtsamkeiten seitens der Versuchsführenden und Probanden zu verweisen, die unbeabsichtigt in eine Untersuchung eingehen.

Der Bedarf an **Kaliumsalzen** dürfte einer Tagesmenge von etwa 2 g Kalium entsprechen (Tabelle 11a). Da fast alle pflanzlichen Nahrungsmittel Kalium enthalten, ist ein „Zusalzen" von Kaliumsalzen überflüssig.

Eine der wichtigsten Funktionen der Na- und der K-Salze ist die Aufrechterhaltung und Einregulierung des osmotischen Druckes in der Zelle.

Der **osmotische Druck** ist die Kraft, mit der Wasser in eine konzentrierte Lösung hineingezogen wird, denn die konzentrierte Lösung hat das Bestreben, sich zu verdünnen. Im Organismus ist die konzentrierte Salzlösung von einer semipermeablen Membran umgeben (Zelle); außerhalb der Zelle liegt eine verdünnte Lösung vor. Das Eindiffundieren von Wasser kann zu einer beträchtlichen Drucksteigerung im Zellinnern führen.

Die Membran der lebenden Zelle unterscheidet sich in einem Punkt wesentlich von toten semipermeablen Membranen: sie macht Unterschiede zwischen verschiedenen Ionen. Durch tote Membranen diffundieren sowohl Kalium- wie Natriumionen entsprechend ihrem Konzentrationsgefälle. In der lebenden Zelle werden – auch gegen das Konzentrationsgefälle – Natriumionen von innen nach außen und Kaliumionen von außen nach innen transportiert. Infolgedessen befindet sich das Natrium bevorzugt in den Körperflüssigkeiten, das Kalium dagegen bevorzugt im Zellinnern.

Die Energie zur Aufrechterhaltung des Konzentrationsgefälles liefert der Zellstoffwechsel. Dieser Energiebedarf macht einen wesentlichen Teil des Grundumsatzes aus.

**Carbonat** muß durch die Nahrung nicht zugeführt werden, da bei der „Verbrennung" von Nährstoffen im Körper ständig Kohlendioxid $CO_2$ entsteht. Bei Lösung von Kohlendioxid in wäßrigen Flüssigkeiten bildet sich sowohl das Bicarbonat-Ion $HCO_3^-$ als auch das Carbonat-Ion $CO_3^{--}$.

Auch **Magnesium** gehört zu den lebensnotwendigen Mineralstoffen. Magnesiumphosphat ist im Knochen zu etwa 1,5% enthalten. Außerdem ist Magnesium ein Bestandteil zahlreicher Enzyme. Magnesium ist an allen Reaktionen des intermediären Stoffwechsels beteiligt. Mit Ca, K und Na hat Mg wichtige gemeinsame Funktionen zu erfüllen. Die empfehlenswerte Höhe der Zufuhr beträgt beim Erwachsenen 300–350 mg am Tag (Tabelle 17). Bei üblicher gemischter Kost ist der Bedarf gedeckt.

Der Bedarf des menschlichen Organismus an **Sulfat** ist so gering und sein Vorkommen in der Nahrung so groß, daß die Gefahr einer Unterversorgung mit der Ernährung nicht besteht.

## 7.3 Spurenelemente

Als Spurenelemente werden anorganische Stoffe bezeichnet, die in sehr geringen Konzentrationen im Menschen und anderen Lebewesen vorkommen. Als obere Grenze setzt *Lang* (1979) 0,005% an.

Manche Spurenelemente haben im Organismus eine lebenswichtige Aufgabe: Eisen als Baustein des Hämoglobins, Jod als Baustein der Schilddrüsenhormone, Kobalt als Baustein von Vitamin $B_{12}$, Kupfer, Mangan, Molybdän, Selen, Zink als Baustein von Enzymen und anderen wirksamen Proteinen. Diese Spurenelemente sind als „essentiell" anzusehen (Food and Nutrition Board, 1970; WHO, 1973; Food and Nutrition Board, 1974). Ihr Fehlen löst nach *Mertz* und *Wilk* (1975) definierte Mangelerscheinungen aus, ihre Abwesenheit im Organismus ist mit dem Leben unvereinbar.

Neben den katalytisch wirkenden Verbindungen von Spurenelementen finden sich im Organismus auch Verbindungen, die andere Aufgaben haben, z. B. für Speicherung oder Transport. Die Verteilung der Spurenelemente im Organismus ist quantitativ ungleich. So kann der hohe Gehalt der Erythrozyten an Zink genannt werden. Die Lunge stellt für einige Spurenelemente, wie Silicium und Aluminium, Eingangspforte und Lagerungsstätte dar. Andere Spurenelemente werden in erheblichem Umfang in der Leber sowie im Skelett gespeichert.

Einige Spurenelemente haben nachweislich keine Funktion im Organismus. Durch Zufall, infolge ihrer weiten Verbreitung in der Luft, im Boden, im Wasser, werden sie direkt oder indirekt über Pflanze und Tier aufgenommen.

Ferner gibt es Spurenelemente, denen sich der Mensch infolge der fortschreitenden Veränderung seitens Umwelt und Arbeit nur schwer entziehen kann. Diese Elemente gelangen ungewollt in den Organismus. Einige, insbesondere Blei, Cadmium und Quecksilber, haben toxische Wirkung (*Diehl,* 1973).

In Tabelle 12 werden die wichtigsten beim Menschen gefundenen und die mit der menschlichen Ernährung aufgenommenen Spurenelemente genannt. Eine Anreicherung von Lebensmitteln mit ionisierten Salzen einzelner Spurenelemente verursacht unphysiologische Verhältnisse.

Die Aufgaben der Spurenelemente sind äußerst vielseitig. Ihre Hauptaufgabe liegt in der Mitwirkung an spezifischen enzymatischen Steuerungen.

Man weiß nicht genau, ob alle für den Menschen essentiellen Spurenelemente als solche erkannt sind. Eine exakte Bestimmung des Bedarfs für ein Spurenelement ist strenggenommen nur gültig für die bei der Bestimmung vorwaltenden Umstände. Der Bedarf wird beeinflußt von anderen Nährstoffen und Nahrungsbegleitsubstanzen. Davon abhängig kann die Aufnahme einer bestimmten Menge sowohl zur vollwertigen Ernährung führen als auch zu einer Unterversorgung sowie zur Toxizität beitragen.

**Tabelle 12: Wichtige Spurenelemente**
(nicht berücksichtigt sind die radioaktiven Isotope)

| Physiologische Funktion bekannt | Physiologische Funktion nicht bekannt | Toxische Spurenelemente |
|---|---|---|
| Chrom | Aluminium | Antimon |
| Eisen | Barium | Arsen |
| Fluor | Beryllium | Blei |
| Jod | Bor | Cadmium |
| Kobalt | Brom | Quecksilber |
| Kupfer | Caesium | Seltene Erden |
| Mangan | Edelgase | Thallium |
| Molybdän | Gold | |
| Nickel | Lithium | |
| Selen | Platinmetalle | |
| Vanadium | Rubidium | |
| Zink | Silber | |
| Zinn | Silicium | |
| | Strontium | |
| | Tellur | |
| | Titan | |

Quelle: Bäßler et al. (1979)

Eine Ausnahme bilden neben Eisen zuweilen Jod und Fluor. Andere Spurenelemente kommen zwar regelmäßig in allen Geweben und in bestimmten Organen vor, ihre Entbehrlichkeit ist jedoch erwiesen.

Eine weitere Gruppe wird als „toxisch" ausgewiesen. Eine physiologische Bedeutung kann diesen Elementen nicht zugesprochen werden. Schon eine geringe Aufnahme kann zu toxischen Erscheinungen führen. Hierzu gehören die in der letzten Spalte der Tabelle 12 aufgeführten Stoffe. Auch von den in Spalte zwei genannten Spurenelementen gibt es mehrere, die bei zu hoher Konzentration toxische Auswirkungen beim Menschen auslösen; insbesondere sind derartige Schädigungen bisher von Brom, Barium und Strontium bekannt geworden.

## Eisen (Fe)

Eisen ist funktioneller Baustein des Bluteiweißstoffes Hämoglobin und des Muskeleiweißes Myoglobin, die im Organismus den Transport und die Speicherung von Sauerstoff übernehmen. Eisen ist außerdem Baustein zahlreicher Enzyme, z. B. der Oxidase Katalase, Peroxidase, dem Wahrburg'schen Atmungsferment. Als Transportform des Eisens dienen Eiweißverbindungen. Eisenmangel führt zur Verminderung des Hämoglobingehalts und der Zahl der roten Blutkörperchen (hypochrome Anämie).

Der gesamte Eisenbestand des Körpers setzt sich aus physiologisch aktiven Eisenverbindungen und einer inaktiven Eisenreserve zusammen. Je nach Geschlecht und Alter benötigen Wachsende zwischen 0,2 bis 1,0 mg/d. Nach Eintreten der Menarche liegen Mädchen stets mit ihrem Bedarf im oberen Bereich. Während der Menstruation und in der Schwangerschaft wird der mittlere tägliche Eisenverlust mit 1,8 mg angenommen.

Zur Sicherstellung der Eisenversorgung für weibliche Personen im fertilen Alter sollen etwa 15 mg Fe/d mit der Nahrung zugeführt werden (Tabelle 17). Dabei ist zu berücksichtigen, daß die Resorptionsquote des Eisens aus den einzelnen Lebensmitteln sehr unterschiedlich sein kann. Hierbei spielt nicht nur die chemische Zusammensetzung eine Rolle, sondern auch der Umstand, daß durch Kombinationen im Verzehr von Lebensmitteln die Resorptionsquote häufig erheblich verändert wird. Ferner lassen sich große individuelle Differenzen zwischen einzelnen Personen beobachten. Am besten ist die Eisenausnutzung aus Häm-Eisen, vor allem aus Fleisch und Fleischwaren (*Wahrburg* u. *Wirths*, 1980). Insbesondere für Frauen kann bei nicht adäquater, aber auch bei höherer Belastung im fertilen Alter immer dann, wenn eine erhöhte Eisenausscheidung der Fall ist, die ausreichende Bedarfsdeckung große Schwierigkeiten bereiten. Bei Sportlerinnen auftretende unerklärliche Leistungsminderungen sind oft durch Blutarmut bedingt. Für viele menstruierende Mädchen und Frauen ist es problematisch, genügend Eisen mit der üblichen Nahrung aufzunehmen. Aus eigenen Verzehrserhebungen ist zu berichten, daß zahlreiche Frauen je 1000 kcal weniger als 5 mg Eisen (je 1000 kJ unter 1,2 mg Fe) mit der Nahrung aufnehmen. Häufig bleibt deshalb die Eisensupplementierung als einziger Ausweg.

Bei der Auswahl von Eisenpräparaten ist kritische Zurückhaltung angezeigt. Verträglichkeit, Resorption und therapeutischer Effekt sind zu beachten. Die Dosis ist zu bedenken. Mit zunehmender Höhe der Einzeldosis steigt die resorbierte Menge, während der prozentuale Anteil abnimmt, wie nachgewiesen wurde. Mehrfach ist berichtet worden, so von *Metzger* (1978) und *Kirchhoff* (1978), daß Eisen-2-Sulfat am besten resorbierbar ist.

Nachfolgend wird ein Beispiel über die Behebung eines Fe-Mangels und der Therapiedauer gebracht.

**Behebung eines Fe-Mangelzustandes:**

| | |
|---|---|
| Ist-Hämoglobinwert | 8 g/100 ml |
| Soll-Hämoglobinwert | 14 mg/100 ml |
| Hämoglobin-Defizit | 6 g/100 ml |
| oder | 60 g/l |

| | |
|---|---|
| Bei 4 l Blut | 240 g |

1 g Hämoglobin $\triangleq$ 0,0034 g Fe;
demnach Gesamt-Hämoglobin-Defizit von 240 × 0,0034 = 0,816 g
zuzüglich fehlende Reserveeisenmenge 0,5 g
fehlende und substituierende Fe-Menge 1,316 g

**Therapie-Dauer:**

Für 0,5 g Fe
17 Tage à 100 mg = 1,7 g Fe bei 30% Resorption $\triangleq$ 0,51 g Fe
für 0,316 g Fe
19 Tage à 100 mg = 1,9 g Fe bei 17% Resorption $\triangleq$ 0,323 g Fe
für 0,5 g Fe
33 Tage à 100 mg = $\underline{3,3 \text{ g Fe}}$ bei 15% Resorption $\triangleq$ $\underline{0,495 \text{ g Fe}}$
$\phantom{33 Tage à 100 mg = }$ 6,9 g Fe $\phantom{bei 15\% Resorption \triangleq }$ 1,328 g Fe

In 69 Tagen sind 6,9 g Fe aufzunehmen, um das Defizit von 1,316 g Fe zu ersetzen; Wirkungsgrad bei der Resorption im Mittel 19%.

**Jod (J)**

Jod ist Bestandteil der Schilddrüsenhormone Thyroxin und Trijodthyronin. Ausfallserscheinungen sind schwere Wachstumsstörungen (Kretinismus) und Kropfbildung (Struma), insbesondere in Jodmangelgebieten. Schilddrüsenüberfunktion (Hyperthyreose, Basedow'sche Krankheit) geht mit erhöhtem, Unterfunktion (Myxödem) mit erniedrigtem Grundumsatz einher.

Der Jodbestand des Menschen soll 10–20 mg betragen. Davon befinden sich 70–80% in der Schilddrüse.

94

Jod wird in anorganischer und organischer Form mit der Nahrung in Wasser aufgenommen und in anorganischer Form resorbiert. An der Resorption des Jods scheint Calcium beteiligt zu sein. Am besten wird Jod resorbiert, wenn es in Fett gelöst ist. Wahrscheinlich wird Jod geringfügig auch durch die Haut aufgenommen.

Die Ausscheidung geschieht durch Niere und Darm sowie durch Lunge und Haut; bei stillenden Frauen größtenteils durch die Milch.

Die Höhe der Jodzufuhr mit der Nahrung soll zwischen 50 und 200 µg/d betragen. Der Jodgehalt der meisten Lebensmittel ist gering. Den höchsten Jodgehalt haben Seefische und andere Meerestiere. Jodquellen können auch Milch und Eier sein. Trinkwasser trägt nur sehr wenig zur Jodbedarfsdeckung bei. Dabei ist die Schwankungsbreite beträchtlich (von 0,1 bis 15 µg je Liter).

In Gegenden, in denen die Jodaufnahme gering ist, lebt zumeist auch eine kropffreie Bevölkerung. Landstriche mit höheren Jodzufuhren sind hingegen meist kropffrei, wie in Untersuchungen an mehreren geographisch getrennt liegenden Standorten nachgewiesen werden konnte. Beziehungen zwischen dem Jodgehalt der Nahrung und dem Schilddrüsengewicht wurden festgestellt. Je geringer die Jodaufnahme, desto höher das Gewicht. Eine zu geringe Jodaufnahme führt zu einer Vergrößerung der Schilddrüse. Die DGE hat 180–200 µg als empfehlenswerte Tagesaufnahme festgesetzt (Tabelle 17).

Die J-Armut des Bodens ist die gravierende Ursache des endemischen Kropfes, der weit verbreitet auf der Erde auftritt. Als erfolgreichste Gegenmaßnahme hat sich die Supplementierung des Kochsalzes mit Jod bewährt. In Deutschland sind 15–25 mg J je kg Kochsalz in Form von Jodat zugelassen. Jodiertes Speisesalz kann im Haushalt, in Einrichtungen der Gemeinschaftsverpflegung und bei der Lebensmittelherstellung verwendet werden. In manchen Pflanzen (Kohlarten, Brassica-Samen, Soja, Zuckerrüben) kommen goitrogene Substanzen vor, die die Hormonbildung in der Schilddrüse hemmen. Ihre Wirkung kann durch Erhöhung der J-Zufuhr nur teilweise kompensiert werden.

### Fluor (F)

Fluor hat in Form von Fluorid eine günstige Wirkung auf die Ausbildung von Zahnschmelz. Das berechtigt ungeachtet der ansonsten fehlenden klinischen Ausfallserscheinungen als Folge von Fluormangel, Fluorid als essentiellen Nahrungsbestandteil für Wachsende zu bezeichnen.

Fluoride wirken auf folgende Weise karieshemmend:

Härtung des Zahnschmelzes durch Einlagerung des Fluorids über das Intestinum vor dem Durchbruch der Zähne.

Härtung des Zahnschmelzes durch lokale Einlagerung über den Speichel nach dem Durchbruch der Zähne.

Hemmung der Säurebildung im Zahnbelag (Plaque) durch Eingriff in den dortigen Bakterienstoffwechsel.

Die karieshemmende Wirkung des Fluorids ist von zwei Voraussetzungen abhängig: der regelmäßigen Zufuhr über mehrere Jahre, da Fluorid aus dem Schmelz auch wieder herausgelöst werden kann, und einer ausreichend hohen Konzentration am Ort des Geschehens.

Fast alle Lebensmittel (incl. Getränke) enthalten Spuren von Fluorid – aber in so geringen Mengen, daß diese zumeist nicht ausreichen, um karieshemmend zu wirken.

Für die Zahnhartsubstanzen ist von Bedeutung, daß durch eine Einlagerung von F-Ionen eine säureresistente Schmelzoberfläche erreicht wird. Nur so kann der Zahn den ständigen Angriffen widerstehen, die durch Umwandlung niedermolekularer Kohlenhydrate in organische Säuren (Milchsäure) entstehen. Über mikrobiell durchsetzte Plaques wird dabei ein Milieu mit pH-Werten unterhalb von pH 5,5 erzeugt, das eine Demineralisierung des Schmelzes verursacht. Je häufiger diese Angriffe, insbesondere durch zuckerhaltige Zwischenmahlzeiten, erfolgen, desto schneller wird der Zahn entkalkt, wobei eine ungenügende Mundhygiene diese Zeit noch verkürzt.

Durch Anreicherung von Trinkwasser auf eine Konzentration von 1,0 ppm ließ sich in zahlreichen Studien eine Kariesreduktion um rund 50% erreichen. Auch gezielte Tabletten- oder Kochsalzfluoridierung brachte ähnliche Ergebnisse, war jedoch in der Handhabung problematischer und erreichte nicht so große Teile der Bevölkerung. Daher gilt die Trinkwasserfluoridierung (TWF) als die effektivste und preiswerteste Form der Fluoridprophylaxe.

In Deutschland bestehen verbreitete Bedenken gegen eine allgemeine TWF.

Schwerwiegend sind Argumente, die im Rahmen der Trinkwasserfluoridierung von einer „Zwangsmedikation" sprechen, da der Bürger verpflichtet sei, fluoridiertes Wasser zu konsumieren. Die TWF verletze die persönliche Freiheit des einzelnen und verstoße gegen das Grundgesetz. Dabei wird übersehen, daß eine Fluoridierung keine Medikation, sondern nur eine Ergänzung von üblichen Bestandteilen des Trinkwassers darstellt. Zum anderen besteht von seiten jeder Regierung die Verpflichtung, Maßnahmen zum Schutz der öffentlichen Gesundheit zu ergreifen, auch wenn dadurch gewisse Belange des einzelnen tangiert werden. Derjenige, der kein fluoridiertes Trinkwasser wünscht, kann durch preiswerte Filteranlagen das Wasser defluoridieren.

Grundsätzlich sind in Deutschland bei der Trinkwasseraufbereitung nur bestimmte Zusatzstoffe erlaubt. Zu diesen Zusatzstoffen gehören Fluoride **nicht**. Eine Ausnahmemöglichkeit besteht allerdings nach dem 1974 verabschiedeten Lebensmittel- und Bedarfsgegenständegesetz für das Zusetzen von Fluorid zur Vorbeugung gegen Karies. Über eine solche Ausnahme entscheiden die Länder. In naher Zukunft ist nicht damit zu rechnen, daß die Trinkwasserfluoridierung in einem Bundesland generell eingeführt wird.

Auch die Verwendung von fluoridiertem Speisesalz ist eine empfehlenswerte Methode.

Fluoridiertes Kochsalz zur Vorbeugung gegen Karies darf in der Bundesrepublik vertrieben werden. Für die Verwendung von fluoridiertem Salz hat sich auch die WHO ausgesprochen. Das fluoridhaltige Salz ist zugleich jodiert. Mit vier Gramm Salz pro Tag nimmt man ein Milligramm Fluorid auf. Die DGE (1991) empfiehlt einen Bereich für die Gesamtzufuhr an Fluorid für Jugendliche und Erwachsene von 1,5–4,0 mg/d (Tabelle 17).

Zur Karies-Vorbeugung mit Fluoriden bietet sich die Einnahme von Fluoridtabletten an. Diese Methode verlangt Eigeninitiative und Disziplin. Der Vorteil einer Verabreichung von Fluorid in Tablettenform liegt in der Möglichkeit exakter Dosierung. Je nach Alter in der entsprechenden Dosierung eingenommen (0,25 mg bis zum 2. Lebensjahr; 0,5 mg bis zum 4. Lebensjahr; 0,75 mg bis zum 6. Lebensjahr; 1 mg ab 6 Jahre), hat die Tabletten-Fluoridierung einen hohen kariesprophylaktischen Effekt.

Voraussetzung ist allerdings, daß diese Tabletten regelmäßig über einen Zeitraum von mehreren Jahren eingenommen werden.

Die Wirksamkeit von Fluorid ist um so größer, je früher mit den Fluoridierungsmaßnahmen begonnen wird und je länger sie durchgeführt werden.

Begonnen werden kann mit Fluoridierungsmaßnahmen in jedem Alter. Bei einer Fluoridbehandlung, die vor dem zweiten Lebensjahr einsetzt und drei bis vier Jahre dauert, verringert sich die Karies mindestens um 50%.

Fluorid aus Lebensmitteln wird zu über 50% resorbiert. Calcium, Magnesium und Aluminium vermögen die Resorption zu beeinträchtigen. Der Gehalt von Fluorid im Trinkwasser liegt zumeist unter 0,3 mg/l; aber die überwiegende Mehrheit der Bevölkerung nimmt nur selten Trinkwasser auf. Reich an Fluorid sind insbesondere schwarzer Tee und Seefische.

## Zink (Zn)

Zink ist in vielen Enzymen als Co-Faktor oder Aktivator enthalten. Mit Proteinen geht Zink leicht Verbindungen ein, so auch mit Insulin. Zink findet sich praktisch in jeder Körperzelle, in einzelen Organen und Geweben freilich in unterschiedlicher Höhe. Die Zinkverwertung aus der Nahrung von tierischen Produkten ist besser als die von pflanzlichen. Histidin und Cystin vermögen die Resorption zu verbessern, Phytat und hohe Calciumzufuhren zu verschlechtern. Empfehlenswerte Zinklieferanten sind Fleisch, Innereien, Schalentiere, Milchprodukte (Empfehlenswerte Höhe der Zufuhr s. Tabelle 17).

## Kupfer (Cu)

Kupfer ist neben Eisen eine notwendige Substanz für das blutbildende System und den Eisenstoffwechsel. Kupfermangel verringert die Eisenresorption und die Hämoglobinsynthese mit der Folge einer hypochromen Anämie. Kupfer enthaltende Enzyme – zumeist an Redoxprozessen beteiligt – sind zahlreich. Mit Blutverlusten sind Kupferverluste verbunden. Kupfermangelsymptome können sehr verschiedenartig auftreten, wie Knochenfrakturen bei Osteoporose, Störungen in der Bildung von Binde- und Stützgewebe, neurologische Störungen. Als kupferreich gelten Nüsse, Innereien, Maiskeimöl, Leguminosen (Schätzwerte für eine angemessene Zufuhr s. Tabelle 13).

## Mangan (Mn)

Mangan aktiviert zahlreiche Enzyme. Das Skelett ist reich an Mangan. Die Beteiligung des Mangans an Aufbau und Erhaltung des Knochengerüstes ergibt sich aus dessen Phosphatreichtum sowie der Struktur der Phosphatasen. Es hat ferner im Protein- und Energiewechsel eine Funktion. Als Aktivator von Enzymen der Mucopolysaccharidsynthese ist Mangan außerdem notwendig für die Bildung von Binde- und Stützgewebe. Lebensmittel pflanzlicher Herkunft sind allgemein reicher an Mangan als solche tierischen Ursprungs. Manganmangel beim Menschen wurde nur vereinzelt bei völliger parenteraler Ernährung erwähnt. Höhere Gehalte an Mangan weisen Nüsse und Cerealien auf (Schätzwerte für eine angemessene Zufuhr s. Tabelle 13).

## Chrom (Cr)

*Mertz* (1983) hat Beispiele genannt, bei denen ein Chrommangel von Bedeutung sein kann:

Mit zunehmendem Alter ist die Glucosetoleranz beim Menschen verschlechtert. Ein Teil der älteren Patienten weist erhöhte Insulinspiegel auf. Bei diesen konnte die Glucosetoleranz durch Chromsubstitution gebessert werden.

Bei langfristiger total-parenteraler Ernährung wurden nach längerer Therapiedauer ohne Chromsubstitution eine Verschlechterung der Glucoseutilisation und Neuropathien beobachtet, die sich unter Chromsubstitution besserten.

Nach Insulingabe kommt es zu einer Mobilisation von intracellulärem Chrom mit nachfolgender vermehrter Ausscheidung im Urin. Die Chromausscheidung kann bei diabetischen Kindern die vierfache Norm erreichen. Ein Teil der im Verlauf der Erkrankung auftretenden Insulinresistenzen könnten Folge dieses Chrommangels sein. Es fehlen hierzu noch klinische Erfahrungen.

Gute Quellen zur Chromversorgung sind Hefe, Fleischprodukte, Käse, Vollkornerzeugnisse (Schätzwerte für eine angemessene Zufuhr s. Tabelle 13).

## Kobalt (Co)

Kobalt stellt das Zentralatom im Aufbau des Vitamin $B_{12}$ ($=$ Cyanocobalamin). Es muß in Form dieses Vitamins mit der Nahrung aufgenommen werden. Ein Mangel an Vitamin $B_{12}$ kann durch Kobalt nicht behoben werden. Kobalt vermag mehrere Enzyme zu vervollständigen und zu aktivieren.

## Molybdän (Mo)

Molybdän findet sich als Co-Faktor in mehreren oxidierenden Enzymen sowie in der Nitratreduktase. In Bakterien und Pflanzen ist Molybdän wichtig für die Funktion der Nitrogenase und der Nitroreduktase. Ein kariostatischer Effekt wird dem Molybdän ebenfalls zugeschrieben. Hohe Molybdänaufnahmen lösen gichtähnliche Symptome aus. Fleisch und Getreidearten liefern am meisten Molybdän (Schätzwerte für eine angemessene Zufuhr s. Tabelle 13).

## Selen (Se)

Selen ist Bestandteil des Enzyms Glutathion-Peroxidase, eines weiteren Enzyms, und ist relevant in dem komplexen System, das den Organismus vor hochreaktiven Sauerstoffradikalen schützt. Dem Selen wird eine anticarcinogene Wirkung zugesprochen. Beweise liegen vor für Brust- und Dickdarmkrebs. Andere protektive Einflüsse werden diskutiert. Selen vermag einen Mangel an Vitamin E auszugleichen. Ausfallserscheinungen aufgrund von Selenmangel sind bei einigen Tierarten, aber eindeutig noch nicht beim Menschen festgestellt worden. Selen kann im Organismus an Stelle von Schwefel in Methionin und Cystin verwertet werden. Die Aufnahme aus der Nahrung ist sehr gering, sie dürfte im allgemeinen unter 0,1 mg/d liegen. Höhere Selengehalte finden sich in Fischen, Schalentieren, Innereien, Getreideprodukten. In höheren Konzentrationen ist Selen stark toxisch. Generelle quantitative Aussagen sind nicht gut möglich wegen unterschiedlichen Vorkommens von Selen im Erdreich. Insbesondere sind selenarme Regionen in dem Zusammenhang zu erwähnen (Schätzwerte für eine angemessene Zufuhr s. Tabelle 13).

## Toxische Spurenelemente

### Blei (Pb)

Blei gelangt zum größten Teil aus pflanzlichen Lebensmitteln in den Organismus. Blattgemüsearten sind primär zu nennen. Ein dunkler „Bleisaum" des Zahnfleisches wird als äußeres Zeichen einer erhöhten Bleibelastung angesehen.

In akuten Fällen werden als Folgen von Bleivergiftung Übelkeit, Erbrechen, Krämpfe, Leberschwellung beschrieben. Blei schädigt insbesondere Enzyme in ihrer spezifischen Wirksamkeit. Es greift stark in die Bildung von Hämoglobin ein. Zu den Langzeitwirkungen rechnen Schrumpfniere, Nervenschäden, Krämpfe im Hirnbereich, Potenzverlust und Neigung zu Fehlgeburten.

Durch küchentechnische Behandlung, wie gründliches Waschen, Schälen, Entfernen äußerer Blätter, läßt sich der Bleigehalt bis zu 70% reduzieren.

Die ADI-Menge der WHO, 3,5 mg Pb/Person und Woche, wird nach mittleren Verzehrmengen zu weniger als $^1/_4$ erreicht (DGE 1991).

## Cadmium (Cd)

Einerseits soll Cd essentielle Wirkungen haben, andererseits ist es jedoch stark toxisch. Cadmium entstammt überwiegend Lebensmitteln pflanzlicher Herkunft. Auch in Innereien, insbesondere Nieren, wurden hohe Cd-Werte gefunden. Es wurden mehrfach krebserregende und keimschädigende Wirkungen, die auf Cd zurückzuführen sind, nachgewiesen. Außerdem belastet Cadmium Nieren und Lungen, Dünndarm, Milz und Leber. Bei starker Unterversorgung mit Protein, Calcium und Vitamin D sind unter Cadmiumeinfluß drastische Knochenveränderungen beschrieben worden (Itai-Itai-Krankheit).

Die von der WHO ausgesprochene Empfehlung, je Woche nicht mehr als 0,52 mg aufzunehmen, wird von Nichtrauchern zu 30% bei durchschnittlichem Nahrungsverbrauch erreicht (DGE 1991). Reich an Cadmium sind Innereien von älteren Tieren, Muscheln, Pilze.

## Quecksilber (Hg)

Quecksilber der Nahrung entstammt vorwiegend Lebensmitteln tierischer Herkunft. Süßwasserfische sowie die Innereien von Wildhasen und -kaninchen sind stark belastet. Hg hemmt speziell Sulfhydrylgruppen von Enzymen und beeinträchtigt von daher auch die Bioregulation. Seine Giftwirkungen sind vielfältig. Akute Vergiftungen betreffen zunächst die inneren Organe, vor allem Magen und Nieren. Neurotoxische Wirkungen mit Seh-, Sprech-, Hör- und Gedächtnisschwäche, psychischer Veränderung sowie Beschwerden beim Gehen sind festgestellt worden. Auch gelten Zahnfleisch- und Schleimhautverfärbungen, lockere Zähne und Kiefernekrosen als Zeichen einer Quecksilberbelastung.

Die WHO-Empfehlung, 0,35 mg Hg/Person und Woche als maximal duldbare Menge zu beachten, wird nach mittlerem Konsum zu rund 30% erreicht (DGE 1991).

100

# Arsen (As)

Arsen ist ubiquitär verbreitet. Hohe Gehalte weisen Fische und andere Meerestiere auf. Die tolerierbare Dosis (WHO 1973) von 3,5 mg As/d soll nicht überschritten werden. Man rechnet mit einer Zufuhr durch die übliche Nahrung mit 1–2 mg As/d.

Eine Mehrzufuhr von Spurenelementen soll nur unter Kontrolle erfolgen. Eine Qualitätsverbesserung der Lebensmittel durch einen Zusatz von Spurenelementen ist nicht gegeben. In den meisten Fällen ist ein solcher Zusatz überflüssig. Eine unkontrollierte Mehrzufuhr bedeutet oft eine wesentliche Gefährdung des Verbrauchers. Die Spanne zwischen erwünschter Zufuhr und toxischer Wirkung ist zumeist sehr gering. Eine allgemeine Anreicherung von Lebensmitteln mit Spurenelementen ist daher problematisch.

Durch pharmazeutische Empfehlungen gefördert, werden Spurenelemente auch als Arzneimittel angeboten. In dieser Form nimmt der Organismus unter Umständen viel größere Mengen auf als mit der täglichen Nahrung.

Im Hinblick auf die Bedarfsabgrenzung und die Möglichkeit einer Schädigung durch erhöhte Zufuhren ist entsprechende Vorsicht geboten.

Es läßt sich nachweisen, daß eine vollwertige Ernährung, insbesondere an Protein, die auch dem Energiebilanzausgleich gerecht wird, keine unzureichende Spurenelementversorgung, abgesehen von Eisen und Jod, zu erkennen gibt, wie sich in eigenen Untersuchungen gezeigt hat und in Untersuchungen von *Jekat* (1985) bestätigt worden ist.

**Tabelle 13: Schätzwerte für eine angemessene Zufuhr**

| Alter | Kupfer mg/Tag | Mangan mg/Tag | Selen µg/Tag | Chrom µg/Tag | Molybdän µg/Tag |
|---|---|---|---|---|---|
| **Säuglinge** | | | | | |
| 0 bis unter 4 Monate | 0,4–0,6 | 0,3–0,6 | 5– 15 | 10– 40 | 15– 30 |
| 4 bis unter 12 Monate | 0,6–0,7 | 0,6–1,0 | 5– 30 | 20– 60 | 20– 40 |
| **Kinder** | | | | | |
| 1 bis unter 4 Jahre | 0,7–1,0 | 1,0–1,5 | 10– 50 | 20– 80 | 25– 50 |
| 4 bis unter 7 Jahre | 1,0–1,5 | 1,5–2,0 | 15– 70 | 30–120 | 30– 75 |
| 7 bis unter 10 Jahre | 1,0–2,0 | 2,0–3,0 | 15– 80 | 50–200 | 50–150 |
| über 10 Jahre | 1,5–2,5 | 2,0–5,0 | 20–100 | 50–200 | 75–250 |
| **Jugendliche und Erwachsene** | 1,5–3,0 | 2,0–5,0 | 20–100 | 50–200 | 75–250 |

Quelle: DGE (1991)

## 7.4 Säure-Basen-Gleichgewicht

Die säuernde oder alkalisierende Wirkung einer Kost ergibt sich nicht ohne weiteres aus ihrer chemischen Zusammensetzung. So wirken Salze organischer Säuren im Körper nicht säuernd, sondern alkalisierend, weil sie zu Wasser und Kohlendioxid „verbrennen" und dieses ausgeatmet wird, so daß das Alkali übrigbleibt.

Zu den säuernden Lebensmitteln gehören: Fleisch, Ei, Brot, Mehl, Reis; alkalisierend sind: Karotten, Bohnen, Kartoffeln, Bananen, Tomaten. Der Einfluß einer säuernden oder alkalisierenden Kost auf die Stoffwechsellage des Organismus ist verschwindend gering, meist wird nur die Reaktion des Urins verändert.

Die Frage, ob säureüberschüssige oder basenüberschüssige Ernährung für den Menschen besser sei, ist gegenstandslos. Der gesunde Mensch verfügt über eine so gute Regulationsfähigkeit, daß er mit den kleinen Unterschieden zwischen den Lebensmitteln leicht fertig wird. Lange Zeit wurde dieser Frage eine zu große Bedeutung beigemessen. Eine ausführliche Darstellung zur Säure-Basen-Regulation findet sich bei *Davenport* (1979).

# 8 Vitamine

Vitamine sind lebensnotwendige (essentielle) organische Verbindungen, die dem tierischen Organismus mit der Nahrung entweder als solche oder in Form leicht in die eigentlichen Vitamine umwandelbarer Vorstufen (Provitamine) zugeführt werden müssen. Sie können vom Organismus nicht im menschlichen Stoffwechsel erzeugt werden. Vitamine sind zum normalen Ablauf der chemischen Vorgänge in den Körperzellen unentbehrlich. Die benötigten Vitaminmengen sind sehr gering, da die Vitamine im Zellstoffwechsel gewissermaßen katalytische Funktionen ausüben. Vitamine sind durch ihre Wirkung definiert. Chemisch gehören sie zu verschiedenen Stoffgruppen. Der Ausdruck Vitamin wird zumeist im Sinne einer definierten biologischen Wirkung gebraucht und nicht im Sinne einer speziellen chemischen Substanz. Die Zuordnung einer Nahrungskomponente zu den Vitaminen insgesamt oder einer einzelnen Vitamin-Gruppe ist das Ergebnis ihrer Essentialität aufgrund biologischer Versuche. Zwei der aufgeführten Vitamine sind im strengen Sinn nicht essentiell, Vitamin D und Niacin (*Isler* u. *Brubacher*, 1982). Cholecalciferol (Vitamin $D_3$) kann vom Körper synthetisiert werden. Niacin bildet sich beim Abbau der essentiellen Aminosäure Tryptophan (Tabelle 14).

**Tabelle 14: Nomenklatur der Vitamine**

| Nomenklatur der internationalen Union für Reine und Angewandte Chemie (IUPAC) | Übliche Nomenklatur |
|---|---|
| Retinol | Vitamin A |
| Ergocalciferol | Vitamin $D_2$ |
| Cholecalciferol | Vitamin $D_3$ |
| Tocopherole | Vitamin E |
| Phyllochinon | Vitamin K |
| Thiamin | Vitamin $B_1$ (Aneurin) |
| Riboflavin | Vitamin $B_2$ (Lactoflavin) |
| Nicotinamid | Niacin (Nicotinsäure, Nicotinsäureamid) |
| Pyridoxin | Pyridoxol |
| Pantothensäure | Pantothensäure |
| Biotin | Biotin |
| Folsäure | Folsäure (Pteroylglutaminsäure) |
| Cobalamine | Vitamin $B_{12}$ |
| Ascorbinsäure | Vitamin C |

Seit langer Zeit hat sich für die Vitamine ein physikalisch-chemisches Einteilungsprinzip durchgesetzt, das der beiden Gruppen der fett- und der wasserlöslichen Vitamine (Tabelle 15):

103

**Tabelle 15: Einteilung der Vitamine**

| Fettlösliche Vitamine | Wasserlösliche Vitamine |
|---|---|
| Vitamin A | Thiamin ($B_1$) |
| Vitamin D | Riboflavin ($B_2$) |
| Vitamin E | Niacin |
| Vitamin K | Pyridoxin ($B_6$) |
| | Pantothensäure |
| | Biotin |
| | Folsäuregruppe |
| | Cobalamine ($B_{12}$) |
| | Ascorbinsäure |

Diese Einteilung ist willkürlich, da sie nur ein äußerliches Kriterium, das der Löslichkeit, berücksichtigt. Allerdings sind durch die Art der Löslichkeit einer Substanz gewisse biologische Eigenschaften gegeben: Speicherungsfähigkeit im Organismus, Wege der Ausscheidung.

In früheren Jahren wurden weitere Substanzen als Vitamine bezeichnet ($B_3$, $B_4$, $B_5$, $B_7$, $B_8$, $B_9$, $B_{10}$), die, wie sich später zeigte, keine spezifische Vitaminwirkung hatten. Ihre Nichtaufnahme blieb ohne Folgen. Diese Stoffe hatten keine physiologischen Vitamineigenschaften.

Bei den üblichen Angaben über den Bedarf an Vitaminen handelt es sich de facto um eine empfehlenswerte Höhe der Zufuhr (RDA, 1989; DGE, 1991). Das Bezugsgrößensystem ist also nicht der Minimalbedarf. Es ist ferner zu berücksichtigen, welche Verluste im eßbaren Anteil eines verzehrsfertigen Lebensmittels im Vergleich zum Rohprodukt entstehen.

Nach üblichen Verzehrsgewohnheiten sowie den dominierenden Verarbeitungs- und Zubereitungsverfahren lassen sich Mittelwerte veranschlagen, auf die jeweils hingewiesen wird. Dabei ist vorausgesetzt, daß eine aus pflanzlichen und tierischen Lebensmitteln gemischte Kost verzehrt wird, die sowohl rohe als auch gegarte Lebensmittel enthält.

Die Hauptursachen für eine unzureichende Vitaminzufuhr sind:
Unzweckmäßige Nahrungswahl,
Vitaminverarmung gewisser Lebensmittel, wie bei Getreideerzeugnissen durch technische Behandlung,
Vitaminverluste bei industrieller Verarbeitung,
Unzweckmäßige haushaltsübliche Zubereitung oder Lagerung.
Fehlt ein Vitamin in der Nahrung ganz oder weitgehend, so treten schwere Mangelkrankheiten – die **Avitaminosen** – auf, die zum Tode führen können. Aber auch wenn die Vitaminzufuhr zwar vorhanden, aber nicht optimal ist, zeigen sich deutliche Störungen des Wohlbefindens sowie eine herabgesetzte Leistungsfähigkeit und Widerstandsfähigkeit gegen Infektionskrankheiten. Man nennt diesen Zustand der Unterversorgung an Vitaminen **Hypovitaminose** (Tabelle 16).

**Tabelle 16: Typische Mangelsyndrome infolge unzureichender Vitaminaufnahme**

| Vitamin | Mangelsyndrome |
|---------|----------------|
| Retinol | Nachtblindheit |
|         | (Hell-/Dunkeladaptation) |
|         | Xerophthalmie |
|         | Keratomalacie |
| Calciferol | Rachitis |
| Tocopherole | Muskeldegeneration |
|         | Erythrozyten-Hämolyse |
| Vitamin K | Hämorrhagisches Syndrom |
| Thiamin (Vitamin B$_1$) | Beriberi |
| Riboflavin (Vitamin B$_2$) | Ariboflavinose, Rhagaden |
| Niacin | Pellagra |
| B$_6$-Gruppe | Dermatitis |
|         | epileptiforme Krämpfe |
| Pantothensäure | gastrointestinale Störungen |
| Biotin | Dermatitis |
| Folsäure | Makrocytäre Anämie |
| Vitamin B$_{12}$ | Perniciöse Anämie |
| Ascorbinsäure | Skorbut |

Früher, als die chemische Konstitution der Vitamine noch nicht bekannt war, hat man „Vitamineinheiten" aufgestellt, um die Wirkung der Vitamine quantitativ erfassen zu können. Seit die Konstitution der meisten Vitamine bekannt ist, bezeichnen die „Internationalen Einheiten" (I. E.) die Wirkung einer bestimmten Gewichtsmenge eines reinen Vitamins. Inzwischen ist man davon wieder abgekommen.

Nach den Empfehlungen der Deutschen Gesellschaft für Ernährung werden je Tag bestimmte Vitaminmengen für wünschenswert gehalten (Tabelle 17).

## 8.1 Fettlösliche Vitamine

### 8.1.1 Vitamin A (Retinol)

Vitamin A spielt eine wichtige Rolle beim Sehvorgang. Bei Mangel kommt es zu einer Störung in der Regeneration des Sehpurpurs. Es entsteht sog. Nachtblindheit (verminderte Hell-/Dunkel-Adaptation). Diese kennzeichnet ein erstes Symptom eines Vitamin-A-Mangels. Im kindlichen Organismus wird das Wachstum verlangsamt und die normale Bildung von Zahnschmelz und Dentin im wachsenden Zahn verhindert.

Auch am Aufbau und der Funktionserhaltung der Epithelzellen der Haut und Schleimhäute ist Vitamin A maßgeblich beteiligt. Mangel führt hier zu einer

**Tabelle 17: Empfohlene Nährstoffzufuhr pro Tag**

| | Protein g | | Essentielle Fettsäuren g | |
|---|---|---|---|---|
| | m | w | m | w |
| **Säuglinge** | | | | |
| 0– 2 Monate | 2,2[4] | | 2,7 | |
| 3– 5 Monate | 1,6[4] | | 3,3 | |
| 6–12 Monate | 1,6[4] | | 3,3 | |
| **Kinder** | | | | |
| 1– 3 Jahre | 16 | | 4,9 | |
| 4– 6 Jahre | 21 | | 6,8 | |
| 7– 9 Jahre | 27 | | 7,5 | |
| 10–12 Jahre | 38 | 39 | 8,5 | 8,1 |
| 13–14 Jahre | 51 | 50 | 9,4 | 8,7 |
| **Jugendliche und Erwachsene**[1,2] | | | | |
| 15–18 Jahre | 60 | 47 | 11,3 | 9,0 |
| 19–35 Jahre | 60 | 48 | 9,8 | 8,3 |
| 36–50 Jahre | 59 | 48 | 9,0 | 7,5 |
| 51–65 Jahre | 58 | 48 | 8,3 | 6,8 |
| über 65 Jahre | 55 | 47 | 7,2 | 6,4 |
| **Schwangere** | 58[3] | | +1,1[3] | |
| **Stillende** | 63[5] | | +2,4 | |

1) Richtwert der DGE für die Zufuhr an Ballaststoffen: 30 g je Tag.
2) Werte für Personen mit vorwiegend sitzender Tätigkeit (Leichtarbeiter). Weitere Erklärungen siehe S. 36.
3) Ab 4. Monat der Schwangerschaft.
4) g/kg KM (Körpermasse).
5) Ca. 2,0 g Zulage je 100 g sezernierte Milch.
Quelle: DGE (1991)

Degeneration, insbesondere in Epithelgewebe und spezifischen Schleimhautbezirken. Eine Schädigung der Hornhaut führt zu Xerophthalmie (Verhornung der Bindehaut) und Keratomalazie (Geschwürbildung der Hornhaut). Beides sind häufig vorkommende Mangelsyndrome in Entwicklungsländern.

Vitamin A ist am ungestörten Knochenwachstum beteiligt sowie an der Verwertung anderer Nährstoffe. Folgeerscheinungen eines leichteren Vitamin-A-Mangels sind Appetitverlust, erhöhte Anfälligkeit gegen Infektions- und parasitäre Erkrankungen sowie herabgesetzte Widerstandskraft gegen Belastungen.

Der Bedarf wird einmal durch Retinol gedeckt. Retinol ist nur in Lebensmitteln tierischer Herkunft. Für die Bedarfsdeckung sind außerdem Provitamine,

**Tabelle 17: Fortsetzung**
**Empfohlene Nährstoffzufuhr pro Tag**

| | Calcium mg | Phosphor mg | Magnesium mg m | Magnesium mg w | Eisen mg m | Eisen mg w[4] | Fluorid mg | Jod µg | Zink mg m | Zink mg w |
|---|---|---|---|---|---|---|---|---|---|---|
| **Säuglinge** | | | | | | | | | | |
| 0– 2 Monate | 500 | 250 | 40 | | 6 [5),6)] | | 0,1–0,5 | 50 | 5 | |
| 3– 5 Monate | 500 | 500 | 60 | | 8 | | 0,2–1,0 | 80 | 5 | |
| 6–12 Monate | 500 | 500 | 60 | | 8 | | 0,2–1,0 | 80 | 5 | |
| **Kinder** | | | | | | | | | | |
| 1– 3 Jahre | 600 | 800 | 80 | | 8 | | 0,5–1,5 | 100 | 7 | |
| 4– 6 Jahre | 700 | 1000 | 120 | | 8 | | 0,5–1,5 | 120 | 10 | |
| 7– 9 Jahre | 800 | 1200 | 170 | | 10 | | 0,5–1,5 | 140 | 11 | |
| 10–12 Jahre | 900 | 1400 | 230 | 250 | 12 | 15 | 1,0–2,5 | 180 | 12 | 12 |
| 13–14 Jahre | 1000 | 1500 | 310 | 310 | 12 | 15 | 1,5–2,5 | 200 | 12 | 12 |
| **Jugendliche u. Erwachsene** | | | | | | | | | | |
| 15–18 Jahre | 1200 | 1600 | 400 | 350 | 12 | 15 | 1,5–4,0 | 200 | 15 | 12 |
| 19–35 Jahre | 1000 | 1500 | 350 | 300 | 10 | 15 | 1,5–4,0 | 200 | 15 | 12 |
| 36–50 Jahre | 900 | 1400 | 350 | 300 | 10 | 15 | 1,5–4,0 | 200 | 15 | 12 |
| 51–65 Jahre | 800 | 1200 | 350 | 300 | 10 | 10 | 1,5–4,0 | 180 | 15 | 12 |
| über 65 Jahre | 800 | 1200 | 350 | 300 | 10 | 10 | 1,5–4,0 | 180 | 15 | 12 |
| **Schwangere**[1),2)] | 1200 | 1600 | 300 | | 30 [3)] | | | 230 | 15 | |
| **Stillende** | 1300 [3)] | 1700 | 375 | | 20 [4)] | | | 230 | 22 | |

1) Schwangere können für die Gesundheit ihrer eigenen Zähne Fluoridsupplemente erhalten.
2) Ab dem 4. Monat der Schwangerschaft.
3) Zum Ausgleich der Verluste während der Schwangerschaft.
4) Nichtmenstruierende Frauen, die nicht schwanger sind oder stillen: 10 mg/Tag.
5) Ein Eisenbedarf besteht infolge der dem Nichtgeborenen von der Plazenta als Hb-Eisen mitgegebenen Eisenmenge erst ab dem 4. Monat.
6) Ausgenommen Unreifgeborene.
Quelle: DGE (1991)

β-Carotin sowie andere Provitamin-A-Carotinoide geeignet; 1 mg Retinoläqui-valent = 6 mg β-Carotin oder 12 mg andere Carotinoide.

Vitamin A wird bei ausreichender Versorgung in größerer Menge in der Leber gespeichert. Dadurch wird eine weitgehende konstante Plasmakonzentration aufrechterhalten.

Je Tag voneinander abweichende und jahreszeitlich bedingte Schwankungen in der Vitamin-A-Zufuhr können infolgedessen ausgeglichen werden.

Überhöhte Dosen können schwere Hypervitaminosen (Lebervergrößerun-gen, Hautveränderungen, Skelettveränderungen) verursachen. Da Provitamine nur vermindert vom Darm aufgenommen werden, können diese keine Hypervit-aminosen auslösen.

**Tabelle 17: Fortsetzung**
**Empfohlene Nährstoffzufuhr pro Tag**

| | Vitamin A (Retinoläquivalente)[1] mg | | Vitamin D µg | Vitamin E (α-Tocopherol-Äquivalent) mg |
|---|---|---|---|---|
| | m | w | | |
| **Säuglinge** | | | | |
| 0– 2 Monate | 0,5 | | $10^{4)} + 10^{5)}$ | 3 |
| 3– 5 Monate | 0,6 | | $10^{6)} + 10^{5)}$ | 4 |
| 6–12 Monate | 0,6 | | $10^{6)} + 10^{5)}$ | 4 |
| **Kinder** | | | | |
| 1– 3 Jahre | 0,6 | | 5 | 6 |
| 4– 6 Jahre | 0,7 | | 5 | 8 |
| 7– 9 Jahre | 0,8 | | 5 | 9 |
| 10–12 Jahre | 0,9 | 0,9 | 5 | 10 |
| 13–14 Jahre | 1,1 | 1,0 | 5 | 12 |
| **Jugendliche und Erwachsene** | | | | |
| 15–18 Jahre | 1,1 | 0,9 | 5 | 12 |
| 19–35 Jahre | 1,0 | 0,8 | 5 | 12 |
| 36–50 Jahre | 1,0 | 0,8 | 5 | 12 |
| 51–65 Jahre | 1,0 | 0,8 | 5 | 12 |
| über 65 Jahre | 1,0 | 0,8 | 5 | 12 |
| **Schwangere**[2] | 1,1 | | 10 | 14 |
| **Stillende**[3] | 1,8 | | 10 | 17 |

1) 1 mg Retinoläquivalent = 6 mg all-trans-β-Carotin = 12 mg andere Provitamin A-Carotinoide.
2) Ab 4. Monat der Schwangerschaft.
3) Ca. 120 µg-Retinoläquivalente Zulage pro 100 g sezernierte Milch.
4) 400 IE = 10 µg Vitamin D/Liter in industriell hergestellter Säuglingsnahrung.
5) 500 IE = 12,5 µg Vitamin D in 1 Tablette zur Rachitisprophylaxe.
6) Im 2. Lebensjahr abnehmend mit rückläufigem Anteil an industrieller Säuglingsnahrung.
Quelle: DGE (1991)

Die DGE berücksichtigt ungefährt 20% Zubereitungsverluste (DGE, 1991) bei schonender Zubereitung und landesüblicher Nahrungsaufnahme.

Verluste an Retinol werden durch Hitze oder Licht bei Sauerstoffeinwirkung erzeugt, bei Provitaminen wird die Vitamin-A-Aktivität auch bei Abwesenheit von Sauerstoff reduziert.

Während die Höhe der empfehlenswerten täglichen Zufuhr für Erwachsene 1 mg Vitamin A beträgt (Tabelle 17), müssen im Falle von Hypovitaminosen 10–12 mg und im Falle von Avitaminosen etwa 40 mg pro Tag gegeben werden. Gibt man jedoch zu große Mengen Vitamin A, so treten schwere akute und chronische Krankheitsbilder auf. Bei Carotin besteht diese Gefahr nicht. Auch

**Tabelle 17: Fortsetzung**
**Empfohlene Nährstoffzufuhr pro Tag**

| | Thiamin (Vitamin B$_1$) | | Riboflavin (Vitamin B$_2$) | | Niacin (Äquivalente)[1] | |
|---|---|---|---|---|---|---|
| | mg | | mg | | mg | |
| | m | w | m | w | m | w |
| **Säuglinge** | | | | | | |
| 0– 2 Monate | 0,3 | | 0,3 | | 5 | |
| 3– 5 Monate | 0,4 | | 0,5 | | 6 | |
| 6–12 Monate | 0,4 | | 0,5 | | 6 | |
| **Kinder** | | | | | | |
| 1– 3 Jahre | 0,7 | | 0,8 | | 9 | |
| 4– 6 Jahre | 1,0 | | 1,1 | | 12 | |
| 7– 9 Jahre | 1,1 | | 1,2 | | 13 | |
| 10–12 Jahre | 1,2 | 1,2 | 1,4 | 1,3 | 15 | 14 |
| 13–14 Jahre | 1,4 | 1,2 | 1,5 | 1,4 | 17 | 15 |
| **Jugendliche und Erwachsene** | | | | | | |
| 15–18 Jahre | 1,6 | 1,3 | 1,8 | 1,7 | 20 | 16 |
| 19–35 Jahre | 1,4 | 1,2 | 1,7 | 1,5 | 18 | 15 |
| 36–50 Jahre | 1,3 | 1,1 | 1,7 | 1,5 | 18 | 15 |
| 51–65 Jahre | 1,3 | 1,1 | 1,7 | 1,5 | 18 | 15 |
| über 65 Jahre | 1,3 | 1,1 | 1,7 | 1,5 | 18 | 15 |
| **Schwangere** | 1,5 | | 1,8 | | 17 | |
| **Stillende** | 1,7 | | 2,3 | | 20 | |

1) 1 mg Niacin-Äquivalent = 60 mg Tryptophan.
Quelle: DGE (1991)

mit den bei uns üblichen Lebensmitteln besteht keine Gefahr einer Vitamin-A-Vergiftung. Eskimos jedoch essen aus langer Erfahrung keine Eisbärenleber. Dies ist wohlbegründet, denn sie enthält so große Mengen Vitamin A, daß der Genuß zu lebensgefährlichen Vergiftungen führt.

Vitamin A und insbesondere die A-Provitamine werden nur bei Anwesenheit von Nahrungsfett ausgenutzt. Gallensäuren sind für die Resorption notwendig. Bei Vitamin A sind außerdem Lipasen erforderlich, da es in der Nahrung ausschließlich in Form von Estern vorkommt, die gespalten werden müssen. Das freie Vitamin A wird nach der Resorption wieder verestert und in der Leber gespeichert, ehe es als Retinol in die Blutbahn gelangt. Retinol besteht in reiner Form aus blaßgelben Kristallen, die in Fetten und Ölen mit gelber Farbe löslich sind. Es gehört zur Stoffklasse der Carotinoide, ist licht- und sauerstoffempfindlich.

**Tabelle 17: Fortsetzung**
**Empfohlene Nährstoffzufuhr pro Tag**

| | Vitamin $B_6$ mg | | Folsäure µg | | Pantothensäure mg |
| --- | --- | --- | --- | --- | --- |
| | m | w | 2) | 3) | |
| **Säuglinge** | | | | | |
| 0– 2 Monate | 0,3 | | – | 40 | 2 |
| 3– 5 Monate | 0,6 | | 80 | 40 | 3 |
| 6–12 Monate | 0,6 | | 80 | 40 | 3 |
| **Kinder** | | | | | |
| 1– 3 Jahre | 0,9 | | 120 | 60 | 4 |
| 4– 6 Jahre | 1,2 | | 160 | 80 | 4 |
| 7– 9 Jahre | 1,4 | | 200 | 100 | 5 |
| 10–12 Jahre | 1,6 | 1,5 | 240 | 120 | 5 |
| 13–14 Jahre | 1,8 | 1,6 | 300 | 150 | 6 |
| **Jugendliche und Erwachsene** | | | | | |
| 15–18 Jahre | 2,1 | 1,8 | 300 | 150 | 6 |
| 19–35 Jahre | 1,8 | 1,6 | 300 | 150 | 6 |
| 36–50 Jahre | 1,8 | 1,6 | 300 | 150 | 6 |
| 51–65 Jahre | 1,8 | 1,6 | 300 | 150 | 6 |
| über 65 Jahre | 1,8 | 1,6 | 300 | 150 | 6 |
| **Schwangere**[1] | 2,6 | | 600 | 300 | 6 |
| **Stillende** | 2,2 | | 450 | 225 | 6 |

1) Ab 4. Monat der Schwangerschaft.
2) Berechnet auf „Gesamtfolat" (Summe folatwirksamer Verbindungen in üblicher Nahrung).
3) Folat-Äquivalente bzw. freie Folsäure (Pteroyl-monoglutamat).
Quelle: DGE (1991)

In vielen Pflanzen, insbesondere in einigen Gemüsearten, finden sich verschiedene Provitamine A, die von der menschlichen Darmschleimhaut in Vitamin A umgewandelt werden. Von diesen Provitaminen ist das β-Carotin das wichtigste, der orangegelbe Farbstoff der Karotte.

β-Carotin bildet in reiner Form dunkelrote Kristalle, die in Fett löslich sind. Ein Molekül β-Carotin wird in der Darmschleimhaut in zwei Moleküle Vitamin A gespalten, falls der Organismus Vitamin A benötigt. Überschüssiges β-Carotin wird gespeichert oder ausgeschieden.

**Vitamin A (Retinol)**

**Tabelle 17: Fortsetzung**
**Empfohlene Nährstoffzufuhr pro Tag**

| | Vitamin B$_{12}$ µg | Vitamin C mg |
|---|---|---|
| **Säuglinge** | | |
| 0– 2 Monate | 0,5 | 40 |
| 3– 5 Monate | 0,8 | 50 |
| 6–12 Monate | 0,8 | 50 |
| **Kinder** | | |
| 1– 3 Jahre | 1,0 | 55 |
| 4– 6 Jahre | 1,5 | 60 |
| 7– 9 Jahre | 1,8 | 65 |
| 10–12 Jahre | 2,0 | 70 |
| 13–14 Jahre | 3,0 | 75 |
| **Jugendliche und Erwachsene** | | |
| 15–18 Jahre | 3,0 | 75 |
| 19–35 Jahre | 3,0 | 75 |
| 36–50 Jahre | 3,0 | 75 |
| 51–65 Jahre | 3,0 | 75 |
| über 65 Jahre | 3,0 | 75 |
| **Schwangere** | 3,5 | 100 |
| **Stillende** | 4,0[1] | 125[2] |

1) Ca. 0,13 µg Vitamin-B$_{12}$-Zulage pro 100 g sezernierte Milch.
2) Ca. 6 mg Vitamin-C-Zulage pro 100 g sezernierte Milch.
Quelle: DGE (1991)

β-Carotin wird eine Zellschutzwirkung nachgesagt. Beim Abfangen Freier Radikaler, die bei Prozessen in der Immunabwehr entstehen, beim Einatmen verunreinigter Luft, auch beim Verzehr von solchen Lebensmitteln, die Vorstufen Freier Radikaler enthalten, ist das der Fall. β-Carotin sowie die

**β-Carotin**

111

Vitamine E und C sind in der Lage, solche aggressiven Moleküle zu neutralisieren. Aus epidemiologischen Studien folgern einige Autoren, daß Carotinoide eine gewisse protektive Wirkung entfalten in bezug auf das Risiko, an bestimmten Krebsarten zu erkranken. In gewissen Presseorganen der Krebs-Selbsthilfegruppen, auch in Aufklärungs- und Werbeschriften der pharmazeutischen Industrie, wird die hochdosierte Vitaminsubstitution häufig empfohlen. Die hohe Dosierung von antioxidativen Vitaminen ist jedoch umstritten. Richtlinien, welche Mengen Krebskranke erhalten sollen, gibt es nicht.

## 8.1.2 Vitamin D (Calciferole)

Für die Regulation des Mineralstoffwechsels, vor allem für den von Calcium und Phosphat, ist Vitamin D erforderlich. Die Metaboliten von Vitamin D steigern die intestinale Resorption von Calcium und Phosphor und fördern die Mineralisation des Skeletts.

Die Vitamin-D-Gruppe besteht aus mehreren biologischen Wirkstoffen. Eine Vorstufe ist das 7-Dehydrocholesterol. In der Haut wird daraus unter Einwirkung von UV-Licht Cholecalciferol (Vitamin $D_3$) gebildet. Ähnlich kann aus dem mit der Nahrung aufgenommenen pflanzlichen Ergosterol in der Haut unter Einwirkung von UV-Licht Ergocalciferol (Vitamin $D_2$) entstehen (DGE, 1991). $D_2$ und $D_3$ sind in ihrer Wirksamkeit vergleichbar.

Die Bedarfsdeckung ist von mehreren Faktoren abhängig, insbesondere solcher Art, die die Sonneneinstrahlung auf die Haut ermöglichen bzw. beeinflussen. Mangel an Vitamin D verursacht Störungen des Calciumstoffwechsels.

Von großer Bedeutung ist eine regelmäßige Vitamin-D-Zufuhr im Säuglingsalter. Frauenmilch oder Kuhmilch mit ihrem üblichen Vitamin-D-Gehalt reichen für die Bedarfsdeckung nicht aus. Infolgedessen müssen zusätzlich Calciferolpräparate verabreicht werden, um einem Mangel, dessen Folge eine Störung der Mineralisierung der Knochen mit Deformierungen (Rachitis) ist, vorzubeugen. Säuglingsnahrungen sind mit Vitamin D angereichert. Auch bei deren Aufnahme muß eine zusätzliche Vitamin-D-Zufuhr vorgenommen werden.

In Deutschland hat sich die Prophylaxe der Rachitis von Säuglingen durch Gabe von Vitamin $D_3$ (Cholecalciferol) in kleinen Tagesdosen hervorragend bewährt (10 bzw. 12,5 µg/d).

Derzeit kann man freilich nach Erkenntnissen mancher Pädiater ein erneutes Aufflackern der Rachitis parallel zu einem Zeitphänomen beobachten: der alternativen Lebensweise. Ein gravierender Fall ist der eines zehn Monate alten Babys, das sich nicht gegen eine einseitige makrobiotische Kost wehren konnte.

Es wurde schwerkrank mit Blähbauch und mehreren Grünholzfrakturen einer klinischen Behandlung zugeführt. Wenn man das Kind berührte, wimmerte es vor Schmerzen; im Röntgenbild waren kaum Knochenkerne zu entdecken. Man konnte das Baby retten und innerhalb von zwei Monaten von seiner schweren Avitaminose kurieren. Die Eltern vom Nutzen der Vitamin-D-Prophylaxe zu überzeugen gelang nur mit Mühe und auf dem Umweg über Lebertran.

Sonnenlicht bietet den besten und natürlichsten Schutz gegen Rachitis, vorausgesetzt, es erreicht die Körperoberfläche. UV-Strahlen wandeln das reichlich in der Haut gespeicherte Dehydrocholesterol in Cholecalciferol um. Da sich die noch inaktive Vorstufe des Vitamins dort messen läßt, kann man diesen Effekt auch direkt nachweisen.

Bei regelmäßigem oder ausgedehntem Aufenthalt im Freien unter Einwirkung von Sonnenstrahlen kann man mit einer höheren Eigensynthese der Haut rechnen.

Nur wenige Lebensmittel enthalten Vitamin D in nennenswerter Menge: Leberöle von Fischen, Lebertran, Fettfische aus dem Meer; demgegenüber ist wenig in Leber, Milch, Butter, Margarine und Eigelb enthalten.

Die D-Avitaminose oder Rachitis wird bei uns auch „englische Krankheit" genannt. Die rachitischen Veränderungen des Knochens bestehen in einer unzureichenden Verkalkung. Auch fertige Knochen können wieder entkalken. Der Knochen wird abnorm biegsam und ist Beanspruchungen nicht mehr gewachsen. Bei der Rachitis ist das gesamte Knochensystem betroffen, die stärksten Veränderungen finden sich aber an denjenigen Teilen, die am raschesten wachsen. Auch der Durchbruch der Zähne erleidet eine Verzögerung; sie weisen Schmelzdefekte und Stellungsanomalien auf.

Die empfehlenswerte Höhe der Zufuhr von Erwachsenen und Kindern ist Tab. 17 zu entnehmen. Zur Behandlung der Rachitis werden kontinuierlich je Tag höhere Mengen verabreicht. Bei dauernder Verabfolgung höherer Dosen muß man mit toxischen Erscheinungen rechnen. Beim Säugling sind der Tagesbedarf und die Empfindlichkeit gegen Überdosierung sehr unterschiedlich, deshalb darf Vitamin D nicht ohne ärztliche Aufsicht verabfolgt werden.

Am meisten Vitamin D ist in Lebertran enthalten (200–300 µg in 100 mg Medizinallebertran). Auch Fische enthalten beträchtliche Mengen, so der Hering oder der Thunfisch (400–1000 µg). Der Eidotter enthält etwa 7,5 µg, die Kuhmilch 0,5 µg je 100 g.

In der Natur kommt fast ausschließlich Vitamin $D_3$ vor. In reiner Form bildet es farblose und geruchslose Nadeln, löslich in Fetten und Ölen. Es ist nicht empfindlich gegen Wärme und Sauerstoff, dagegen lichtempfindlich. Seine Formel:

**Vitamin D**

## 8.1.3 Vitamin E (Tocopherole)

Tocopherole unterscheiden sich in ihrer Aktivität untereinander. Man differenziert nach α-, β-, γ- und δ-Tocopherol mit einer Wirksamkeit von 100 : 50 : 25 : 1.

1 mg D-α-Tocopherol-Äquivalent $=$ 2 mg D-β-Tocopherol
$=$ 4 mg D-γ-Tocopherol
$= 100$ mg D-δ-Tocopherol

Mit steigender Menge aufgenommener mehrfach ungesättigter Fettsäuren steigt der Bedarf an Tocopherol.

Die vollständige Funktion der Tocopherole ist noch nicht endgültig geklärt. Als Wirkungsweise ist die Antioxidans-Hypothese am wahrscheinlichsten. Sie bewirkt, daß mehrfach ungesättigte Fettsäuren im Organismus vor oxidativer Zerstörung geschützt werden. Tocopherol kann im Körper in erheblichen Mengen gespeichert werden.

Mehrere pflanzliche Öle (Sonnenblumen-, Weizenkeim-, Soja-, Maiskeimöl) haben einen hohen Gehalt an mehrfach ungesättigten Fettsäuren, der gekoppelt ist mit einem entsprechend hohen Gehalt an Tocopherol.

Nur wenige Vitamine sind in den letzten Jahren derart in den Mittelpunkt der öffentlichen Diskussion geraten wie Vitamin E. Bei Aufnahme stark überhöhter Dosen können unspezifische Nebenwirkungen auftreten. Ein nahrungsbedingter Tocopherol-Mangel ist äußerst selten. Physiologische Vitamin-E-Gaben sind in der Lage, einen etwaigen Mangel zu beheben. Manche Werbeempfehlungen befinden sich außerhalb solider wissenschaftlicher Erkenntnisse. Das betrifft auch zahlreiche sog. Leistungssteigerungen und positive Stoffwechselsteigerungen, die dem Vitamin E nachgesagt werden.

Vitamin E ist ein wichtiges lipidlösliches Antioxidans in Zellmembranen, indem es mit Freien Radikalen und Peroxiden reagiert und die mehrfach ungesättigten Zellmembranlipide vor deren Angriff schützt. An isolierten Herzen mit sechzigminütiger vollständiger Ischämie verhindert Vitamin E nach *Strunkheide* (1991) den Verlust der Enzyme. Vitamin E bewirkt in Verbindung mit Selen, daß durch den antioxidativen Schutz der Haut die Gefahr der Bildung eines malignen Melanoms reduziert wird. Bei Vitamin-K-Mangel kann es schon bei niedrigen Vitamin-E-Mengen zu reversiblen Gerinnungsstörungen kommen, was auf einen Antagonismus zu Vitamin K hindeutet.

Vitamin E wird wie die übrigen fettlöslichen Vitamine bei normaler Gallen-, Pankreas- und Dünndarmfunktion resorbiert und gespeichert. Aufgrund seiner antioxidativen Eigenschaft werden mehrfach ungesättigte Fettsäuren vor Autoxidation geschützt. Weitere positive Wirkungen des Vitamin E werden diskutiert.

Der Bedarf an Vitamin E ist u. a. abhängig von der Fettresorption und der Aufnahme an Polyensäuren. Vitamin E schützt Polyensäuren vor Peroxidation, wird aber dabei selbst verbraucht. Polyensäuren hemmen die Resorption von Vitamin E, wodurch ein zusätzlicher Vitamin-E-Bedarf erzeugt wird. Die derzeitige Empfehlung der DGE von 12 mg Vitamin E (α-Tocopherol-Äquivalente) pro Tag bezieht sich auf eine durchschnittliche Linolsäureaufnahme von 14–19 g/Tag („Grundbedarf"). Je Gramm zusätzlich aufgenommener Linolsäure steigt der Bedarf um 0,5–1 mg („Mehrbedarf") (Tabelle 17).

Vitamin E kann bei der Sauerstoffutilisierung eine positive Wirkung entfalten. Sportmediziner haben das in Leistungstests, u. a. bei Schwimmern (*Schönholzer*, 1964; *Prokop*, 1965; *Sharman* et al., 1971), festgestellt. Andere Untersucher, auch einer der Autoren, konnten das nicht bestätigen.

Bei Lagerung und Verarbeitung von Lebensmitteln sind Tocopherolverluste gering. Vor Licht sollen Vitamin-E-reiche Lebensmittel möglichst geschützt werden. Braten, Rösten, Schmoren verursachen Verluste um mehr, Garen um weniger als 10%.

## 8.1.4 Vitamin K (Phyllochinon)

In der Natur werden die beiden K-Vitamine $K_1$ und $K_2$ gefunden. Vitamin K wird bei der Bildung von Blutgerinnungsfaktoren benötigt; insbesondere von Prothrombin, das in Anwesenheit von Vitamin K in seine gerinnungsaktive Form überführt werden kann. Mangel an Vitamin K verursacht eine Hemmung der Blutgerinnung. Sie läßt sich durch eine Verlängerung der Prothrombinzeit nachweisen.

Vitamin K wird schlecht resorbiert. Unter üblichen Ernährungsbedingungen benötigt der Mensch infolge der ausgeglichenen Synthese durch die Darmbakterien keine exogene Zufuhr an Vitamin K. Nach Schädigung der Darmbakterien durch eine längere Antibiotika-Therapie sind größere Mengen, bis zu einem mg/d, empfehlenswert.

Experimentelle Daten über den Bedarf des Menschen liegen nur vereinzelt vor. Ähnlich ist es mit Analysen über den Vitamin-K-Gehalt von Lebensmitteln.

Vitamin K kommt in grünem Gemüse vor; reich an Vitamin K ist die Leber. Fleisch, Fische, Milchprodukte sind darüber hinaus für die Bedarfsdeckung erwähnenswert.


## 8.2   Wasserlösliche Vitamine

### 8.2.1  B-Vitamine

Die B-Vitamine sind Bausteine von Co-Enzymen, die zusammen mit spezifischen Proteinen die Zellenzyme bilden.

Die einzelnen Vitamine des B-Komplexes haben ihre streng spezifische Aufgabe und können sich nicht gegenseitig vertreten. Jedes einzelne von ihnen muß vorhanden sein, damit die Zellenzyme ihre Aufgabe vollbringen können. – Bei den Vitaminen des B-Komplexes kennt man bei Überdosierung keine toxischen Erscheinungen.

#### Vitamin $B_1$ (Thiamin)

Thiamin ist das am längsten bekannte Vitamin. Der Körperbestand an Thiamin beträgt maximal 30 mg. Vitamin $B_1$ kann nur begrenzt gespeichert werden. Das hat zur Folge, daß bei der geringen Halbwertszeit von 10 bis 20 Tagen Thiamin regelmäßig mit der Nahrung aufgenommen werden muß. Nach erfolgter Gewebesättigung werden hohe oral zugeführte Mengen bald im Urin ausgeschieden.

Als belastende Faktoren für den ausgeglichenen Versorgungsstatus von Vitamin $B_1$ sind Sulfit, schweflige Säure, Alkohol, Thiaminase in Meerestieren und andere Antivitamine zu nennen.

Thiamin ist wasserlöslich und stabil in sauren Lösungen. Thiamin ist labil gegen Hitze und Sauerstoff. Eine rasche Zerstörung und Zersetzung erfolgt vor allem in Lösungen von neutraler und alkalischer Reaktion. Auch Schwermetalle zerstören Thiamin.

Zur Bestimmung der Thiaminversorgung erfolgen Messungen der Thiaminkonzentration oder seiner Metaboliten in Blut und Urin. Weiterhin erfolgen Messungen der Thiaminkonzentration und der Konzentration von Zwischenprodukten des intermediären Stoffwechsels, an deren Umsetzung thiaminhaltige Enzyme beteiligt sind. Messung der Aktivität von Enzymen, denen Thiamin als Co-Faktor dient, geben Aufschluß über die Versorgung.

Mit Hilfe der Thiaminausscheidung im Urin läßt sich die Aufnahme mit der Nahrung grobmaßstäblich beurteilen. Sie gibt allerdings keine zuverlässige Auskunft über den definitiven Versorgungsgrad des Organismus. Aus dem Verhalten der Transketolase-Aktivität ist auf Thiaminmangel zu schließen. Sichere Aussagen vermittelt der Transketolasetest durch den Vergleich der Enzymaktivitäten vor und nach Zusatz des Co-Enzyms TPP (Thiaminpyrophosphat). Der „TPP-Effekt" wird ausgedrückt in % Aktivitätszunahme. Diese ist um so höher, je ungünstiger die Thiaminversorgung ist.

Im Energiewechsel spielt Thiamin eine Rolle. Bei schwerer körperlicher Belastung ist der Thiaminbedarf deutlich erhöht. Auch kann unter solchen Bedingungen, namentlich bei Hitzearbeit, die Thiaminausscheidung im Schweiß ansteigen.

Im Getreide ist Thiamin vorwiegend in den Randschichten enthalten. Da diese von vielen Menschen nicht oder unzureichend verzehrt werden, fallen Getreideerzeugnisse – im Vergleich zu früher – im Mittel nur noch geringfügig ins Gewicht für die Vitamin-$B_1$-Versorgung. Die Hälfte des mit der Nahrung zugeführten Thiamin liefern gegenwärtig Fleisch und Fleischwaren. Mindestens 40% entstammen Schweinefleisch und seinen Erzeugnissen, insbesondere Schinken, Speck sowie Wurst aus Schweinefleisch. Kartoffeln sind zwischen 10 und 15% an der Gesamtzufuhr beteiligt. Weitere Lebensmittel, Milch und Milcherzeugnisse, Früchte, Gemüse, Eier liefern nach üblichen Verzehrsgewohnheiten nur wenig Thiamin.

Zubereitungsverluste sind in einer Größenordnung zwischen 20 und 40% zu berücksichtigen (DGE, 1991).

Die $B_1$-Avitaminose heißt Beriberi, eine schwere Nervenerkrankung, die oft mit dem Tode endet. In Europa kommt sie nicht vor, aber $B_1$-Hypovitaminosen sind bekannt. Sie zeigen sich in Gewichtsverlust, Muskelschwäche, Herabsetzung der Magensaftsekretion, verbunden mit Müdigkeit, Unfähigkeit zur Konzentration, Reizbarkeit und Depressionen.

Die empfehlenswerte Höhe der Tageszufuhr an Vitamin $B_1$ (Tabelle 17) hängt von der Zusammensetzung der Nahrung ab: durch Kohlenhydrate wird sie erhöht, durch Fette erniedrigt. Zur Behebung von Hypovitaminosen sind Gaben im Bereich von 5 bis 20 mg angezeigt.

Von allen B-Vitaminen ist in unserer heutigen Ernährung die Gefahr einer Unterversorgung bei Vitamin $B_1$ am größten. Dies hat zu Überlegungen Anlaß gegeben, ob nicht die hellen Mehle durch Zusatz von Vitaminen aufgewertet werden sollen, wie es in mehreren Ländern gesetzlich eingeführt ist.

Thiamin besteht in reiner Form aus leicht wasserlöslichen farblosen Kristallen und ist hitzeempfindlich. Seine Formel:

**Thiamin**

## Vitamin $B_2$ (Riboflavin)

Vitamin $B_2$ ist Bestandteil von zwei Co-Enzymen, die im oxidativen Stoffwechsel eine besondere Bedeutung haben. Riboflavin hat im Energie- und Proteinwechsel eine entscheidende Funktion. Die Bedarfsdeckung läßt sich daher sowohl auf den Protein- als auch auf den Energiegehalt der aufgenommenen Nahrung beziehen. Ausreichende Versorgung wird bei mindestens 0,8 mg je 1000 kcal (4,2 MJ) angenommen. Eine Menge von 1,5 mg/d soll mindestens erreicht werden (Tabelle 17). Operationen, chronischer Alkoholabusus steigern den Bedarf an Riboflavin. Infolge Störungen im Magen-Darm-Trakt kommt es oft zu sehr schlechter Resorption.

Charakteristische Zeichen eines Riboflavinmangels sind Mundwinkelrhagaden, Atrophie der Zungenschleimhaut mit Zungenbrennen, starke Rötungen der Lippenschleimhaut, ferner Rötungen und Schuppenbildung im Bereich von Augen und Nase. Auch Lichtempfindlichkeit der Augen sowie ein Fremdkörpergefühl der Augen wird zitiert. Fortgeschrittener Mangel kann zu Wachstumshemmung und in schweren Fällen zu Anämien führen.

Milch und Milchprodukte einschließlich Käse, daneben Fleisch, Gemüse, Kartoffeln, sind die wichtigsten Vitamin-$B_2$-Lieferanten.

In neutraler und saurer Lösung ist Vitamin $B_2$ weitgehend hitzebeständig, in alkalischer Lösung unbeständig und lichtempfindlich (*Bäßler* und *Lang*, 1981).

Verluste bei Lagerung und Zubereitung werden von der DGE (1991) in einer Größenordnung von 20% angegeben.

Das reine Riboflavin bildet orangegelbe Kristalle, es ist etwas löslich in Wasser, nicht löslich in Fetten und Ölen. Die gelbgefärbte wäßrige Lösung fluoresziert gelbgrün.

118

Riboflavin ist ein Derivat des Iso-alloxazins und hat folgende Formel:

**Riboflavin (Vitamin B$_2$)**


**Niacin (Nicotinsäureamid, Nicotinsäure)**

**Niacin, Nicotinsäureamid, PP-Faktor** hat die Formel:

Nicotinsäure und Nicotinsäureamid haben die gleiche Vitaminwirksamkeit. Sie werden unter der Bezeichnung Niacin zusammengefaßt. Die eigentliche Wirkform ist Nicotinsäureamid. Eine wichtige Aufgabe hat es als Bestandteil der Enzyme Dodehydrogenasen, NAD und NADP bei der Übertragung von Wasserstoff im intermediären Stoffwechsel. Auch an weiteren für den Energieumsatz beteiligten Enzymen ist Niacin Bestandteil.

Aus der essentiellen Aminosäure Tryptophan wird ebenfalls, wenn ausreichende Mengen an Vitamin B$_6$, Thiamin und Riboflavin aufgenommen werden, Niacin gebildet. Das Ausmaß der Nicotinsäureamidbildung aus Tryptophan ist unterschiedlich. Im Durchschnitt rechnet man bei der Neubildung von 1 mg Nicotinsäureamid aus 60 mg Tryptophan (1 mg Niacinäquivalent). Bei 60 g Protein aus einer gemischten Kost kann man mit einer Zufuhr von 10 mg Niacinäquivalenten rechnen. Voraussetzung ist ferner, daß die Proteinsynthese infolge geringer Mengen an Tryptophan nicht limitiert ist.

Die weitaus wichtigste Lebensmittelgruppe für die Niacinversorgung ist Fleisch. Mit Abstand folgen Kartoffeln, Obst und Gemüse. Auch bei geringer Energiezufuhr ist eine Mindestzufuhr von 10 bis 12 Niacinäquivalenten am Tag, möglichst wenig aus Getreideprodukten wegen schlechter Ausnutzung, zu gewährleisten. Niacinmangel ist in Mitteleuropa nur äußerst selten anzutreffen. Gefährdet können schwere Alkoholiker sein.

Klassisches Mangelsymptom ist die Pellagra, vor allem der Haut, im Verdauungstrakt und im Nervensystem. Insbesondere sind solche **Hautpartien** gefährdet, die der Sonne ausgesetzt sind, z. B. Handrücken. Im **Verdauungstrakt**

119

ergeben sich verschiedenartige Störungen und Beschwerden im Bereich von Mund, Zunge, Gaumen, Magen, Diarrhoe. Im **Nervensystem** können sich ebenfalls verschiedenartige Funktionsstörungen ergeben.

Bei üblicher haushaltsmäßiger Zubereitung der Lebensmittel ist nicht mit größeren Verlusten an Niacin zu rechnen.

Die menschliche **Pellagra**, die vor allem in typischen Maisanbaugebieten vorkommt (Italien, Balkan, Südstaaten der USA), wurde nach langen Untersuchungen als Avitaminose erkannt. Außer dem PP-Faktor fehlen aber auch noch andere Komponenten des B-Komplexes, so daß nicht alle Symptome der Pellagra mit reinem Nicotinsäureamid ausheilbar sind. Die dem Licht ausgesetzte Haut ist zunächst gerötet und geschwollen, später trocken und rissig. Der Magensaft ist ohne Salzsäure, es treten zuerst Verstopfung, später Durchfälle auf. Bei schweren Fällen zeigen sich Händezittern, Hautschmerzen, Bewußtseinstrübungen.

In sehr hohen Dosen, 3 g und mehr, vermag Nicotinsäure – nicht Nicotinamid – einen erhöhten Serumcholesterolspiegel zu senken. Dabei sind jedoch beträchtliche Nebenwirkungen möglich, die einen schädigenden Einfluß annehmen können (zur empfohlenen Höhe der Zufuhr s. Tabelle 17).

### Vitamin B$_6$ (Pyridoxin)

Zur Vitamin-B$_6$-Gruppe gehören Pyridoxol, Pyridoxamin und Pyridoxal. Im Körper sind im Mittel etwa 100 mg Pyridoxin, vorwiegend im Muskel. Der Bedarf ist eng korreliert mit dem Proteinumsatz. Darauf aufbauend ist eine Aufnahme von 0,02 mg pro g Nahrungsprotein (D. S. Canada, 1975) zu empfehlen (zur empfohlenen Höhe der Zufuhr s. Tabelle 17). Vitamin B$_6$ fördert den Transport und die Resorption von Aminosäuren. Mehrere Medikamente erhöhen bei längerfristiger Einnahme den Bedarf, so Antiepileptika, orale Contraceptiva, Tuberculostatika.

Als Mangelerscheinungen sind mehrere unspezifische Störungen, Hautveränderungen, Dermatitis im Nasen-Augen-Mundbereich, Erosionen der Mundschleimhaut, Mundregion und Glossitis zu nennen.

Da Vitamin B$_6$ analytisch nicht einfach nachzuweisen ist, ist der tatsächliche Gehalt an Vitamin B$_6$ vieler Lebensmittel nur annähernd bekannt. Das beeinträchtigt einerseits die korrekte Berechnung der Aufnahme, andererseits den Grad der Bedarfsdeckung. Vitamin-B$_6$-Lieferanten sind Innereien, Milch und Milchprodukte, Käse, Fisch, Kartoffeln, Gemüse, Vollkornerzeugnisse.

Die DGE (1991) rechnet mit mittleren Zubereitungsverlusten von ungefähr 20%.

Bei der Ratte als Versuchstier zeigt sich bei $B_6$-Mangel an symmetrisch gelegenen Körperteilen, wie Augen, Ohren, Pfoten, eine Rötung und Schwellung bei gleichzeitigem Wachstumsstillstand. Vitamin-$B_6$-Mangelerscheinungen beim Menschen sind bisher nur im Säuglingsalter beobachtet worden. Sie entstanden durch eine allzu intensive Hitzebehandlung von Säuglingsmilchpräparaten, wodurch das besonders empfindliche Pyridoxal der Milch zerstört wurde. Die Folge waren allgemeine und durch die übliche Behandlung nicht beherrschbare Krämpfe. Durch eine hochdosierte Vitamin-$B_6$-Behandlung verschwanden sie und wurden bei den betroffenen Kindern nicht wieder beobachtet. Bemerkenswerterweise gibt es auch ein sehr seltenes Krankheitsbild bei Neugeborenen mit ähnlichen Erscheinungen, das ebenfalls auf sehr hohe Dosen Vitamin $B_6$ anspricht. Es scheint sich dabei um eine angeborene Stoffwechselstörung zu handeln, bei der die Vitamin-$B_6$-Verwertung gestört ist (Vitamin-$B_6$-abhängige Krämpfe). Beim Erwachsenen sind Mangelerscheinungen für Vitamin $B_6$ allein nicht gesichert, obwohl man das Vitamin (zusammen mit anderen B-Vitaminen) bei der Behandlung der Pellagra einsetzt.

**Pantothensäure**

$$CH_2C-CH\cdot CONH\text{-}CH_2CH_2$$

Pantothensäure ist ein Teil des Co-Enzyms A, eines wichtigen Co-Enzyms im menschlichen Organismus. Das Vitamin ist am Stoffwechsel der energieliefernden Nährstoffe beteiligt. Pantothensäure ist ubiquitär verbreitet. Auch wird sie im Dickdarm von den Darmbakterien synthetisiert. Die Menge ist umstritten. Zur Orientierung kann man sagen, daß die Lebensmittel, die andere Vitamine des B-Komplexes liefern, im allgemeinen auch gute Lieferanten von Pantothensäure sind. Pantothensäure ist hitzeempfindlich und wasserlöslich. Bei küchentechnischer Bearbeitung der Lebensmittel, wie Garen und Haltbarmachen, ist mit Zubereitungsverlusten von etwa 30% (DGE, 1991) zu rechnen.

Es liegen keine Hinweise vor, daß die vom Organismus benötigte Menge mit üblicher Nahrungszufuhr nicht aufgenommen wird, d. h., daß die angestrebte Versorgung nicht erreicht wird. Nach eigenen Ernährungserhebungen werden von einzelnen Bevölkerungsgruppen zwischen 4 und 12 mg/d zugeführt. Über die Höhe der wünschenswerten Zufuhr können nach *Bäßler* und *Lang* (1981) nur Schätzungen zugrunde gelegt werden (Tabelle 17).

Pantothensäure-Mangel führt bei Ratten zu Wachstumsstillstand, Leberverfettung, bei dunklen Tieren zu Ergrauen des Haares. Beim Menschen ist keine Krankheit durch Mangel an Pantothensäure bekannt.
Vorkommen: Hefe, Algen, Schimmelpilze, grüne Pflanzen, Körnerfrüchte, Obst, Leber, Niere, Fleisch, Milch, Eigelb.

## Folsäure

Neben der eigentlichen Folsäure kommen in Naturprodukten Verbindungen, Folsäurekonjugate, vor, die ebenfalls als Vitamin aktiv sind. Sie können enzymatisch zu freier Folsäure aufgespalten werden. Folsäure wirkt mit bei mehreren biochemischen Prozessen, so der Enzymübertragung, der Synthese von Urin und Nucleinsäure.

Folsäure ist am Aufbau der roten Blutkörperchen beteiligt, am Aminosäurestoffwechsel und an der Regeneration der Körperzellverbände. Die Folatderivate unterstützen insbesondere Prozesse der Zellteilung und damit die Zellneubildung.

Mangel äußert sich an solchen Zellsystemen, die eine hohe Teilungsrate aufweisen, so Erythrozyten und Leukozyten. Die Anzahl der Leukozyten und Thrombozyten vermindert sich. Dadurch entsteht erhöhte Blutungsneigung. Auch die Hämoglobinsynthese ist gestört. Es entsteht eine makrozytäre, hyperchrome Anämie.

Die in Lebensmitteln enthaltene Folsäure liegt zu etwa 25% in freier, zu 75% in gebundener Form, den Folatkonjugaten, vor. Die Bioverfügbarkeit von Nahrungsfolat aus üblicher gemischter Kost beträgt im Durchschnitt weniger als 50%. Es ist angezeigt, den Begriff „Folat-Äquivalente" zu verwenden. Unter einem Äquivalent versteht man diejenige Menge eines Derivats, die wirkungsgleich mit 1 mcg freiem Folat ist (DGE, 1991).

Folsäuremangel kann schwerwiegende gesundheitliche Probleme nach sich ziehen. Es kann zu verbreiteten Verdauungsstörungen kommen, so daß andere essentielle Nährstoffe vom Organismus nicht mehr genügend resorbiert werden.

Eine schwere Folsäuremangelerscheinung ist eine Blutarmut, die Megalozytenanämie. Die roten Blutkörperchen werden anzahlmäßig zu gering, die einzelnen aber zu groß.

Als gute Folsäurequellen werden Innereien, insbesondere Leber, dunkle Blattgemüse, Hülsenfrüchte, Hefe, Nüsse, Eier, Fisch, Vollkornprodukte

122

bezeichnet. Folsäure-Analysen von Lebensmitteln sind kritisch zu bewerten, wenn keine Angaben über die Aufarbeitungsmethode erfolgt. Zwischen Folsäure- und Proteingehalt der Nahrung besteht eine gewisse Parallelität, deshalb ist oft Folsäuremangel mit Proteinmangel kombiniert.

Die enterale Folsäuresynthese im Dickdarm trägt zur Bedarfsdeckung nur unzureichend bei. Bei längerfristiger Einnahme von Medikamenten, wie darmwirksame Sulfonamide und Antibiotika, kann es zu einer Verarmung an Folsäure im Organismus kommen. Folsäuremangel zeigt sich häufig bei hohem Alkoholkonsum (zur empfohlenen Höhe der Zufuhr s. Tabelle 17).

**Biotin**

Biotin wirkt als Co-Enzym bei der Synthese von Kohlenhydraten und Fettsäuren. Mangelsymptome, die durch Biotin hervorgerufen werden, kommen unter üblichen Ernährungsgewohnheiten nicht vor; allerdings können sie bei Verzehr größerer Mengen roher Eier durch Avidin ausgelöst werden.

Reich an Biotin sind Leber, Niere, Eidotter, Sojabohnen; auch Weizenkeime, Nüsse, Haferflocken können genannt werden. Biotin wird von der Darmflora synthetisiert. Eine exakte Empfehlung für die Höhe der täglichen Zufuhr quantitativ läßt sich nicht angeben. Die DGE (1991) nennt für erwachsene Personen einen Schätzwert von 30–100 µg/d.

**Vitamin B$_{12}$ (Cobalamine)**

Cobalamine sind Bestandteil bestimmter Co-Enzyme; u. a. solcher im Knochenmark, wo die Blutbildung erfolgt. Zur Bildung von Vitamin B$_{12}$ sind nur Mikroorganismen fähig.

Die Vitamin-B$_{12}$-Resorption erfolgt mit Hilfe eines von der Magenschleimhaut gebildeten Glykoproteins, dem „Intrinsic-Faktor".

Die empfehlenswerte Höhe der Zufuhr an Vitamin B$_{12}$ (Tabelle 17) läßt sich allein mit tierischen Produkten realisieren.

Vitamin-B$_{12}$-reich sind Innereien, Fleisch, Fisch, Eier, Milch, Milchprodukte und Käse. Pflanzliche Lebensmittel können dann Spuren von Vitamin B$_{12}$ enthalten, wenn sie vorher einer bakteriellen Gärung unterworfen worden sind, wie Sauerkraut und Bier. Bei üblicher, aus pflanzlichen und tierischen Produkten bestehender Ernährung ist die Versorgung ausreichend und erlaubt sogar die Anlage reichlicher Reserven. Die in der Leber gespeicherte Menge ist groß, so daß sich erst zu einem späten Zeitpunkt Mangelerscheinungen zeigen. Verluste bei der Zubereitung von Lebensmitteln sind unbedeutend. Das Molekül enthält ein Atom Kobalt und hat folgende Summenformel:

$$C_{63}H_{88}O_{14}N_{14}PCo$$

Die Avitaminose heißt **Perniciöse Anämie** (gefährliche Blutarmut). Bei der Krankheit gehen mehr rote Blutkörperchen (Erythrocyten) zugrunde als normal; außerdem reifen keine neuen Erythrocyten nach. Die Krankheit ist tödlich, wenn ihr nicht durch Leberpräparate (die $B_{12}$ enthalten) oder Vitamin-$B_{12}$-Gaben Einhalt geboten wird. Die Avitaminose wird meist durch das Fehlen eines besonderen, die Resorption fördernden Eiweißstoffes im Magensaft hervorgerufen, dem **Intrinsic-Faktor**. Die Resorptionsstörung läßt sich durch große Dosen oder durch Injektion von Vitamin $B_{12}$ überwinden. Als Erhaltungsdosis genügen 1 bis 2 µg des Vitamins, also außerordentlich wenig.

Cobalamin wird zwar von den Darmbakterien erzeugt, kann aber im Dickdarm nicht mehr resorbiert werden.

Strenge Vegetarier (Veganer), die also auch Milch als tierisches Nahrungsmittel vermeiden, haben eine außerordentlich geringe Aufnahme an $B_{12}$. Man findet bei ihnen stark erniedrigte Werte im Blutserum; auch häufig Symptome des $B_{12}$-Mangels, vorwiegend nervöser Art (Parästhesie = Taubheitsgefühl, Gefühl der Pelzigkeit sowie Zungenbrennen), die auf Verabreichung von $B_{12}$ sofort ansprechen.

### 8.2.2 Vitamin C (Ascorbinsäure)

Der Mensch kann neben einigen anderen Tierarten Vitamin C nicht synthetisieren.

Vitamin C hat eine weitreichende Bedeutung. Es ist ein wichtiger Faktor bei der Bildung von Kollagen, dem Bindegewebe, das die Zellen zusammenhält. Vitamin C ist nützlich bei der Erhaltung der Blutgefäße, bei der Bildung des Zahnbeins, es trägt zur Knochenhärtung bei, wirkt mit an der Heilung von Wunden und Verbrennungen, ist an der Bildung von Hämoglobin sowie im Eisenstoffwechsel beteiligt. Vitamin C schützt andere Nährstoffe im Organismus und steigert die Widerstandskraft. In der Lebensmitteltechnologie ist Vitamin C als Antioxidans zur Stabilisierung von Lebensmitteln verbreitet.

Vitamin C schützt in seiner antioxidativen Funktion das primär in Zellmembranen lokalisierte Vitamin E und wirkt mit diesem synergistisch, um die Zelle vor Schädigungen durch Freie Radikale zu schützen.

Vitamin C erleichtert die Ausscheidung von Schwermetallen, wie Blei, aus dem Stoffwechsel und kann somit in geringer Weise eine entgiftende Wirkung des Körpers für sich beanspruchen.

Mehrere spektakuläre Wirkungen sind dem Vitamin C zugeschrieben worden, die sich aber bei sorgfältigen Untersuchungen nicht bestätigen ließen. Das trifft auch für eine überhöhte Aufnahme sowie die Aufnahme von Megadosen in der Ernährung von Leistungssportlern zu. Bei Infektionen kann der Vitamin-C-Bedarf leicht erhöht sein. Der Organismus verwertet aber immer nur die benötigte Menge, die gespeichert wird. Das übrige wird durch die Nieren ausgeschieden. Langfristig vermag sich der Organismus an überhöhte Vitamin-C-Dosen zu gewöhnen, so daß es bei anschließend verringerter Aufnahme zu Unterversorgungen kommen kann.

Die Empfehlungen für die tägliche Zufuhr haben alle einen höheren Zuschlag, so daß die Bedarfsdeckung damit sichergestellt ist. Bei gleichzeitig hohen Vitamin-C-Zufuhren zeigt sich bei der Resorption von Eisen, daß diese gefördert wird. Die Bildung von cancerogenen Nitrosaminen aus Nitrit und sekundären Aminen, die mit der Nahrung in den Magen gelangen, wird nach *Mirvish*, 1975 sowie *Kamm* et al., 1975 gehemmt, wenn Vitamin C gleichzeitig in ausreichenden Mengen aufgenommen wird. Manuell schwer arbeitende Menschen, auch Leistungssportler sowie Personen mit großer Flüssigkeitszufuhr, wie Hitzearbeiter, haben einen erhöhten Bedarf. Bei mehreren Krankheiten zeigen sich erhöhte Bedarfswerte. Bei Rauchern wurde ein gesteigerter Bedarf bis zu 40% nachgewiesen.

Ältere Menschen können leicht in die Situation kommen, nicht genügend Vitamin C aufzunehmen, insbesondere dann, wenn die drei Lebensmittelgruppen, die im allgemeinen etwa 95% von Vitamin C liefern (Gemüse, Früchte, Kartoffeln), unzureichend aufgenommen werden. Am reichsten an Vitamin C sind Zitrusfrüchte und deren Säfte.

Vitamin C ist außerordentlich labil bei Hitzeeinwirkung, auch bereits bei längerem Warmhalten von Speisen, bei Einwirkung von Sauerstoff, in Gegenwart von Schwermetallspuren, wie Kupfer und Eisen. Die Oxidationsverluste beschleunigen sich dann erheblich. Im sauren Milieu, wie in Früchten, treten geringe Vitamin-C-Verluste auf.

Oxalsäure ist das Endprodukt des Abbaues von Ascorbinsäure. Bei einer Neigung zu Harnsteinbildung ist eine chronisch hochdosierte Zufuhr zu vermeiden, wenngleich die Oxalsäurebildung aus Vitamin C begrenzt ist.

Hinweise über stimulierende oder infektverhütende sowie erkältungsschützende Wirkungen hoher Vitamin-C-Gaben im Megabereich haben bisher einer Nachprüfung nicht standhalten können.

Die C-Avitaminose ist der **Skorbut,** die typische Segelschifferkrankheit früherer Zeiten, die auf dem Fehlen von frischem Gemüse und Obst beruhte. Bei der ersten Weltumsegelung verlor die Magellansche Flotte, die mit 265 Mann abgesegelt war, den größten Teil der Mannschaft durch Skorbut. Die restlichen 22 Mann wankten am 8. September 1522 in Sevilla schwerkrank von den Schiffen.

Die Symptome des Skorbuts werden beherrscht durch eine erhöhte Gefäßbrüchigkeit und Störungen des Kollagenaufbaus. Dabei kommt es zu Blutungen in Muskulatur, Zahnfleisch und Haut. Auch partielle Zahnfleischblutungen, die Neigung zu Blutergüssen und Gelenkschmerzen, verminderter Widerstand gegen Infektionen können eine Unterversorgung an Vitamin C anzeigen. Diese Kombination wirkt sich besonders auffallend am wachsenden Knochen aus. Der kindliche Skorbut (**Möller-Barlow**sche Krankheit) zeichnet sich vor allem durch sehr schmerzhafte Skelettveränderungen (Blutungen, meist erheblichen Ausmaßes, unter der Knochenhaut und in den Wachstumszonen der langen Röhrenknochen) aus. Nach dem Zahndurchbruch entstehen dann Fleischentzündungen, meist mit Blutungen; dazu kommen beim Erwachsenen Blutungen unter der Haut, in besonders beanspruchten Muskelgruppen, in Darm und abführenden Harnwegen.

Der Skorbut hat im Altertum, Mittelalter und in der Neuzeit bis zum 18. Jahrhundert in Europa immer wieder seine Opfer gefordert; seit der Einführung der Kartoffel als Massenernährungsmittel ist er aber selbst in Krisenzeiten ganz selten geworden.

Als C-Hypovitaminosen gelten mehrere unspezifische Symptome, wie sog. Frühjahrsmüdigkeit, Appetitlosigkeit, Blutungsbereitschaft und vor allem außerordentliche Anfälligkeit gegen Infektion. Es ist kein Zufall, daß im Spätwinter und Vorfrühling der Gipfel der Erkältungskrankheiten erreicht wird – es ist dies die Jahreszeit mit der schlechtesten Vitamin-C-Versorgung. Ein reichlicher Obstgenuß im Sommer und Herbst vermittelt dem Körper so große Mengen an Vitamin C, daß die Ascorbinsäure im Harn ausgeschieden wird. Sie kann kaum gespeichert werden.

Die wünschenswerte Höhe der Vitaminzufuhr für Erwachsene beträgt 75 mg, für Schwangere ab dem 4. Monat 100 mg täglich (Tabelle 17). Bei Vitaminmangelzuständen werden 0,5 bis 1,0 g täglich gegeben. Ascorbinsäure zeigt auch in größeren Gaben keine toxische Wirkung.

Vitamin C kommt vor allem in Pflanzen vor. Beispiele für einige Gemüsearten (in mg je 100 g käufliche Rohware): Kopfsalat etwa 9, Tomaten 23, Wirsing 32, Feldsalat 34, Weißkohl 36, Rotkohl 39, Spinat 44, Blumenkohl 45, Rosenkohl 89, Paprika 105.

Bei Kartoffeln nimmt der Vitamingehalt während der Lagerung ab, so daß Kartoffeln nach der Ernte etwa 12 mg%, über mehrere Monate gelagerte aber nur noch 6 mg% enthalten.

Sauerkraut hat etwa 20 mg% Vitamin C. Dieses nimmt während der Lagerung nicht ab wie bei der Kartoffel und anderen Gemüsen. Der Weg für Segelschiffe vom Kap der Guten Hoffnung nach Indien war für die portugiesischen Entdeckungsreisenden erst möglich, als sie (im heutigen Kapstadt) Krautfelder angelegt und Sauerkrautfabriken eingerichtet hatten.

Einige Obstarten enthalten wenig Vitamin C: Pflaumen und Birnen je 5 mg in 100 g käuflicher Rohware, Kirschen und Aprikosen je 9, Äpfel je nach Sorte 5 – 30, im Mittel 11, Beerenobst enthält größere Mengen an Vitamin C: Himbeeren 25 mg je 100 g, Stachelbeeren 34, rote Johannisbeeren 35, Erdbeeren 62, schwarze Johannisbeeren 170, Sanddornbeeren 270, Hagebutten etwa 800.

Je länger eine Pflanze in Kultur ist, desto geringer wird ihr Vitamingehalt. Wirsing hat 32, Grünkohl 54 mg %. Weintrauben, die schon seit Tausenden von Jahren gezogen werden, enthalten praktisch kein Vitamin C, hingegen Sanddorn, der noch eine Wildpflanze ist, 270 mg %. Bei der Züchtung wurde auf Wohlgeschmack, Größe und Schönheit der Früchte geachtet, nicht aber auf Vitamine, die niemand kannte. So wurden sie aus Unkenntnis weggezüchtet.

Über die Vitaminverluste bei der Zubereitung der Speisen in der Küche wird später berichtet.

Reine L-Ascorbinsäure bildet farblose Kristalle, leicht löslich in Wasser, unlöslich in Fetten und Ölen. Vitamin C ist bei Luftabschluß hitzebeständig, wird jedoch schon in der Kälte und schneller noch in der Hitze durch Sauerstoff zerstört.

Vitamin C ist nahe verwandt mit den Kohlenhydraten und hat folgende Formel:

$$
\begin{array}{l}
O{=}C{-}\!\rceil \\
HO{-}C \quad| \\
HO{-}C \quad| \\
H{-}C{-}\!-O \\
HO{-}C{-}H \\
\quad CH_2OH
\end{array}
$$

**Vitamin C (L-Ascorbinsäure)**

## 8.3 Bedeutung der Vitamine für den intermediären Stoffwechsel

Ein Würfel Zucker wird bei einer Temperatur von 37 °C durch den Luftsauerstoff nicht angegriffen, auch dann nicht, wenn er in gelöster Form vorliegt. Im lebenden Organismus hingegen wird er bei der gleichen Temperatur restlos zu Kohlendioxid und Wasser oxidiert. Diese erstaunliche Leistung der Zelle, Nährstoffe zu „verbrennen" oder sie in körpereigene Stoffe umzuwandeln, wird **intermediärer Stoffwechsel** genannt. Die „Verbrennung" von Nährstoffen geht im Innern der Zellen vor sich.

In manchen Organen findet der intermediäre Stoffwechsel in besonders großem Maßstab statt, z. B. in der Leber, aber grundsätzlich sind alle lebenden Zellen daran beteiligt. Sowohl Bakterienzellen wie Zellen von Pflanzen und Tieren haben im wesentlichen den gleichen Stoffwechsel.

Verfolgen wir einmal das Schicksal des genannten Zuckerwürfels im menschlichen Organismus. Zunächst wird er zerkaut und gelöst, dann im Dünndarm durch Saccharase in Monosaccharide gespalten, die die Darmwand passieren. Erst nach Abtransport aus dem Darm mit der Blutbahn und Eintritt in die einzelnen Körperzellen werden die Monosaccharide dem intermediären Stoffwechsel unterworfen.

An das Monosaccharidmolekül (Hexose) wird im Zellplasma enzymatisch Phosphorsäure angelagert. Dann läuft der Vorgang der **Glykolyse** ab. Dabei wird die Hexose über zehn Stufen abgebaut bis zur „aktivierten Essigsäure".

„Zehn Stufen" bedeutet, daß das Ausgangsmolekül eine zehnmalige Veränderung erleidet, ehe das umgeformte Endmolekül erreicht ist. Für jede Stufe ist ein anderes Enzymsystem notwendig.

Die „aktivierte Essigsäure" ist ein wichtiges Zwischenprodukt des Stoffwechsels und konnte erst in den letzten Jahren in ihrem chemischen Aufbau als **Acetyl-Coenzym-A** erkannt werden.

Während die Hexose in ihrem Molekül 6 C-Atome enthält, hat der Essigsäurerest (Acetylrest) in der „aktivierten Essigsäure" nur noch zwei:

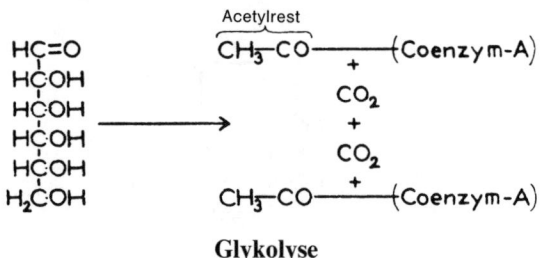

**Glykolyse**

Das Coenzym-A enthält in seinem Molekül als Baustein ein Vitamin des B-Komplexes, die Pantothensäure.

Die „aktivierte Essigsäure" wird von den **Mitochondrien** aufgenommen. Mitochondrien sind winzige feste Teilchen, die im flüssigen Protoplasma der Zelle verteilt sind. Ihr Durchmesser beträgt nur 0,5 bis 2,0 μ, trotzdem sind in ihnen wichtige Enzymsysteme lokalisiert (1 μ ist der tausendste Teil eines Millimeters).

Der weitere Abbau der „aktivierten Essigsäure" zu Kohlendioxid verläuft als enzymatische Reaktion mindestens über neun Stufen und heißt **Citronensäurezyklus**. Das dabei entstehende Kohlendioxid wird an das Blut abgegeben und durch die Lunge ausgeatmet. Aber auch der Wasserstoff aus den umgewandelten Nährstoffen muß „verbrannt" werden. Die End-Oxidation der Wasserstoffatome bis zum Wasser geht in der **Atmungskette** vor sich und ist dem Citronensäurezyklus angeschlossen.

Die Verbrennung der Kohlenhydrate ist in den Mitochondrien der Zellen lokalisiert, außerdem die Verbrennung der Fette **(Fettsäurezyklus)** und die wechselseitigen Umwandlungen von Fett, Eiweiß und Kohlenhydraten.

Der Name „Verbrennung" für biologische Oxidation ist nur bildlich zu verstehen. Bei einer wirklichen Verbrennung treten hohe Temperaturen auf (meist über 1000 °C), und der Energiegehalt der Brennstoffe wird als Wärme frei.

Auch bei der biologischen Oxidation von umgewandelten Nährstoffen im Citronensäurezyklus wird Wärme frei (Körperwärme, 37 °C), aber sie beträgt nur einen Teil des Energiegehaltes der umgesetzten Stoffe. Ein wesentlicher Teil wird in mechanische Energie umgewandelt (Muskelbewegung) oder als chemische Energie in Form energiereicher Phosphorverbindungen gespeichert (z. B. als **ATP** = Adenosintriphosphat).

Der intermediäre Stoffwechsel wird durch Zellenzyme hervorgerufen und gesteuert. Diese Enzyme haben einen etwas anderen Aufbau als die Enzyme des Verdauungstraktes, die wir schon kennengelernt haben. Während die Verdauungsenzyme reine Eiweißstoffe darstellen, sind die Zellenzyme zusammengesetzter Natur. Das Enzym besteht aus einem hochmolekularen spezifischen Protein, dem **Apoenzym**, und aus einer niedermolekularen Verbindung, dem **Coenzym**. Beide Komponenten getrennt sind unwirksam, nur die Vereinigung von Apoenzym und Coenzym hat Enzymwirksamkeit.

Während man die physiologische Funktion der meisten Vitamine kennt, ist die biochemische Funktion bei vielen noch nicht aufgeklärt. Bekannt ist die biochemische Aufgabe der Vitamine des B-Komplexes: Sie sind Bausteine für Coenzyme des Zellinnern.

So ist z. B. Thiamin in der **Co-Carboxylase** der Glykolyse enthalten. Riboflavin ist ein Baustein des **„gelben Enzyms"** der Atmungskette. Nicotinsäureamid ist ein Bestandteil des **Triphosphorpyridin-nucleotids** und des **Diphosphorpyridin-nucleotids**, beides Coenzyme von Enzymen, die in der Atmungskette die Vereinigung von Wasserstoff und Sauerstoff herbeiführen. Pantothensäure ist, wie schon erwähnt, ein Bestandteil des **Coenzyms A**, das sowohl bei der Einmündung der Glykolysekette in den Citronensäurezyklus als auch als Coenzym im Fettsäurezyklus außerordentlich wichtige Funktionen erfüllt. Vitamin $B_6$ ist Bestandteil von Enzymen, die Aminosäuren abbauen oder ineinander umwandeln. Sie spielen im Eiweißstoffwechsel der Mitochondrien eine große Rolle. Folsäure ist ein Molekülbestandteil von Enzymen, die zum Aufbau von Verbindungen aus Ameisensäure beitragen. Die außerordentlich komplizierte Formel von Cobalamin ($B_{12}$) wurde enträtselt. Enzymsysteme, die Vitamin $B_{12}$ als Molekülbestandteil enthalten, wurden bisher noch nicht aufgefunden.

# Lebensmittel

## 9 Getreideerzeugnisse (Cerealien)

Für die meisten Völker der Erde sind Getreideerzeugnisse das Rückgrat der Ernährung. Die Brotesser decken fast die Hälfte, die Breiesser den größten Teil ihrer Nahrung aus den Körnerfrüchten von Weizen, Mais, Reis, Hirse, Roggen, Gerste, Hafer.
Alle diese Pflanzen sind echte Gräser (Gramineen), die seit Tausenden von Jahren in Kultur sind. Die botanischen Namen der Pflanzen sind:

| | | | |
|---|---|---|---|
| Weizen: | Triticum sativum | Roggen: | Secale cereale |
| Mais: | Zea mays | Gerste: | Hordeum vulgare |
| Reis: | Oryza sativa | Hafer: | Avena sativa |
| Hirse: | Panicum miliaceum | | |

Die Körner von Getreide (Weizen, Roggen, Hafer und Gerste) gleichen sich in ihrem Aufbau. Das Korninnere, „Mehlkörper" genannt, besteht zum größten Teil aus Stärke, zum geringeren aus Eiweiß. Der Mehlkörper ist von einer Lage eiweißreicher Zellen umgeben, der „Aleuronschicht". Sie reicht bis an den Keim, der Eiweiß, Öle und die Vitamine A, E, $B_1$ und $B_2$ enthält. Das Korn ist von einer Samenschale umgeben, die aus unverdaulicher Rohfaser (Cellulose) besteht.
Beim Mahlprozeß werden zunächst Schalen und Keime entfernt. Die Öle des Keimes werden sehr leicht ranzig und setzen damit die Haltbarkeit des Mehles herab. Die Mahlprodukte sind das **Mehl** aus dem Mehlkörper und die **Kleie** aus der Aleuronschicht, den Schalen und den Resten des Keimlings. Niedrigausgemahlene Mehle sind fast kleiefrei und weiß; hochausgemahlene sind infolge ihres großen Anteils an Kleie dunkel gefärbt. Je höher der Ausmahlungsgrad, desto höher der Gehalt an Eiweiß, Fett, Mineralstoffen und Vitaminen, desto höher aber auch der Gehalt an Ballaststoffen.
Als Maß für den Ausmahlungsgrad wird der Asche-(Mineralstoff-)gehalt des Mehles verwendet. Ein Roggenmehl Type 1150 hat einen Aschegehalt von 1,15%; ein Weizenmehl Type 405 hat einen Aschegehalt von 4,8–5 g/kg Mehl. Obwohl die dunklen Mehle (von hohem Ausmahlungsgrad) höhere Anteile an wertvollen Nährstoffen enthalten, sind sie infolge ihres hohen Rohfasergehaltes für manche Menschen weniger bekömmlich als Mehle von mittlerem Ausmahlungsgrad.
Die weißen Mehle (von niedrigstem Ausmahlungsgrad) sind vitaminarm. Da Mehl und Brot die Hauptträger von Vitamin $B_1$ und den übrigen Vitaminen des

B-Komplexes sind, sind die Abnahme des Brotverzehrs und die Verwendung immer helleren Brotes in ernährungsphysiologischer Sicht nicht empfehlenswert. Der Brotverbrauch in Deutschland betrug – in Mehlwert – 1949/50 pro Kopf und Jahr 110 kg, im Jahre 1990/91 nur noch 60 kg.

Den Zusammenhang zwischen Ausmahlungsgrad und Gehalt an verschiedenen Nährstoffen gibt Tabelle 18 an:

**Tabelle 18: Ausmahlungsgrad und Gehalt an Energie und ausgewählten Nährstoffen**

| | Brenn-wert kcal | in 100 g Substanz sind enthalten | | | |
| --- | --- | --- | --- | --- | --- |
| | | Eiweiß g | Kohlen-hydrate g | Vitamin $B_1$ mg | Vitamin $B_2$ mg |
| Roggenmehl, dunkel Type 1150 | 321 | 8 | 68 | 0,22 | 0,10 |
| Weizenmehl, dunkel Type 1050 | 336 | 11 | 67 | 0,45 | 0,07 |
| Weizenmehl, hell Type 550 | 338 | 10 | 71 | 0,10 | 0,10 |
| Roggenvollkornbrot | 205 | 7 | 41 | 0,20 | 0,15 |
| Mischbrot (grau) | 221 | 6 | 45 | 0,15 | 0,10 |
| Weizenbrötchen | 254 | 8 | 50 | 0,15 | 0,10 |

Der Energiegehalt der einzelnen Getreideerzeugnisse differiert wenig, der Nährstoffgehalt stärker. In unverarbeiteter Form ist Hafer am proteinreichsten, Gerste am proteinärmsten. Hafer enthält am meisten Fett, Roggen am meisten Calcium, Weizen am meisten Eisen, Gerste am meisten Vitamin $B_2$. In Hafererzeugnissen ist doppelt soviel Protein wie in geschältem Reis und eineinhalbmal soviel wie in Weizengrieß enthalten. Haferprodukte weisen auch weit mehr Calcium auf als andere Produkte von geschältem Korn. Der Proteingehalt im Weizenmehl ist höher als der im Roggenmehl. Roggenmehl, vor allem hochausgemahlenes, enthält aber mehr Vitamin $B_1$, $B_2$ und Niacin. Der Proteingehalt im Brot schwankt je nach Zusammensetzung und Ausmahlungsgrad von 6% bis über 10%. Vollkornbrot und Brot aus hochausgemahlenem Mehl weisen wesentlich mehr Vitamin $B_1$ und Eisen auf als Brot aus hellem Mehl, Brötchen oder Kuchen.

Der hohe Vitamingehalt des Brotes aus hochausgemahlenem Mehl verdient besonders erwähnt zu werden. Namentlich der Gehalt an B-Vitaminen ist im Mehlkörper gering, im Keim und in den äußeren Schichten dagegen hoch. Das Protein in den einzelnen Schichten des Getreidekorns setzt sich aus mehreren und für den menschlichen Organismus biologisch verschiedenwertigen Aminosäuren zusammen. Da die äußeren Schichten des Getreidekorns die wertvolleren Aminosäuren aufweisen, wird die biologische Wertigkeit höher mit steigendem Ausmahlungsgrad.

Die verschiedenen Eiweißstoffe des Mehls werden unter dem Sammelnamen **Kleber** zusammengefaßt. Für die Backfähigkeit eines Mehles ist sein Klebergehalt entscheidend. Je mehr Kleber, desto dehnbarer ist der Teig und größer sein Volumen nach dem Backen, da die vielen Gasblasen, die bei der Teiggärung entstehen, nicht entweichen können.

Der Kleber eines Mehles läßt sich wie folgt gewinnen: Man verrührt das Mehl mit Wasser zu einem Teig, läßt diesen eine halbe Stunde stehen und wäscht ihn dann unter fließendem Wasser bis zur Entfernung der gesamten Stärke.

Beim Brotbacken wird das Mehl mit Wasser angerührt und durchgeknetet. Als Lockerungsmittel verwendet man beim Weizenbrot Hefe, beim Roggenbrot Sauerteig, das ist ein mit Hefen, Milch- und Essigsäurebakterien durchwachsener Brotteig. Diese bilden aus einem Teil der Stärke Milchsäure und Kohlensäure, welche den Teig auflockern.

Beim Backvorgang wird durch strahlende Hitze die Rinde des Brotes bis zu 175 °C erhitzt, das Brotinnere aber nicht einmal auf 100°. Dabei dehnen sich die bei der Gärung gebildeten Gase aus und erzeugen die durch viele Hohlräume gelockerte Krume. Hundert Teile Mehl geben je nach zugesetzter Wassermenge 120 bis über 130 Teile Brot.

Als Lockerungsmittel für Kuchen dienen Backpulver, meist Mischungen von Natriumcarbonat $NaHCO_3$ mit sekundärem Natriumphosphat $Na_2H_2P_2O_7$ oder mit Adipinsäure $COOH \cdot (CH_2)_4 \cdot COOH$. Beim Anfeuchten dieser Gemische wird Kohlendioxid $CO_2$ entwickelt, das im Teig kleine Gasblasen bildet. Für Lebkuchen verwendet man Hirschhornsalz (ein Gemisch aus einem Teil Ammoniumcarbonat $[NH_4]_2CO_3$ und zwei Teilen Ammoniumbicarbonat $NH_4HCO_3$, das beim Erhitzen ebenfalls Gasblasen bildet).

**Bäckerhefe**, Germ (Saccharomyces cerevisiae), entwickelt, wie Bier- oder Weinhefe, Kohlendioxid, das den Teig lockert und auftreibt. Sie wird in Hefefabriken meist aus Melasse unter starker Belüftung gezüchtet und kommt als **Preßhefe** in den Handel. Wegen ihres hohen Vitamin- und Eiweißgehaltes wird entbitterte Bierhefe als **Nähr-** oder **Futterhefe** verwendet. Besonders hoch ist der Gehalt an den Vitaminen des B-Komplexes. Das vorhandene Eiweiß wird nur schlecht ausgenutzt, da es für die menschlichen Enzyme ungenügend verdaulich ist. Nährhefeflocken enthalten viel Eiweiß, Mineralstoffe und Vitamine der B-Gruppe; sie dienen dem Würzen von Speisen und einer erhöhten Nährstoffversorgung.

Beim Altbackenwerden von Brot und Brötchen handelt es sich um einen Kristallisationsvorgang der Stärke. Durch Wiederanwärmen des Gebäcks im Backrohr läßt sich dieser Vorgang rückgängig machen.

Untersuchungen des Getreides auf den Gehalt an Quecksilber, Blei und Cadmium von *Ocker* hatten folgende Ergebnisse: der Hg-Gehalt von inländischem Weizen liegt seit 1971 im Bereich von 1–20 µg Hg/kg. Der Bleigehalt von Inlandweizen lag 1974 unterhalb des ADI-Wertes von 500 µg Pb/kg. Von 100

132

untersuchten Proben hatten 4 mehr als 100 μg Cd/kg, 95% der Meßwerte liegen darunter.

Mit radioaktiv markiertem Chlorcholin-Chlorid (CCC) wurden von *Seibel* et al. (1975) die Metabolitenbildung und die Rückstandsmengen bei Sommerweizen bestimmt. Je nach Witterungsbedingungen wird der weitaus größte Teil von CCC rückstandsfrei abgebaut. Im reifen Korn verlief die Restaktivität parallel zum Mineralstoffgehalt. Die Autoren nehmen an, daß die Anwendung von CCC problemlos ist für Rückstandsbildung im Weizenkorn.

Im Labor der Bundesforschungsanstalt für Getreide- und Kartoffelverarbeitung in Detmold wurden in einem Brottest 80 Vollkornbrote in zwei Gruppen geteilt: die einen waren in traditionellen Bäckereien, die anderen in alternativen Bio-Läden gekauft worden (s. Tabellen 19, 20, 21).

Mit dem Test wollte man herausfinden, ob sich die Mehrausgabe lohnt und alternatives Brot tatsächlich nahrhafter und gesünder ist. Das Ergebnis der Untersuchungen:

War bei herkömmlichem Vollkornbrot eine Bleibelastung von 0,015 bis 0,020 mg/kg festgestellt worden, so lag sie bei alternativem Brot mit 0,020 mg/kg gleich hoch. Ebenso ausgeglichen verliefen die Tests auf Proteingehalt, Aminosäurenzusammensetzung und Mineralstoffgehalt der Brote.

Geht es um den Geschmack, so liegen die alternativen Brote deutlich im Hintertreffen. Bei einer Prüfung durch die Deutsche Landwirtschafts-Gesellschaft (DLG) traf fast die Hälfte der alternativen Brotschnitten nicht den Geschmack der Tester. Nur ein Viertel der konventionellen Vollkornbrote ging ohne Auszeichnung aus der Prüfung.

*Seibel*: „Da im Nährwert, im Gesundheitswert, im sensorischen Wert und im Eignungswert keine meßbaren Unterschiede zwischen konventionellen und alternativen Broten vorliegen, kann der Mehrpreis für alternative Brote nur durch den besonderen ideellen Wert und die erhöhten Rohstoffkosten erklärt werden."

Für einzelne Mahlprodukte haben sich besondere Bezeichnungen eingebürgert:

Schrot – grobgemahlenes, kleiehaltiges Mehl.

Grütze – enthülste, in gröbere Stücke zerbrochene Körner von Gerste, Hafer, Buchweizen, Hirse, Roggen.

**Tabelle 19: Mineralstoffgehalt[1] im Brot von alternativem und konventionellem Getreideanbau**

| Anbau | Calcium | Eisen | Kalium | Phosphor |
|-------|---------|-------|--------|----------|
| konventionell | 36 | 5,5 | 420 | 300 |
| alternativ | 38 | 5,7 | 440 | 270 |

1) mg in 100 g Trockenmasse.

**Tabelle 20: Gehalt an Eiweiß und Aminosäuren in Brot**
**von alternativem und konventionellem Getreideanbau**

| Anbau | Protein[1] | Lysin[2] | Methionin[2] | Cystin[2] |
|---|---|---|---|---|
| konventionell | 13,0 | 3,08 | 2,08 | 2,85 |
| alternativ | 14,5 | 2,90 | 2,14 | 2,97 |

1) Prozent von 100 g Trockenmasse.   2) Prozent von 100 g Eiweiß.

**Tabelle 21: Schadstoffbelastung[1] in alternativem und konventionellem Brot**

| Brotart | Cadmium | Blei |
|---|---|---|
| Weizenmischbrot/Vollkornbrot | 0,026 | 0,015 |
| Roggenschrot/Vollkornbrot | 0,008 | 0,020 |
| alternatives Brot | 0,015 | 0,020 |

1) mg/kg verzehrfertige Substanz.
Analysen: Bundesforschungsanstalt für Getreide- und Kartoffelverarbeitung.

Graupen – geschälte und kugelig geschliffene Weizen- oder Gerstenkörner, denen die eiweiß- und vitaminreiche Randzone des Vollkornes fehlt.

Grieß – von Schalen und Mehl befreite Bruchstücke von Weizen, Mais, Reis oder Hirse.

Dunst – sehr feiner Grieß, aber noch nicht so fein wie Mehl.

Stärkemehl – reine Stärke aus Weizen, Reis oder Kartoffeln.

Flocken – enthülste Hafer-, Weizen- oder Maiskörner, die gedämpft, feucht gewalzt und getrocknet worden sind.

## 9.1 Backwaren

*Kleingebäcke* sind zum alsbaldigen Verbrauch bestimmte, mit Wasser und/oder Milch angeteigte Backwaren (z. B. Brötchen). Die Masse der Brötchen ist abhängig von der Teigeinwaage, deren verwendeten Backrohstoffen sowie den eventuell angewandten Backmitteln. Das Gewicht beträgt meistens je Stück zwischen 30 und 45 g.

*Feinbackwaren* enthalten außer Mehl oder anderen Getreidemahlerzeugnissen und/oder sonstigen mehlartigen Rohstoffen, wie Stärkepuder, mindestens 10% Zucker und/oder Fett.

Zucker und Fett brauchen nicht unbedingt bei der Teigzubereitung zugesetzt zu werden. Sie können der Fertigware auch äußerlich anhaften. Auf den Gehalt an Milch, Butter, Eiern, Früchten, Nüssen oder namengebenden Gewürzen darf in der Bezeichnung der Feinbackwaren nur hingewiesen werden, wenn diese gewisse Mindestanforderungen erfüllen.

Zu den Feinbackwaren zählen Kuchen und Torten aller Art, Blätterteig- und Plundergebäck, Früchtebrot, auch leichte Hefegebäcke wie Stuten und „Hefeteilchen". Sie haben alle eine begrenzte Haltbarkeitsdauer.

Als *Knabberartikel* (Snack-food, Nibblings) werden mehrere süße Gebäckarten, Salzstangen, Laugengebäck und anderes Salzgebäck, Kleingebäck, Popcorn sowie Käsegebäck bezeichnet. Weiterhin werden auch Kartoffel-Chips, Nußartikel und Extrudererzeugnisse (Erdnuß- und Käsechips, Zwiebelringe) dazu gezählt. Insbesondere Knabberartikel auf Getreidebasis haben in den letzten Jahren ein wesentlich erweitertes Angebot mit recht unterschiedlichen Geschmacks- und Aromarichtungen erfahren.

*Dauerbackwaren* zeichnen sich gegenüber Feinbackwaren dadurch aus, daß ihre Genießbarkeit durch eine sachgemäße Lagerung verlängert werden kann. Mit Ausnahme der Laugengebäcke sind sie der Zusammensetzung nach gleichzeitig Feinbackwaren, enthalten aber weniger Feuchtigkeit als diese. Sie werden durch Backen, Rösten oder Trocknen verzehrfertig hergestellt.

Zu den Dauerbackwaren zählen Kekse, Kräcker, Laugengebäck, Waffeln, Makronen, Löffelbiskuit, Russischbrot, Lebkuchen, Zwieback.

*Diabetikerbackwaren* dürfen derart deklariert nur in den Handel gebracht werden, wenn sie mindestens 30% weniger belastende Kohlenhydrate und gleichzeitig nicht mehr Fett enthalten als vergleichbare Normalbackwaren. Belastend sind alle bei der Verdauung Glucose freigebenden Kohlenhydrate: Stärke, Stärkeabbauprodukte, Disaccharide, wie Saccharose, Maltose oder Lactose, Invertzucker und Glucose selbst. Bei der Herstellung von Diabetikerbackwaren dürfen Glucose, Glucosesirup, Invertzucker oder Disaccharide nicht verwendet werden. Ein Zusatz von Zuckeraustauschstoffen (Fructose, Sorbit, Xylit) und/oder zugelassenen Süßstoffen ist gestattet. Auf Packungen oder Behältnissen ist der Gehalt an verdaulichen Kohlenhydraten, Fett, Protein und Zuckeraustauschstoffen anzugeben und die Art der verwendeten Zuckeraustauschstoffe, der Brennwert je 100 g Backware und die Menge der Backware, die auf den Stoffwechsel die gleiche Wirkung ausübt wie 1 Broteinheit (BE). Die Broteinheiten werden aus dem in Glucoseäquivalente umgerechneten Gehalt an belastenden Kohlenhydraten ermittelt. Nach der Diätverordnung ist 1 BE die Menge von insgesamt 12 g Monosacchariden, verdaulichen Oligo- und Polysacchariden sowie Sorbit und Xylit (Zuckeraustauschstoffe).

Unter dem Begriff **Teigwaren** faßt man Erzeugnisse zusammen, wie Nudeln, Makkaroni, Suppeneinlagen. Sie werden aus einem kleberreichen Weizenmehl oder Weizengrieß durch Anfeuchten und Trocknen hergestellt.

Für große Teile der Menschheit ist **Reis** das wichtigste Getreide, das meist in Form von Brei verzehrt wird. Viele Asiaten sind Breiesser im Gegensatz zu den Brotessern Europas. Der Anbau von Reis erfordert subtropisches Klima.

Die Samenschale des Reiskorns bildet zusammen mit der dünnen Aleuron-schicht das eiweiß- und vitaminreiche Silberhäutchen. Da das Silberhäutchen die Haltbarkeit beeinträchtigt, wird der Reis geschält und poliert. Dieser weiße Reis enthält etwa 78% Stärke, 7% Protein und liefert 350 kcal pro 100 g. Wegen geringen Klebergehalts ist Reis zum Backen nicht geeignet. Reisstärke besteht aus sehr kleinen Stärkekörnern, quillt daher leicht und ist leicht verdaulich.

**Mais** enthält ein unvollständiges und darum biologisch wenig wertvolles Eiweiß (Zeïn), was zu regionalen Mangelkrankheiten (Pellagra) geführt hat.

Mais ist sehr arm an der essentiellen Aminosäure Tryptophan. Tryptophan ist für die Synthese von Nicotinsäure im Organismus von Bedeutung. Im Mais ist Niacin als nicht resorbierbares Niacytin enthalten.

In Norditalien, auf dem Balkan, insbesondere in Mittel- und Südamerika, ist Maisbrei ein Hauptnahrungsmittel der Landesbewohner.

# 10 Zucker und zuckerreiche Erzeugnisse

## 10.1 Zucker

Die Gewinnung des Rübenzuckers erfolgt bei uns aus der Zuckerrübe (Beta vulgaris), die etwa 15% Saccharose enthält. Die Rübenzuckerfabrikation besteht in der Reinigung der Saccharose.

Man verarbeitet die Zuckerrübe möglichst frisch auf Zucker, da bei längerem Lagern erhebliche Zuckermengen verlorengehen.

Aus 100 kg Rüben erhält man 110 bis 120 kg „Diffusionssaft", der 13 bis 15% Zucker nebst Eiweiß, Pektinen, Säuren und Salzen enthält.

Die Begleitsubstanzen des Diffusionssaftes müssen vom Zucker getrennt werden.

Der kristallisiert ausgeschiedene Rohzucker ist durch die anhaftende Melasse gelblich bis braun gefärbt. Durch Behandeln mit Wasser und Dampf oder durch Wiederauflösen der Kristalle und Filtrieren des Saftes mittels Aktivkohle wird der Zucker „raffiniert", d. h. auf Weißzucker verarbeitet.

Die verbreitete Ansicht, daß Zucker von Natur braun oder gelb sei und künstlich gebleicht werde, trifft nicht zu.

Der Rohzucker oder **braune Zucker** ist ein feuchtes, gelbbraunes, grobkristallines, noch ungereinigtes Produkt und enthält neben Betainen, die keineswegs unbedenklich sind, auch Bakterien und Schmutzstoffe, die seine praktische Haltbarkeit und Verwendbarkeit erheblich beeinträchtigen. Auch seine Verträglichkeit wird durch die im Rohzucker noch vorhandenen Nichtzuckerstoffe herabgesetzt.

Der Gehalt des Rohzuckers an Vitaminen und Mineralstoffen ist bedeutungslos.

In tropischen Ländern wird der Zucker aus dem Zuckerrohr (Saccharum officinarum), einem 2 bis 5 m hohen Rispengras, gewonnen, das 10–15% Saccharose enthält. Bei der Fabrikation von Rohrzucker aus Zuckerrohr wird der Saft aus dem Zuckerrohr in Walzmühlen ausgepreßt, zum Saft 0,3 bis 0,4% Ätzkalk zugesetzt, mit Kohlendioxid saturiert und schließlich eingedampft. Das ganze Verfahren ähnelt weitgehend der Rübenzuckergewinnung.

Rohrzucker ist von Rübenzucker chemisch nicht verschieden. Er gehört zu den wenigen Zuckern, deren Synthese dem Chemiker noch nicht gelungen ist. Um so merkwürdiger ist die Behauptung, daß Rübenzucker ein Kunstprodukt sei. Der Zuckerverbrauch betrug 1990/91 in Deutschland 35 kg pro Kopf der Bevölkerung.

Beim Zuckerverbrauch zeigt sich in den vergangenen Jahrzehnten eine interessante Entwicklung. Die verbrauchte Menge an Haushaltszucker ist stark rückläufig, von annähernd 70% auf unter 30% der Gesamtmenge. Im gleichen

Zeitraum stieg der Anteil an verarbeitetem Zucker von 30% auf über 70%. Die wichtigsten Gruppen für Verarbeitungszucker sind Erfrischungsgetränke (20%), Schokolade (11%), Brotaufstrich (7%), Zuckerwaren (fast 7%). In einer Monographie von *MacDonald* et al. (1988) werden unter biochemischen Aspekten Einflüsse auf Stoffwechselvorgänge, Organe und Plasmabestandteile besprochen. Unter Gesundheitsaspekten werden Beziehungen von Sucrose, Glucose und Fructose zu Diabetes mellitus, Fettsucht, Karies, Herz- und Gefäßerkrankungen, Niere, Bluthochdruck, Wundheilung, Intestinalfunktion, Nervensystem und Verhalten untersucht. Unter Sicherheitsaspekten werden orale und parentale Toxizität bei kurz- und langfristiger Anwendung sowie Studien zur Karzinogenität, Mutagenität und Teratogenität und zur Lebensdauer diskutiert. Es folgt eine Aufstellung mit der Auswertung von Berichten internationaler Expertengremien zu Fragen von Zusammenhängen mit Zahnkaries, Fettsucht, kardiovaskulären Erkrankungen, Diabetes, Glucosetoleranz, Krebs, Gallensteinen und Konkrementen des Urogenitaltraktes, zu Einflüssen auf das Verhalten und weiteren gesundheitlichen Aspekten.

In den Schlußfolgerungen wird in Übereinstimmung mit Expertengremien der Food and Drug Administration (FDA) und der British Nutrition Foundation dargelegt, daß mit Ausnahme der Karies keine der diskutierten Gesundheitsstörungen in einem direkten Zusammenhang mit dem Zuckerkonsum steht und es keine Hinweise dafür gibt, daß der Zuckerverbrauch in seiner gegenwärtigen Höhe eine Gefahr für die Allgemeinheit darstellt.

## 10.2 Honig

Honig ist die zuckerreiche, klebrige Flüssigkeit, die Bienen aus eingesogenen Nektarsäften der Blüten oder aus Honigtau in ihrem Körper herstellen. Honigtau ist entweder ein von Pflanzen ausgeschiedener Zuckersaft auf Blättern, Blüten und jungen Zweigen, oder er besteht aus den Ausscheidungen von Blattläusen. Die Bienen nehmen den Nektar und den Honigtau in ihre Honigblase auf, wo die Saccharose mit Hilfe von Enzymen im Bienenmagen in Invertzucker (Glucose und Fructose) gespalten wird.

Geruch, Geschmack, Farbe und chemische Zusammensetzung des Honigs sind nach Herkunft verschieden. Die Farbe wechselt von fast wasserhell bis fast schwarz. Die Blütenhonige sind hell, die Waldhonige dunkel. Frischer Honig ist flüssig, wird dicker und kristallisiert endlich. Er besteht aus etwa 75% Zucker, davon höchstens 5% Rohrzucker. Der Wassergehalt beträgt 18 bis 22%, bei Heidehonig bis 25%. Die übrigen 3 bis 7% sind organische Säuren sowie unbedeutende Mengen an Eiweiß und Asche. 100 g Honig liefern 305 kcal (1275 kJ).

138

Es lassen sich unterscheiden: nach pflanzlicher Herkunft Blüten- und Honigtauhonig; nach geographischer Herkunft deutsche und ausländische Honige; nach Art der Gewinnung Scheiben- oder Wabenhonig, Schleuder-, Tropf-, Senk- und Preßhonig; nach dem Verwendungszweck Speisehonig sowie Back- und Industriehonig.

## 10.3 Marmelade

Außer Trocknen und Einkochen als Kompott in Gläsern und Dosen sind beim Obst weitere Konservierungsmethoden seit alters her üblich, z. B. die Bereitung von Marmeladen.

**Marmelade** entsteht beim Einkochen von Obst mit erheblichen Zuckerzusätzen bis zur dickbreiigen, streichfähigen Konsistenz. Im Haushalt nimmt man auf zwei Teile Fruchtfleisch von einer oder mehreren Obstsorten (Mehrfruchtmarmelade) etwa einen Teil Zucker und kocht so lange ein, bis zwei Teile Marmelade entstehen.

Zur Gelierung werden Apfel- sowie Citruspektin, zur Säureeinstellung Milch-, Wein- oder Citronensäure verwendet.

Gewerblich hergestellte Marmeladen enthalten meist weniger Fruchtfleisch als haushaltsüblich hergestellte Marmeladen. Der Pektingehalt darf bei Handelsmarmeladen 0,3%, bei Gelees 0,5% nicht übersteigen.

**Konfitüren** (Jams) werden im Gegensatz zu Marmeladen aus unzerkleinertem oder in Stücke geschnittenem Fruchtfleisch einer einzigen Obstart hergestellt und lassen in der Regel noch Obststücke erkennen.

**Obstgelees** erhält man aus abgepreßtem Obstsaft durch Einkochen mit Zucker im Verhältnis 1 : 1 und allenfalls Zusatz von Pektin, bis die Gelierprobe positiv ausfällt. Das Gelee wird heiß in Gläser gefüllt und erstarrt beim Abkühlen zu einer Gallerte.

**Fruchtmus**, insbesondere **Pflaumenmus**, Powidl, erhält man durch Einkochen der frischen, entsteinten Früchte in offenen Kesseln im Backofen im eigenen Saft bis zur dickbreiigen Konsistenz (etwa $^1/_3$ des Rohgewichtes). Als Konservierungsmittel wirken die Fruchtsäuren und der Zucker der eingekochten Früchte.

## 10.4 Zuckeraustauschstoffe

Als energieliefernde Zuckeraustauschstoffe sind Fructose, Sorbit, Xylit und Mannit zu erwähnen.

Xylit, Fructose und Sorbit sind im Gegensatz zu den Süßstoffen brennwertenthaltend. Sie dürfen daher von Diabetikern nur im Rahmen der erlaubten

Kohlenhydratmenge verzehrt werden. Aus diesem Grund müssen sie in diätetischen Lebensmitteln deklariert werden.

Zuckeraustauschstoffe werden langsamer resorbiert, verzögern den Anstieg des Blutzuckers und beanspruchen kein Insulin. Die Verwendung dieser Süßungsmittel ist daher trotz des Energiegehalts in der Diabetesdiät vorteilhaft.

Die Zuckeraustauschstoffe sind gut verträglich, wenn sie in angemessener Dosierung eingenommen werden. Als Einzeldosen können 30 bis 40 g Fructose sowie 10 bis 20 g Sorbit und Xylit je Tag verwendet werden.

Neue Entwicklungen gibt es bei höhermolekularen Kohlenhydraten. Die Stoffe Palatinit und Polydextrose zeigen bei Untersuchungen hinsichtlich des Stoffwechsels der Diabetiker günstige Wirkungen und sind gut verträglich.

*Fructose* ist ein in der Natur weit verbreiteter Zucker. Zum Süßen von Speisen hat sich Fructose ausgezeichnet bewährt, da auch größere Mengen insulinunabhängig abgebaut werden.

*Sorbit* hat seinen Namen von der Eberesche (Sorbus aucarpia L.), in deren reifen Früchten er zu etwa 10% enthalten ist, und wurde früher auch aus der Eberesche gewonnen. Heute erfolgt seine Herstellung fast ausschließlich durch katalytische Hydrierung von D-Glucose. Sorbit ist schwach hygroskopisch und thermostabil (koch- und backfest).

Sorbit wird entweder als reines kristallines Pulver oder als hochkonzentrierte wäßrige Lösung angewendet. Sorbit dient neben seiner Verwendung als Zuckeraustauschstoff für medizinische Zwecke und in der Lebensmittelindustrie als Mittel zur Geschmacksverbesserung von Zahnpasta, Mundwässern und wird auch in der Textil- und chemischen Industrie gebraucht.

Sorbit ist Ausgangsstoff für die Synthese von Vitamin C. Der Süßungsgrad von Sorbit beträgt etwa die Hälfte dessen von Saccharose. De Brennwert liegt bei 15,9–16,3 kJ (3,8–3,9 kcal)/g.

*Xylit* wird aus verschiedenen land- und forstwirtschaftlichen Abfallprodukten (Holzpulpe, Baumwollhülsen, Reis- und Haferspelzen) gewonnen. Xylit ist gut wasserlöslich und der einzige natürliche Zucker in gesüßten Erzeugnissen ohne kariogene Wirkung.

Xylit wird im Organismus langsam resorbiert und nicht über Insulin abgebaut. Xylit kann in den meisten Lebensmitteln wie Saccharose eingesetzt werden. Er bietet sich vor allem für solche Produkte an, die als „zahnfreundlich" gelten: Kaugummi, mehrere Süßigkeiten, Halstabletten, Pastillen. Xylit hat eine ähnliche Süßkraft wie Saccharose.

*Mannit* ist in der Natur weit verbreitet. Mannit ist hitzestabil und chemisch relativ beständig. Seine Süßkraft liegt bei etwa 45% der von Saccharose und wird als Zuckeraustauschstoff für Diabetiker verwendet. Die Anwendungsmöglichkeiten von Mannit liegen vorwiegend in Medizin und Pharmazie, weniger in der Lebensmittelindustrie.

*Isomalt*, ein weiterer Zuckeraustauschstoff, hat einen geringeren Energiegehalt (2,4 kcal/g).

## 10.5 Süßstoffe

**Süßstoffe** sind synthetisch gewonnene organische Stoffe, die eine weit höhere Süßkraft als Zucker, aber keinen Nährwert haben. Der bekannteste ist das Saccharin. Es ist als Süßmittel für Kranke, denen kein Zucker gegeben werden darf, von großer Bedeutung. **Saccharin** ist in Wasser schwer löslich; leicht löslich ist das Natriumsalz. Die Süßkraft des Saccharins ist rund 500mal so groß wie die des Rohrzuckers, hat aber einen etwas bitteren Nachgeschmack und ist nicht kochbeständig. Saccharin wird im Urin unverändert ausgeschieden.

**Cyclamate** (Na- oder Ca-Salze der Cyclohexylsulfiminsäure) sind 30- bis 50mal so süß wie Rohrzucker, kochbeständig und ohne bitteren Nachgeschmack.

Der ADI-Wert für Saccharin lautet 5,0 mg je kg KM (JECFA, 1993), der für Cyclamat 11 mg je kg KM. Für Natriumcyclamat, das in der Regel eingesetzt wird, errechnet sich ein Wert von 12,34 mg je kg Körpermasse. Eine Person mit 70 kg KM, die Mischtabletten (40 mg Natriumcyclamat, 4 mg Saccharin) verwendet, kann maximal je Tag etwa 25 Stück aufnehmen.

**Aspartam**, nahezu brennwertfrei, nicht kariogen, ist ein Dipeptid aus den Aminosäuren Asparaginsäure und Phenylalanin(-methylester), hat eine rund 200fach höhere Süßkraft als Saccharose und ist in wäßrigen Medien und in Wärme geringfügig labil; sein Abbau ist insulinunabhängig. Der ADI-Wert beträgt 40 mg/kg KM. Aspartam kann für Lebensmittel des allgemeinen Verzehrs verwendet werden.

**Acesulfam K** ist etwa 200fach süßer als Saccharose. Sein ADI-Wert beträgt 9 mg/kg KM. In wäßriger Lösung (pH 3–7) ist Acesulfam K stabil, wird vom Körper unverändert ausgeschieden und kann für Lebensmittel des allgemeinen Verzehrs verwendet werden. Acesulfam K ist brennwertfrei und nicht kariogen.

Alle Süßstoffe wurden vor ihrer Zulassung zahlreichen toxikologischen Prüfungen unterworfen. Derartige Untersuchungen berücksichtigen alle nur denkbaren Schädigungsmöglichkeiten und pathologischen Einflüsse. Es hat sich nach *Lorke* (1991) ergeben, daß von diesen Süßstoffen keine carcinogene Wirkung ausgeht.

# 11 Kartoffeln und Kartoffelerzeugnisse

## 11.1 Kartoffeln

Neben den Cerealien sind Kartoffeln ein wichtiges Grundnahrungsmittel. Zwar werden sie in der ausländischen Fachliteratur zu den Gemüsen gezählt, in der deutschen jedoch nicht, da sie in ernährungsphysiologischer Sicht in Deutschland eine andere Rolle als die sonstigen Gemüse spielen.

Die **Kartoffel** (solanum tuberosum) ist eine Knollenpflanze aus der Familie der Nachtschattengewächse. Ihre Heimat sowie der Standort zahlreicher Wildkartoffelarten sind die südamerikanischen Hoch-Anden. Der im Inkareich durchgeführte Anbau verbreitete sich in der zweiten Hälfte des sechzehnten Jahrhunderts durch spanische Eroberer nach Europa. In Spanien werden z. T. heute noch (recht kleinknollige) Inkasorten angebaut. Der Anbau wurde in Deutschland durch Friedrich den Großen gegen den Widerstand der Bauern entscheidend gefördert, erreichte aber erst im 19. Jahrhundert größeren Umfang. Der Kartoffelverbrauch betrug 1990/91 in der Bundesrepublik 75 kg pro Kopf der Bevölkerung.

Aus der Zusammensetzung der Kartoffel ergibt sich ihr hoher *ernährungsphysiologischer Wert*. Der Hauptbestandteil der Kartoffel-Trockensubstanz ist Stärke. Der Stärkegehalt steigt mit der Dauer der Vegetationsperiode und nimmt ab mit der Dauer der Lagerung. Nach *Vogel* schwankt er zwischen 9 und 25%. In den äußeren Schichten der Knollen findet man den höchsten Stärkegehalt. Der hohe Stärkegehalt kann als wesentlich dafür angesehen werden, daß die Kartoffel für die Ernährung von Mensch und Tier die heutige Bedeutung erlangt hat. Dennoch hat ein hoher Stärkegehalt für die menschliche Ernährung keine besonderen ernährungsphysiologischen Vorzüge, im Gegensatz zu den Belangen, die seitens der Tierfütterung an die Kartoffel gestellt werden.

Die rohe Kartoffelstärke ist im Gegensatz zur Getreidestärke für den Menschen sehr schlecht ausnutzbar. Um sie besser verdaulich zu machen, muß die Kartoffel gekocht, die Stärke verkleistert werden. Völlig verkleisterte Stärke (Kartoffelbrei) wird nahezu vollständig verdaut. Stärke in gebratenen Kartoffeln (Bratkartoffeln, Pommes frites) ist schwerer verdaulich.

Von der erfrorenen Kartoffel kann der enzymatisch gebildete Zucker nicht veratmet werden. Sie hat deshalb einen süßlichen Geschmack. Tiefgefrorene Kartoffeln, die durch rasches Einfrieren bei Temperaturen zwischen $-30$ und $-40\,°C$ gewonnen werden, schmecken dagegen nicht süß. In schnell gefrorenen Kartoffelknollen hört mit der Zuckerverbrennung auch die Zuckerbildung auf.

Das *Kartoffelprotein* weist unter den pflanzlichen Proteinträgern eine sehr hohe biologische Wertigkeit auf.

Das *gesamte* in der Kartoffel enthaltene Rohprotein hat eine solch außerordentlich günstige Zusammensetzung, daß es sogar einem Vergleich mit Protein tierischer Herkunft gerecht wird. Zu den Proteinen von tierischen Produkten hat Kartoffelprotein bei gleichzeitigem Verzehr einen guten bis ausgezeichneten Ergänzungswert. Zum Volleiprotein ist er höher als zu anderen Proteingemischen.

Eine Steigerung des Kartoffelproteingehaltes von 2 auf 5% würde bei der gegenwärtigen Struktur des Nahrungsverbrauchs in Deutschland den Anteil des Kartoffelproteins an der Gesamtzufuhr von unter 5 auf über 10% ansteigen lassen.

Im Weltnahrungsmittelverbrauch spielt die Kartoffel hinsichtlich der Nährstoffzufuhr eine geringere Rolle, was damit zu begründen ist, daß der Kartoffelverbrauch in weiten Gebieten der Erde nicht üblich ist. Nach einer eigenen Berechnung deckt die Kartoffel vom Gesamtproteinverbrauch 3%, vom Kohlenhydratverbrauch 5%, vom Energieverbrauch 4%. Angesichts des weitverbreiteten Mangels an hochwertigem Protein in der Welt wäre ebenfalls zu erwägen, besonderen Wert auf Proteingewinnung aus Kartoffeln zu legen, während die Kartoffelstärke der Tierfütterung oder für die Alkoholherstellung zur Verfügung stehen könnte.

**Tabelle 22: Aminosäuren im Protein von Kartoffeln (in 100 g käuflicher Rohware)**

|  | mg | µmol |  | mg | µmol |
|---|---|---|---|---|---|
| Isoleucin | 80 | 610 | Valin | 100 | 850 |
| Leucin | 110 | 840 | Arginin | 100 | 570 |
| Lysin | 100 | 680 | Histidin | 30 | 190 |
| Methionin | 20 | 130 | Alanin | 90 | 1010 |
| Cystin | 20 | 80 | Asparaginsäure | 340 | 2550 |
| Phenylalanin | 80 | 480 | Glutaminsäure | 370 | 2515 |
| Tyrosin | 65 | 360 | Glycin | 100 | 1330 |
| Threonin | 70 | 590 | Prolin | 90 | 780 |
| Tryptophan | 20 | 100 | Serin | 80 | 760 |

Quellen: Souci, S. W. et al. (1980); eigene Berechnungen.

Tabelle 22 enthält Angaben über den Gehalt an Aminosäuren des Kartoffelproteins. Die Werte beziehen sich auf rohe Kartoffeln. Bemerkenswert ist der hohe Gehalt essentieller Aminosäuren – die über 25% einnehmen –, vor allem der an Lysin. Der tägliche Bedarf des Menschen an Lysin wird von *Rose* et al. mit 1,6 g angegeben. In 250 g Kartoffeln sind 0,25 g Lysin, also 16% des Tagesbedarfs enthalten. Namentlich der wachsende Mensch hat einen hohen Bedarf an Lysin. Auch mit anderen essentiellen Aminosäuren ist die Kartoffel reichlich ausgestattet, wenn man von Methionin absieht.

An *Mineralstoffen* und *Spurenelementen* enthält die Kartoffel größere Mengen Kalium, Magnesium, Calcium, Eisen, Phosphor, Chlor, Kupfer, Mangan, Zink.

Mit dem durchschnittlichen Kartoffelverbrauch deckt man 20% des Bedarfs an Kalium, 24% des Bedarfs an Magnesium, 9% des Eisenbedarfs. In Tabelle 23 kommt die Nährstoffdichte in bezug auf den Brennwert – die sog. Nährstoffdichte essentieller Nährstoffe – zum Ausdruck. Dabei handelt es sich um einen Vergleich solcher Lebensmittel, die sich in ihrer kohlenhydrathaltigen Zusammensetzung ähneln und nach ihrem Verwendungszweck gegenseitig weitgehend austauschbar sind.

**Tabelle 23: Nährstoffgehalt im Vergleich von kohlenhydratreichen Lebensmitteln bezogen auf jeweils 300 kcal verzehrbaren Anteil (Nährstoffdichte)**

| Lebensmittel | | Mischbrot | Reis poliert | Kartoffeln ohne Schale |
|---|---|---|---|---|
| Energie | kcal | 300 | 300 | 300 |
| | kcal/100 g | 221 | 348 | 70 |
| Protein | g | 8,1 | 6,0 | 8,6 |
| Fett | g | 1,4 | 0,9 | + |
| Kohlenhydrate | g | 61,6 | 67,0 | 66,0 |
| **Mineralstoffe** | | | | |
| Kalium | mg | 251 | 90 | 1910 |
| Calcium | mg | 31 | 5,2 | 43 |
| Eisen | mg | 3,3 | 0,5 | 3,4 |
| **Vitamine** | | | | |
| A | µg | . | + | 8,6 |
| B$_1$ | mg | 0,20 | 0,05 | 0,43 |
| B$_2$ | mg | 0,14 | 0,03 | 0,21 |
| Niacin | mg | 1,2 | 1,1 | 5,1 |
| C | mg | . | + | 73 |

In Ländern mit hohem Kartoffelverzehr hat die Kartoffel für die Versorgung der Bevölkerung mit *Ascorbinsäure* Bedeutung. Im Jahresmittel kann man nach tabellarischen Werten mit einer Bedarfsdeckung an Vitamin C durch Kartoffeln von etwa 18% rechnen. Der Kartoffelverbrauch differiert in seiner Höhe von Jahreszeit zu Jahreszeit. Er ist am höchsten im 4. und 1. Quartal.

Als weitere in Kartoffeln in bedeutenden Mengen enthaltene Vitamine verdienen die zum B-Komplex zählenden, an den energieliefernden chemischen Reaktionen im menschlichen Körper beteiligten Vitamine *Thiamin, Riboflavin* und *Niacin* genannt zu werden. Mit einem täglichen Verbrauch von rund 200 g Kartoffeln erreicht man eine Bedarfsdeckung bei Niacin zu 9%, bei Thiamin zu 8%, bei Riboflavin zu 4%.

Für Speisekartoffeln gelten seit 1985 neue Handelsklassen. Wichtige Hinweise aus der Handelsklassen-Verordnung:

Für Speise- und Speisefrühkartoffeln gibt es nur noch die Klassen „Extra" und „I"; die Klasse „II" wurde ersatzlos gestrichen.

Es dürfen nur solche Speisekartoffeln in den Verkehr gebracht werden, die sortenrein, gesund, ganz, fest und praktisch sauber sind.

144

Der Mindestdurchmesser der Speisekartoffeln beträgt für langovale bis lange Sorten 30 mm und für runde bis ovale Sorten 35 mm.

Der Unterschied zwischen der größten und der kleinsten Knolle innerhalb einer Packung mit fünf Kilogramm darf nicht mehr als 30 mm betragen.

Nach den Verpackungsvorschriften der Verordnung dürfen Speisekartoffeln nur in neuen Fertigpackungen in den Verkehr gebracht werden. Die bisherigen Bestimmungen über verbindliche Gewichtseinheiten wurden gestrichen. Damit werden auch Kleinpackungen mit einem Kilogramm Inhalt möglich. Auf Wochenmärkten ist der Verkauf loser Ware erlaubt.

Für Speisekartoffeln, die vom Erzeuger direkt an den Verbraucher abgegeben werden, darf auch gebrauchtes Verpackungsmaterial verwendet werden, wenn es hygienisch einwandfrei ist.

Von den Kartoffelsorten sind in Deutschland die gelbfleischigen die begehrtesten Speisekartoffeln.

Die Züchtung neuer Sorten, die erst in der Mitte des vorigen Jahrhunderts begann, will eine Erhöhung von Ertrag und Stärkegehalt, Verbesserung des Geschmacks, glatte Schalen, Widerstandsfähigkeit gegen Viruskrankheiten und Pilzbefall erreichen.

Die Lagerung der Kartoffeln erfolgt am besten in gut durchlüfteten Kellern bei 3° bis 4 °C. Die Kartoffeln sollen zwecks besserer Durchlüftung auf Lattenrosten liegen. Trotz bester Lagerung beginnen die Kartoffeln im Frühjahr zu keimen. Der Vitamin-C-Gehalt nimmt dann stark ab.

Der Vitamin-C-Gehalt von Einkellerungskartoffeln:

| Oktober | 100% | März | 50% |
|---------|------|------|-----|
| November | 90% | April | 40% |
| Dezember | 80% | Mai | 30% |
| Januar | 70% | Juni | 25% |
| Februar | 60% | Juli | 20% |

Grüne und unreife Kartoffeln sowie die über der Erde liegenden grünen Teile der ausgewachsenen Kartoffeln haben einen hohen Gehalt an Solanin. Solanin kommt auch in der Schale und in den Keimen vor, ebenso in den grünen Stellen der Kartoffelknollen. Solanin kann auch entstehen, wenn Kartoffeln längere Zeit in hellen Räumen gelagert oder der Sonne ausgesetzt werden. Eine weitere Möglichkeit der Solaninbildung ist gegeben, wenn beim Lagern von Kartoffeln in hellen Räumen die Knollen auskeimen. Kartoffeln enthalten je 100 g zwischen 2 und 10 mg Solanin. Solanin kann in Konzentrationen von über 20 mg je 100 g Kartoffeln Gesundheitsschäden hervorrufen.

Einige Kartoffelsorten weisen große Mengen an Nitrat auf; die holländische Sorte Bintje z. B. 300 mg/kg. Geschälte und gekochte Kartoffeln haben einen beträchtlichen Teil ihres Nitritgehaltes – bis zu 45% – verloren.

Empfehlung: Kochwasser von Kartoffeln wegschütten, denn es kann größere Mengen an Nitrit und Solanin enthalten.

## 11.2 Kartoffelerzeugnisse

Neben den „klassischen" Kartoffelerzeugnissen Stärke und Alkohol haben in den letzten Jahrzehnten mehrere Verarbeitungsprodukte zunehmende Bedeutung erlangt. Je nach ihrem Herstellungsprozeß unterscheidet man folgende Produktgruppen (*Wirths,* 1985):
- Trockenprodukte
- Snackprodukte
- Tiefkühlprodukte
- vorgebratene Produkte
- sterilisierte Produkte
- sonstige Produkte

Die *Kartoffeltrockenprodukte* bestehen entweder nur aus getrockneten Kartoffeln (Trockenspeisekartoffeln, Kartoffelpüree in Flocken oder Granulatform), oder sie sind Mischungen mit anderen Lebensmitteln (Speisestärken, Salz, Gewürzen, Milch, Trockengemüse) zur Herstellung von Kartoffelklößen oder -knödeln, Puffern, Kartoffelsuppen, Kroketten und ähnlichen Erzeugnissen.

Die *Kartoffelsnackprodukte* sind Trockenerzeugnisse, die entweder Rohkartoffeln oder getrocknete Kartoffeln als überwiegenden Rohstoff haben. Neben diesen Lebensmitteln können auch andere (Getreideerzeugnisse und Gewürze) verwendet werden. Zu dieser Produktgruppe gehören Kartoffelchips, Kartoffelsticks sowie extrudierte Knabbererzeugnisse auf Kartoffelbasis.

Zu den *tiefgefrorenen Kartoffelprodukten* gehört die gesamte Palette der Kartoffelverarbeitungserzeugnisse, die im tiefgefrorenen Zustand in Verkehr gebracht werden. In der Tiefkühlkette dürfen keine höheren Temperaturen als $-18\,°C$ auftreten. Bekannte Produkte sind: Tiefkühl-Pommes-frites, Tiefkühlknödel, Tiefkühlkartoffelpuffer und Tiefkühlkroketten. Die Ausgangsstoffe können sowohl frische Kartoffeln als auch Trockenerzeugnisse sein.

*Vorgebratene Kartoffelprodukte* sind Erzeugnisse, die im Laufe der Herstellung vorgebraten bzw. vorgebacken, aber noch nicht fertig gegart werden. Sie werden im gekühlten Zustand und/oder in Vakuumpackungen gelagert und in den Handel gebracht.

Ihre Haltbarkeit ist auf nur wenige Wochen begrenzt. Typische Produkte sind vorgebratene Kartoffelpuffer und vorgebackene Pommes frites, die überwiegend in Großküchen verwendet werden.

*Hitzesterilisierte Kartoffelprodukte:* hierzu zählen geschälte Kartoffeln und andere Kartoffelerzeugnisse in Dosen, Gläsern oder Weichpackungen, die durch Hitzesterilisation haltbar gemacht wurden. Für die Produktgruppe typische Erzeugnisse sind geschälte Kartoffeln, Rösti, Bratkartoffeln, Bauernfrühstück.

*Sonstige Kartoffelerzeugnisse* für den menschlichen Verzehr:
In dieser Produktgruppe werden alle anderen Kartoffelverarbeitungserzeugnisse, wie Schälkartoffeln, Frischkloßteig und Kartoffelsalat, zusammengefaßt.

Von den Kartoffelerzeugnissen kann grundsätzlich gesagt werden, daß in bezug auf ihren ernährungsphysiologischen Wert das gleiche gilt wie für die zubereitete Kartoffel. Bei einer modernen Verarbeitung sind Lagerung und Produktionsschritte so abgestimmt, daß keine erhöhte Nährwertminderung eintritt.

Kartoffelprodukte mit Zusätzen, wie in Öl gebackene Kartoffelchips, sind hinsichtlich ihres Nährwertes anders zu beurteilen. So enthalten Kartoffelchips über 35% Fett. Der Fettgehalt von Rohkartoffeln liegt dagegen unter 1% und kann vernachlässigt werden. Das Kartoffelfett setzt sich aus hochungesättigten Fettsäuren zusammen, die bei langer Lagerung durch den Luftsauerstoff angegriffen und zerstört werden. Bei überlagerten Trockenprodukten kann es daher zu Geschmacksabwandlungen infolge von Ranziditätserscheinungen kommen, wenn nicht spezielle Verpackungen verwendet werden.

# 12 Gemüse

Krautige Nutzpflanzen, deren Teile roh oder gekocht als menschliche Nahrung dienen, nennt man **Gemüse**. Ihr Brennwert ist (wenn man von Kartoffeln und Hülsenfrüchten absieht) gering; es ist noch niemand von Gemüse fett geworden. Der Wert der Gemüse als Nahrungsmittel liegt vor allem in dem Gehalt an Mineralstoffen und Vitaminen, bei Hülsenfrüchten auch an Eiweiß. Da der Gehalt an unverdaulicher Rohfaser recht hoch ist, sind Gemüse reich an Ballaststoffen und somit wichtige Förderer der Darmperistaltik. Gemüse erzeugen ein Gefühl der Sättigung, ohne viel Brennwerte zu liefern. Würzkräuter verbessern, in kleinen Mengen zu anderen Speisen zugefügt, deren Wohlgeschmack durch ihre Duft- und Geschmacksstoffe.

Die Gemüse kann man einteilen nach den Pflanzenteilen, die verzehrt werden: Wurzel-, Knollen-, Blatt-, Stengel-, Blüten- und Fruchtgemüse.

Mengenmäßig spielen beim Gemüse die Kohlsorten Weißkohl, Rotkohl und Wirsing die größte Rolle und machen fast ein Drittel des gesamten Gemüseverbrauches aus. 1989/90 betrug er in der Bundesrepublik 82 kg pro Kopf der Bevölkerung. Die folgende Aufzählung der Gemüse und Würzkräuter ist nach Pflanzenfamilien geordnet:

## Cruciferen (Kreuzblütler)

**Steckrüben**, Wrucken (Brassica rapus rapifera) sind aus Wildkohl entstandene Gemüserüben. Obwohl ihr Nährstoffgehalt nicht groß ist, waren sie in Hungerzeiten für uns häufig ein wichtiges Nahrungsmittel.

**Weiße Rüben**, Stoppelrüben, Mairüben, Teltower Rübchen sind die rübenförmigen Wurzeln von Brassica rapa varietas rapifera. Das Fleisch ist weißlich, hat einen etwas rettichartigen Geruch und milden Geschmack. Die jungen Blattstiele mancher Sorten der Mairübe liefern das am Rhein und in Westfalen beliebte Stielmus-Gemüse.

**Rettich** ist die fast kugelförmige bis dick rübenförmige, außen schwarze, gelbe oder weiße Wurzel von Raphanus sativus niger. Er wird seines scharfen Geschmacks wegen roh gegessen, kann aber auch gekocht werden, wobei er seinen scharfen Geschmack verliert.

**Radieschen** sind die außen meist rotgefärbten Wurzeln von Raphanus sativus forma radicula. Sie sind kleiner als Rettiche, haben einen milderen Geschmack als diese und werden ebenfalls roh genossen.

Alle **Kohlgemüse** sind züchterische Abwandlungen des in Italien wildwachsenden Kreuzblütlers Brassica oleracea. Die wichtigsten Formen (von denen es noch zahlreiche Zuchtvarianten gibt), sind folgende:
Varietas capitata (Kopfkohl), nach der Farbe unterscheidet man **Weißkohl** und **Rotkohl**.

Var. sabanda, **Wirsing**, mit runzeligen Blättern.

Var. acephala, **Grünkohl**, mit krausen Blättern, die nicht zu einem Kopf geschlossen sind.

Var. gemifera, **Rosenkohl** (Sprossenkohl), mit walnußgroßen Blattknospen in den Achseln der Stengelblätter.

Var. gongylodes, **Kohlrabi**, mit kugelig verdickten Stengeln.

Var. botrytis, **Blumenkohl** (Karfiol), von dem nur der durch Kultur fleischig gewordene Blütenbestand verzehrt wird.

Von diesen Gemüsen sind besonders einige Wintergemüse wertvolle Vitaminträger (Tabelle 24).

Auch **Rosenkohl** enthält viel Vitamin C. Das preiswerteste Wintergemüse ist Sauerkraut, das aus **Weißkohl** bereitet wird (s. S. 291).

Der **Chinakohl** oder Pe Tsai (Brassica napus var. chinensis) findet weniger als Gemüse, vorwiegend als Salat Verwendung.

**Kresse**, Gartenkresse (Lepidum sativum). Die frischen Blätter haben einen scharfen Geschmack und werden zu Salaten verwendet.

**Brunnenkresse** (Nasturtium officinale) ist das frische Kraut einer wildwachsenden, verbreiteten Pflanze. Sie wird als Würzkraut oder als Salat verwendet. Der Geschmack ist bitter, scharf und appetitanregend.

**Meerrettich**, Kren (Armoracia rusticana) ist eine wildwachsende Staude, deren Wurzelstock gerieben als scharfes Wurzelgemüse verzehrt wird. Das darin enthaltene Allyl-senf-öl hat antibiotische (Bakterien tötende) Eigenschaften.

**Polygonaceen** (Knöterichgewächse)

**Sauerampfer** (Rumex acetosa); die Blätter haben einen sauren Geschmack und werden als Suppen-, Soßen- und Salatgewürz verwendet.

**Rhabarber** (Rheum rhaponticum) hat säuerlich schmeckende Stengel, die als billiges und frühestes Kompott gerne gegessen werden. Unter den vorkommenden Fruchtsäuren ist allerdings auch Oxalsäure enthalten, bei der vor zu häufigem Verzehr zu warnen ist.

**Chenopodiaceen** (Gänsefußgewächse)

**Rote Bete**, **Zuckerrübe** und **Runkelrübe** sind die Wurzeln verschiedener Kulturformen von Beta vulgaris. Sie sind sämtlich durch süßen Geschmack (Saccharosegehalt) ausgezeichnet. Die rote Rübe enthält dunkelroten Zellsaft; der Farbstoff ist ein Anthocyan. Sie wird süßsauer eingelegt verzehrt.

**Spinat** (Spinacia oleracea) wird in zwei Hauptformen, als Sommer- und als Winterspinat, angebaut. Er enthält viel Vitamin C (45 mg %), Provitamin A (ca. 4000 μg Carotin) sowie wertvolle Mineralstoffe. Man sollte ihn nicht ohne

Milchzusatz zubereiten. Das Calcium der Milch vermag die Oxalsäure in eine unlösliche Verbindung umzuwandeln, die unschädlich ist.

**Melde** (Atriplex hortense) ist ein dem Spinat ähnliches Blattgemüse. Melde hat anbautechnisch vor Spinat den Vorteil, daß sie nicht „schießt".

**Mangold** oder Rippenkohl (Beta vulgaris varietas Cicla) wird der fleischigen Blattstiele oder der jungen Blätter wegen als Gemüsepflanze angebaut.

## Portulacaceen (Portulakgewächse)

**Portulak** (Portulaca oleracea) ist eine dickfleischige Gewürz- und Gemüsepflanze. Ihre Blätter können als Salat angemacht werden.

**Tabelle 24: Vitamin-C- und Carotingehalt ausgewählter Gemüsearten (in 100 g eingekaufter Ware)**

| Gemüse | Vitamin C mg | Carotin µg |
|---|---|---|
| Paprikafrüchte | 105 | 150–4000[1] |
| Petersilie (Blatt) | 100 | 4350 |
| Rosenkohl | 85 | 310 |
| Spinat | 44 | 3570 |
| Rotkohl | 39 | 23 |
| Weißkohl | 36 | 33 |
| Feldsalat | 34 | 3780 |
| Tomaten | 23 | 790 |
| Schnittbohnen | 19 | 310 |
| Kartoffeln | 14 | 8 |
| Erbsen (grün) | 10 | 150 |
| Möhren | 6 | 9720 |

1) je nach Reifegrad.
Quellen: Souci, S.W., Fachmann, W., Kraut, H.: Die Zusammensetzung der Lebensmittel. Wissenschaftliche Verlagsgesellschaft mbH, Stuttgart 1989/90.
Wirths, W.: Kleine Nährwerttabelle. 35. Aufl., Umschau Verlag, Frankfurt a.M. 1992.

## Rosaceen (Rosengewächse)

**Pimpinelle** (Sanguisorba minor), deren Blätter man frisch als Beigabe zu Salaten, getrocknet für Kräutersuppe und als Würze zu Fischgerichten nimmt.

## Leguminosen (Hülsenfrüchte)

Die **Hülsenfrüchte** oder Leguminosen bilden eine für die tierische und menschliche Ernährung wichtige Pflanzenfamilie. Da sie überdies die Fähigkeit besitzen, den Luftstickstoff durch die Knöllchenbakterien in ihren Wurzeln zu binden, haben sie für die Bodenfruchtbarkeit einen großen Wert. Von den Leguminosen werden entweder die unreifen Hülsen (als Hülsengemüse) gegessen oder aber die getrockneten Samen (weiße Bohnen, Trockenerbsen, Linsen), die wichtige Träger von Eiweißstoffen sind. Von Erbsen, Linsen und Bohnen wird der getrocknete Samen gegessen, von Erbsen und dicken Bohnen auch der unreife Samen. Die unreifen Hülsen (Hülsengemüse) werden auch von Bohnen und Feuerbohnen verwendet.

Grüne **Erbsen** sind die unreifen Samen mehrerer Arten der Gartenerbse Pisum sativum. Die reifen Samen sind glattkugelig bis runzlig. Ihre Farbe wechselt von gelblich über rötlichweiß bis dunkelgrün. Sie werden als Trockenerbsen gelagert.

Von den **Bohnen** werden entweder die reifen, getrockneten Samen („weiße Bohnen") oder die unreifen, fleischigen Hülsen („Schnittbohnen", „Fisolen") gegessen. Man unterscheidet grüne und gelbe Sorten (Wachsbohnen, Spargelfisolen).

Rohe Bohnen enthalten, wie die meisten Leguminosen, toxische Stoffe, die stark giftig sind und erst durch Kochen zerstört werden.

Die **Feuerbohne** hat zinnoberrote Blüten und gescheckte Früchte. Es wird meist die unreife Hülse gegessen.

**Dicke Bohnen** (Pferdebohnen, Saubohnen) gehören botanisch nicht zu den Bohnen, sondern sind Züchtungen der Wicke (Vicia faba). Gegessen werden die unreifen Samen.

Die **Linse** wird in Deutschland kaum kultiviert. Von Bedeutung sind rote und und grüne Linsen. Sie kommen nur als reife, getrocknete Frucht in den Handel.

Die **Erdnuß** (Arachis hypogaea) ist ein tropischer Hülsenfrüchtler, wird in vielen tropischen und subtropischen Ländern angebaut. Die Samen enthalten 40 bis 50% wertvolles Öl (Arachisöl, Erdnußöl), das als Speiseöl oder gehärtet zur Herstellung von Margarine dient. Die gerösteten Samen werden wie „Nüsse" verzehrt. Leicht geröstet und fein gemahlen sind sie als „Erdnußbutter" bekannt. Ungeröstet hat die Erdnuß toxische Eigenschaften und kommt darum nur geröstet in den Handel.

Die **Sojabohne** (Glycine soja) ist eine sehr alte, einjährige Kulturpflanze Südostasiens. Der Samen ist sehr eiweiß- und fettreich (35% Eiweiß, 20% Fett). Für die Ernährung der Erdbevölkerung ist die Sojabohne von großer Bedeutung.

Durch Pressen erhält man Sojabutter, durch Extraktion Sojaöl, eines der wichtigsten Pflanzenöle. Es wird weltweit gehärtet zur Herstellung von Margarine verwendet und ist der Rohstoff für die Gewinnung von **Lecithin**. Die Rückstände aus der Ölgewinnung (Sojaschrot, Sojakuchen, Sojamehl) sind wertvolle Lebensmittel und Kraftfutter.

**Tropaeolaceen** (Kapuzinerkressengewächse)

**Kapuzinerkresse** (Tropaeolum majus). Die noch grünen Samen, in Essig gelegt, können wie Kapern verwendet werden. Die grünen Teile der Pfanzen haben antibiotische Wirksamkeit.

**Rutaceen** (Rautengewächse)

**Weinraute** (Ruta graveolens). Ihre Blätter bilden frisch einen stark würzigen Brotbelag, getrocknet eine Würze zu Fleisch- und Fischgerichten.

**Umbelliferen** (Doldengewächse)

Von der **Möhre**, Mohrrübe, gelbe Rübe, Karotte (Daucus carota), wird die durch Kultur fleischig gewordene Wurzel verwendet. Sie ist wertvoll wegen ihrer guten Verdaulichkeit und ihres hohen Gehaltes an Vitaminen, insbesondere Carotin (Tabelle 24).

**Pastinak** ist die möhrenähnliche, außen gelblich bis bräunliche, innen weißliche Pfahlwurzel von Pastinaca sativa. Der Geruch ist angenehm aromatisch, der Geschmack süßlich und gewürzhaft.

Die Blätter oder Blüten von **Dill** (Anethum graveolens) nimmt man frisch oder getrocknet als Würze für Soßen und Salate.

Das junge Kraut von **Fenchel** (Foeniculum vulgare) wird ähnlich wie Dill verwendet. Auch die Knollen werden mehr und mehr genutzt.

**Kerbel** (Anthriscus cerefolium) ist eines der ersten Kräuter, die uns der Garten im Frühjahr bietet. Die frischen Blätter sind ein Gewürz für Suppen und Soßen.

Die Blätter von **Liebstöckel**, Maggikraut (Levisticum officinale), geben frisch oder getrocknet Braten- und Suppengewürz. Liebstöckel ist der Geruchsstoff von Suppenwürz-Würfeln.

Suppenwürzen (z. B. Maggi-Würfel) werden durch chemische Aufspaltung von Weizeneiweiß gewonnen und enthalten neben einem Gemisch aus Aminosäuren größere Mengen von Kochsalz und Gewürzen.

Die Blätter von **Petersilie** (Petroselinum sativum) werden für viele Gerichte verwendet und sind durch ihren außergewöhnlich hohen Vitamingehalt bemerkenswert (Tabelle 24).

**Sellerie** (Apium graveolens) ist die fleischige Wurzel des Knollensellerie Apium graveolens var. rapaceum. Sie wird roh und gekocht verwendet. Für Schnittsellerie verwendet man die Blätter von Knollensellerie oder auch von dem eigens dafür gezogenen „Schnittsellerie" (Apium graveolens var. secalinum); er dient als Suppengewürz.

**Boraginaceae** (Borretschgewächse)

**Borretsch**, Gurkenkraut (Borago officinalis), ist eine einjährige Pflanze, deren Blätter einen würzigen Geschmack haben und zu Salaten gebraucht werden. Getrocknet kommen die Blätter in winterliche Kohlgemüse.

152

## Solanaceen (Nachtschattengewächse)

Hierzu gehören auch **Kartoffeln**, Erdäpfel (Solanum tuberosum) (Kapitel 11). Die **Tomate**, auch Paradies- oder Liebesapfel genannt, ist die Beerenfrucht von Solanum lycopersicum, einer einjährigen Pflanze, die aus Südamerika stammt. Vor einigen Jahrzehnten war sie in Deutschland noch nahezu unbekannt, heute ist sie außerordentlich geschätzt. Sie wird meist in rohem Zustand als Salat verzehrt. Tomaten enthalten viel Carotin neben Vitamin C (Tabelle 24). Der Tomatenfarbstoff Lycopin gilt als sehr wirksam beim Abbau von $O_2$-Radikalen.

Zu den Fruchtgemüsen zählen auch die unreifen Früchte verschiedener Arten und Sorten von Capsicum annuum und Capsicum longum, die unter dem Namen „**grüner Paprika**" verwendet werden. Die roten Früchte sind schärfer als die grünen. Bemerkenswert ist der hohe Gehalt an Vitamin C in Paprikaschoten.

## Labiaten (Lippenblütler)

**Basilikum** (Basilienkraut, Ocimum basilicum). Seine Blüten und Blätter werden gern an Stelle von Lorbeer zu kräftigen Tunken und Fleischgerichten verwendet.

**Bohnenkraut** (Satureja montana). Blätter und Stengel werden frisch oder getrocknet als Zutat zu Bohnengerichten, zum Einlegen von Gurken und bei der Wurstherstellung verwendet.

Die getrockneten Blätter von **Majoran** (Majorana hortensis) nimmt man als Würze zu Suppen, Braten, Soßen und als Gewürz bei der Wurstbereitung.

**Zitronenmelisse** (Melissa officinalis) dient frisch als würziger Salatzusatz, getrocknet als Würze zu Fleisch-, Fisch- und Pilzgerichten sowie zur Teebereitung.

Die Blätter von **Rosmarin** (Rosmarinus officinalis) dienen frisch oder getrocknet als Speisewürze.

**Salbei** (Salvia officinalis). Seine Blätter werden frisch oder getrocknet als Braten- oder Suppengewürz verwendet sowie zur Teebereitung.

**Thymian** (Thymus vulgaris) ist getrocknet eine Würze für Suppen, Braten und Soßen.

**Ysop** (Hyssopus officinalis) verwendet man frisch oder getrocknet als Würze für Soßen, Braten und Salate.

Aus den Blättern der **Pfefferminze** (Mentha piperita Mitcham) wird der Pfefferminztee zubereitet.

## Rubiaceen (Krappgewächse)

**Waldmeister** (Asperula odorata). Sein charakteristischer Aromastoff ist Cumarin, wogegen gesundheitliche Bedenken bestehen.

**Valerianaceen** (Baldriangewächse)

**Feldsalat,** Rapunzel, sind die kleinen, spatelförmigen, zu einer Rosette vereinten, grundständigen Blätter von Valerianella olitoria. Der Geschmack ist angenehm schwach bitterlich. Da Feldsalat winterhart ist, kann er noch bis März geerntet werden.

**Cucurbitaceen** (Kürbisgewächse)

**Gurken** sind die unreifen Früchte der zahlreichen kultivierten Sorten von Cucumis sativus. Die Heimat der Gurke ist Ostindien; ihre Kultur ist uralt. Die Gurke wird roh, als Salat, in Essig oder Salz eingelegt gegessen.

**Kürbisse** sind die unreifen Früchte verschiedener kultivierter Arten der Gattung Cucurbita, insbesondere Cucurbita pepo und Cucurbita maxima. Die Kürbisse sind von verschiedener Gestalt und werden bis zu einem Zentner schwer. Das Fruchtfleisch ist weiß oder gelb und sehr saftig.

**Melonen** sind die reifen Früchte von Cucumis melo, die aus den Tropen stammen. Es gibt viele Sorten, die nach Aussehen, Aroma und Geschmack sehr mannigfaltig sind. Das Fruchtfleisch hat einen süßen Geschmack und wird meist roh verzehrt.

**Compositen** (Korbblütler)

**Schwarzwurzel** ist die frische Hauptwurzel von Scorzonera hispanica. Die außen dunkelrotbraune, innen weiße Wurzel enthält reichlich Milchsaft. Wenn sie auch ihres hohen Rohfasergehaltes wegen (2,3%) schwer verdaulich ist, schätzt man sie doch wegen ihres Wohlgeschmacks.

**Topinambur** (Helianthus tuberosus) besitzt bis zu 3 m hohe Stengel und hat sonnenblumenähnliche Blütenköpfe. Die Wurzelausläufer sind ähnlich wie bei den Kartoffeln knollenförmig verdickt. Sie werden an Stelle von Kartoffeln in der Diät Zuckerkranker verwendet.

**Kopfsalat** (Latuca sativa var. capitata). Die frischen Blätter schließen sich kopfähnlich zusammen und werden frisch als Salat gegessen. Zwei weitere Varianten derselben Pflanze sind der Pflücksalat (L. s. var. acephala) und der Schnittsalat (L. s. var. secalina). Beim Pflücksalat werden vom weiterwachsenden Stengel die vielgestaltig geformten Blätter abgebrochen. Die Blätter des Schnittsalates bilden ein lockeres Büschel.

**Endiviensalat** sind die frischen Blätter von Cichorium endivia. Sie haben einen etwas bitteren Geschmack. Der Verzehr erfolgt vorwiegend im Herbst und in den Wintermonaten.

**Chicoree,** die Blattrosetten der verschiedenen Varietäten von Zichorie (besonders die Sorte Cichorium intybus) werden als Salat oder gedünstet als

Gemüse gegessen. Je nach Kultur und Sorte ist der Geschmack leicht bitter bis sehr milde.

**Beifuß** (Artemisia vulgaris). Seine getrockneten Blüten dienen als Bratenzusatz.

**Estragon** (Artemisia dracunculus). Die Blätter dienen frisch und getrocknet als schmackhaftes Suppen- und Soßengewürz, ferner zum Gurkeneinlegen und zum Würzen des Speiseessigs.

## Liliaceen (Liliengewächse)

**Porree**, Lauchgemüse (Allium porrum), ist eine zweijährige Zwiebelpflanze. Aus dem flachen dichten Zwiebelkuchen entstehen zahlreiche, nach innen schmaler werdende Blattscheiden, die sich zu einem Scheinstengel vereinen. Dieser Porreestengel hat einen lauchartigen Geschmack und wird als Gemüse verwertet.

**Spargel** sind die aus den kriechenden Wurzelstöcken aufrecht treibenden, jungen Stengelsprossen von Asparagus officinalis. Spargel zählt zu den Edelgemüsen, sein Nährstoffgehalt ist aber nicht bedeutend. Zum Verzehr wird der Spargel geschält und gekocht. Der marktfertige Spargel liefert etwa $^1/_3$ Schalen und $^2/_3$ eßbaren Anteil. Die Spargelköpfe zählen zu den proteinreichen Gemüsen.

**Zwiebel**, Küchenzwiebel (Allium cepa) ist ein Liliengewächs, das schon von den alten Ägyptern in der Küche verwendet wurde. Die **Schalotte** (Allium ascalonicum) ist eine Kulturform der Küchenzwiebel.

**Winterzwiebel** (Allium fistulosum) ist eine in Sibirien beheimatete winterharte Zwiebel.

**Perlzwiebel** (Allium ampeloprasum) hat etwa haselnußgroße Zwiebeln und stammt aus Südeuropa.

**Knoblauch** (Allium sativum) ist eine aus zahlreichen Tochterzwiebeln zusammengesetzte Zwiebel von breiter Eiform. Sie wird in Südeuropa in großen Mengen als Heilmittel verzehrt, hat antibiotische Eigenschaften und soll als Darmdesinfektionsmittel wirken. Bei uns wird sie meist als Zusatz zu Würsten und Fleischspeisen verwendet.

**Schnittlauch** (Allium schoenoprasum) findet vielfache Anwendung als Gewürzkraut in der Küche.

Der Reichtum der Gemüsearten an Vitaminen und Mineralstoffen ist einer der wichtigsten Gründe, weshalb Gemüse möglichst täglich verzehrt werden soll (Tabelle 24).

Petersilie, Zwiebeln, frische Bohnen, Kohlarten, Erbsen, Bohnen, Linsen, Mohrrüben, Tomaten, Spinat, Salat, Weißkohl weisen gewisse Mengen Spurenelemente (Kupfer, Mangan, Zink, Jod, Aluminium und Fluor) auf. Unter den fettlöslichen Vitaminen spielt insbesondere Vitamin A in seiner Vorstufe als

Carotin eine Rolle. Es ist nahezu in allen Gemüseartenanzutreffen, besonders reichlich in Möhren, Tomaten, Grünkohl, Spinat und Petersilie. Die Vitamine E und K sind in Erbsen, Spinat, Kopfsalat, Karotten und Kohlarten erwähnenswert. Die wasserlöslichen Vitamine der B-Gruppe und Ascorbinsäure bilden einen wesentlichen Teil für eine gesicherte Bedarfsdeckung der Bevölkerung. Reich an Vitamin C sind Petersilie, Paprika, Grünkohl, Meerrettich, Schnittlauch. Um die wertvollen, hitzestabilen Nährstoffe zu erhalten, ist der Verzehr von rohem Gemüse zu empfehlen.

Die meisten Gemüsearten weisen im Durchschnitt einen Zuckergehalt zwischen 0,5 und 4,5% im eßbaren Anteil auf. Ein großer Teil enthält zu fast gleichen Teilen Glucose und Fructose und wenig Saccharose. Ein Saccharoseanteil von mehr als 90% des gesamten Zuckergehaltes wurde bei roten Beten, Sellerieknollen und Dosenerbsen nachgewiesen. Sogar Gemüsearten mit einem Wassergehalt von über 95%, wie Gurken, deren Brennwert folglich äußerst gering ist, können eine vorteilhafte Wirkung innerhalb der gesamten Ernährung erzielen. Auch der Rohfasergehalt ist zu dem ernährungsphysiologischen Wert der Gemüsearten zu rechnen. Nach eigenen Berechnungen liegt die Rohfaseraufnahme je Tag insgesamt zwischen 6 und 8 g (20 bis 25 g Ballaststoffe), wenn mindestens 200 g Gemüse enthalten sind. Daneben ist auf die in vielen Gemüsearten vorkommenden Aromastoffe hinzuweisen. Sie haben eine appetitfördernde Wirkung. Zwiebel, Rettich, Meerrettich, Brunnenkresse, Kapuzinerkresse enthalten in geringfügiger Konzentration Stoffe mit antibiotischer und antifungaler Wirkung. Beim Verzehr dieser Gemüsearten erfolgt eine begrenzte Zufuhr von infektionshemmenden Substanzen. Ob diese Stoffe noch weitere spezifische Wirkungen auszuüben vermögen, bedarf der pharmakologischen Forschung.

## 12.1 Nährstoffzufuhr durch Gemüse

Beim gegenwärtigen mittleren Verbrauch von rund 230 g je Kopf und Tag entstammen 25% des Vitamins A (Vorstufen), 33% des Vitamins C, rund 6% des Eisens und 12 resp. 6% von Kalium und Calcium den Gemüsen. Gemüse enthalten zwischen 80 und 95% Wasser. Die Protein- und Fettgehalte sind niedrig. Lediglich Hülsenfrüchte weisen höhere Proteingehalte auf, Sojabohnen auch viel Fett. An Kohlenhydraten sind sowohl verdauliche als auch unverdauliche in unterschiedlichen Mengenverhältnissen zu erwähnen. Einige Gemüse haben einen hohen Gehalt an wenig erwünschter Oxalsäure. Andere sind reich an sehr wünschenswertem Eisen, das infolge der Anwesenheit von Vitamin C besser resorbiert wird als Eisen mancher anderen Lebensmittelgruppe. In ernährungswirtschaftlichen Notzeiten sollen mehrere Gemüsearten, namentlich Kohlarten, sogar andere kohlenhydratreiche Energieträger ersetzen. Kohlarten sind relativ anspruchsvoll in bezug auf ihre Erzeugungsvoraussetzungen und erbringen hohe Flächenerträge.

Wie bei allen wasserreichen Lebensmitteln ist auch bei den Gemüsearten auf größere Unterschiede bezüglich der chemischen Zusammensetzung zu verweisen. Neben genetischen Voraussetzungen sind für Gemüse Standortfaktoren (Klima, Boden, Exposition), Kulturmaßnahmen (vor allem Düngung und Bewässerung), Reifezustand, Erntezeitpunkt, Verarbeitung, Transportart und -dauer, Lagerung, Vor- und Zubereitung zu nennen. Während Erbgut, Standortfaktoren, Kulturmaßnahmen, Reifezustand und Ernte erzeugungsbedingt sind, fallen Transport, Lagerung und Verarbeitung in erster Linie in den Verantwortungsbereich von Handel und verarbeitender Industrie, daneben auch in den von Produzenten und Konsumenten. Die Verbraucher haben schließlich durch sachgerechte Vor- und Zubereitung die Möglichkeit, die Nährstoffe im Gemüse weitgehend zu erhalten.

## 12.2 Nitratgehalt in Lebensmitteln pflanzlicher Herkunft

Pflanzen benötigen zum Wachstum Stickstoff, den sie vorwiegend als Nitration über die Wurzel aus der Bodenlösung aufnehmen. Nitrate können als Endprodukt der bakteriellen Nitrifikation vorliegen oder durch nitrathaltige Düngemittel in den Boden eingebracht worden sein. Ein Teil des aufgenommenen Nitratstickstoffs wird sofort in den Wurzeln oder Blättern assimiliert, während der übrige Teil je nach Pflanzenart in den dafür prädestinierten Organen (Blattstrunk, -stiele, -rippen) gespeichert wird (*Wirths*, 1985).

Der Nitratgehalt in Pflanzen wird nach *Venter* (1978a) von zahlreichen Faktoren beeinflußt: Art, Alter, Reifezustand und morphologischem Aufbau der Pflanze, Licht, Jahreszeit, Stickstoffmenge und -form.

Die Stickstoffdüngung beeinflußt den Nitratgehalt der Nahrungspflanzen am stärksten. Ein höheres Stickstoffangebot erhöht die Nitratkonzentration; gleichgültig, ob das Nitrat aus mineralischer oder organischer Düngung oder aus mineralisierter organischer Substanz aus dem Boden stammt, wie *Schuphan* (1965) berichtet.

Reife Tomatenfrüchte weisen mit 20 bis 100 mg Nitrat je kg Frischmasse einen relativ geringen Nitratgehalt auf (*Hoff* und *Wilcox*, 1970). Die Nitratwerte der Paprikafrüchte liegen zwischen 80 und 180 mg je kg Frischmasse, Gurken 20 bis 300 mg, Bohnenhülsen 80 bis 800 mg, Erbsen 10 bis 115 mg, Kohlrabiknollen 205 bis 1685 mg (*Achtzehn* und *Hawat*, 1969). Möhren enthalten 28 bis 395 mg Nitrat je kg Frischmasse (*Venter*, 1979). Nach *Boek* und *Schuphan* (1959) speichern beim Weißkohl die Sproßachsen und die Mittelrippen besonders viel Nitrat, während beim Grünkohl in der Sproßachse eine große Nitratmenge nachgewiesen wurde. Da beim Weißkohl die Mittelrippe mitverzehrt wird, nimmt man mit gleicher Menge Weißkohl mehr Nitrat auf als mit Grünkohl. Durch die Tätigkeit von Bakterien und Schimmelpilzen kann Nitrat ($NO_3$) in Nitrit ($NO_2$) umgewandelt werden. Nitrat und Nitrit verbessern Farbe und Geschmack der Lebensmittel, außerdem wirken sie konservierend. Fleischwaren, wie Wurst, Schinken und Bratenteile (Kasseler, Burgunder Braten), werden mit Nitritpökelsalz behandelt.

Wird zubereiteter Spinat lange aufbewahrt oder aufgewärmt, wandeln sich Nitrate in Nitrite um. Im menschlichen Körper, auch in Lebensmitteln, können bei der Verbindung mit Eiweißbausteinen die Nitrosamine entstehen. Besonders bei Temperaturen über 170°C, wie beim Grillen, wird die Nitrosaminbildung stark begünstigt.

Das ernährungsphysiologische Interesse basiert auf Zusammenhängen zwischen Nitrat in der Nahrung und der Bildung von Nitrit und kanzerogenen Verbindungen, z. B. Nitrosaminen. Daraus resultieren Forderungen nach nitratarmen Lebensmitteln. Dies führte zu einer Begrenzung des Nitratgehaltes in der Diätverordnung auf 250 mg/kg Substanz.

Durch gewerbliche und haushaltsmäßige Zubereitung kann der größere Teil des Nitratgehalts im Gemüse eliminiert werden.

Zuweilen wird das Kochwasser vollständig verwendet. Bakterien und Schimmelpilze, die eine Nitratreduktase besitzen, können bei falsch gelagertem, vorher tiefgefrorenem oder nicht mehr frischem Gemüse Nitrat zu Nitrit reduzieren. Diese reduzierenden Bakterien werden selbst durch Hitzeeinfluß nicht getötet. Normalerweise führt der Verzehr größerer Gemüsemengen nicht zur toxischen Nitritgrenze. Allerdings kann, bei gewissen Verdauungsstörungen, besonders bei Wachsenden, eine Nitratreduktion durch Bakterien im oberen Dünndarm stattfinden, da der für die Nitratreduktase optimale pH-Wert erreicht wird (*Boek* und *Schuphan*, 1959). Das resorbierte Nitrit bewirkt eine Methämoglobinbildung, die die Atmungsfunktion der Erythrozyten hemmt. Da beim Säugling die Enzymsysteme Methämoglobin-Reduktase und Nicotinamidadenin-dinucleotid, Methämoglobin zu Hämoglobin reduzieren, nicht voll wirksam sind, kann eine Nitrataufnahme, z. B. durch Spinat, zu schweren Vergiftungen führen, wie von *Lindner* (1979) nachgewiesen worden ist. Anhaltspunkte für die Festlegung der toxischen Dosis des Nitrats ergeben sich aus beobachteten Intoxikationen bei Säuglingen und Kleinkindern durch nitrathaltiges Trinkwasser.

Nach WHO und FAO beträgt die duldbare tägliche Nitrataufnahme 3,6 mg je kg Körpermasse (*Venter*, 1978b). Nach *Maynard* und *Barker* (1972) liegt die toxische Dosis für den Erwachsenen (70 kg) zwischen 3,1 und 4,4 g Nitrat. *Möhler* (1975) vertritt hingegen den Standpunkt, Nitrat sei für den gesunden Menschen nicht giftig.

## 12.3 Pilze

Aus dem großen Bereich der Pilze sind es die Hutpilze oder Basidiomyceten, die zu Speisezwecken herangezogen werden. Nur einige Morcheln und Lorcheln, die ebenfalls gegessen werden, fallen nicht unter diese Klasse. Da es unter den Pilzen mehrere Giftpilze gibt, ist eine genaue Kenntnis ihres Formenreichtums beim Pilzesammeln unerläßlich.

Die Annahme, daß Silberlöffel oder Zwiebeln, die sich beim Kochen von Pilzen schwarz färben, Anzeiger von Pilzgiften seien, ist falsch.

Von den Giftpilzen sind nur einige wenige tödlich giftig. 90% aller tödlichen Pilzvergiftungen sollen durch den Knollenblätterpilz (Amanita phalloides) hervorgerufen werden. Weitere tödlich giftige Pilze sind der ziegelrote Rißling (Inocybe patouillardi), der Pantherpilz (Amanita pantherina), der Giftrötling (Entoloma lividum). Es ist aber zu beachten, daß auch bereits leicht verdorbene, ja sogar nicht ganz frische Speisepilze zu Vergiftungen führen können.

Obwohl die Zahl der im Handel befindlichen eßbaren Pilze über 50 beträgt, sind es nur drei Sorten, die in größeren Mengen verwendet werden:

**Pfifferling**, Eierschwamm, Hühnerschwamm, Rehling (Cantharellus cibarius)
**Steinpilz**, Herrenpilz (Boletus edulis)
**Champignon**, Egerling (Psaliota campestris)

Der Nährwert der Speisepilze wird oft überschätzt. Ihr Eiweißgehalt käme etwa dem guter Gemüsearten gleich, aber ein großer Teil der Proteine erweist sich für die menschlichen Verdauungsenzyme als unverdaulich und wird darum nur zu etwa 50% ausgenützt. Ähnliches gilt für die vorhandenen Kohlenhydrate, die reich an Chitin und Aminozuckern sind. Die wesentlichste Qualität ist ihr Wohlgeschmack. Wildpilze können besonders reich an Schwermetallen (Cadmium, Blei, Quecksilber) sein. Erwachsene sollen je Woche nicht mehr als 200 g verzehren.

Außer den frischen Pilzen werden auch Pilzkonserven verwendet, ferner Trockenpilze oder Pulver davon sowie in Salz und Essig eingelegte Pilze.

Wichtige Würzpilze, die vor allem aus Frankreich eingeführt werden, sind die **Trüffel** (Tuber brumale, T. melanosporum), die zur Gattung der Schlauchpilze (Euascomycetes) gehören. Die Trüffel wächst nicht über, sondern im Boden. Die unterirdischen, kartoffelähnlichen Fruchtkörper dienen als Gewürz von sehr feinem Aroma. Die Hauptverbreitungsgebiete sind Frankreich und Italien, vereinzelt Süddeutschland.

Hefepilze gehören ebenfalls zur Gattung der Schlauchpilze (Saccharomyces). Sie werden für die alkoholische Gärung und für Bäckereizwecke verwendet.

# 13 Über die „künstliche Düngung"

Friedrich der Große sprach einmal aus: „So jemand bewirkt, daß dort zween Halme wachsen, wo zuvor nur davon einer stand, hat er mehr für das Vaterland getan, als ein General, der ihm eine siegreiche Schlacht gewann."

Daß zwei Halme statt des einen wachsen, war das Werk des Chemikers **Justus von Liebig**. Er erkannte, daß die bei der Verbrennung von Pflanzen erhaltenen Aschenbestandteile lebensnotwendige Pflanzennährstoffe sind. Ein fruchtbarer Boden unterscheidet sich von einem unfruchtbaren durch seinen Gehalt an mineralischen Nährstoffen. Für die Ernährung der Pflanzen stellte Liebig folgende Sätze auf:

1. Die erste Quelle der Nahrung der grünen Pflanzen liefert ausschließlich die anorganische Natur.
2. Die für unsere Pflanzen wesentlichen anorganischen Nahrungsbestandteile sind Phosphorsäure, Schwefelsäure, Kieselsäure, Kalium, Natron, Kalk, Magnesium und Eisen. Aus Kohlensäure, Ammoniak (oder Salpetersäure), Schwefelsäure und Wasser entstehen ihre verbrennbaren Bestandteile.

Mit diesen Hauptsätzen stellt er seine „Mineralstofftheorie" auf. Das von ihm entwickelte Gesetz des Minimums kleidete Liebig in folgende Worte: „Ein jedes Feld enthält ein Maximum von einem oder mehreren und ein Minimum von einem oder mehreren Nährstoffen. Mit diesem Minimum, sei es Kalk, Kali, Stickstoff, Phosphorsäure, Bittererde oder ein anderer Nährstoff, stehen die Erträge im Verhältnis, es regelt und bestimmt die Höhe und die Dauer der Erträge."

Die Erfolge der neuen Düngelehre waren gewaltig. Es entstand eine Dünge-mittelindustrie, und unsere Landwirtschaft hat im Verlauf der letzten 100 Jahre ihre Bodenerträge und ihre Gesamtproduktion vervielfachen können. Da die im „Kunstdünger" enthaltenen Stoffe durchaus natürlich sind, sollte man korrekterweise von **„Mineraldünger"** reden.

Wie jedes technische Verfahren hat auch dieses zwei Seiten – eine positive, eine negative.

1. Durch die Mineraldüngung können erhebliche Ertragssteigerungen, gesicherte Ernten und bessere Qualitäten erreicht werden. Ärmere Böden werden durch die Verwendung von Mineraldüngung anbauwürdig für anspruchsvolle Kulturpflanzen und leistungsfähige Zuchtsorten. Die Existenzbasis so wirtschaftender Landwirte wird verbreitert. Eine bedarfsgerechte Düngung erhöht den Gehalt an wertbestimmenden Inhaltsstoffen, wie Eiweiß, Mineralstoffen und Vitaminen. Durch gezielte Stickstoffgaben bei der Kornausbildung werden die Backeigenschaften des Weizens deutlich gehoben.
2. Solchen positiven Auswirkungen stehen mögliche negative Gefahren durch die Düngung gegenüber. Sie können sich vor allem aus unsachgemäßer Anwendung wie überhöhter und terminlich falsch ausgebrachter Düngung

ergeben. Das ist nicht nur ökonomisch unsinnig, sondern führt auch zu Qualitätsminderungen und letztlich zu Umweltbelastungen. Überhöhte Stickstoffgaben können Lagergetreide und Qualitätsverschlechterungen verursachen. So wird die Brauqualität von Braugerste vermindert, die Zuckerausbeute bei der Verarbeitung von Zuckerrüben beeinträchtigt oder bei Blattgemüse, wie Spinat, die Gefahr einer Nitratbelastung der Menschen heraufbeschworen.

Besondere Gefahren können durch eine intensive Düngung auf den Wasserhaushalt ausgehen. So ist die Sorge um die Qualität unseres Trinkwassers ernst zu nehmen. Insbesondere in Hanglagen können durch Bodenabtrag (Erosion) Dungstoffe in den Wasserkreislauf gelangen. Auf durchlässigen, sandigen Böden kann als Folge starker Düngung während der Vegetationsruhe oder Brache Stickstoff in das Grundwasser gelangen. Betriebe mit starker Viehhaltung und Schwemmentmistung haben nicht nur Probleme mit der Strohverwertung, sondern vor allem auch mit der Verwertung großer Güllemengen. Bei knappem Lagerraum wird die Gülle dann oft zum falschen Zeitpunkt ausgebracht, um Platz für die im Winter anfallenden Mengen zu schaffen. In der vegetationslosen Zeit ist die Auswaschungsgefahr aber besonders groß. Das gilt ebenso für eine Mineraldüngung im Herbst, die – je nach Vorfrucht – bei Stickstoff ganz unterbleiben kann oder nur als Starthilfe gegeben werden sollte.

Die Phosphatbelastung der Gewässer wird überwiegend durch häusliche und industrielle Abwässer verursacht. Ein gewisser Anteil Agrarwirtschaft am Phosphateintrag ist jedoch nicht zu verleugnen und kann regional die Ursache für Eutrophierungserscheinungen sein.

Große Hoffnungen hat man ursprünglich auf die Verwertung von städtischen Abfallstoffen, wie Müll und Klärschlamm, in Form von Komposten in der Landwirtschaft, gesetzt.

Inzwischen ist bekannt, daß in Schlämmen, je nach Herkunft des Abwassers, Schwermetalle wie Blei, Cadmium und Quecksilber enthalten sein können und für die Nahrungskette Boden–Pflanzen–Tier–Mensch Gefahren darstellen. In der 1983 in Kraft getretenen Klärschlammverordnung des Abfallbeseitigungsgesetzes sind Schwermetallhöchstwerte für Schlämme und Böden festgesetzt, die diese Gefahren bannen sollen.

Zu hohen Gehalten an Nitrat in Lebensmitteln begegnet die Diätverordnung nach dem Lebensmittelgesetz. Die Trinkwasserverordnung begrenzt den Gehalt von Nitrat im Trinkwasser und verpflichtet dementsprechend die Wasserwerke. Durch das Wasserhaushaltsgesetz werden Wasserschutzgebiete festgelegt und Nutzungsbeschränkungen dieser Flächen möglich, die bis zur völligen Untersagung der Düngung gehen können. Das Düngemittelgesetz mit seinen Durchführungsverordnungen bezieht sich nur auf den Verkehr mit Düngemitteln. Innerhalb der Europäischen Union (EU) sind diesbezüglich Vorschriften durch eine Richtlinie harmonisiert. Ähnliche Regelungen bestehen in weiteren Ländern. Nach dem Düngemittelgesetz dürfen Düngemittel gewerbsmäßig in den Verkehr gebracht werden, die einem zugelassenen Typ entsprechen. Die Zulassung erfolgt durch Rechtsverordnung. Vorher muß die angegebene Wirksamkeit und bei sachgemäßer Anwendung die Unbedenklichkeit gegenüber der Gesundheit von Mensch und Tier, aber auch für Bodenfruchtbarkeit und die Umwelt, nachgewiesen werden.

# 14 Obst

Die als Nahrung dienenden, zumeist süßen Früchte mehrjähriger, meist holziger Gewächse, nennt man Obst. In der gemäßigten Zone sind es vorwiegend Gattungen der Rosaceen (Rosengewächse), und zwar **Kern-**, **Stein-** und **Beerenobst**. Beim **Schalenobst** werden die Samen (Nüsse) verwendet. Die eßbaren Früchte tropischer und subtropischer Holzgewächse werden **tropische Früchte** genannt. Die meisten Obstsorten sind das Ergebnis jahrtausendealter Kultur und sind durch Auslese sowie durch Züchtung entwickelt worden.

## 14.1 Ernährungsphysiologischer Wert

In der ernährungsphysiologischen Bewertung von Obst sind die in allen Obstarten enthaltenen Mineralstoffe und Spurenelemente, Vitamine, organischen Säuren, vornehmlich Fruchtsäuren, wertbestimmend. Der Säureanteil steigt und fällt je nach Witterung, namentlich im Endstadium der Reife. Im Vergleich zu anderen Lebensmitteln oder Lebensmittelgruppen ist der Gehalt an Fruchtsäuren beachtlich hoch.

Mengenmäßig überwiegen unter den Mineralstoffen Kalium und Phosphor. Daneben ist auf den geringen Natriumgehalt zu verweisen. Im Obst ist weit mehr Kalium als Natrium enthalten. Für eine gemischte Kost ist das verminderte Natriumangebot ein gutes Prädikat.

Unter den in den Obstarten vermehrt vorkommenden Vitaminen ist Vitamin C am meisten hervorzuheben. Daneben sind Carotin, Thiamin, Niacin und Riboflavin in wechselnden Mengen anzutreffen.

Sehr unterschiedlich ist der Pektingehalt der Früchte. Pektine sind willkommene Ballaststoffe und sehr quellfähige Stoffe, die das Gelieren bedingen und beim Kochen ein Quellen verursachen. In der Diätetik weiß man ihre Heilwirkung zu schätzen, insbesondere gegen Durchfälle.

Ebenfalls unterschiedlich ist der Gehalt der verschiedenen Früchte an *Fruchtsäuren*. Sie erzeugen den erfrischenden Geschmack von Obst, Obstsäften und Süßmosten und haben hohen Anteil am Genußwert dieser Erzeugnisse. Sie wirken appetitanregend und sind dem Vitamin C ein erwünschter Begleiter. Sie sind gut verträglich und leicht spaltbar.

*Gerbstoffe* sind nur in einer geringen Zahl von Früchten in erwähnenswerten Mengen enthalten, in erster Linie in Heidelbeeren und roten Weintrauben. Den Gerbstoffen wird ein adstringierender bis entzündungshemmender Einfluß auf die Darmschleimhaut nachgesagt.

Der Gehalt an Säuren und Vitaminen ist in den einzelnen Sektoren einer Frucht nicht gleich. Kohlenhydrate und Mineralstoffe sind gleichmäßiger über das Fruchtfleisch verteilt. Anders ist es beim Vitamin C. Die Apfelschale ist reicher an Vitamin C als das schalennahe Fruchfleisch und viel reicher als das Fruchtfleisch um das Kerngehäuse. Bei der Vitamin-C-Bestimmung in Obst oder bei der Berechnung der täglichen Nahrungszufuhr auf den Gehalt an energieliefernden Nährstoffen, Mineralstoffen und Vitaminen ist also wichtig zu wissen, ob es sich, wie bei Äpfeln, um geschältes oder ungeschältes Obst handelt. Sehr von Einfluß sind bei den meisten Obstarten – insbesondere was den Vitamin-C-Gehalt betrifft – Herkunft, Standort, Witterung vor der Reife, Reifestadium bei der Ernte, Art und Zeit der Lagerung.

Der mittlere Obstverbrauch in Deutschland (1990/91) gliedert sich wie folgt: Frischobst 90 kg, Zitrusfrüchte 36 kg, Schalenobst 4 kg, Trockenobst 1,5 kg.

**Kernobst** hat ein fünffächriges Kerngehäuse, das meist von einem festen Fruchtfleisch umgeben ist. Zum Kernobst zählen Äpfel, Birnen und Quitten.

Unser wichtigstes Kernobst ist der *Apfel*. Die Sorten werden nach der Reifezeit in Sommer-, Herbst- und Winteräpfel, nach der Verwendung in Tafel-, Wirtschafts- und Mostäpfel eingeteilt.

Als guter Tafelapfel unseres Landes gilt „Cox Orangenrenette". Sehr gefragte Äpfel sind der „Weiße Klarapfel", „James Grieve", „Gravensteiner", die „Goldparmäne", „Ananasrenette". Diese auf Wohlgeschmack und Aussehen gezüchteten Früchte sind relativ vitaminärmer als die robusteren Wirtschafts- äpfel.

Über den Vitamin-C-Gehalt in Äpfeln direkt nach der Ernte haben *Hansen* und *Bohling* (1984) nach alten und neueren Sorten unterschieden (mg%) (Tabelle 25):

**Tabelle 25: Vitamin-C-Gehalt von Apfelsorten (mg/%):**

| | | | |
|---|---|---|---|
| Weißer Winter-Kalvill | 39 | Berlepsch | 25–35 |
| Gelber Edelapfel | 24 | Undine | 21–36 |
| Ontarioapfel | 21 | Idared | 18–23 |
| Kanadarenette | 17 | Karmijn | 17–19 |
| Kaiser Wilhelm | 15 | Jonagold | 10–21 |
| Rheinischer Winterrambur | 14 | Boskoop | 10–16 |
| Goldrenette aus Blenheim | 12 | Mutsu | 9–20 |
| Baumanns Renette | 10 | Golden Delicious | 5–17 |
| Boikenapfel | 10 | Elstar | 8–13 |

Quelle: Hansen u. Bohling (1984)

Der Vitamingehalt der Äpfel hängt stark vom Standort und von der Sonnenbe- strahlung ab.

Neben dem hohen Gehalt an Kalium sind an Spurenelementen Eisen, Kupfer und Jod zu erwähnen.

Der Pektingehalt ist bei Äpfeln besonders hoch. Pektin dient nicht nur zur Marmeladen- und Konfitürenherstellung, es wird auch im Backgewerbe, in der

Süßwarenindustrie und in der pharmazeutischen Industrie verwendet. Auf die diätetische Wirkung des Pektins ist einmal mehr zu verweisen.

*Birnen* sind viel weniger haltbar und gedeihen in den meisten Gegenden Deutschlands nicht so gut wie Äpfel. Ihr Vitamin-C-Gehalt liegt zwischen 2 und 10 mg% (Tabelle 26).

Bekannte Birnensorten sind „Gute Luise", „Gellerts Butterbirne", „Williams Christ Birne", „Birne von Tongern", „Clapps Liebling", „Köstliche von Charneux", „Alexander Lucas", „Gräfin von Paris".

*Quitten* werden je nach ihrer Form Quittenäpfel oder Quittenbirnen genannt. Es sind stark duftende Früchte, roh ungenießbar; sie werden zu Kompott, Gelee und Quittenkäse, Quittenbrot, Quittenspeck verarbeitet.

**Steinobst** hat in seinem meist saftigen Fruchtfleisch einen harten Kern. Wegen seines weichen Fleisches ist es nicht lagerfähig. Man zählt dazu Süßkirschen, Sauerkirschen (Weichseln), Zwetschgen, Pflaumen, Mirabellen, Reineclauden, Pfirsiche, Aprikosen (Marillen), Schlehen.

Während der Vitamin-C-Gehalt dieser Obstarten nicht bedeutend ist (3 bis 12 mg%), sind manche von ihnen reich an Carotin; Aprikosen enthalten z. B. über 2 mg% Carotin.

**Beerenobst** ist der Hauptträger für Vitamin C unter den einheimischen Pflanzen. Unser heimisches Beerenobst bringt früher als andere Obstarten Erträge, da es die Frucht raschwüchsiger Sträucher oder Stauden ist. Leider ist es noch weniger haltbar und noch transportempfindlicher als Steinobst. Es wird daher häufig konserviert, z. B. als Süßmost, Fruchtsaft, Marmelade und Gelee. Je länger eine Frucht in Kultur ist, desto geringer ist meist der Vitamingehalt. Während Weintrauben etwa 4 mg% Vitamin C enthalten, haben Sanddornbeeren 450 mg% und Hagebutten 1250 mg% Vitamin C. Dies liegt daran, daß bei der Züchtung auf Schönheit, Größe und Geschmack der Früchte geachtet wurde, nicht aber auf ihren Ascorbinsäuregehalt: das Vitamin C, das man früher nicht kannte, wurde weggezüchtet.

Als **Schalenobst** (Hartschalenobst) faßt man die Steinfrüchte einiger Pflanzen zusammen. Nur die Samenkerne, die von dem ungenießbaren Fruchtfleisch und den harten Schalen umgeben sind, können verzehrt werden. Zum Schalenobst gehören Walnüsse (Juglans regia), Haselnüsse (Corylus avellana), Mandeln (Amygdalus communis), Paranüsse (Bertholletia excelsa), Erdnüsse (Arachis hypogaea), Kastanien, Maronen (Castanea vesca), Kokosnüsse (Cocos nucifera). Die Früchte sind meist sehr fett- und eiweißreich und dadurch sehr kalorienreich. Ihr hoher Gehalt an Vitamin $B_1$ ist erwähnenswert (Tabelle 27). Ausführungen über Fruchsäfte siehe Kapitel 23.2.

**Tabelle 26: Vitamin-C-, Carotin- und Energiegehalt ausgewählter Früchte (in 100 g eingekaufter Ware)**

| Obst | Vitamin C mg | Carotin µg | Energie kJ | Energie kcal |
|---|---|---|---|---|
| Birnen | 4 | 30 | 215 | 51 |
| Kirschen, süß | 13 | 74 | 230 | 55 |
| Pfirsiche | 9 | 400 | 160 | 39 |
| Pflaumen | 5 | 200 | 195 | 47 |
| Erdbeeren | 62 | 48 | 135 | 62 |
| Johannisbeeren, rot | 35 | 37 | 150 | 35 |
| Johannisbeeren, schwarz | 175 | 140 | 190 | 46 |
| Weintrauben | 4 | 26 | 280 | 67 |
| Apfelsinen | 35 | 65 | 130 | 31 |
| Bananen | 8 | 150 | 260 | 62 |
| Zitronen | 35 | 10 | 110 | 26 |

Quelle: Souci, S. W.; Fachmann, W.; Kraut, H. (1989/90). Wirths, W. (1992)

**Tabelle 27: Nährstoff- und Energiegehalt von Schalenobst (in 100 g eingekaufter Ware)**

| | Brennwert kJ | Brennwert kcal | Protein g | Kohlenhydrate g[1) | Kohlenhydrate g[2) | Vitamine A µg | Vitamine B$_1$ mg | Vitamine C mg |
|---|---|---|---|---|---|---|---|---|
| Erdnüsse | 2625 | 627 | 26 | 13,4 / 7,4 | | 2 | 0,25 | . |
| Haselnüsse | 2810 | 672 | 12 | 11,4 / 7,4 | | 2 | 0,39 | 3 |
| Mandeln | 2605 | 623 | 19 | 9,1 / 9,8 | | 10 | 0,22 | . |
| Walnüsse | 2905 | 694 | 14 | 12,1 / 4,6 | | 3 | 0,34 | 3 |

1) Verwertbare Kohlenhydrate   2) Ballaststoffe
Quelle: Wirths, W. (1992)

Unter den **tropischen Früchten**, die in Deutschland verbraucht werden, unterscheidet man neben *Zitrusfrüchten* in erster Linie Bananen, Ananas und Mangos (*Wirths*, 1985).

Zitrusfrüchte können nach *Schwerdtfeger* (1981) in drei Gruppen gegliedert werden:

1. Orangen und Mandarinen
2. Grapefruits und Pampelmusen
3. Zitronen und Limetten

*Orangen*, auch *Apfelsinen* genannt, stellen mit über 100 Sorten sowohl zahlenmäßig als auch anbaumäßig die wichtigste Untergruppe dar.

Mandarinen sind kleiner und frühreifer als die eigentlichen Orangen. Zu dieser Gruppe gehören auch Tangerinen, Satsumas und Clementinen.

*Grapefruits* lassen sich nach ihrer Färbung in hellfleischige, rosafleischige und rotfleischige unterteilen. Die Rotfärbung ist durch das Carotinoid Lycopin bedingt, das keine Vitamin-A-Wirksamkeit besitzt. Grapefruits werden auch

*Pampelmusen* genannt. Pampelmusen unterscheiden sich jedoch botanisch von Grapefruits und sind zum Teil wesentlich größer als diese.

*Zitronen* sind seit Jahrhunderten im europäischen Raum bekannt. Bei *Limetten* werden süße und saure unterschieden. Der Saft enthält weniger Ascorbinsäure als der der Zitrone.

Von den Inhaltsstoffen der Zitrusfrüchte kommt den Vitaminen – und unter diesen dem Vitamin C – ernährungsphysiologisch die größte Bedeutung zu. Die Ascorbinsäure ist ungleichmäßig über die morphologisch zu unterscheidenden Teile der Frucht verteilt. Die verschiedenen Zitrusarten weisen unterschiedliche Ascorbinsäuregehalte auf. Zwischen Fruchtgröße und dem Gehalt an Inhaltsstoffen, auch der Ascorbinsäure, scheint eine umgekehrte Proportionalität zu bestehen. Neben Vitamin C ist auf den Gehalt an $\beta$-Carotin und Thiamin zu verweisen.

Unreife Zitrusfrüchte sind überwiegend grün gefärbt. Im Verlauf der Reifung werden die Chlorophylle a und b abgebaut, und die gelb bis orange gefärbten Pigmente von Schale und Saft nehmen zu. Bei den Pigmenten handelt es sich überwiegend um Carotinoide.

Das charakteristische Aroma der Zitrusfrüchte wird durch ätherische Öle gebildet. Diese finden sich hauptsächlich im äußeren Schalenbereich, der Flavedo, als „Schalenöl".

Etwa 80% der alkohollöslichen Trockensubstanz von Orangensaft besteht aus Zuckerarten, die für den Geschmack wesentlich sind. Im Verlauf der Reifung nehmen reduzierende, nichtreduzierende und Gesamt-Zucker zu.

Zusammen mit dem Celluloseanteil von 0,6–0,9% machen die unverdaulichen Kohlenhydrate 1,5–3% der Frischsubstanz aus.

Im Zitronensaft kann Zitronensäure 60–70% der löslichen Trockensubstanz ausmachen. Die Abnahme des Säuregehaltes zusammen mit der allmählichen Zunahme der Zucker im Verlauf der Vegetation führt zu einem Anstieg des Verhältnisses zwischen löslicher Trockensubstanz und Azidität. Dieses (abgekürzt E/A-)Verhältnis bildet für Apfelsinen die Grundlage für die Ermittlung des Reifegrades, der für den Export jeweils vorgeschrieben ist.

Der Reifegrad ist bei Apfelsinen von großer Bedeutung, weil diese Frucht nach dem Pflücken nicht mehr nachreift. Neben der Zitronensäure findet sich im Zitronensaft als nächstwichtige Säure die Apfelsäure; in der Schale treten daneben Oxalsäure und Malonsäure auf.

Der Mineralstoffgehalt von Zitrusfrüchten weist beträchtliche Schwankungen auf und ist nicht sehr hoch. Den höchsten Beitrag liefert Kalium.

Außerdem werden größere Mengen *Bananen, Datteln, Feigen* und *Kiwis* aus südlichen Ländern eingeführt. Im Orient decken manche Volksstämme die Hälfte ihres Energiebedarfs mit Datteln. Die kaliumreiche Banane spielt vor allem als Rohkost in der Säuglings- und Kinderernährung eine Rolle. Auch in anderen Diäten und wegen ihres Ballaststoffgehaltes wird sie verwendet. Die für den Verzehr in Deutschland bestimmten Bananen werden in unreifem Zustand geerntet und reifen beim Lagern nach. Sie haben einen hohen Gehalt an Carotin und Vitaminen der B-Gruppe. *Ananas* werden frisch verzehrt, aber auch für Kompott und als Konserven verbraucht, zerteilt in Scheibenform und als Raspeln. *Mangos* gelangen hier in frischem und konserviertem Zustand in den Handel. In steigenden Mengen werden *Kiwis* in den Sommermonaten aus Neuseeland, in den Wintermonaten vor allem aus Kalifornien importiert.

Nach der *Zusatzstoff-Zulassungs-Verordnung* sind mehrere Stoffe zur Konservierung von Zitrusfrüchten zugelassen. Die gebräuchlichsten sind Diphenyl, Orthophenylphenol und Wachse. Ihre Zulassung ist beschränkt auf die Verwendung als Zusatz zur Oberfläche der Schale und bei der Aufbewahrung und Beförderung der Früchte. Für beide Stoffe sind Höchstmengen vorgeschrieben, die nicht überschritten werden dürfen, für Diphenyl 7 mg und für Orthophenylphenol 12 mg je kg Früchte.

Zur Unterrichtung der Verbraucher ist bei schalenbehandelten Zitrusfrüchten die Angabe „mit Diphenyl bzw. Orthophenylphenol, Schale nicht zum Verbrauch geeignet" vorgeschrieben. In Verbindung mit dieser Kenntlichmachung dürfen irreführende Angaben wie „handelsüblich", „leicht" oder „unschädlich" nicht gebraucht werden. Die Kenntlichmachung ist deutlich sichtbar und in leicht lesbarer Schrift vorzunehmen, bei verpackten Früchten auf der Packung, bei loser Ware auf Preis- oder besonderen Schildern, die auf oder neben der Ware für den Verbraucher deutlich sichtbar angebracht werden müssen.

Die Kerne von Zitronen, Aprikosen, Pfirsichen, Kirschen, Äpfeln, Birnen und Pflaumen sowie bittere Mandeln enthalten geringe Mengen an hochgiftiger *Blausäure*.

Bei Blausäurevergiftung kommt es zu Atemkrämpfen, Angstzuständen, Schwindel und Erbrechen. Beim Erwachsenen kann der Genuß von 60 bitteren Mandeln zu einer tödlichen Vergiftung führen. Bei Kindern genügen bereits 5–10 bittere Mandeln (*Lindner*, 1979).

In manchen Haushalten ist es üblich, Kirschkerne auszukochen, um ein besseres Aroma, z. B. für Kirschgrütze, zu erreichen. Dabei kann Blausäure ins Kochwasser übergehen. Vor zu häufigem Genuß ist wegen Vergiftungserscheinungen zu warnen. Gegen einen gelegentlichen Verzehr ist nichts einzuwenden. Das als Backmittel verwendete Bittermandelöl wird künstlich hergestellt und enthält keine Blausäure.

Gespritztes Obst und Gemüse ist nicht gesundheitsschädlich, wenn entsprechende Anwendungsbeschränkungen für Pflanzenschutzmittel eingehalten werden. Auch durch gründliches Waschen und/oder Schälen vor dem Verzehr oder der Zubereitung können Rückstände entfernt werden.

**Tabelle 28: Ausgewählte tropische Früchte**

| | | |
|---|---|---|
| Avocadobirne | ganzjährig | fettreiche, grün-birnenförmige Frucht, neutraler Geschmack, Zubereitung als Vorspeise, Brotaufstrich, Salatcreme. |
| Granatapfel | August–November | apfelartige Frucht mit ledriger Schale, kernreich, süß-säuerlicher, erfrischender Saft. |
| Cherimoya | Oktober–Februar | faustgroße, mattgrüne Frucht, Fruchtfleisch weiß mit schwarzen Kernen, süßlich, reich an Traubenzucker, für Obstsalate, Desserts. |
| Guave | ganzjährig | Früchte zitronengroß, quittenähnlicher Geschmack, süß, saftig, aromatisch, für Obstsalate, Kompotte, Frischfrucht. |
| Kaki | Januar–Mai Oktober–Dezember | Früchte gelb-rot, ähnlich einer Tomate mit Blatt, Fruchtfleisch orange-rot, Frischfrucht, Obstsalate, Marmelade, Quarkspeise. |
| Kaktusfrüchte | September–Mai | grün-rötliche, eiförmige Früchte, leicht säuerlicher Birnengeschmack, wirken leicht abführend, Frischfrucht und Verarbeitungsprodukte. |
| Kiwi | Juni–Januar | eigroß, länglich-oval, grau-grün behaart, süßsäuerlich, vitaminreich, Frisch- und Verarbeitungsfrucht. |
| Litchi | November–Januar | pflaumengroß, rauhe spröde Schale, glasig-durchscheinendes Fruchtfleisch, Geschmack ähnlich Himbeeren mit Muskatgewürz. |
| Mango | ganzjährig | große, länglichrunde-nierenförmige, grünrot-gelbliche Frucht, Fruchtfleisch gelb, süßherber Geschmack nach Terpentin, Frisch- und Verarbeitungsfrucht. |
| Papaya | Oktober–März | große ovale Früchte der Baummelone, Schale gelbgrün, Fruchtfleisch rötlich orange, innen ungenießbare Kerne. Geschmack ähnlich Zuckermelone. |
| Passionsfrucht | ganzjährig | Früchte pflaumen- bis apfelgroß; Schale gelb, purpur, blau, rot. Geschmack angenehm weinsäuerlich, tropisch-exotisches Aroma. |
| Wollmispel | Januar–Juni | Früchte ähnlich Mirabellen, gelb- bis aprikosenfarbig. Frisch- und Konservenfrucht, aromatisch, süß, erfrischende Säure. |

Quelle: AID (1992)

## 14.2 Güteklassen, Handelsklassen

In Deutschland gibt es für viele Obstarten Qualitätsnormen (Güteklassen, Handelsklassen), nach denen die Früchte sortiert und gekennzeichnet angeboten werden müssen.

Die gesetzlich vorgeschriebenen Handelsklassen, auch als „EG-Normen" verbindlich, betreffen die Obstarten: Äpfel, Birnen, Aprikosen, Pfirsiche, Nektarinen, Kirschen, Pflaumen, Zwetschgen, Renekloden, Mirabellen, Erdbeeren, Tafeltrauben und Zitrusfrüchte. Daneben gibt es deutsche Handelsklassen für Himbeeren, Brombeeren, Heidelbeeren, Preiselbeeren, Johannisbeeren, Stachelbeeren.

Ist Obst nach einer Handelsklasse gekennzeichnet, muß es den gültigen Normen entsprechen. Die Einteilung erfolgt bei den meisten Obstarten nach den drei Klassen: „Extra", I und II.

### KLASSE „EXTRA" – ausgelesene Ware

Obst von Spitzenqualität, echte Auslese, vorgeschriebene Mindestgrößen, frei von Schmutz, Belägen, Rückständen. Die Früchte sind in Form und Farbe fehlerlos und sortentypisch. Der Stiel (Kernobst) ist unverletzt.

### KLASSE I – hochwertige Ware

Ähnliche Qualitätsanforderungen wie bei Klasse „Extra", leichteste Schalenfehler zulässig, die Früchte dürfen etwas kleiner, der Stiel leicht beschädigt sein. Die Norm verlangt vollkommen gesundes Fruchtfleisch.

### KLASSE II – gute Ware

Marktfähige Qualität, festgelegte Fruchtgrößen, zulässige Fehler in Form und Farbe, der Handelswert darf nur unwesentlich gemindert sein.

Die Einhaltung der Handelsklassen und ihrer Deklarationspflicht wird an den Märkten von unabhängigen Kontrolleuren überwacht. Der Käufer soll dadurch eine standardisierte Ware angeboten bekommen.

# 15 Nahrungsfette

Fette und Öle sind die Lebensmittel mit dem höchsten Brennwert.
Durch Verwendung von Fett bekommen mehrere Speisen Wohlgeschmack.
Einige Aromastoffe können erst in Verbindung oder in Anwesenheit von Fett
ihre höchste Wirkung erzielen.

In unseren Lebensmitteln kommt Reinfett nicht nur in Nahrungsfetten oder
Ölen vor, sondern auch als „verborgenes Fett" in anderen tierischen und
pflanzlichen Produkten.

## Fettsäurezusammensetzung

Nach der Fettsäurezusammensetzung lassen sich die üblichen Nahrungsfette in
folgende Gruppen aufteilen:
a) hoher Gehalt an gesättigten Fettsäuren (Talg, Kokosfett, Butter),
b) hoher Gehalt an einfach ungesättigten Fettsäuren oder Monoensäuren
   (Schmalz, Olivenöl, Rapsöl, Rüböl, Erdnußöl),
c) hoher Gehalt an der zweifach ungesättigten Fettsäure Linolsäure (Baumwollsaatöl, Maisöl, Sonnenblumenöl, Sojaöl, Safloröl) (s. Tabelle 29),
d) hoher Gehalt an mehrfach ungesättigten Fettsäuren oder Polyensäuren
   (Frischöle, Leinöl).

**Tabelle 29: Linolsäuregehalt wichtiger Nahrungsfette (%)**

| | | | |
|---|---|---|---|
| Safloröl | 79 | Rapsöl | 15 |
| Mohnöl | 73 | Leinöl | 14 |
| Maiskeimöl | 57 | Olivenöl | 10 |
| Sonnenblumenöl | 56 | Palmöl | 8 |
| Sojabohnenöl | 50 | Kokosfett | 2 |
| Baumwollsaatöl | 44 | | |
| Sesamöl | 41 | Schweinefett | 10 |
| Erdnußöl | 23 | Gänsefett | 7 |
| Rüböl | 16 | Milchfett | 3 |

Quellen: Brückel und Jobst (1960); Wachs (1964)

## 15.1 Fettverbrauch und Nährstoffzufuhr durch Nahrungsfette

In Deutschland betrug der Fettverbrauch in Reinfett 1989/90 26 kg. Gegenüber
der Vorkriegszeit 1935/38 ist der Verbrauch an Nahrungsfetten um fast 30%
angestiegen. Der Anstieg wirkt sich in erster Linie zugunsten von Margarine aus.
In der Zeit von 1935/38 betrug der Margarineverbrauch 6,1 kg je Kopf und Jahr,
1957/58 12,1 kg, 1989/90 7,4 kg (Produktgewicht, in Reinfett 5,9 kg). Durch

den Verbrauch an Nahrungsfetten werden 45% des insgesamt zugeführten Reinfettes und etwa 20% der Brennwerte gedeckt. Die Bedarfsdeckung an den übrigen Nährstoffen ist mit Ausnahme von Retinol, das durch Nahrungsfette im Mittel zu 10% gedeckt wird, von geringer Bedeutung.

## 15.2 Pflanzliche Fette und Öle

Unter den *pflanzlichen Ölen* kommt nach dem gegenwärtigen Verbrauch dem *Sojaöl* große Bedeutung zu. Mit Abstand folgen Sonnenblumenöl, Kokosöl, Baumwollsaatöl, Palmöl, Erdnußöl, Rapsöl, Rüböl, Sesamöl, Olivenöl, Maisöl, Mohnöl. Wie *Wachs* berichtet, gilt amerikanisches *Baumwollsaatöl* als das beste, gefolgt vom ägyptischen. Die Qualität hängt außer von der Provenienz sehr wesentlich von der Lagerung der Saat und den Verarbeitungsbedingungen ab. Baumwollsaatöl ist reich an Linolsäure. Infolgedessen ist es auch sehr oxidationsempfindlich. Baumwollsaatöl wird bevorzugt in der Margarineindustrie und zur Herstellung von Fettgemischen (Shortenings) verwendet. *Palmöl*, aus dem Fruchtfleisch der Ölpalme, ist wesentlich ärmer an Linolsäure, dafür auch weniger oxidationsempfindlich. Es ist das Öl mit dem höchsten Carotingehalt.

Die Ölpalme liefert Palmöl und Palmkernöl, nicht die Kokospalme. Die walnußähnlichen Palmfrüchte bestehen aus ölhaltigem Fruchtfleisch (Palmöl) und fetthaltigen Samenkernen (Palmkernöl).

*Sojaöl*, aus Sojabohnen, einer Leguminose, gewonnen, dient ebenfalls zur Herstellung von Margarine und Shortenings. Der Gehalt an ungesättigten Fettsäuren erreicht nahezu 90%. Davon machen Linol- und Linolensäure mehr als die Hälfte aus. Der außerdem hohe Proteingehalt (31%) macht die Sojabohne zu einem begehrten Futtermittel. Auch *Erdnußöl* entstammt dem Samen einer Leguminose. Es hat einen fast ebenso hohen Gehalt an ungesättigten Fettsäuren wie Sojaöl, jedoch einen geringeren an Linolsäure. *Sonnenblumenöl* wird aus dem Samen der Sonnenblume gewonnen. Sein Gehalt an ungesättigten Fettsäuren ist ebenfalls hoch. *Kokosöl* erhält man aus dem Kernfleisch der Nüsse der Kokospalme. Es hat einen niederen Schmelzpunkt (zwischen 23 und 27 °C), aber kaum 10% ungesättigte Fettsäuren. *Olivenöl* hat einen geringeren Gehalt an Linolsäure (12%). *Raps-* und *Rüböl* werden aus verschiedenen Brassica-Arten gewonnen. Sie sind die einzigen wichtigeren einheimischen Ölfrüchte, die mithin in ernährungswirtschaftlichen Krisenzeiten verfügbar sind. Der Linolsäuregehalt liegt zwischen 12 und 15%. Nach Umzüchtungen von Rapssamen, zunächst auf 2% Erucasäure, dann auf die erucafreie O-Sorte und schließlich auf OO-Sorten, die außerdem frei von Glucasinolaten (Senfölen) sind, können daraus gepreßte Öle zur Herstellung von Margarine, Backfetten, Mayonnaise verwendet werden. Früher erreichte der Anteil an Erucasäure, die im Tierversuch Wachstumsverzögerungen verursacht, 47,5%. An der Erzeugung von Ölsaaten in der EG hatte Rapssamen 1990 einen Anteil von 48%. Weitere 33% entfielen auf Sonnenblumenkerne und 15% auf Sojabohnen. In der Weltproduktion steht Rapsöl mit 15% nach Sojaöl (26%) und Palmöl (18%) an dritter Stelle. *Weizenkeimöl*, aus Weizenkeimen hergestellt, ist reich an B-Vitaminen, Vitamin A und E. Es hat eine schwach goldgelbe Farbe und einen getreideähnlichen Geruch. *Leinsamenschrot* wird oft als diätetisches Lebensmittel für Magen- und Darmkranke empfohlen. Überlagerter Leinsamenschrot, der sich durch einen bitteren und kratzenden Nachgeschmack auszeichnet, kann Magen- und Darmerkrankungen auslösen. Beim Erwerb von Leinsamenschrot als diätetisches Lebensmittel ist daher besonders auf die nach der Verordnung über diätetische Lebensmittel vorgeschriebene Angabe des Herstellungs- oder Verfallsdatums zu achten.

## 15.3 Butter

*Butter* besteht zu 82% aus Milchfett. Ihr Wasseranteil darf nach der deutschen Butterverordnung 16% nicht überschreiten.

Die übrigen Bestandteile, wie Protein, Kohlenhydrate und Mineralstoffe, nehmen ca. 2% ein. An Vitaminen enthält Butter je nach Jahreszeit mehr oder weniger große Mengen Vitamin A und Carotin. Butter, die aus Milch hergestellt ist, die während der Weideperiode gewonnen wurde, weist mehr Vitamin A und Carotin auf als Butter, die aus Milch bei Stallhaltung im Winter ohne Grün- und Frischfutter gewonnen wurde.

Nach der Herstellungsart ist zwischen Süßrahmbutter und Sauerrahmbutter zu unterscheiden. Butter, deren pH-Wert im Serum 6,2 nicht unterschreitet, trägt den Hinweis „Süßrahmbutter". Butter, deren pH-Wert im Serum 5,0 nicht überschreitet, trägt den Hinweis „Sauerrahmbutter". Butter ohne diese Sortenbezeichnungen wurde weder aus süßem noch aus gesäuertem Rahm hergestellt. Alle Sorten können durch Zugabe von Kochsalz gesalzen sein, wobei ihr Kochsalzgehalt dann mehr als 0,1% betragen muß. Der Anteil an Sauerrahmbutter beträgt über 80% der Butterproduktion.

Die Herstellung von Butter erfolgt weitgehend nach kontinuierlich arbeitenden Verfahren. Die zur Verbutterung verwendete Sahne kann entweder frisch gewonnen oder während mehrerer Monate im tiefgefrorenen Zustand aufbewahrt worden sein. Die Beurteilung von Butter bei der gesetzlich vorgeschriebenen Einteilung in Handelsklassen richtet sich nach der Zahl der Bewertungspunkte, die sie bei der Prüfung auf Geruch, Geschmack, Gefüge, Aussehen und Konsistenz erhält. Jede dieser Eigenschaften darf im Höchstfall mit 5 Punkten bewertet werden.

Butter wird in drei Handelsklassen angeboten:

*Markenbutter*, aus hocherhitzter Sahne hergestellt. Zu ihrer Herstellung sind nur Molkereien berechtigt. Sie muß von 25 erreichbaren Bewertungspunkten der Butterprüfung mindestens 20 Punkte aufweisen, wobei für jede der Eigenschaften mindestens 4 Punkte erreicht werden müssen. Der Anteil dieser Butter liegt bei 98% der gesamten Produktion.

*Molkereibutter*, in Molkereien aus hocherhitzter Sahne oder Molkensahne hergestellt. Sie muß mindestens 15 Punkte aufweisen, wobei für jede der erwähnten Eigenschaften mindestens 3 Punkte erreicht werden müssen.

*Kochbutter* wird aus Milch, Sahne oder Molkensahne hergestellt, die ebenfalls hocherhitzt werden müssen. Diese Butter muß für jede der erwähnten Eigenschaften mindestens 1 Punkt erreichen.

Importierte Butter wird entsprechend der inländischen Butter-, Handelsklassen- und Butterkennzeichnung gehandelt.

Prüfung und Bewertung von Butter erfolgen regelmäßig monatlich ohne vorherige Ankündigung durch unabhängige Institutionen. Neben der Handelsklasse sind auf der Packung Herstellungsdatum, Gewicht, Kontrollnummer oder Name der Molkerei und Mindesthaltbarkeitsdatum anzugeben.

Frisch hergestellte Butter benötigt mehrere Tage zum Erreichen der höchsten Qualität. Eingelagerte Butter wird bei mindestens $-15°C$ in Kühlhäusern gehalten. Nach dem Auftauen wird die Butter geprüft und in der entsprechenden Handelsklasse in den Verkehr gebracht.

Die vom Bundesernährungsministerium erlassene Milcherzeugnisse-Verordnung regelt die Herstellung von „Milchhalbfett". Das *Milchhalbfett* hat einen Fettgehalt von 39–41%. Es wird aus Sahne oder Butter hergestellt; 3–6,5% Milcheiweiß werden zugesetzt. Wegen des hohen Wassergehalts (etwa 55%) ist es nicht zum Braten und Backen geeignet und deshalb als Brotaufstrich zu verwenden.

## 15.4 Weitere Nahrungsfette tierischer Herkunft

*Butterschmalz* (Butterreinfett), mit international üblicher Bezeichnung Butteröl, ist reines, von Wasser und Eiweiß befreites Milchfett. Es wird durch Ausschmelzen von Butter oder Sahne hergestellt, ist gelblich und, falls mit einfachen Mitteln hergestellt, körnig und griesig im Gefüge. Es wird zum Kochen, Braten und Backen verwendet, weil es nahezu wasserfrei ist. Butterschmalz ist länger haltbar als Butter. Nach dem Reinfettgehalt entsprechen 80 g Butterschmalz 100 g Butter. Butterschmalz soll 99,7% Fett enthalten.

Unter den *Schlachtfetten* kommen *Schweinefett* und *Schweineschmalz* die größte Bedeutung zu. Sie sind praktisch frei von Vitaminen. Schweinefett wird durch Ausschmelzen der Fettgewebe gewonnen (Rückenspeck, fettreiche innere

174

Körperteile); weniger aus dem Bauchspeck, der vorzugsweise das Schweineschmalz liefert. Beide sind weiß und streichbar. Hinsichtlich der Gewinnung unterscheidet man zwei Schmelzverfahren: Trockenschmelzverfahren *ohne*, Naßschmelzverfahren *mit* heißem Wasser oder Dampf. Qualitativ hochwertiges Schweinefett enthält kein Wasser und mehr als 99,7% Fett. Nachteilig für den Verbraucher ist, daß bei der Kennzeichnung dieses Speisefettes kein Herstellungs- oder Verbrauchsdatum angegeben werden muß. Neben dem eigentlichen Schweineschmalz unterscheidet man Flomenschmalz, das aus den Flomen gewonnen wird, ferner Griebenschmalz, bei dessen Auslassung Grieben entstehen.

Durch Ausschmelzen fettreicher Gewebe des Rindes erhält man den für die menschliche Ernährung kaum noch verwerteten *Rindertalg* (Rinderfett). Er ist sehr hart und nicht streichfähig, von gelblicher Farbe und hat einen hohen Schmelzpunkt (annähernd 50 °C).

*Hammeltalg* hat einen noch höheren Schmelzpunkt und wird in Speisen nur wenig verwertet.

*Gänseschmalz* wird aus dem Fett innerer Teile von Gänsen gewonnen. Es ist von körniger Beschaffenheit und sehr weich, weiß bis blaßgelb und wird wegen seines niedrigen Schmelzpunktes (25–35 °C) häufig mit Schweineschmalz vermischt.

Aus dem Speck von Meeressäugetieren, wie Walen, Seehunden und Walrossen, können Öle oder Trane gewonnen werden. Einzuschränken ist aber, daß Wale nach dem Washingtoner Artenschutzabkommen grundsätzlich geschützt und Walprodukte innerhalb der Europäischen Union vom Handel ausgenommen sind. Für Seehunde und Walrosse bestehen zum Teil national festgelegte Schonzeiten, bis sich die Bestände erholt haben.

*Fischleberöle* sind reich an Retinol und Calcifcrol. Sie sind das Ausgangsprodukt für *Lebertran*. *Fischöle* sind außerdem reich an Linolensäure, Eikosapentaensäure und Docosahexaensäure.

## 15.5 Margarine

90% der jährlich produzierten Menge von ca. 520 000 t werden aus pflanzlichen Fetten und Ölen hergestellt, 10% enthalten pflanzliche und tierische Fette. Die Herstellung erfolgte zuerst 1870 in Frankreich. Die ersten Margarinesorten unterschieden sich wesentlich von den heutigen. Damals dienten Milch und Rindertalg als Ausgangsmaterial. Heute sind Soja-, Sonnenblumen-, Erdnuß- und Baumwollsaatöl neben Kokos- und Palmkernfett die wichtigsten Rohstoffe. Die Gesetzgebung schreibt einen Mindestfettgehalt von 80% und eine Spur Stärke (0,2–0,3%) vor. Weitere Zusätze sind eine Prise Kochsalz, 1% Lecithin (als Stabilisator) sowie die Vitamine A, Carotin und D. Margarine ist eine

Emulsion aus Fett/Öl und entrahmter Frischmilch bzw. Wasser. Im Falle einer Beimischung von Farb- und Konservierungsstoffen sind diese deklarationspflichtig.

Nach den Leitsätzen für Margarine und Margarineschmalz des Deutschen Lebensmittelbuches unterscheidet man folgende Arten:

Bei *Standardware* stammt der Fettanteil zu mindestens 50% aus Fetten pflanzlicher Herkunft. Der Rest kann aus tierischen Fetten bestehen.

Der Fettanteil bei *Pflanzenmargarine* besteht zu mindetens 98% aus Fetten pflanzlicher Herkunft. Margarine dieser Art ist in der Regel vitaminiert (Vitamin A, Carotin, Vitamin D, Vitamin E). Diese Margarine enthält mindestens 15% ihrer Fettsäuren als Linolsäure. Als *linolsäurereich* werden diese Margarinen dann bezeichnet, wenn sie mindestens 30% ihrer Fettsäuren als Linolsäure enthalten.

*Sonstige Pflanzenmargarinen* sind Erzeugnisse, deren Fettanteil zu mindestens 98% aus dem Öl einer Pflanzenart stammt, z. B. aus Sonnenblumen. Der Name der Herkunftspflanze kann bei der Bezeichnung der Fertigwaren verwendet werden.

Eine weitere Gruppe betrifft Margarine mit Hinweisen auf besondere Zusammensetzung. Sie sind für den Konsumenten aus ernährungsphysiologischer Sicht von spezieller Bedeutung. Dazu zählt *Margarine mit hohen Anteilen an MCT* (über 90% medium chain triglycerides, mittelkettige Triglyceride). MCT-Fette enthalten C8- und C10-Fettsäuren (Capryl- und Caprinsäure). MCT werden aus dem Darm direkt resorbiert und durch zelleigene Enzyme der Mucosazellen des Darms in freie Fettsäuren und Glycerin aufgespalten. Diese freien Fettsäuren gelangen auf dem Wege über die Pfortader direkt in die Leber und werden dort unter Energiegewinn zu Kohlensäure und Wasser verbrannt.

Eine weitere *Margarineart* betrifft die mit einem *hohen Anteil an mehrfach ungesättigten* Fettsäuren; diese enthält mehr als 50% Linolsäure.

Ferner ist auf *streng natriumarme* oder *streng kochsalzarme* Margarine zu verweisen. Erlaubt sind in solchen Margarinen höchstens 40 mg Natrium je 100 g Margarine. Margarine mit der Bezeichnung *„natriumarm, kochsalzarm"* darf nicht mehr als 120 mg Natrium je 100 g enthalten.

Die Leitsätze erfassen außerdem *Kochmargarine*. Sie ist gelegentlich auch noch als *Tafelmargarine* im Handel. Sie wird vorwiegend in Großküchen, gelegentlich auch im Privathaushalt zum Kochen und Braten verwendet. Sie ist wenig empfehlenswert.

*Margarinen zur gewerblichen Verarbeitung* bestehen aus tierischen und pflanzlichen Fetten oder aus Gemischen. Unter diesen Begriff fallen *Backmargarine, Ziehmargarine, Crememargarine*. Backmargarine dient zum Backen von Hefe- und Mürbeteig, Ziehmargarine wird vorwiegend zur Herstellung von Blätterteig verwendet. Crememargarine findet vorwiegend bei der Herstellung von Füll- und Garniercremes Verwendung. Sie können etwa 10% Luft in feinverteilter Form enthalten.

Die Leitsätze weisen weiterhin *Margarineschmalz* (Schmelzmargarine) aus. Es unterscheidet sich von Margarine dadurch, daß es keine Emulsion ist, folglich kein Wasser enthält. Margarineschmalz ist kräftig gelb, aromatisiert, in der Regel von körniger Struktur.

Von hochwertigen Margarinen werden neben butterähnlichem Geschmack auch gute Streichbarkeit bei Kühlschranktemperatur und Haltbarkeit erwartet. Bei Margarine besteht eine Verpflichtung zur Angabe des Herstellungs- oder Verbrauchsdatums. Bei Margarinewürfeln ist dieses Datum meistens an der Falzstelle der Packung durch Perforation angebracht; bei Becherpackungen befindet es sich fast immer am Becherboden.

Der Margarineverbrauch ist nicht nur in Deutschland angestiegen, sondern auch in anderen industrialisierten sowie in agrarischen Exportstaaten. Norwegen und Holland exportieren Butter, verbrauchen dafür um so mehr Margarine. Bei einem jährlichen Butterverbrauch von unter 5 kg haben beide Länder einen Margarineverbrauch von annähernd 20 kg je Kopf der Bevölkerung.

Mit der Änderung des Margarinegesetzes von 1974 wurden Herstellung und Inverkehrbringen von Halbfettmargarine zugelassen. Der Fettgehalt dieser Margarine beträgt mindestens 39, höchstens 41%. Der Anteil an Fettstoffen, die nicht pflanzlicher Herkunft sind, darf 2% nicht übersteigen. Der Anteil an Milchfett darf nicht höher als 1% sein. Halbfettmargarine wird in Würfel- und in Kreiskegelstumpfform angeboten. Sie muß mit dem Hinweis gekennzeichnet sein: „Vorsicht, zum Braten, Backen und Kochen nicht verwenden." Außerdem muß unverschlüsselt nach Tag, Monat und Jahr entweder das Herstellungs- oder das Mindesthaltbarkeitsdatum angegeben sein (*Wirths*, 1985).

## 15.6 Sonstige Nahrungsfette

*Platten-* und *Nahrungsfette*, zu denen im weiteren Sinn auch Shortenings zählen, sind reine Fettgemische, die vorzugsweise zum Braten und Backen verwendet werden. Früher wurden sie zu Tafeln oder Platten ausgegossen und nach dem Erstarren verpackt. Sie bestehen überwiegend aus einer Mischung pflanzlicher Fette. Ihr zumeist hoher Gehalt an mehrfach ungesättigten Fettsäuren macht sie empfindlich gegen oxidative Einflüsse und fördert folglich das Ranzigwerden.

*Speiseöl*, auch unter der unspezifischen Bezeichnung Tafel-, Salat-, Koch-, Back-, Mischöl im Verbrauch, kann aus verschiedenen, unter Umständen wenig empfehlenswerten Mischungen bestehen. Speiseöle, die nach einer Ölpflanze genannt sind, dürfen nur aus dem reinen, unvermischten Öl dieser Saat bestehen. Maiskeim-, Sonnenblumen- und Olivenöl erfreuen sich größter Nachfrage. Bei Aufbewahrung im Kühlschrank unter üblicher Temperatur dürfen sie keine

Trübung erfahren. Als *Vollöle* bezeichnet *Kaufmann* naturreine Öle, deren natürliche, wertvolle Bestandteile, wie Tocopherole und Phosphatide, weitgehend unverändert erhalten sind. Als *naturrein* dürfen nach *Wachs* nur solche Öle bezeichnet werden, die durch Abpressen gewonnen werden, weder erhitzt noch raffiniert sind und nur durch Waschen oder Dämpfen gereinigt werden. Vollöle werden durch Kaltpressung gewonnen. Die beim Pressen sich ergebenden Temperaturen sollen nach *Wachs* nicht höher sein als die Außentemperaturen, denen die Ölsaaten während der Reifezeit ausgesetzt waren. Geringere Anforderungen werden bei der Gewinnung von *Koch-*, *Brat-*, *Back-* und *Konservenölen* gestellt.

Sind *Fritierfette* längere Zeit im Gebrauch, entstehen durch die fortgesetzte Einwirkung von Hitze und Luftsauerstoff Oxidations- und Polymerisationsprodukte, die gesundheitlich nicht unbedenklich sind. Äußere Anzeichen für ein verbrauchtes Fritierfett sind stärkere Braunfärbung, verschlechterter Geruch und Geschmack, Rauchen des erhitzten Fettes sowie ein stärkeres Schäumen nach Einbringung des Bratgutes. Peroxidverbindungen verweisen auf den Grad des Fettverderbs durch Autoxidation.

*Lang* fand, daß solche Fette vor allem geschmacklich unerträglich sind und allein deshalb nicht in größerem Umfang verzehrt werden können. Auf eine Stellungnahme der Deutschen Forschungsgemeinschaft über die physiologischen Wirkungen raffinierter Fette ist zu verweisen.


## 15.7 Fetthärtung

Die Fetthärtung ist ein Verfahren zur Gewinnung von festen, streichfähigen Fetten aus pflanzlichen oder tierischen Ölen. Der Vorgang bedeutet einen chemischen Eingriff in das Molekül der Fettsäuren. Dabei wird mit Hilfe von Katalysatoren Wasserstoff an die Doppelbindungen angelagert. Der Vorgang heißt *katalytische Hydrierung*. Ein Beispiel:

**Ölsäure**

$$CH_3(CH_2)_7 \, C = C \, (CH_2)_7 COOH$$

$$\downarrow +H_2$$

$$CH_3(CH_2)_7 \, C - C \, (CH_2)_7 COOH$$

**Palmitinsäure**

178

Bei der Fetthärtung werden Doppelbindungen aufgehoben und dadurch die flüssigen oder halbfesten Fette in feste umgewandelt. Gleichzeitig werden störende Geruchs- und Geschmacksstoffe beseitigt (besonders bei Tranen). Mit der Härtung ist eine Erhöhung der Haltbarkeit der Fette verbunden. Der Nachteil der Fetthärtung ist, daß fettlösliche Vitamine hydriert und damit unwirksam gemacht werden.

Als Katalysator der Fetthärtung dient fein verteiltes (kolloidales) Nickel.

Es ist nicht erwünscht, alle Öle in vollhydrierte Fette umzuwandeln (d. h. an **alle** vorhandenen Doppelbindungen Wasserstoff anzulagern), weil sonst viel zu hohe Schmelzpunkte erreicht werden, wie Tabelle 30 zeigt.

**Tabelle 30: Schmelzpunkte von vollständig hydrierten Fetten**

|  | vor der Hydrierung | nach vollständiger Hydrierung |
|---|---|---|
| Kokosfett | 20 bis 28 °C | 43 bis 45 °C |
| Palmkernfett | 25 bis 30 °C | 43 bis 45 °C |
| Walöl | flüssig | 52 bis 56 °C |
| Baumwollsaatöl | flüssig | 62 bis 63 °C |
| Olivenöl | flüssig | 68 bis 69 °C |
| Erdnußöl | flüssig | 68 bis 69 °C |
| Sojabohnenöl | minus 7 bis 8 °C | 69 bis 71 °C |
| Leinöl | minus 16 bis 20 °C | 69 bis 71 °C |

Vor allem werden die billigen Walöle gehärtet, ferner Rizinusöl, Sesamöl, Erdnußöl, Rüböl und Baumwollsamenöl.

# 16 Milch und Milcherzeugnisse

## 16.1 Milch

Milch ist die Flüssigkeit, die in den Milchdrüsen der weiblichen Säugetiere abgesondert wird. Meist wird unter „Milch" die Kuhmilch verstanden. Mit einem halben Liter werden 74% der empfehlenswerten Zufuhr an Calcium gedeckt, 50% an Vitamin $B_2$, 32% an Kalium, 28% an Protein, 18% an Retinol und 13% an Thiamin. Der Energiebedarf des Erwachsenen mit vorwiegend sitzender Tätigkeit wird durch eine tägliche Menge von $^1/_2$ l Milch zu über 12% gedeckt.

Der Trinkmilchverbrauch in Deutschland betrug 1990/91 je Kopf der Bevölkerung 90 kg; der Verbrauch in den skandinavischen Ländern, in der Schweiz und in den USA ist mehr als doppelt so hoch.

### Milchsorten

Die im Handel angebotene Konsummilch ist ausschließlich Kuhmilch. Mit Ausnahme der Vorzugsmilch – einer Rohmilch – und der Vollmilch mit natürlichem Fettgehalt ist es nicht das natürliche Gemelk, sondern eine auf vorgeschriebenen Fettgehalt eingestellte und aus Gründen des vorbeugenden Gesundheitsschutzes wärmebehandelte (pasteurisierte, ultrahocherhitzte oder sterilisierte) Milch.

*Vollmilch* muß einen natürlichen Fettgehalt von mindestens 3,5% enthalten, oder ihr Fettgehalt muß auf mindestens 3,5% eingestellt worden sein.

Wärmebehandelte Konsummilch wird lose und in verkaufsfertiger Verpackung (Tüten, Schlauchbeuteln, Flaschen) angeboten. Sie muß den Anforderungen der jeweiligen Ländervorschriften entsprechen. Konsummilch in Fertigpackungen muß auf den Packungen gekennzeichnet sein und neben der Verkehrsbezeichnung (die Milchsorte) den Namen oder die Firma und die Anschrift des Herstellers, des Einfüllers oder eines Verkäufers, das Mindesthaltbarkeitsdatum sowie die Angabe der Wärmebehandlung (pasteurisiert, ultrahocherhitzt, sterilisiert) tragen.

Ultrahocherhitzte Konsummilch muß zusätzlich mit dem Buchstaben „H" versehen sein. Ferner muß die Kennzeichnung die Angabe des Fettgehaltes und einen Hinweis auf die Homogenisierung enthalten, falls die Milch entsprechend bearbeitet wurde.

Der bei Konsummilch vorgeschriebene Fettgehalt darf, soweit er nicht natürlich vorhanden ist, nur durch Hinzufügung von entrahmter oder teilentrahmter Milch erreicht werden.

Die Milchgüteverordnung regelt die Bewertung, Güteeinstufung und Bezahlung der Milch. Bevor die Milch auf dem Bauernhof in einen Sammeltankwagen kommt, nimmt ein Bediensteter der Molkerei – ohne Voranmeldung – Proben, die das Labor der Molkerei untersucht.

Gesetzlich vorgeschrieben ist die Untersuchung auf fünf Merkmale:
- Fettgehalt (mindestens dreimal im Monat)
- Eiweißgehalt (mindestens zweimal im Monat)
- Bakteriologische Beschaffenheit (mindestens zweimal im Monat)
- Stoffe mit antibiotischer Wirkung (mindestens zweimal im Monat)
- Gehalt an körpereigenen Zellen (mindestens einmal im Monat)

Rohmilch, die der Herstellung von Konsummilch dient, muß folgende Mindestanforderungen erfüllen:

Einstufung in Güteklasse 1 ab 1. 1. 1993 weniger als 100 000 Keime je cm³;
Gehalt an somatischen Zellen im arithmetischen Mittel ab 1. 1. 1993 über 3 Monate weniger als 400 000 je cm³;
Gefrierpunkt kleiner oder gleich minus 0,515 °C;
Hemmstoffe nicht nachweisbar.

Entspricht die Milch diesen Anforderungen in zwei aufeinanderfolgenden Monaten nicht, muß sie im darauffolgenden Monat getrennt erfaßt werden.

Weitere Qualitätskriterien sind:

Gehalt an Fett und Protein, der durch den Milchpreis honoriert wird.
Freisein von fremden Bestandteilen: Die Milch soll keine Verunreinigungen (Schmutz) und vor allem keine Hemmstoffe enthalten. Von schädlichen Rückständen, wie Schwermetallen, Pflanzenschutzmitteln oder Antibiotika, muß die Milch frei sein.
Einwandfreier Geruch, Geschmack und Aussehen: Nachteilige Beeinflussungen, z. B. aus dem Futter (Silage) oder der Stallumgebung, sind auszuschließen.
Verarbeitungsfähigkeit: Gerinnungsvermögen (z. B. Käsereitauglichkeit) und allgemeine Verarbeitungsfähigkeit dürfen nicht beeinträchtigt sein.

Weist die Milch eine bestimmte Menge körpereigener Zellen (somatischer Zellen) auf, so ist das ein Hinweis darauf, daß Kühe an einer Euterentzündung erkrankt sind. Der überhöhte Gehalt von somatischen Zellen macht die Milch zwar nicht gesundheitsschädlich, kann aber Nachteile für die weitere Bearbeitung haben.
*Vorzugsmilch* stammt von besonders zugelassenen, monatlich auf ihren Gesundheitszustand untersuchten Rinderbeständen. Das Melkpersonal steht unter laufender Kontrolle des Gesundheitsamtes. Über Fütterung und Be-

handlung der Tiere bestehen strenge Vorschriften. Diese Milch wird beim Erzeuger gereinigt, gekühlt und ohne Erhitzung roh in Flaschen oder Papiertüten gefüllt und verläßt den Bauernhof verkaufsfertig. Der Fettgehalt liegt mindestens bei 3,0%. Der Preis der Vorzugsmilch liegt über dem der Konsummilch.

Vorzugsmilch ist unverzüglich nach der Gewinnung auf 4 °C, jedoch nicht unter 0 °C zu kühlen und spätestens 24 Stunden nach der Gewinnung abzufüllen. Sie muß innerhalb von zwei Tagen nach der Abfüllung, bei in diesen Zeitraum fallenden Sonn- und Feiertagen innerhalb von drei Tagen, an den Verbraucher abgegeben werden. Die Temperatur darf bis zur Abgabe an den Verbraucher 8 °C, bei einer Lagerung im Handelsbetrieb 6 °C nicht überschreiten. Vorzugsmilch kann in zugelassenen Abfüllbetrieben in Packungen oder Kleinbehältern abgefüllt werden. Die Kennzeichnung entspricht jener für wärmebehandelte Konsummilch. Sofern nicht der Einfüller angegeben ist, muß zusätzlich die Kontrollnummer des Vorzugsmilchbetriebes angeführt sein.

*Fettarme, teilentrahmte Milch* enthält 1,5–1,8% Fett. Diese Milch kann mit Milchprotein angereichert werden, was auf der Packung gekennzeichnet werden muß.

Die Nachfrage nach *Magermilch* (entrahmter Milch) ist trotz ihres hohen ernährungsphysiologischen Wertes für die direkte menschliche Ernährung unbedeutend. Ihr Fettgehalt darf nur 0,3% betragen. Magermilch ist für die Aufwertung von Suppen und Tunken mit Protein, zur Verarbeitung von Kartoffeln sowie zur Bereitung von Süßspeisen gut geeignet. Magermilch ist der Ausgangsstoff bei der Herstellung von Quark. Als weitere Formen der Magermilchverwertung sind die Trocknung zu Magermilchpulver und die Herstellung von Milchproteinpräparaten von Bedeutung.

**Milchbehandlung**

Beim *Pasteurisieren* der Milch werden nicht alle Keime und deren Sporen abgetötet, aber die überwiegende Mehrzahl der ursprünglich vorhandenen und die Krankheitserreger. Die Wirkung ist von Höhe und Dauer der Erhitzung abhängig. Die schonende Erhitzung bezweckt, den Rohmilchcharakter weitgehend zu wahren. Drei Verfahren sind amtlich anerkannt und zugelassen:

*Dauererhitzung* – auf 62–65 °C für 30 Minuten
*Kurzzeiterhitzung* – auf 71–75 °C für 30 Sekunden
*Hocherhitzung* – über 85 °C für etwa 5 Sekunden

Die Verfahren der Dauererhitzung und Hocherhitzung werden zur Wärmebehandlung der Konsummilch wenig angewandt. Eine Weiterentwicklung der schonenden Wärmebehandlung ist die Ultrahocherhitzung.

In pasteurisierter Milch bleibt ein geringer Anteil von Keimen lebensfähig. Von vielen dieser Keime, die zum Teil völlig hitzeresistent sind, weiß man, daß ihre

Aktivität sehr gering ist. In hygienischer Hinsicht sind sie weitgehend unbedenklich. Es hat den Anschein, daß die Zahl dieser resistenten Keime zunimmt. Dies ist auf den mechanisierten Milchentzug (Melkmaschinen, Melkanlagen) und die steigende Hygiene der Milchgewinnung zurückzuführen. Die Reinigung und Kühlung haben eine Verschiebung zur kältetoleranten Keimflora des Wassers bewirkt. Die gesetzlich festgelegten Mindestwerte der Kurzzeiterhitzung von 75 °C und 30 Sekunden Heißhaltung reichen nicht aus, um auch diese Keime weitgehend abzutöten.

Eine Weiterentwicklung der erhitzten Milch ist die ultrahocherhitzte Milch („H-Milch"). Auch außerhalb des Kühlschrankes hält sich die nach diesem Verfahren behandelte Milch in ungeöffneter Packung einen Monat lang. Bei der Ultrahocherhitzung wird die Milch auf direkte (Dampfinjektion) oder indirekte (Plattenwärmeaustauscher) Weise für wenige Sekunden auf 135–150 °C erhitzt, anschließend sofort schockartig abgekühlt und unter sterilen Bedingungen in sterile, lichtgeschützte Packungen abgefüllt und ebenfalls unter sterilen Bedingungen keimdicht verschlossen. Auch bei diesem Verfahren werden weder Nährwert noch Verdaulichkeit, Geruch, Geschmack oder Farbe wesentlich beeinträchtigt. Diese Bearbeitung hat die Verfügbarkeit der Konsummilch wesentlich erleichtert. Die H-Milch hat nahezu 50% Anteil am Konsummilchmarkt und die Sterilmilch weitgehend verdrängt.

*Sterilisierte Milch* ist Milch, die nach einem amtlich anerkannten Sterilisierungsverfahren sachgemäß erhitzt worden ist, wenn der dabei erforderliche keimdichte Verschluß unverletzt bleibt. Diese Milch ist in ernährungsphysiologischer Sicht nicht empfehlenswert.

Bei der *Homogenisierung* wird die Milch unter hohem Druck (10–30 Megapascal) durch feinste Düsen gepreßt. Durch die Zerkleinerung der Fettkügelchen rahmt das Fett in derart behandelter Milch nicht mehr auf. Es bildet sich keine Fettschicht mehr. Der Geschmack dieser Milch wird als „vollmundig" bezeichnet.

Im allgemeinen ist bei der Herstellung von Milch und Milcherzeugnissen die Verwendung von Zusatzstoffen nicht zugelassen. Lediglich bei sterilisierten Sahneerzeugnissen und Kondensmilcherzeugnissen sind in sehr begrenzten Mengen Natriumhydrogencarbonat, Dinatriumhydrogenphosphat und Trinatriumcitrat zugelassen. Bei Milchmischerzeugnissen sind außerdem mehrere gesundheitsunbedenkliche Stabilisatoren – Pektin, Carrageen, Guarmehl – erlaubt. Sie müssen als „Stabilisatoren" deklariert werden.

## 16.2 Milcherzeugnisse

Bei der Käsebereitung nach Abscheidung der Käsemasse verbleibt *Molke,* eine schwach grüne Flüssigkeit. Man kennt zwei Arten: Wird zum Gerinnen der Milch Lab verwendet, entsteht Süß- oder Labmolke; bei Gerinnung durch

Milchsäure Sauermolke. Beide sind fettarm. Sie unterscheiden sich im Gehalt an Milchzucker und Milchsäure. Molke wird auch entrahmt (Molkensahne), enteiweißt, entzuckert, entsalzt und getrocknet. Molkenerzeugnisse sind Süßmolke, Sauermolke, Molkensahne, Molkenpulver. Ebenfalls werden aus Molke Milchzucker und Molkeneiweiß gewonnen.

*Milchmischgetränke* – Milch, Buttermilch mit Früchten, Fruchtsäften, Malz, Kakao oder Extrakten – finden weite Verbreitung. Die Kennzeichnung auf der Packung muß folgende Angaben enthalten: Verkehrsbezeichnung, Inverkehrbringer, Mindesthaltbarkeitsdatum, Art der Wärmebehandlung, Fettgehalt (keine Angabe bei entrahmter Milch), Füllmenge, „homogenisiert", falls derart behandelt, Verzeichnis der Zutaten. In ernährungsphysiologischer Sicht sind Gemische von Milch mit Fruchtsäften auch wegen des meist erhöhten Vitamin-C-Gehaltes zu erwähnen. Zudem sind sie leicht verdaulich und für manche „Milch-Allergiker" verträglich. *Kapp* bezeichnet Milchfruchtsaftgemische als „leicht verdauliche, feinflockige Caseingerinnsel".

*Rahm* und saure Sahne müssen mindestens 10% Fett enthalten.

*Schlagsahne*, Schlagrahm (Sahne) enthält mindestens 30% Fett. Schlagsahne und Kaffeesahne, die sauer geworden sind, dürfen nicht als „saure Sahne" verkauft werden. Sie gelten als verdorben, sind aber nicht vom Verkehr ausgeschlossen.

*Buttermilch* ist die bei der Herstellung von Butter nach deren Abscheidung verbleibende Flüssigkeit. Der Fettgehalt darf höchstens 1% betragen. Man unterscheidet „reine Buttermilch" und Buttermilch, die gegenüber „reiner Buttermilch" bis 10% Wasser, aber weniger Protein enthält.

*Sauermilch* entsteht durch Gerinnung von Milchprotein, wenn Kulturen von Milchsäurebakterien der Milch zugesetzt werden. Sauermilch kann flüssigsämig und damit trinkbar angeboten werden, aber auch dickgelegt, stichfest, als Dickmilch. Im Handel ist sie in vier Fettgehaltsstufen: 0,3%, 1,5–1,8%, 3,5% und 10,0%. Ein weiteres Sauermilcherzeugnis ist „Schwedenmilch", hergestellt mit spezieller Milchsäurebakterienkultur, die verquirlt wird und deshalb gut trinkbar ist.

$$\begin{array}{c} COOH \\ | \\ HO-C-H \\ | \\ CH_3 \end{array}$$

**Milchsäure**

*Joghurt* wird aus erhitzter und eingedickter Milch oder Sahne bereitet. Zur Joghurtherstellung wird Milch durch spezifische Gärungserreger gesäuert. Es sind Milchsäurebakterien der Stämme Lactobacillus bulgaricus und Streptococcus thermophilus. Er wird in vier Fettgehaltsstufen hergestellt: Joghurt mit

3,5%, fettarmer Joghurt mit 1,5–1,8%, Magermilchjoghurt mit höchstens 0,3%, Sahnejoghurt mit mindestens 10% Fett.

Joghurt mit Früchten (Fruchtjoghurt) enthält entweder Früchte oder Fruchtteile und Zucker. Auch Säfte, Sirupe, Pasten oder Aromen können beigefügt werden.

Bei *Bioghurt* erfolgt die Säuerung der Milch durch Lactobacillus acidophilus in Symbiose mit einer Variante des Streptococcus lactis. Bioghurt wird ebenfalls in vier Fettgehaltsstufen angeboten.

*Kefir*, *Mazun* und *Kumys* sind unter alkoholischer Gärung gewonnene gesäuerte Milcherzeugnisse. Kefir wird aus Kuhmilch mit Hilfe von Kefirkörnern (in Symbiose lebende Hefen und Milchsäurebakterien) bereitet. Kefir wird in vier Fettgehaltsstufen hergestellt: Sahnekefir (10% Fett), fettarmer Kefir (1,5–1,8% Fett), Magermilchkefir (0,3% Fett), üblicher Kefir (3,5% Fett). Mazun wird vorzugsweise aus Büffel- und Ziegenmilch bereitet und ist armenischen Ursprungs. Kumys wird aus Stutenmilch hergestellt; es gilt als das Nationalgetränk kirgisischer Steppenvölker.

Außer den bereits erwähnten Konservierungsverfahren sind Eindampfung und Trocknung neben stärkerer Erhitzung, wie Sterilisieren, bei Sahne Tiefgefrieren, von wachsender Bedeutung.

*Sterilvollmilch*, *Sterilmagermilch* und *Sterilrahm* erleiden bei der Sterilisierung bei 108–130 °C eine stärkere Einbuße an Vitaminen und essentiellen Aminosäuren.

Eingedickte Milch sind folgende Milcherzeugnisse:

*Kondensmilch* (ungezuckerte Kondensmilch, kondensierte Vollmilch) soll einen Fettgehalt von mindestens 7,5% und einen Gehalt an gesamter Milchtrockenmasse von mindestens 26,5% aufweisen. Außerdem sind im Handel: Kondensmilch mit hohem Fettgehalt (Kondenssahne) mit 15% Fett, teilentrahmte Kondensmilch mit 4 bis 4,5% Fett, Kondensmagermilch mit höchstens 1% Fett und mindestens 20% Milchtrockenmasse.

*Gezuckerte Kondensmilch* (gezuckerte kondensierte Vollmilch) ist eingedickte Milch mit Zusatz von Zucker und einem Gehalt an Fett von mindestens 8% und an gesamter Milchtrockenmasse von mindestens 28%; mit einem Gehalt an Fett von mindestens 9%, an gesamter Milchtrockenmasse von mindestens 31% im Handel.

*Gezuckerte Kondensmagermilch* (gezuckerte kondensierte Magermilch) mit Zusatz von Zucker und einem Fettgehalt von nicht mehr als 1% und mindestens 24% an gesamter Milchtrockenmasse.

Der Inhalt von geöffneten Kondensmilchdosen ist entweder in kurzer Zeit zu verbrauchen oder der Dose zu entnehmen. In geöffneten Dosen mit Kondensmilch kann es schon nach wenigen Tagen zu einer gesundheitsgefährdenden Anreicherung der Milch mit Zinn kommen, falls die Innenseite der Dose keine Schutzschicht hat.

**Trockenmilch**

Durch Zerstäuben der Milch in heißer Luft wird *Sprühmilchpulver* von Voll- und Magermilch gewonnen, außerdem Sahnepulver. Als Trocknungsverfahren unterscheidet man Sprüh-, Walzen- und Gefriertrocknung. Das Sprühtrocknungsverfahren ist nach der Gefriertrocknung am nährstoffschonendsten.

*Vollmilchpulver* muß einen Fettgehalt von mindestens 26% haben. *Magermilchpulver* muß einen Fettgehalt von höchstens 1,5% aufweisen. *Teilentrahmtes Milchpulver* muß mehr als 1,5 und weniger als 26% Fett enthalten. *Milchpulver mit hohem Fettgehalt* (Sahnepulver, Rahmpulver) muß einen Fettgehalt von mindestens 42% und einen Wassergehalt von maximal 5% haben.

*Ziegenmilch* hat etwa 13% Trockensubstanz mit 4,1% Fett, 3,7% Eiweiß, 4,2% Milchzucker.

*Schafmilch* hat etwa 15% Trockensubstanz mit 6 bis 11% Fett, 5,2% Eiweiß, 4,6% Milchzucker.

*Frauenmilch* enthält mehr Kohlenhydrate und weniger Eiweißstoffe als Kuhmilch. Der menschliche Säugling wächst wesentlich langsamer als das Kalb. Die Trockensubstanz der Frauenmilch beträgt 13%: 4,5% Fett, 1,6% Gesamteiweiß (davon je die Hälfte Casein und Albumin), 6% Milchzucker, 0,3% Mineralstoffe (nicht einmal halb soviel wie in der Kuhmilch).

Werden Säuglinge durch Kuhmilch „künstlich" ernährt, muß die Kuhmilch gemäß der Zusammensetzung der Frauenmilch adaptiert werden.

Viele Menschen in entwicklungsfähigen Ländern reagieren auf den Konsum von Milch mit intestinalen Störungen, insbesondere Durchfall. Diese Beschwerden beruhen zumeist auf einem Mangel an dem Enzym Lactase. Das Enzym spaltet Lactose in Glucose und Galaktose. Bei einigen ethnischen Gruppen geht die Fähigkeit der Lactase-Synthese im Erwachsenenalter verloren. Fehlt das Enzym, bauen Darmbakterien den Milchzucker ab. Dabei kommt es zu Durchfällen und Blähungen. Mischt man der Milch vor dem Verzehr kleine Mengen Lactase bei, sind die sonst verursachten Beschwerden wesentlich geringer. Das Enzym ist aus Hefe zu gewinnen und im Handel verfügbar.

## 16.3 Käse

Der Verbrauch an Käse in Deutschland betrug 1990/91 je Kopf der Bevölkerung 10 kg, außerdem 8 kg Quark. Käse wird nach mehreren Einteilungsmerkmalen unterschieden:

a) nach dem Wassergehalt in der fettfreien Käsemasse: Hartkäse, Schnittkäse, halbfester Schnittkäse, Weichkäse, Frischkäse;
b) nach der verwendeten Milchart: Kuhmilchkäse, Ziegenmilchkäse, Schafmilchkäse;
c) nach der Herstellungsart: Süßmilchkäse oder Labkäse und Sauermilchkäse;
d) nach dem Fettgehalt in der Trockenmasse (Fett i. Tr.). Die Trockenmasse ist die wasserfreie Substanz.

Der *Wassergehalt* in der fettfreien Käsemasse beträgt bei Hartkäse 56% oder weniger, bei Schnittkäse 54–63%, bei halbfestem Schnittkäse 61–69%, bei Weichkäse 67–82%, bei Frischkäse je nach Fettgehalt 73–87%.

Der *Fettgehalt* in der Trockenmasse als Kennzeichnung entspricht einer internationalen Regelung. Er muß betragen:

Doppelrahmstufe höchstens 85%, mindestens 60%
Rahmstufe mindestens 50%
Vollfettstufe mindestens 45%
Fettstufe mindestens 40%
Dreiviertelfettstufe mindestens 30%
Halbfettstufe mindestens 20%
Viertelfettstufe mindestens 10%
Magerstufe weniger als 10% Fett

Mit dieser Bewertung geht die ernährungsphysiologische Bewertung *nicht* konform. Ernährungsphysiologisch wertvoll sind insbesondere die Käsearten, die einen hohen Protein- und Calciumgehalt sowie viel Retinol, Thiamin und Riboflavin aufweisen. Der höhere Proteingehalt verhält sich in den einzelnen Käsesorten umgekehrt zum Fettgehalt. Doppelrahmkäse enthält je 100 g 31 g Fett und 15 g Protein, Vollfettkäse 28 g Fett und 25 g Protein, Viertelfettkäse 1 g Fett, aber 27 g Protein (*Wirths*, 1985 a).

Käse sind hochwertige Nahrungsmittel, die man aus verschiedenen Milcharten gewinnt, indem man das Milchcasein ausfällt, es von der überstehenden Flüssigkeit (Molke) abtrennt und es durch bestimmte Mikroorganismen chemisch verändert. Je nach Art der Abscheidung des Caseins unterscheidet man Labkäse und Sauermilchkäse.

Lab, Labenzym, Chymosin ist ein Enzym, das das Casein der Frischmilch gerinnen läßt. Es findet sich in den Schleimhäuten des Labmagens von saugenden Kälbern und wird daraus durch Ausziehen mit Kochsalzlösung gewonnen. Lab verwandelt das lösliche Casein der Milch in unlösliches Paracasein, das Klumpen bildet und ausfällt. Einfachen Labquark erhält man

z. B., wenn man 30 bis 35 °C warme Milch mit Lab anrührt; das Casein scheidet sich innerhalb von 30 Minuten ab.

Das ausgeschiedene Casein der Milch nimmt den größten Teil des Milchfettes in sich auf, daher erhält man von Vollmilch fetten Käse mit rund 40% Fett, von Magermilch Magerkäse mit rund 20% Fett. Aus 100 kg Milch erhält man 10 bis 13 kg reifen Weichkäse oder 7 bis 9 kg Hartkäse.

Die bei der Käseherstellung nach dem Entfernen der Käsestoffe verbleibende Flüssigkeit heißt „Molke". Man unterscheidet je nach der Herstellung Sauermolke oder Labmolke. Beide reagieren sauer, Sauermolke stärker sauer als Labmolke.

Die Zusammensetzung von *Sauermolke*: Trockenmasse 5 bis 6%: Stickstoffsubstanzen etwa 1%, Fett in Spuren, Milchzucker 3,8 bis 4,2%, Milchsäure bis 0,8%, Mineralstoffe 0,8%.

Die Zusammensetzung von *Labmolke*: Trockenmasse 6 bis 7%: Stickstoffsubstanzen etwa 1%, Fett bis 1%, Milchzucker 4,5 bis 5%, Milchsäure in Spuren, Mineralstoffe 0,6%.

*Speisequark* (Weißkäse) wird meistens als Labquark, aber auch als Sauermilchquark hergestellt. Er soll nicht unter 22% Trockenmasse enthalten. Je nachdem, ob der Quark aus Magermilch (auch Buttermilch), Vollmilch oder Vollmilch mit Sahne hergestellt wird, liegen die Fettgehalte verschieden hoch.

Der Fettgehalt in Quark und Käse wird in Prozent der Trockenmasse angegeben.

*Magermilchquark* enthält nur wenig Fett, aber fast 20% Eiweiß. Er ist die preiswerteste Quelle wertvollen tierischen Proteins.

*Schichtkäse* besteht aus zwei Lagen Magermilchquark, dazwischen eine Lage Vollmilchquark.

*Doppelrahmkäse* wird aus überfetter Milch oder aus Vollmilch unter Rahmzusatz unter Verwendung von Säureweckern und Lab hergestellt.

Käse entsteht aus Casein oder aus Paracasein erst durch eine chemische Umwandlung, die sogenannte „Reifung". Die Reifung besteht im wesentlichen im Abbau des Caseins durch Enzyme von Mikroorganismen (Hefepilze, Milchsäurebakterien, Schimmelpilze). Auch Milchzucker und Fett werden angegriffen. Die Löcher im Käse bilden sich durch Gasentwicklung. Die großen Löcher (etwa im Schweizer Emmentalerkäse) sind Kohlendioxidblasen, die durch Gärungserreger hervorgerufen wurden. Kleine Löcher (von Millimetergröße) sind Wasserstoffbläschen, durch Fäulniserreger hervorgerufen. Meist sind diese unerwünscht und ein Zeichen von schlechter Führung der Käsereifung.

Fäulnis nennt man Veränderungen von Stoffen durch Mikroorganismen, bei denen reduzierende Gase auftreten (Wasserstoff, Schwefelwasserstoff). Bei Gärung treten entweder keine Gase auf, oder die Gase sind nicht reduzierend (Kohlendioxid).

## Sauermilchkäse

Zur Herstellung von **gereiften Sauermilchkäsen** wird Sauermilchquark gesalzen, gepreßt, gemahlen, nochmals mit Salz, Gewürzen (Kümmel) und mit „Schnellreifungsmitteln" versetzt. Die Schnellreifungsmittel enthalten Natriumbicarbonat, Calciumcarbonat, manchmal auch Labpräparate. Nach dem Mischen wird gemahlen und geformt.

Die Sauermilchkäse gehören zu den Magerkäsen. Bekannte Sorten sind: „Harzer Käse", „Mainzer Käse".

Kräuterkäse werden unter Zusatz von Kräutern und Gewürzen bereitet.

## Labkäse (Süßmilchkäse)

Diejenigen Käse, bei denen die Gerinnung der Milch zum größeren Teil oder ausschließlich durch Labenzyme erfolgt, zählt man zu den Labkäsen.

## Weichkäse

Die Weichkäse unterscheiden sich von den Hartkäsen außer durch den Wassergehalt auch durch die Art der Reifung. Je mehr Molke im Käse ist, desto mehr Milchzucker ist vorhanden. Da dieser leicht zu Milchsäure abgebaut wird, bewirkt er einen verhältnismäßig hohen Säuregrad der unreifen Käsemasse. Dieser Säuregrad verhindert eine Reifung durch Bakterien im Innern der Käsemasse, weshalb eine Reifung von außen her, durch Bakterien, Schimmelpilze oder Hefen verschiedener Art erfolgen muß.

**Weißschimmelkäse** werden durch besondere Rassen von Penicillien (Pinselschimmel), Oidien (Schimmel), Hefen und Abarten von Bacterium linens gereift, die man als „Edelpilze" bezeichnet. Der bekannte Camembertschimmel (Penicillium Camemberti) erzeugt den sogenannten Champignongeschmack.

Der bekannteste **Blauschimmelkäse** ist der „Roquefort". Bei diesem wird wie beim „Gorgonzola" und beim „Stilton" der Geschmack durch den Roquefortschimmel (Penicillium Roqueforti in verschiedenen Rassen) hervorgerufen. Die Blauschimmelkäse unterscheiden sich von den Weißschimmelkäsen dadurch, daß ihr Schimmelwachstum nicht an der Käseoberfläche, sondern im Innern der Käsemasse vor sich geht.

„Roquefort" ist ein Schafmilchkäse zum Unterschied von „Gorgonzola" und „Stilton", die Kuhmilchkäse sind. Gorgonzola ist ein Fettkäse.

Die **Rotbakterienkäse** sind durchweg Rahmkäse oder Vollfettkäse, wie „Münsterkäse", „Neufchâtelkäse", „Butterkäse" verschiedener Arten.

Zu den **Liptauerkäsen** zählen der „Steinbuscher Käse", der „Brioler" und der „Brinsenkäse", ein Schafmilchkäse.

**Hartkäse**

Die Hartkäse sind im Teig fester als die Weichkäse. Bei ihrer Herstellung wird die Milch in bedeutend kürzerer Zeit dickgelegt, der „Bruch" wird kleiner und durch Nachwärmen trockener gemacht. Die geformte Käsemasse wird meistens einer stärkeren Pressung ausgesetzt. Die Hartkäse unterscheiden sich von den Weichkäsen durch einen geringeren Molken- und damit geringeren Milchzuckergehalt. Man teilt die Hartkäse nach der Art ihrer Reifung ein: Tilsiter, Holländer, Emmentaler, Cheddar.

„**Tilsiter Käse**". Für sein Zustandekommen sind Milchsäurelangstäbchen und sporenbildende Bakterien der Mesentericusgruppe maßgebend.

Die bekanntesten Käse nach „**Holländer Art**" sind die „Gouda-" und „Edamer" Käse. Die Reifung erfolgt durch besondere Milchsäurebakterien der Streptococcus-Lactis-Art.

Bei der Bereitung von „Goudakäse" werden der vollfetten pasteurisierten Milch Orleanfarbe (ein natürlicher Farbstoff der Früchte des Urucubaumes) und flüssiges Lab zugesetzt. Er wird stark gepreßt und dann die Molke durch Wasser ersetzt, wodurch viel Milchzucker ausgewaschen wird und der Käse weniger säuert.

„Edamer Käse" unterscheidet sich in der Herstellung wenig vom Goudakäse. Der Hauptunterschied besteht darin, daß der Edamer Käse mehr säuerlich ist, was durch Zusatz von sauren Molken erreicht wird.

„Steppenkäse" wurde zuerst von Deutschen in der russischen Steppe bereitet; er nimmt eine Mittelstellung zwischen Tilsiter und Gouda ein.

Käse nach „**Emmentaler Art**" werden aus Vollmilch oder halbfetter Milch vor allem in den Alpenländern und deren Grenzgebieten bereitet. Sie sind groß und schwer, meist sehr hart und haben die Form eines Mühlsteines. Die Herstellung der Käse nach Emmentaler Art muß mit der allergrößten Sorgfalt geschehen; sie ist schwieriger als die anderer Käsesorten. Die Porung der Käse entsteht durch Bildung von Kohlendioxidblasen bei der Propionsäuregärung.

Zur Herstellung kann nur beste Milch verwendet werden. Milchfehler machen sich am fertigen Käse bemerkbar, weshalb die Milch auf Käsereitauglichkeit geprüft wird. Für einen Emmentaler Käse von 75 bis 80 kg benötigt man etwa 1000 l Vollmilch.

Die Hauptsorten der Käse nach Emmentaler Art sind: „echte Emmentaler", der „Allgäuer Emmentaler", der „Greyerzer", der „Spalen"- oder „Sbrinzkäse", dann die „Schweizer Käse" aus allen Herstellungsgebieten. Als Schweizer Käse bezeichnet man heute Käse nach Emmentaler Art aus Finnland, Nordamerika und aus dem Alpengebiet, insbesondere soweit sie ungenügende äußere Gütemerkmale haben.

Bei der Herstellung des **Cheddarkäse** läßt man den „Bruch" nachsäuern. Die Milch darf höchstens ein pH von 8,5 haben; sie wird mit Orleanfarbstoff stark gefärbt. Der fertige Käse ist bienenwachsgelb, oft orangerot.

„Cheddarkäse" hat eine zylindrische Form von verschiedener Größe und bis zu 60 kg Gewicht. Er wird in verschiedenen Fettstufen von fett bis mager hergestellt. Ein ähnlicher Käse ist der „Chesterkäse".

„Parmesankäse" (Granakäse) ist der bekannteste Streu- oder Reibkäse. Er braucht zu seiner Reifung mindestens drei Jahre und ist oft einige Jahre alt.

**Schmelzkäse**

Schmelzkäse werden aus Rohkäse durch Schmelzen unter Zusatz bestimmter Salzlösungen hergestellt. Der Zweck der Schmelzkäseherstellung ist ein mehrfacher: Technisch fehlerhaftes (aber keinesfalls verdorbenes) Käserohmaterial soll Verwendung finden, und die Haltbarkeit des Käses soll erhöht werden.

Als Rohmaterial dienen Käse nach Emmentaler, Limburger, Tilsiter und Holländer Art. Die Käse werden durch einen Wolf zerkleinert und dann in einem Walzwerk gemahlen. Der Masse wird eine Lösung von Schmelzmitteln zugegeben und die Mischung in einem mit einem Rührwerk versehenen Kessel durch Heißdampf geschmolzen.

Die wichtigsten Schmelzmittel sind die Na-, K- oder Ca-Salze von Orthophosphorsäure, Pyrophosphorsäure und von verschiedenen Polyphosphorsäuren. Ohne Polyphosphate ist die Herstellung von Schmelzkäse nicht möglich.

Mehrere Käse sind ernährungsphysiologisch wertvolle, einige auch preiswerte Nahrungsmittel. Sie enthalten ein hochwertiges tierisches Eiweiß, das **Casein** oder Abbauprodukte davon. Außerdem enthalten sie beträchtliche Mengen Vitamin A und sind die besten Träger von Calcium und Phosphat in organischer Bindung. Calcium und Phosphat aus Käse werden besser ausgenutzt als in Form von wasserlöslichen Salzen.

## 16.4 Speiseeis

Speiseeis, lebensmittelrechtlich kein Milcherzeugnis, wird, da fast alle Arten Milch enthalten, unter Milchprodukten genannt.

*Speiseeis* ist eine gefrorene Mischung aus Wasser, Milch oder Milchprodukten, Zucker, Eiern oder anderen Eiweißstoffen, Obst und Aromastoffen. Es wird als starre, halbstarre oder geschmeidige Masse hergestellt.

Auf der Packung von Speiseeis ist anzugeben: Name oder Firma und Anschrift des Herstellers, Verpackers oder Verkäufers; Verkehrsbezeichnung; gegebenenfalls zusätzlich „mit ... geschmack"; Zutatenverzeichnis; Mindesthaltbarkeitsdatum; Füllmenge nach Volumen ab 150 ml.

Man unterscheidet: *Kremeis* aus Zucker, Milch, Eiern und natürlichen Aromastoffen. Der Eigehalt soll 270 g Vollei oder 100 g Eidotter je Liter Milch betragen.

*Fruchteis* aus Zucker, Wasser und Obstfruchtfleisch oder Obsterzeugnissen. Der Obstanteil muß mindestens 20% betragen (bei Zitronen 10%). Eier und Milch (Magermilch, Buttermilch, saure Milch, Joghurt, Kefir) dürfen verwendet werden.

*Rahmeis* (Sahneeis) enthält neben Zucker mindestens 60% Schlagsahne mit vorgeschriebenem Fettgehalt (30%), evtl. auch Eier und Obstbestandteile.

*Milchspeiseeis* enthält neben Zucker mindestens 70% Milch und Geschmackszusätze.

*Eiskrem* ist ein Speiseeis, das durch Pasteurisieren, Homogenisieren, Reifenlassen und Gefrieren aus Zucker, Vollmilch, Magermilch, Buttermilch, saurer Milch, Joghurt, Kefir oder anderer fermentierter Milch, Sahne oder Butter und Geschmackszutaten, wie Obst, Vanille, Schokolade, hergestellt wird. Der Gehalt an Milchfett beträgt mindestens 10%, bei Fruchteiskrem mindestens 8 v. H.

*Einfacheiskrem*, wie Eiskrem hergestellt, enthält nur mindestens 3% Milchfett.

*Kunstspeiseeis* enthält weniger Ei, frisches Obstfruchtfleisch, Schlagsahne oder Milch als die anderen Eisarten. Auch werden zuweilen künstliche Farbstoffe, Geschmacks- oder Geruchsstoffe verwendet.

*Softeis* ist keine Sortenbezeichnung, sondern ein Begriff, der über die Beschaffenheit von Eis aussagt (soft = weich).

Alle Eissorten können als Softeis hergestellt werden. Ein Unterschied zu anderen Eissorten ergibt sich insbesondere in bezug auf die Temperatur, die beim Verkauf von Softeis nur bei −5 °C liegt.

Bei der Herstellung von Speiseeis darf als Wasser nur Trinkwasser verwendet werden. Milch muß pasteurisiert, sterilisiert oder abgekocht sein. Bakteriologische Vorschriften enthält die Speiseeis-Verordnung nicht. Fett darf im Speiseeis nur als Milchfett enthalten sein. Als Hilfsstoffe sind Dickungs- und Bindemittel wie Stärke, Traganth, Pektin, Gelatine, Alginate bis zu jeweils 1% erlaubt. Stärkesirup darf bis zu 5%, Sorbit bis zu 3%, die Emulgatoren Mono- und Diglyceride können bis zu 0,3% verwendet werden. Künstliche Geschmacks-, Geruchs- und färbende Stoffe sind verboten. Als Ausnahme gilt Fruchtmark, das mit erlaubten Farbstoffen gefärbt ist. „Vanille-Eiskrem" muß echte Vanille enthalten. Wird Vanillin verwendet, ist das Eis als „Eiskrem mit Vanillegeschmack" zu bezeichnen.

# 17 Fleisch und Fleischwaren

## 17.1 Fleisch

Unter dem Begriff „Fleisch" sind im engeren Sinne Muskelfleisch (mit oder ohne Knochen), im weiteren Sinne auch Innereien (Leber, Niere, Lunge, Hirn, Milz, Zunge, Bries, Euter und Blut) von Schlachttieren, Geflügel und Wild zu verstehen. Abweichend vom allgemeinen Sprachgebrauch, erfaßt das Fleischbeschaugesetz unter dem Begriff „Fleisch" alle Teile von warmblütigen Tieren, frisch oder zubereitet, sofern sie sich zum Genuß für den Menschen eignen; als „Fleisch" gelten hier also auch die aus warmblütigen Tieren hergestellten Fette sowie Fleisch- und Wurstwaren. Fleisch ist eines der ältesten Nahrungsmittel der Menschen. Manchen Völkern dient es heute noch als Hauptnahrungsmittel. Einwohner polarer Gegenden verbrauchen über 200 kg je Kopf und Jahr; bei Kulturvölkern schwankt der jährliche Verbrauch von 1 kg bis über 100 kg.

In Argentinien betrug der Fleischverbrauch 1980 im Durchschnitt je Kopf und Jahr 127 kg, Neuseeland 117 kg, den USA 114 kg, Australien 103 kg, Kanada 96 kg, Großbritannien 75 kg. Demgegenüber läßt sich für Ägypten nur 15 kg, Pakistan 10 kg und Indien sogar nur 1,3 kg nachweisen (FAO, 1983).

Diese erstaunlichen Unterschiede haben teils wirtschaftliche, teils religiös-weltanschauliche Ursachen. Manche Religionen verbieten den Fleischverzehr überhaupt, in anderen gelten manche Tiere als unrein bzw. als heilig.

In Deutschland werden Schweinefleisch, Rindfleisch, Kalbfleisch, in kleineren Mengen Hammelfleisch, Ziegenfleisch, Kaninchenfleisch, Geflügel und Wild gegessen. Der Vorkriegsverbrauch von 53 kg je Kopf und Jahr wurde in der Nachkriegszeit überschritten, 1990/91 wurden 100 kg verbraucht, davon $\frac{2}{3}$ verzehrt.

Im Durchschnitt der Nährstoffzufuhr der deutschen Bevölkerung entstammen dem Fleisch 42% des gesamten Proteinverbrauchs, 62% des tierischen Proteins, 16% des Reinfettes, 21% des Kaliums, 29% des Phosphors, 36% des Eisens, 35% des Retinols, 54% des Thiamins, 35% des Riboflavins, 61% des zugeführten Niacins. Die Zusammensetzung des Fleisches differiert von Tier zu Tier beträchtlich, von Tierart zu Tierart im Mittel in engeren Grenzen.

*Fett* im (am) Fleisch läßt sich wie folgt unterscheiden:

*Auflagefett*, das außen am Muskel sitzt und sich beim Tier unter der Haut (subkutan) befindet.
*Intermuskuläres Fett*, das zwischen den einzelnen Muskeln sitzt und als dünnere oder als dickere Streifen sichtbar ist.

193

*Intramuskuläres Fett*, das sich im Muskel befindet. Ab einer gewissen Menge kann man dieses Fett als dünne Äderchen erkennen. Dann spricht man auch von einer Marmorierung des Fleisches.

Eine erwünschte Marmorierung erhöht neben der Zartheit und Saftigkeit das Aroma des zubereiteten Fleisches. Marmoriertes Fleisch stammt von gut ausgemästeten Tieren, die meist auch einen höheren Anteil an Auflagefett haben. Beim Fleischeinkauf ist folglich auf eine gute Marmorierung zu achten. Das Auflagefett schneidet der Fleischer in der Regel vorher zum größeren Teil oder auf Wunsch völlig weg.

Die Muskulatur macht 30 bis annähernd 50% des Lebendgewichtes der Tiere aus. Die Benennung der Teile oder Stücke der einzelnen Tierarten wird an den Abbildungen 2, 3, 4, 5 erläutert.

Abb. 2: Zerlegung des Rindes

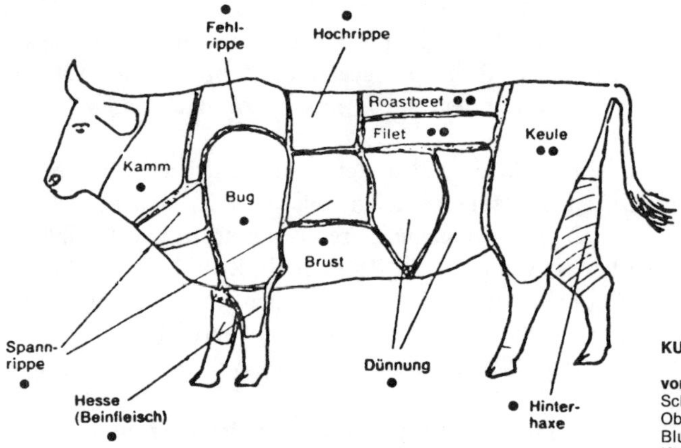

**BRATEN**

**von der Lende:**
Filet
Roastbeef

**vom Bug alle Teile:**
Schaufelstück
Falsches Filet
Dickes Bugstück

**vom Zungenstück:**
Kamm

**von der Keule:**
Schwanzstück
Oberschale
Blume/Hüfte
Schwanzrollle

**KURZBRATEN**

**von der Keule:**
Schwanzstück
Oberschale
Blume/Hüfte
Kugel
Schwanzrolle

**von der Lende:**
Filet für Beefsteak
und Tournedos
Roastbeef für Rumpsteak
und Entrecôte

**KOCHEN**

**von der Hinterhesse/Hesse:**
Beinscheibe

**von der Dünnung:**
auch gepökelt

**vom Vorderviertel**
Hochrippe o. Kn.
Spannrippe, auch gepökelt
Brust, auch gepökelt
Fehlrippe

194

## Abb. 3: Zerlegung des Schweines

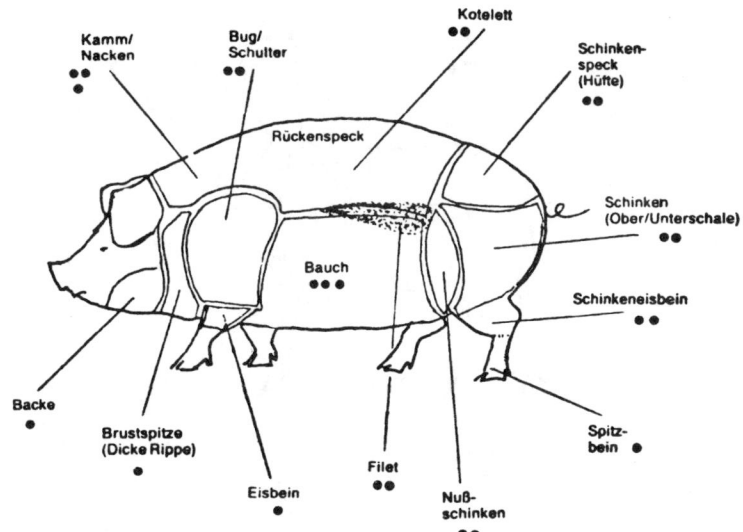

| KOCHEN | BRATEN | KURZBRATEN |
|---|---|---|
| Spitzbein, Eisbein, Schinkeneisbein, Backen, Kopf | Schinkeneisbein<br>Oberschale ⎫<br>Unterschale ⎭ Schinken<br>Nußschinken o. Kn.<br>Filet, Kamm/Nacken<br>Lendenkotelett<br>Kotelett, Bug<br>Bauch, Brustspitze | Nußschinken o. Kn.<br>Filet, Lendenkotelett<br>Kotelett<br>Bauch<br>Bug<br>Kamm/Nacken |

## Abb. 4: Zerlegung des Kalbes

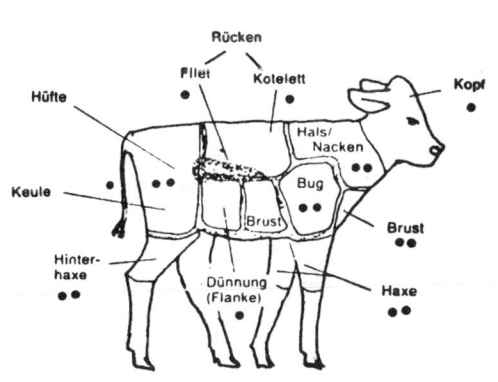

**BRATEN**

Alle Schnitzelstücke
Haxe, Hinterhaxe
Blume/Hüfte, Brust
Bug/Schulter, Nacken/Hals
Dünnung (Roll- und Nierenbraten)
Schaufelstück, Falsches Filet
Keule

**KURZBRATEN**

Alle Schnitzelstücke
Brust (Tenderons)
Bug/Schulter (Geschnetzeltes)
Filet, Rückenkoteletts
Nacken/Hals (Koteletts)
Keule
Hüfte

**KOCHEN**

zu Frikassee, Ragout
Brühe, Kalbsfuß, Kopf,
Haxe/Hinterhaxe
Schwanz

195

Abb. 5: Zerlegung des Schafes

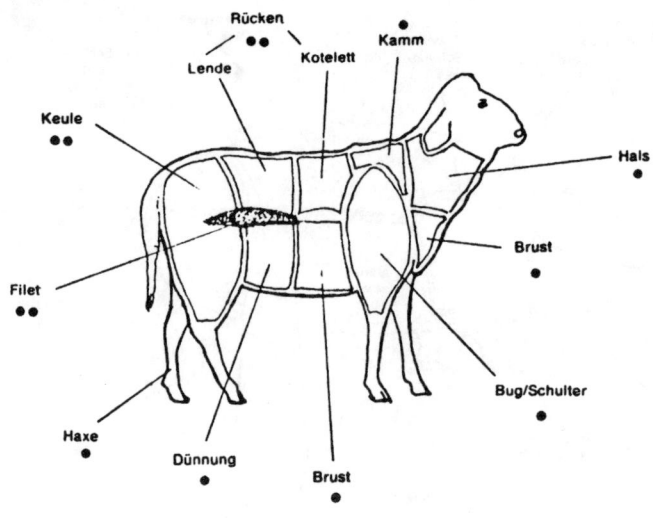

| KOCHEN | | BRATEN | KURZBRATEN | |
|---|---|---|---|---|
| Hals/Kamm | | Filet, Keule | Keule | Koteletts |
| Brust | Ragout, Stew | Bug/Schulter | Rücken | Scheiben |
| Dünnung | | Rücken | | Rollbraten |
| Haxen | | | Filet | |

Das Muskelgewebe des Fleisches ist aus Fasern zusammengesetzt, die unter dem Mikroskop quergestreift aussehen. Die Fasern bestehen aus den kontraktilen Muskelfibrillen, aus einer Zwischensubstanz (dem Sarcoplasma) und einer Hülle (dem Sarcolemma). Die Muskelfibrillen sind 0,01 bis 0,001 mm dick und bis zu 120 mm lang. Mehrere Fasern sind zu Muskelbündeln unter Beteiligung von Bindegewebe zusammengefaßt. Bei Fettansatz dient das Bindegewebe des Muskels als Träger des Fettes.

In der Muskulatur der meisten Innereien (Schleimhäute, Milz, Lymphdrüsen, Magen, Darm) findet man unter dem Mikroskop glatte Fasern. Sie spielen in der mikroskopischen Untersuchung zur Erkennung von Innereien in Fleisch- und Wurstwaren eine Rolle.

Das günstigste Schlachtalter ist für Mastochsen 2 bis 3 Jahre, für Mastkälber 6 bis 10 Wochen, für Junghammel 6 bis 8 Monate, für Schweine 6 bis 8 Monate und für Geflügel 3 bis 6 Monate.

Der biologische Wert des Fleischeiweißes ist für den Menschen neben dem von Ei und Milch der höchste von allen Nahrungsmitteln. Es muß aber beachtet werden, daß nicht alle Eiweißstoffe des Fleisches die gleiche hohe biologische Wertigkeit wie Myosin, Aktin und Myoglobin haben. Reine Bindegewebs-Eiweißstoffe haben eine außerordentlich niedrige biologische Wertigkeit; in

196

Mischung mit dem schieren Muskelfleisch können sie aber dessen Wertigkeit erhöhen. Durch längeres Kochen geht das Kollagen des Bindegewebes allmählich in Gelatine über und bildet einen Teil der Sülze.

Das Bindegewebseiweiß ist das einzige Protein im Fleisch, das die Aminosäure Hydroxyprolin (bis zu 12,4%) enthält. Durch analytische Feststellung des Hydroxyprolingehaltes kann man den Bindegewebsanteil des Fleisches bestimmen.

Schieres Muskelfleisch besteht zu rund 76% aus Wasser. Es enthält außer Eiweiß noch andere organische Stoffe. Der Fettgehalt der verschiedenen Fleischarten ist sehr unterschiedlich (3 bis 30%); selbst dem Augenschein nach kann mageres Muskelfleisch bis zu 9% Fett enthalten. Der Kohlenhydratgehalt (Glykogen) ist gering (von 0 bis 1%, in der Leber 2 bis 4%). An stickstoffhaltigen Verbindungen sind 0,1 bis 0,3% Nucleinsäuren enthalten, Stoffe, die aus Zuckern, Phosphorsäure sowie Pyrimidin- und Purinbasen aufgebaut sind.

Die Sorge vor den Purinbasen des Fleisches ist bei nicht überhöhtem Verzehr und ausgeglichener Energiebilanz für den Gesunden unbegründet, da der Körper selbst Purinbasen aufbauen muß. Auch die Zellkerne des menschlichen Organismus bestehen aus Nucleinsäuren und enthalten daher Purinbasen. Der gesunde Mensch kann die aus dem Abbau der Nucleinsäure entstehende Harnsäure mit dem Urin ausscheiden. Harnsäure, das Endprodukt des Purinstoffwechsels, wird aus Purinkörpern gebildet. Diese werden mit der Nahrung in Form von RNA und DNA aufgenommen. Die RNA wird im Organismus zu rund 50%, die DNA zu etwa 25% in Harnsäure umgewandelt. Der Harnsäurepool im Menschen entstammt endogenen und exogenen Quellen. Überhöhte Produktion, auch überhöhte Aufnahme von Purinen, zugleich von Harnsäure, begünstigt den Anstieg des Harnsäurepools.

Im Blut ist Harnsäure schwer löslich. Bei höheren Konzentrationen können leicht sogenannte Kristallnester von Natriumurat entstehen, die sich vorzugsweise in Gelenken der Extremitäten ablagern und Entzündungen auslösen.

Reich an Nucleinsäuren sind vor allem drüsige Organe, wie Bries, Milz, Leber. Reich an Purinstoffen sind auch in rascher Teilung befindliche Zellen pflanzlicher Art wie in Linsen, Spinat; besonders viel Purinstoffe enthalten Hefe und Trockenhefepräparate.

An Vitaminen im Fleisch sind insbesondere die der B-Gruppe, daneben Vitamin A, E und K zu nennen. An Mineralstoffen sind Kalium, Natrium, Magnesium, Calcium, an Spurenelementen Eisen, Kobalt, Jod, Zink, Kupfer zu erwähnen.

Das Fleisch der einzelnen Tierarten unterliegt unterschiedlicher landsmannschaftlicher Wertschätzung. Die deutsche Bevölkerung verbraucht am meisten Schweinefleisch, weniger Rindfleisch, während Geflügel erst seit drei Jahrzehnten regelmäßig verzehrt wird. Wild wird oft noch als Luxuslebensmittel angesehen. Gegenüber Pferdefleisch besteht in Deutschland Voreingenommenheit, die nicht nur geschmacklich zu begründen ist. Hammelfleisch, in orientalischen Ländern die überwiegende Fleischnahrungsquelle, wird in Deutschland wenig verbraucht.

*Schweinefleisch* war lange Zeit die einzige regelmäßig verbrauchte Fleischart. Infolge seines hohen Fettanteils wird es, wie epidemiologische Erhebungen über den direkten Nahrungsverbrauch feststellen, als Brotbelag bei sonst fehlendem Aufstrich verwendet. In Form von Schinken, Speck, Dauerwaren sowie mehreren Wurstarten ist es in mancher Weise verwertbar und trägt auf diese Weise zur Anreicherung, aber auch zur weiteren Abwechslung im Speiseplan bei.

In den letzten Jahren zeigt sich ein Konsumwandel bei Schweinefleisch. Die Nachfrage konzentriert sich vor allem auf magere Fleischteile (Abb. 7).

Die Lebensmittelüberwachung sorgt im Rahmen ihrer Kontrollmöglichkeiten dafür, daß der Verbraucher qualitativ einwandfreie Stücke von Schlachttieren erhält.

Das Fleisch-Fettverhältnis wurde in den letzten 20 Jahren um 25% gesenkt, die Seitenspeckdicke um annähernd 20%, die Rückenspeckdicke um etwa 50%, jedoch die Rückenmuskelfläche um mehr als 30% erhöht. Aus nativen Gründen ist aber auch vorwiegend muskulöses, d. h. fettarmes, de facto sogar sehr mageres Schweinefleisch, nicht völlig ohne Fett zu liefern.

Ein extrem helles, weiches und wäßriges Schweinefleisch entsteht insbesondere bei einer zu rasch ablaufenden Fleischreifung unmittelbar post mortem, es wird nach internationaler Übereinkunft als PSE-Fleisch angezeigt: P = pale (hell), S = soft (weich), E = exudative (wäßrig). In dieser Form werden z. B. Teile von Schweinen angeboten, die blaßrosa aussehen. Diese Stücke haben eine feuchtglänzende Oberfläche und erscheinen frisch und appetitlich. Bei küchenmäßiger Zubereitung werden sie auffallend kleiner, schrumpfen und werden zäh.

Ein extrem dunkles, festes bis zähes, unvollkommen gereiftes und zum Teil ungenügend ausgeblutetes, zugleich klebrig wirkendes Fleisch wird international als DFD-Fleisch bezeichnet (D = dark [dunkel], F = firm [fest], D = dry [trocken]).

*Rindfleisch* läßt sich in mannigfacher Weise in Suppen, als Braten oder Kochfleisch verwerten. Sein kräftiger Geschmack und seine stärkeren Muskelfasern verleihen ihm ein besonderes Aroma. Am begehrtesten ist das Fleisch ausgewachsener Tiere. Junge Tiere geben zwar saftige, zarte Braten, aber weniger gehaltvolle Brühen und Suppen. Fleisch von älteren Rindern ist zäh und weniger schmackhaft. An den einzelnen Körperstellen unterliegt das Verhältnis zwischen Körperfett und Muskelfleisch großen Schwankungen. Das Auflagefett soll weiß bis weißgelb sein. Die Partien der Vorderviertel sind fett-, sehnen- und bänderreicher als die Hinterviertel (Abb. 6).

*Kalbfleisch* ist blaßrot und feinfaserig, hat einen niederen Fett- und höheren Wassergehalt (Abb. 8). Es soll zwar etwas Auflagefett haben, aber nicht mit Fett durchwachsen sein.

*Hammelfleisch* hat in der diätetischen Verwertung eine größere Bedeutung als Rindfleisch. Ein „Durchwachsen" wie beim Rind- oder Schweinefleisch ist hier nicht zu erkennen (Abb. 9).

*Ziegenfleisch* ist etwas heller als Schafffleisch. Junge Ziegen sind zum Braten gut geeignet.

Die dem *Pferdefleisch* entgegentretenden Vorurteile sind nicht nur mit dem ihm eigenen süßlichen Geschmack – gegenüber anderen Schlachttieren höheren Glykogengehalt – zu begründen, sondern auch damit, daß in früheren Zeiten vorwiegend völlig abgearbeitete Tiere zur Schlachtung gelangten. Fleisch junger, gemästeter oder verunglückter Tiere, insbesondere von Fohlen, ist wohlschmeckend und in einigen Zubereitungsarten dem Rind- und Kalbfleisch ebenbürtig. Pferdefleisch unterscheidet sich von dem Fleisch der übrigen Schlachttiere durch seine braunrote bis dunkelrote Farbe. Es darf nur in besonderen Räumen und unter einer den Charakter des Pferdefleisches deutlich erkennbaren Bezeichnung verkauft werden.

Der regelmäßige Verbrauch von *Geflügelfleisch* findet immer mehr eine breite Basis. Die mittlere Verbrauchsmenge erreicht rund 10 kg je Person und Jahr. In der Verbrauchsentwicklung zeigt sich weniger eine Ausdehnung auf Suppenhühner, Gänse, Enten, Puten und Tauben als auf Brathähnchen („Backhendel"). Das sind noch nicht geschlechtsreife Jungtiere beiderlei Geschlechts. Frisches, gefrorenes, tiefgefrorenes Geflügelfleisch aus Deutschland, den Mitgliedsstaaten der EU und aus Drittländern darf nur angeboten werden, wenn es das amtliche Kennzeichen trägt und tierärztlich untersucht worden ist. Geflügelfleisch ist proteinreich und fettarm, zart und weich.

Nach der Geflügelfleisch-Handelsklassenverordnung sind folgende Bezeichnungen und dabei Kennzeichnungen zu beachten:
Geflügel (Hühner, Truthühner, Enten, Gänse),
Geflügelfleisch (geschlachtetes Geflügel und Geflügelteile),
geschlachtetes Geflügel (Tierkörper ohne Kopf oder ohne Kopf und Hals und ohne Ständer und Paddeln),
Geflügelteile (Hälften, Brüste, Schenkel und Oberschenkel, bei Truthühnern auch Unterschenkel),
Innereien (Herz, Leber und Magen – ohne Hornschicht).
Außerdem wird man bei ganzen Schlachtkörpern informiert, ob sie „mit oder ohne Hals und Innereien" verpackt sind.

Neben dem Hausgeflügel ist *Wildgeflügel* (Federwild) zu unterscheiden. Größere Bedeutung haben Fasane, Rebhühner, Tauben und Wildenten. Als weitere *Wildbret*gruppe seien Haarwildarten (Hase, Reh, Wildkaninchen, Rotwild [Hirsche], Schwarzwild [Wildschwein]) genannt.

Unter *Wild* versteht man nach dem Bundesjagdgesetz sämtliche jagdbaren Tiere. Hierzu gehören auch solche, die als Lebensmittel keine Bedeutung haben, z. B. Luchs, Wildkatze, Wiesel, Schwan und Kranich. Die jagdbaren Tiere werden eingeteilt in *Haarwild* (Säugetiere) und *Federwild* (Vögel). In den einzelnen Bundesländern können weitere Tiere in den Kreis der Lebensmittel einbezogen werden; z. B. sind in Bayern Waschbär und Sumpfbiber für jagdbar erklärt worden.

Wild hat einen hohen Protein- und einen niedrigen Fettgehalt. Es ist reich an Mineralstoffen und Vitaminen, gut verdaulich und erfreut sich eines vielerseits geschätzten Wohlgeschmackes. Die Innereien von Wild sind allerdings besonders reich an Cadmium.

Wildfleisch unterliegt der Überwachung im Rahmen der amtlichen Lebensmittelkontrolle. Lebensmittelvergiftungen sind nach dem Genuß von Wildfleisch selten zu beobachten.

Eine amtliche Trichinenschau ist nach dem Fleischbeschaugesetz bei Wildschweinen, Bären, Füchsen, Dachsen, Sumpfbibern und anderen fleischfressenden Tieren, die Träger von Trichinen sein können, vorgeschrieben und durch den Schaustempel – wie bei den schlachtbaren Haustieren – zu beurkunden.

Das Fleisch von sonstigem Wild – einschließlich Wildgeflügel – muß dem Lebensmittelgesetz (§ 4) gerecht werden; Großküchen aller Art dürfen nur amtlich untersuchtes Fleisch verwerten.

Wildhandlungen, Gastwirtschaften, Hotels, Restaurants, Pensionen, Kantinen, Fleischereien sind verpflichtet, ein „Wildhandelsbuch" unter Beachtung der hierzu erlassenen Bestimmungen zu führen. In dieses Wildhandelsbuch muß das Eingangsdatum von Schalenwild eingetragen werden. Zum Schalenwild gehören Wisente, Elche, Rotwild, Damwild, Rehwild, Muffelwild, Gamswild und Schwarzwild.

Der nach der Schlachtung auf die Toten- und Muskelstarre folgende *Reifungsprozeß während des Abhängens* ist als eine normale Erscheinung anzusehen. Es ist nicht der Beginn einer Fäulnis. Kurze Zeit nach dem Abschlachten verlieren die Muskeln, ausgehend von den Kopf- und Magenmuskeln, ihre weiche, elastische Beschaffenheit und ziehen sich zusammen, so daß die Gelenke unbeweglich, die Gliedmaßen steif werden. Durch Milchsäure und Enzyme werden die Gerinnung der Proteine und die Auspressung von Wasser

---

*   Über den Grundzuschnitt der Teilstücke hinaus gibt es bei einigen Teilstücken Unterschiede in der Beschaffenheit, Verwertungseignung und dem Genußwert des Fleisches. Eine weitere Unterteilung und ergänzende Kennzeichnung ist hierbei angebracht. Dies gilt besonders für Keule und Bug.
**  Kann auch als Bratenfleisch/VV (Vorderviertel) bezeichnet werden. Für den Verbraucher dürfte aber die ergänzende Bezeichnung aufschlußreicher sein.
Quelle: AID

**Abb. 6: Rindfleisch**

| Angebot der **Teilstücke** | empfohlene ergänzende* Bezeichnung | So können sie verwendet werden: als Stück zum Braten | Schmoren | Grillen | Kochen | und besonders für |
|---|---|---|---|---|---|---|
| Filet | | ● | ● | ● | | Spickbraten, Fondue, Spieße, Gulasch |
| Roastbeef | Hochrippe | ● | ● | ● | ● | Steak, Roastbeef, Spieße, Fondue |
| Keule | Schwanzstück | ● | ● | ● | ● | Sauerbraten, Rouladen, Spickbraten |
| | Oberschale | ● | ● | ● | | Steak, Sauerbr., Rouladen, Fondue, Spieße |
| | Blume/Hüfte | ● | ● | ● | ● | Steak, Tafelspitz, Geschnetzeltes |
| | Kugel | ● | ● | | | Sauerbr., Geschnetzeltes, Gulasch |
| | Schwanzrolle | ● | ● | ● | | Spickbr., Sauerbr., Steak (gespickt) |
| Zungenstück** | Kamm | ● | ● | | | Sauerbr., Gulasch, Hackfleischklöße |
| | Fehlrippe | ● | ● | ● | ● | Sauerbr., Steak, Spieße, Tellerfleisch |
| Bug** | Schaufelstück | ● | ● | ● | ● | Sauerbr., Tellerfl., Spickbr. |
| | Falsches Filet | ● | ● | ● | | Sauerbr., Spickbr., Steak (gespickt) |
| | Dickes Bugstück | ● | ● | ● | | Rollbr., Sauerbr., Rouladen |
| Hinterhesse/ Hesse | Beinscheiben | | ● | | ● | Gulasch, Tellerfleisch, Haschee, Brühe |
| Brust | | ● | ● | ● | ● | Pökelfleisch |
| Spannrippe | | ● | ● | ● | ● | Grillrippchen, Pökelfleisch |
| Dünnung | | ● | ● | ● | ● | Rollbraten, Knochendünnung gepökelt |

**Abb. 7: Schweinefleisch**

| Angebot der **Teilstücke** | empfohlene ergänzende* Bezeichnung | So können sie verwendet werden: als Stück zum Braten | Schmoren | Grillen | Kochen | und besonders für/zum |
|---|---|---|---|---|---|---|
| Filet | | ● | | ● | | Fondue, Spieße |
| Lendenkoteletts | | ● | ● | ● | | Kasseler, Koteletts |
| Koteletts | | ● | ● | ● | | Kasseler, Koteletts |
| Schinken | Oberschale | ● | ● | ● | | Fondue, Spieße, Schnitzel |
| | Unterschale | ● | ● | ● | | Fondue, Spieße, Schnitzel |
| | Schinkenspeck | ● | ● | ● | ● | Schnitzel, Spieße |
| | Nußschinken | ● | ● | ● | | Gulasch |
| Kamm/Nacken | | ● | ● | ● | ● | Schinken, Koteletts, Rollbraten, Pökelfleisch, Kasseler |
| Rückenspeck | | ● | | ● | ● | Schmalz, Spicken, Anbraten, Umhüllen |
| Bauch | | ● | ● | ● | ● | Füllen, Pökelfleisch |
| Bug | | ● | ● | ● | | Rollen, Gulasch, Schnitzel, Spieße |
| Brustspitze | | ● | ● | ● | ● | Füllen, Pökelfleisch Gulasch |
| Schinkeneisbein | | ● | | ● | ● | Füllen, Pökelfleisch |
| Eisbein | | ● | | ● | ● | Füllen, Pökelfleisch |
| Spitzbein | | ● | | ● | ● | Sülze, Füllen, Pökelfleisch |
| Kopf | | ● | | | ● | Wellfleisch, Sülze |
| Backe | | ● | | ● | ● | Wellfleisch, Sülze |
| Flomen | | ● | | | | Schmalz, Anbraten |

Quelle: AID

| Angebot der Teilstücke / empfohlene ergänzende* Bezeichnung | | als Stück zum | | | | und besonders für |
|---|---|---|---|---|---|---|
| | | Braten | Schmoren | Grillen | Kochen | |
| Filet | | | • | | • | Fondue, Steak |
| Rücken/Koteletts | | | • | | • | Steak, Schnitzel |
| Keule | Schwanzstück | • | • | • | • | Geschnetzeltes, Spieße, Fondue |
| | Oberschale | • | • | • | • | Rouladen, Schnitzel, Spieße, Fondue |
| | Blume/Hüfte | • | • | • | • | Steak |
| | Kugel | • | • | | • | Rahmgulasch, Geschnetzeltes |
| Nacken, Hals | | • | • | • | • | Gulasch, Ragout, Frikassee, Brühe |
| Bug | Dickes Bugstück | • | • | | • | Schnitzel, Gulasch, Geschnetzeltes |
| | Schaufelstück | • | • | | • | Gulasch, Geschnetzeltes |
| | Falsches Filet | • | • | | | Steak, Spieße, Gulasch, Spickbraten |
| Brust | | • | • | • | • | Gefüllte Kalbsbrust, Ragout |
| Dünnung | | • | • | • | • | Roll- u. Nierenbraten |
| Hinterhaxe | | • | • | • | • | Gulasch, Ragout, Brühe |
| Haxe | | • | • | • | • | Gulasch, Ragout, Brühe |

\* Die Schlachtkälber sind schwerer geworden. Das hat zu Veränderungen in den Zuschnittformen geführt; das wird in der ergänzenden Kennzeichnung berücksichtigt.
Quelle: AID

**Abb. 9: Schaffleisch**

| Angebot der Teilstücke / empfohlene ergänzende* Bezeichnung | | So können sie verwendet werden: | | | | |
|---|---|---|---|---|---|---|
| | | als Stück zum | | | | und besonders für/zum |
| | | Braten | Schmoren | Grillen | Kochen | |
| Filet | | • | | • | | Fondue, Spieße |
| Rücken | Lendenkoteletts | • | | • | | Lammkrone, Spieße, Stielkoteletts |
| | Koteletts | • | | • | | Spieße, Koteletts |
| Hals | | • | • | • | • | Gulasch, Ragout, Rollbraten |
| Kamm | | • | • | • | • | Gulasch, Ragout, Rollbraten |
| Dünnung | | • | • | • | • | Füllen, Ragout, Rollbraten |
| Brust | | • | • | • | • | Füllen, Rollen, Ragout |
| Bug | | • | • | | • | Rollen, Ragout, Spieße, Steaks |
| Keule | | • | • | • | • | Spieße, Schnitzel, Burgunderbraten |

Quelle: AID

aus den Muskelfasern ausgelöst. Damit werden eine Lösung der Starre und ein Weichwerden herbeigeführt. Gleichzeitig wird der Zusammenhalt der Muskelbündel gelockert, das Fleisch leichter kaubar, mürber, schmackhafter und besser verdaulich. Ein genügend langes Abhängen bei Kühlhaustemperatur fördert diese vom Verbraucher sehr erwünschten Eigenschaften.

*Kühlfleisch* ist Fleisch, das zum Schutz vor Verderb bei Kühltemperaturen gelagert wird, ohne daß ein Gefrieren des Fleisches eintritt. Die Kühllagerung erfolgt bei Temperaturen zwischen 0 und 4 °C.

*Frischfleisch in Kunststoffbeuteln*: Wird frisches Fleisch bei niedriger Temperatur zerlegt und in Kunststoffbeutel gepackt, kann die Reifung hier ihren Fortgang nehmen. Auch in Kunststoffbeuteln braucht Fleisch Zeit, um zu reifen, im Durchschnitt zwei bis drei Wochen. Die Haltbarkeit ist nicht unbegrenzt.

Sofern ein Herstell- oder Abpackdatum angegeben ist, darf der Inhalt höchstens fünf Wochen alt sein. Vor der weiteren Verarbeitung in der Küche läßt man das Fleisch eine halbe Stunde an der Luft stehen, damit die blasse Farbe verschwindet. Dies geschieht durch die Sauerstoffanreicherung aus der Luft. Der in den Beuteln befindliche Fleischsaft wird weggegossen.

*Gefrierfleisch* ist einem Gefrierverfahren unterzogenes, vollkommen durchgefrorenes und für längere Lagerung haltbar gemachtes Fleisch. Je nach den beim Einfrieren und bei der Lagerung angewendeten Temperaturen unterscheidet man „Gefrierfleisch" und „Tiefgefrierfleisch". Diese Differenzierung entspricht auch den internationalen Bezeichnungen. Gefrierfleisch wird bei Temperaturen zwischen $-7$ und $-18\,°C$ eingefroren und bei diesen Temperaturen gelagert.

Unter den *Innereien*, den inneren Organen der Schlachttiere, Wild und Geflügel kommt der Leber wegen ihres hohen ernährungsphysiologischen Wertes besondere Bedeutung zu. Neben wertvollem Protein (viele essentielle Aminosäuren), das ihr die hohe biologische Wertigkeit verleiht, enthält sie mehrere Mineralstoffe sowie Spurenelemente und ist reich an fett- und wasserlöslichen Vitaminen. Auch andere Innereien, wie Niere, Zunge, Hirn, Herz, Milz, Pankreas, Rückenmark und Lunge, sind infolge ihre Gehaltes an Nähr- und Wirkstoffen ernährungsphysiologisch hochwertig. Niere und Leber sind – insbesondere von Wild und älteren Schlachttieren – reich an Cadmium.

*Blut* nimmt einen Anteil von 5% des Lebendgewichtes von Schlachttieren ein. Blut besitzt einen hohen biologischen Wert wegen seines Proteinreichtums. Am meisten verwendet wird Blut bei der Herstellung von Wurst und anderen Fleischwaren.

*Hackfleisch* ist fein zerkleinertes, rohes Skelettmuskelfleisch von Warmblütern ohne jeden Zusatz. Es darf nur am Tag der Herstellung in den Verkehr gebracht und muß wegen seiner kurzen Haltbarkeit am selben Tag verzehrt werden.

Eine Hackfleisch-Verordnung (1984) betrifft insbesondere die Verbesserung des Verbraucherschutzes hinsichtlich

– des Inverkehrbringens von Hackfleischerzeugnissen auf Märkten, Straßen oder öffentlichen Plätzen;
– der Herstellung und des Inverkehrbringens von Hackfleischerzeugnissen durch Gaststätten und Einrichtungen zur Gemeinschaftsverpflegung;
– der Verpackung tiefgefrorener Erzeugnisse;
– der Zusammensetzung und Kennzeichnung von Hackfleischerzeugnissen.

Der Fettgehalt darf bei Rinderhackfleisch nicht mehr als 20%, bei Schweinehackfleisch und Rinderhackfleisch nicht mehr als 30% betragen. Der Fettgehalt von Schabefleisch (Beefsteakhack, Tatar) darf nicht mehr als 6% betragen.

*Mett* ist Hackfleisch mit Zusatz von Gewürzen, Salz und Zwiebeln.

*Schabefleisch* ist fett- und sehnenfreies, rohes, fein zerkleinertes Skelettmuskelfleisch vom Rind ohne jegliche Zusätze.

*Knochen* und *Knorpel* können industriell verwertet, aber auch in der Küche als Suppengrundlage verwendet werden.

*Fleischsaft* wird durch kaltes oder warmes Auspressen aus frischem Fleisch und Eindampfen des Preßsaftes gewonnen.

Bei der Bereitung von *Fleischbrühe* werden frisches Fleisch und Knochen kalt angesetzt und mit Zutaten gekocht.

*Fleischextrakt* ist eingedickter, fett- und gelatinearmer Wasserauszug des Fleisches und findet bei der Herstellung von Brüherzeugnissen und anderen kochfertigen Produkten Verwertung.

Produkte mit hohem Fettgehalt sind *Mayonnaisen* und *Fleischsalat*. An Mayonnaisen werden zwei Qualitäten unterschieden. Als wichtigstes Unterscheidungsmerkmal gilt der Fettgehalt, die erste Qualität mit 80% Fettgehalt, die zweite Qualität mit 50% Fettgehalt. Fleischsalat ist eine Zubereitung von mindestens 20% Rind-, Kalb- oder Schweinefleisch mit Mayonnaise und Gewürzen. Die Bewertung von Fleischsalatqualitäten richtet sich in erster Linie nach dem Anteil der Fleischgrundlage. Für den Hersteller sind Mayonnaisen und Fleischsalat häufig willkommene Produkte, das sonst nicht begehrte Fett unterzubringen, für den Konsumenten jedoch brennwertreiche Lebensmittel mit unerwünscht viel Reinfett in Form von verborgenem Fett.

**Formfleisch**

Formfleisch wird nach *Linke* (1985) sowie *Linke* und *Stiebing* (1985) definiert als Fleisch, dessen ursprünglicher Organverband so weit zerstört wird, daß sich gleichmäßige Formen bilden lassen, bzw. als Fleisch, das aus isoliert nicht verwertbaren oder verkaufsfähigen Muskeln zu größeren Einheiten zusammengefügt wird. Es handelt sich technologisch um ein zur Stückware aufgemachtes Gemenge, das lebensmittelrechtlich als ein nachgemachtes Lebensmittel anzusprechen ist.

Formfleisch grenzt sich gegenüber wertgeminderten Lebensmitteln durch die gleiche gewebliche Zusammensetzung wie die originäre Stückware und einen Zerkleinerungsgrad, der das zur Formung erforderliche Maß nicht überschreitet, ab. Eine Wertminderung ist dort gegeben, wo die Verwendung bestimmter Körperregionen (z. B. Filet, Roastbeef, Hüfte, Schinken) entgegen der Verkehrsauffassung nicht vorliegt. Eine Minderung des Nährwertes ist nicht zu erwarten, da beim Formfleisch in der Regel wegen des geringeren Fettanteils sogar ein höherer Eiweißgehalt erzielt wird.

Hinsichtlich des Genußwertes von Formfleisch ist nach *Linke* (1985) eher von einer Steigerung als von einer Minderung auszugehen.

## Fleischkontrolle vor und nach dem Schlachten

Das deutsche Fleischbeschaugesetz besteht seit 1903; Fleischhygienegesetz (1987). Durch die „Lebendbeschau" (Beschau der noch lebenden Schlachttiere), vor allem durch die sorgfältige Fleischbeschau nach dem Schlachten, wird verhindert, daß Krankheiten übertragen werden oder minderwertiges Fleisch in den Handel gelangt.

Fleisch, das einen Fleischbeschaustempel trägt, ist geprüft und für den Verbrauch geeignet.

*Taugliches Fleisch* wird mit einem runden Stempel in blauer Farbe versehen.

Taugliches, deutsches Schweinefleisch wird außerdem mit einem blauen rechteckigen TRICHINENFREI-Stempel versehen.

Schlachtungen in den EU-Ländern werden mit einem ovalen Stempel in blauer Farbe versehen, woraus die ES-Nr. (EU-Schlachthof-Nr.) ersichtlich ist. Ebenfalls ist daraus das Herkunftsland zu erkennen.

Dieser Stempel ist zugleich das Zeichen für taugliches Fleisch. Dann entfällt der runde oder sechseckige Stempel. Bei Schweinen muß zusätzlich der TRICHINENFREI-Stempel angebracht sein.

*Bedingt taugliches Fleisch* erhält einen quadratischen Stempel in blauer Farbe.

*Minderwertiges Fleisch* erhält einen runden, von einem Quadrat umgebenen Stempel in blauer Farbe. Derartiges Fleisch ist nur unter Sonderauflagen verkehrsfähig: Erhitzen, Gefrieren, Kennzeichnung, besondere Verkaufsstellen, z. B. Freibank.

*Untaugliches Fleisch* – nicht verkehrsfähig – erhält einen dreieckigen Stempel in blauer Farbe.

Um den Verbraucher vor Übervorteilung zu schützen, darf minderwertiges und bedingt taugliches Fleisch nur über Freibänke oder freibankähnliche Einrichtungen verbilligt und unter polizeilicher Aufsicht in den Verbrauch gebracht werden. Genußuntaugliches Fleisch darf nur industriell oder technisch verwertet, nicht aber als Lebensmittel in den Handel gebracht werden.

Weitere fleischbeschauliche Vorschriften sind 1974 in Kraft getreten, die für Tierhalter ebenso wie Viehhandel und Schlachtergewerbe von Bedeutung sind. Seitdem werden etwa 1% der zur Schlachtung gelangenden Tiere stichprobenweise auf Rückstände, insbesondere Antibiotika und Hormone, untersucht. Die Rückstandsuntersuchung wird damit begründet, daß Arzneimittel und andere Stoffe mit pharmakologischer Wirkung in der Tierhaltung und Tierernährung verwendet werden, die zu Rückständen in Lebensmitteln führen können.

Die Untersuchung richtet sich vorwiegend auf Rückstände von Antibiotika, Sulfonamiden und ähnlichen Stoffen, die Bakterienwachstum hemmen (Hemmstoffe). Zu diesem Zweck wird der sogenannte Hemmstofftest angewendet, der anzeigt, ob Rückstände von Hemmstoffen im Fleisch vorhanden sind. Zur

Untersuchung, die 18 Stunden Zeit in Anspruch nimmt (dazu Transportzeit für Proben), werden ein Stück Muskulatur und eine Niere benötigt. Sind beide Proben positiv oder ist eine Probe positiv und die andere zweifelhaft, so wird der Tierkörper als untauglich zum Genuß für Menschen beanstandet. Hat nur die Niere ein positives Ergebnis gezeigt, so kann davon ausgegangen werden, daß sich keine Hemmstoffe mehr in der Muskulatur befinden. In diesem Fall werden nur die inneren Organe als untauglich beanstandet.

## 17.2 Fleischwaren

Etwa die Hälfte des gesamten Fleisches gelangt in verarbeiteter Form zum Verbraucher. In erster Linie werden Schweine- und Rindfleisch zu verschiedenen Wurstarten verarbeitet. Außer zu Wurst wird Fleisch zu mehreren anderen *Fleischwaren* oder *Fleischkonserven* verarbeitet. Als wichtige Konservierungsverfahren unterscheidet man Eindosen, Kühlen, Tiefgefrieren, Einfrieren, Gefriertrocknen, Salzen, Pökeln, Räuchern, Essigkonservierung.

Längere Zeit gelagerte Dosenkonserven sind in ihrem Geschmackswert insbesondere von Temperaturschwankungen während der Lagerung abhängig.

Gebräuchliche *Fleischwaren* und tafelfertige *Fleischgerichte* sind geräucherter Speck, Rippenstücke, Rollschinken, Lachsschinken, Ochsenmaulsalat, Fleischsülze, Corned beef, Fleischpasteten, Gänseleberpasteten sowie tiefgefrorene Fleischgerichte.

Die größte Bedeutung unter allem verarbeiteten Fleisch kommt *Wurstwaren* zu. Wurst ist eine Fleischware aus zerkleinerten Teilen von Muskelfleisch und Fett – teilweise von Innereien und Blut – von Schlachttieren, insbesondere von Rind, Schwein, Kalb und Schaf. Die Wurstmasse, das Wurstbrät, wird in tierische Hüllen (Därme, Magen, Blasen) oder in Kunstdärme gefüllt oder aber ohne Hüllen in luftdicht verschlossenen Behältnissen (Dosen, Gläser) aufbewahrt. Die Würste sind entweder roh, gebrüht oder gekocht und meist geräuchert.

In der Fleischverordnung ist die obligatorische Angabe über den Fettgehalt für alle offen und verpackt im Inland hergestellten sowie importierten Wurstwaren vorgesehen. In der Verordnung werden die sechs Kenn-Nummern von F 10 (10% Fettgehalt) bis F 60 (60% Fettgehalt) auf den Abschluß der Herstellung abgestellt.

Einen Anhalt für die Einteilung der Wurstwaren in verschiedene Qualitätsklassen bieten die „Richtlinien für die Qualität von Fleischerzeugnissen und deren Kenntlichmachung". Erzeugnisse einfacher Qualität haben häufig einen relativ hohen Gehalt an Bindegewebe, z. B. Schwarten, und daher eine geringere biologische Wertigkeit, da der Gehalt an lebenswichtigen Aminosäuren beim Bindegewebseiweiß geringer ist als beim Protein von Muskelfleisch.

Der Zusatz von Fremdstoffen zu Wurstwaren ist durch Gesetze und Verordnungen geregelt. Chemische Konservierung und künstliche Färbung von Wurstwaren sind verboten. Außerdem ist der Zusatz von pflanzlichen Quellstoffen und von Trockenprodukten aus Tierteilen, Blut, Milch und Eiern – mit Ausnahmen – nicht gestattet.

**Rohwürste** werden aus ungekochtem Schweinefleisch und Speck ohne Wasserzusatz hergestellt. Oft wird Rindfleisch zugemischt; Schwarten und Sehnen sind in billigen Qualitäten enthalten. Die Masse (das Brät) wird im Darm angetrocknet und geräuchert. Viele der gepökelten und geräucherten Würste sind lange haltbar und werden daher **Dauerwürste** genannt. Beispiele für Rohwürste: „Zervelat- oder Schlackwurst", „Plockwurst" und „Mettwürste" (grob oder fein zerkleinert und dann streichfähig), „Schinkenwurst" und „Landjäger".

„Salami" nennt man die hartgeräucherte, ursprünglich italienische oder ungarische Wurst aus Schweinefleisch und Pferdefleisch (früher Eselfleisch), durch Eintauchen in heißen Kleiebrei mit einer weißen Schutzhülle versehen.

**Kochwürste** werden aus gekochtem Material hergestellt. Nach dem Abfüllen in die Wursthaut läßt man sie in heißem Wasser ziehen. Manche Sorten werden hierauf kalt geräuchert. Unter den Kochwürsten hat die „Leberwurst" verschiedener Qualitätsabstufungen die größte Nachfrage. Sie enthält bei guten Sorten Leber von Schwein oder Rind, bei billigeren Sorten auch andere Innereien, „Blutwurst" wird aus Schweineblut, zuweilen auch aus Rinder- oder Kalbsblut, Schweinefleisch und Speck hergestellt. Besondere Arten von Blutwurst sind die „Zungenwurst" (mit Zungenstücken) und die „Fleischrotwurst" (mit Fleischstücken). „Grützwurst" enthält in Fleischbrühe gequollene Gerste- oder Hafergrütze; sie muß als solche bezeichnet werden.

Eine Kochwurst ist auch die „Sülzwurst", bei der gekochtes Schweinefleisch sowie gelatinierende Teile (Schwarten, Köpfe und Füße von Schwein und Kalb) in weite Därme oder Schweinemagen gefüllt und noch einmal gekocht werden. Beim Abkühlen erstarrt die Masse gallertartig. Abarten davon sind „Schwartenmagen" und „Preßkopf".

**Brühwürste** werden unter Wasserzusatz gekuttert. Die Kuttermaschine ist in der Lage, frisches Fleisch durch rotierende Messer außerordentlich fein zu zerkleinern und bei Anwesenheit von verschiedenen Natriumsalzen gleichzeitig mit Wasser zu emulgieren. Brühwürste werden aus frischem Rind-, Kalb- und Schweinefleisch hergestellt, enthalten verkaufsfertig 6 bis 16% Wasser und maximal 0,3% Salze (Na-acetat, Na-lactat, Na-phosphat, Na-citrat). Sie werden meist heiß geräuchert und vor dem Verzehr in Wasser aufgebrüht. Je nach der Herstellungsweise sind Brühwürste zu differenzieren: „Wiener Würstchen", „Frankfurter Würstchen", „Bockwürstchen", „Brühwürstchen", „Knackwurst", „Jagdwurst", „Bierwurst" sowie die „Münchner Weißwurst".

**Bratwürste** sind den eigentlichen Brühwürsten ähnlich zusammengesetzt; verarbeitet wird vor allem Kalb- und Schweinefleisch ohne Zusatz von Innereien.

Die Zusammensetzung, insbesondere der Fettgehalt, selbst von Würsten gleichen Namens, kann außerordentlich verschieden sein. Auch die Verbrauchererwartung und gesetzliche Vorschriften wechseln von Ort zu Ort. In einigen Bundesländern wurden Zahlen für die Verbrauchererwartung festgelegt, bei denen aber eine Überschreitung des Fettgehaltes um 5% noch duldbar ist. So Rohwurst, nicht streichfähig, in Niedersachsen 50% Fett; Zervelatwurst und Salami in Schleswig-Holstein 45%; feine streichfähige Mettwurst (Teewurst) in Baden-Württemberg und Nordrhein-Westfalen 45%; in Niedersachsen und Schleswig-Holstein 50%; fettreiche Schmier- und Streichwurst in Schleswig-Holstein 65%, in Baden-Württemberg, Hessen, Niedersachsen und Nordrhein-Westfalen 70% Fett. Auch diejenigen Innereien und Organteile, die zur Zubereitung von Würsten zugelassen werden, sind landschaftlich verschieden.

**Sülze** ist eine klare Gallerte, in die fettgewebereiches Schweinefleisch, Speck und Schwarten, häufig gewürfelt, verarbeitet werden. „Konsumsülze" enthält auch billigere Innereien.

# 18 Fisch und Fischwaren

## 18.1 Fisch

Der Fischverbrauch betrug 1990/91 in Deutschland annähernd 14 kg Fanggewicht (rund 6,5 kg Filetgewicht) je Person und hat damit die Vorkriegshöhe überschritten. Bei anderen Völkern ist der Fischverbrauch z. T. viel höher; Norweger verbrauchen 40 kg je Kopf und Jahr, Portugiesen 25 kg je Kopf und Jahr, Schweden 21 kg je Kopf und Jahr, Japaner 19 kg je Kopf und Jahr, Chilenen 16 kg je Kopf und Jahr.

Neben dem Hering sind Kabeljau, Schellfisch, Rotbarsch, Heilbutt, Sardine und Seeaal unsere begehrtesten Seefische. Von Süßwasserfischen erfreuen sich Forelle, Hecht, Karpfen, Barsch, Felchen, Schleie, Zander, Lachs größerer Beliebtheit.

Die im Vergleich zu den genannten Fischen preislich höher liegenden Hummer, Krebse und Austern haben im volkswirtschaftlichen Verbrauch eine untergeordnete Bedeutung.

Der Fischverbrauch wechselt sehr mit der Entfernung von der Seeküste und ist an die Existenz einer „Kühlkette" vom Fang bis zum Verbraucher gebunden.

Als Konserven und Präserven werden Fische und Fischerzeugnisse in mannigfacher Form angeboten. Die Tiefgefrierung erlangt eine immer größere Verbreitung.

Bei den meisten Kulturvölkern erfreut sich Fischfleisch keiner so großen Beliebtheit wie das Fleisch von Warmblütern. Ernährungsphysiologisch ist diese geringere Bewertung nicht gerechtfertigt. Fische sind infolge ihres hohen Gehaltes an Eiweiß, Mineralstoffen und Vitaminen zu beachten. Das Fischeiweiß gehört zu den biologisch hochwertigen Eiweißstoffen; Fischfleisch ist infolge seines geringen Bindegewebsgehaltes leicht verdaulich. Dies ist für Krankenkost besonders wertvoll. Da die Verweildauer der Magerfische im Magen kürzer ist als die von Warmblüterfleisch, haben sie einen geringeren Sättigungswert. Dieser kann durch Zuspeisen und Zutaten erhöht werden, z. B. durch Panieren oder Zugabe von Kartoffelsalat.

Die mageren Fische haben den ernährungsphysiologischen Vorzug, daß sie viel hochwertiges Protein mit gleichzeitig wenig Fett liefern. Sie weisen, wie aus Tabelle 31 hervorgeht, ein sehr günstiges Verhältnis zwischen dem Protein- und dem Fettgehalt im Vergleich zu anderen Produkten mit hochwertigem tierischem Protein auf. Je Gramm Protein aus Seefischfilet werden nur zwischen 0,02 und 0,2 g Reinfett aufgenommen, je Gramm Protein in mittelfettem Rind- und Schweinefleisch aber 1,2 g Reinfett. Weitere Beispiele sind Tabelle 31 zu entnehmen. Auf Brennwertbasis bedeutet das: Beim Verzehr von Kabeljaufilet werden je Proteinkalorie 0,05 Fettkalorien aufgenommen, von

Seelachsfilet je Proteinkalorie 0,13 Fettkalorien, von Rotbarschfilet je Proteinkalorie 0,50 Fettkalorien, von mittelfettem Rindfleisch und mittelfettem Schweinefleisch je Proteinkalorie aber 2,7 Fettkalorien. Demzufolge sind Fischmahlzeiten seitens des Leitproduktes weniger brennwertreich. 200 g Kabeljaufilet liefern nur 650 kJ (156 kcal), 200 g Rotbarschfilet 950 kJ (228 kcal). Demgegenüber haben 150 g Rindfleisch – die etwa die gleiche Menge Protein enthalten – 1495 kJ (357 kcal) und 150 g mittelfettes Schweinefleisch 1735 kJ (414 kcal).

**Tabelle 31: Relation von Protein: Fett in Produkten tierischer Herkunft**

| Lebensmittel | g Protein : g Fett | Protein-Kalorien : Fett-Kalorien |
|---|---|---|
| Kabeljaufilet | 1 : 0,02 | 1 : 0,05 |
| Makrele | 1 : 0,67 | 1 : 1,51 |
| Rotbarschfilet | 1 : 0,22 | 1 : 0,50 |
| Salzhering | 1 : 0,78 | 1 : 1,76 |
| Seelachsfilet | 1 : 0,06 | 1 : 0,13 |
| Seezunge | 1 : 0,08 | 1 : 0,19 |
| Forelle | 1 : 0,10 | 1 : 0,23 |
| Rindfleisch, mittelfett | 1 : 1,17 | 1 : 2,65 |
| Schweinefleisch, mittelfett | 1 : 1,13 | 1 : 2,56 |
| Trinkmilch (3,5% Fett) | 1 : 1,09 | 1 : 2,47 |
| Edamer Käse (40% Fett i. Tr.) | 1 : 0,88 | 1 : 2,00 |
| Magerquark | 1 : 0,02 | 1 : 0,05 |
| Sahnequark | 1 : 1,00 | 1 : 2,27 |
| Eier | 1 : 0,91 | 1 : 2,06 |

Quellen: Berechnet nach Souci, S. W. et al. (1989); Wirths, W. (1991).

Neben dem Proteinreichtum vieler Fische ist auf Jod hinzuweisen, das besonders reichlich in Fischen vorkommt. Von Jod ist seit langem bekannt, daß sein Mangel eine Degeneration der Schilddrüse, die Kropferkrankung, hervorruft. Die empfehlenswerte Zufuhr wird mit 100 bis 200 µg je Tag angegeben. 200 g Kabeljaufilet enthalten mindestens die empfehlenswerte Höhe der Zufuhr für zwei Tage, die gleiche Menge Schellfisch sogar für zehn Tage. Zwei Seefischmahlzeiten je Woche machen den Verbrauch von jodiertem Kochsalz, um vor einer naturbedingten Kropferkrankung sicher zu sein, überflüssig. Der Jodgehalt in Süßwasserfischen ist wesentlich geringer. Er liegt etwa auf gleichem Niveau wie der in Warmblüterfleisch. Jod im Fischfleisch liegt in einer für die Resorption sehr gut geeigneten Bindung an Protein vor. Überhaupt ist dem Seefisch nachzusagen, daß er reich an Spurenelementen ist. Das ist auf die hohe Konzentration von Spurenelementen im Meerwasser zurückzuführen. An Mineralstoffen ist neben den Spurenelementen der hohe Gehalt an Kalium, Eisen und Phosphor hervorzuheben.

212

Das Fett der Fische ist reich an essentiellen Fettsäuren. Insbesondere im Fett der Fischleber befindet sich viel davon. Fischfett weist große Mengen fettlöslicher Vitamine, namentlich A und D auf. Den in Fischen, insbesondere in Fischöl, enthaltenen Omega-3-Fettsäuren – Eicosapentaensäure, Docosahexaensäure – werden vorteilhafte Effekte, vor allem auf koronare Herzkrankheiten, zugeschrieben.

*Hirai* et al. (1980) haben nachgewiesen, daß japanische Küstenbewohner gegenüber Farmern aus dem Binnenland einen höheren Fischverbrauch, zugleich eine geringere Rate der kardiovaskulären Mortalität aufwiesen. Der biologische Mechanismus, wodurch die Protektion verursacht wird, ist nicht unumstritten. Ähnliche Effekte wurden nicht nur mit fettem Fisch, sondern auch mit magerem Fisch beobachtet, so von *Kromhout* et al. (1985) in den Niederlanden. Es ist mithin möglich, daß auch andere Bestandteile von Fischen eine protektive Bedeutung haben.

Eine Heringsmahlzeit (200 g) enthält die Hälfte der empfehlenswerten Zufuhr an Retinol und ein Mehrfaches der an Vitamin D. Neben den fettlöslichen Vitaminen sind von den wasserlöslichen Vitaminen vor allem Riboflavin und Niacin zu nennen.

Der Fettgehalt der Fische schwankt von Fischart zu Fischart so stark, daß man zwischen Mager- und Fettfischen unterscheiden kann.

Zu den Magerfischen (mit meist weniger als 1% Fettgehalt) zählen Kabeljau, Seelachs, Schellfisch, Leng, Seehecht, Scholle, Steinbutt, Seezunge. Die bekanntesten Fettfische sind Hering, Aal, Lachs, Makrele und Thunfisch. Beim Hering schwankt der Fettgehalt zwischen 3 und 20%, je nach Rasse, Fangplatz und Jahreszeit. Rotbarsch, den die Biologen zu den Fettfischen zählen, enthält 3% Fett und damit weniger als z. B. Kalbfleisch (mit 8%), das im allgemeinen zu den mageren Lebensmitteln gerechnet wird.

Fischarten mit den höchsten Marktanteilen werden nachfolgend genannt.

**Tabelle 32: Marktanteile wichtiger Fischarten (1991)**

| | | |
|---|---|---|
| Hering | 27,8% | 298 572 t |
| Seelachs | 21,9% | 235 206 t |
| Seehecht | 9,2% | 98 808 t |
| Boniten | 9,0% | 96 660 t |
| Rotbarsch | 7,5% | 80 550 t |
| Makrele | 6,6% | 70 884 t |
| Sardinen | 2,6% | 27 924 t |
| Kabeljau | 2,5% | 26 850 t |
| Scholle | 1,4% | 15 036 t |
| Heilbutt | 1,4% | 15 036 t |
| Sonstige | 10,1% | 108 474 t |
| | 100,0% | 1 074 000 t |

Quelle: FIMA, 1992

## 18.2 Fischwaren

Fischwaren sind be- und verarbeitete Fischerzeugnisse; auch konservierte Zubereitungen gehören dazu. Das älteste Verfahren zum Haltbarmachen von Fisch ist das Trocknen; heutige Erzeugnisse: Stock- und Klippfische. Ein ebenfalls jahrhundertealtes Verfahren ist das Salzen. Unter dem Begriff „Fischwaren" sind die vielfältigen Erzeugnisse der Fischindustrie zusammengefaßt, zu denen folgende Gruppen gehören: Marinaden, Bratfischwaren, Kochfischwaren, Fisch in Gelee, Fischdauerkonserven, pasteurisierte Fischerzeugnisse, Anchosen, gesalzene Fische und Erzeugnisse daraus, Räucherfische, getrocknete Fische, tiefgefrorene Fischerzeugnisse.

*Marinaden* (früher als „Kaltmarinaden" bezeichnet) sind Fischerzeugnisse, die ohne Wärmeeinwirkung durch Behandlung mit Genußsäuren (vor allem Essig) und Salz gar gemacht werden.

*Bratfischwaren* (früher Bratmarinaden) sind Fischerzeugnisse, die mit oder ohne Panierung durch Braten o. ä. gar gemacht sind.

Zu den *Kochfischwaren* zählen Hering in Gelee, Rollmops und Seeaal (Dornhai) in Gelee.

*Fischdauerkonserven* sind Fischerzeugnisse, deren Haltbarkeit durch Hitzebehandlung über 100 °C (Sterilisieren) in verschlossenen Packungen erreicht wird.

*Pasteurisierte Fischerzeugnisse* sind durch Hitzebehandlung (unter 100 °C) in verschlossenen Packungen für mindestens 6 Monate ohne besondere Kühlung haltbar gemacht.

*Anchosen* sind Erzeugnisse, die unter Verwendung von Salz, Zucker und Gewürzen enzymatisch gereift und auf verschiedene Weise schmackhaft zubereitet sind. Anchosen sind nur begrenzt haltbar.

*Gesalzene Fische* und Erzeugnisse daraus sind insbesondere Matjesheringe („ungefüllte" Heringe ohne äußerlich erkennbaren Ansatz von Milch oder Rogen), deren Fettgehalt im eßbaren Teil mindestens 12% beträgt.

*Räucherfische* werden entweder durch Heißräucherung bei Temperaturen von über 60 °C hergestellt oder – meist nach vorangegangener Salzgarung – durch die zeitaufwendige Kalträucherung bei Temperaturen unter 30 °C.

*Getrocknete Fische* werden in freier Luft oder in Anlagen getrocknet und dadurch haltbar. In nordischen Ländern ist das Verfahren noch weit verbreitet: Stockfisch, Klippfisch.

*Tiefgefrorene Fischerzeugnisse*, durch Tiefgefrieren hergestellt In sehr vielfältiger Form im Handel: ganz ausgenommene Fische, Fischfilets geteilt und ungeteilt, Fischportionen, Fischstäbchen, Fischerzeugnisse.

# 19 Eier

Im Jahr 1990/91 betrug der deutsche Eierverbrauch 250 Stück je Kopf. Das sind 15 kg. Das Gewicht des Hühnereies liegt zwischen 45 und 65 g.

Vom Ei entfallen durchschnittlich 58% des Gesamtgewichtes auf das Eiklar, 32% auf den sehr cholesterolreichen Eidotter und 10% auf die Schale.

Eier von Gänsen, Enten und Puten sind von geringerer Bedeutung. Gänseeier wiegen zwischen 150 und 200 g, Enteneier zwischen 60 und 70 g. Straußeneier erreichen ein Gewicht bis zu 1,5 kg. *Enteneier* sind nicht grundsätzlich giftig, jedoch kommt es häufig vor, daß sie mit Salmonellen, Ruhr- oder Paratyphuserregern verunreinigt sind. Sie dürfen nur gekocht oder gebacken verwertet werden. Sie müssen den Stempel tragen „Entenei 10 Minuten kochen". Enteneier dürfen nur verwendet werden, wenn ein 8 Minuten dauerndes Erhitzen auf mindestens 100 °C erfolgt ist.

Das Eiweiß des Hühnereies gilt als das höchstwertige Protein überhaupt. Mit Vollei erreichte man in allen Fütterungsversuchen den höchsten „Wachstumswert". Da aber der Wassergehalt des Eies recht hoch ist (etwa 75%), zählen Eier zu den teuren Eiweißträgern.

An Mineralstoffen finden sich Natrium, Kalium, Magnesium, Chlorid neben Calcium und Phosphat. Der hohe Phosphorgehalt beschränkt sich im wesentlichen auf den Eidotter.

Eier gehören zu unseren vitaminreichsten Nahrungsmitteln. Das trifft sowohl für wasserlösliche als auch für fettlösliche Vitamine zu. Von letzteren sind Vitamin A, Carotin, Vitamin E und Vitamin K enthalten. An wasserlöslichen Vitaminen sind insbesondere $B_1$, $B_2$, Niacin, Pantothensäure zu erwähnen.

Außer vom Frischezustand hängen Aussehen und Geschmack des Eies von der Jahreszeit und von der Fütterung der Hühner ab. Zu Beginn einer Legeperiode sind Eier Vitamin-A-reicher als an ihrem Ende. Im Sommer, also gegen Ende der Legeperiode gelegte Eier, sind reicher an Vitamin D als Herbst- oder Wintereier.

Da die Eierschale von bakteriendurchlässigen Poren durchsetzt ist, können Eier nicht beliebig aufbewahrt werden. Als Konservierung kennt man die Pasteurisierung von Eiern und das übliche Einlegen in Kalkwasser oder Wasserglaslösung. Bei längerer Lagerung leidet der Geschmack. Auch die Eierkonservierung in Kühlhäusern bei einer Temperatur von etwa 0 °C führt nach 6 Monaten zu Eiern, die nur gekocht verwendet werden können.

*Gefriereier*: Bei einer Temperatur von − 18 °C wird die schalenfreie Eimasse nach gründlicher Durchmischung 24 bis 36 Stunden gefroren und dann bei etwas höherer Temperatur eingelagert.

*Trockenei-Pulver*: Der flüssige Ei-Inhalt wird in 160 °C warmer Luft extrem fein zerstäubt und das im Flüssig-Ei enthaltene Wasser schnell verdampft. Die Warmluft wird dabei so rasch abgekühlt, daß das erhaltene Eipulver nicht über

40 °C erhitzt wird. Während das Flüssig-Ei rund 75% Wasser enthält, hat das Eipulver nur noch 2 bis 4%. In verzinnten Dosen unter Stickstoffatmosphäre bei 5 °C ist es über mehrere Jahre lagerfähig. Trocken-Volleipulver enthält etwa 46% Eiweiß und 42% Fett.

## Güte- und Gewichtsklassen für Eier

Die Verordnung der EG über Vermarktungsnormen für Eier bezieht sich auf eine Einteilung nach Güte- und Gewichtsklassen. Verpackung, Einlagerung, Beförderung, Aufmachung und Kennzeichnung der Erzeugnisse des Eiersektors werden besonders hervorgehoben.

*Güteklassen für Eier*
Klasse A oder „frisch" oder „haltbar gemacht"
Klasse B oder „2. Qualität"
Klasse C oder „aussortiert, für die Nahrungsmittelindustrie oder das Nährmittelhandwerk bestimmt".

*Gewichtsklassen für Eier*
Die Eier der Klassen A und B werden nach folgenden *Gewichtsklassen* sortiert:

|  | Gewicht (g)[1] |
|---|---|
| Klasse 1: 70 g und darüber | 70 |
| Klasse 2: unter 70 g bis 65 g | 66 |
| Klasse 3: unter 65 g bis 60 g | 61 |
| Klasse 4: unter 60 g bis 55 g | 56 |
| Klasse 5: unter 55 g bis 50 g | 51 |
| Klasse 6: unter 50 g bis 45 g | 46 |
| Klasse 7: unter 45 g | · |

[1] Mindestdurchschnittsgewicht eines Eies in Packungen mit mehr als 30 Eiern.

# 20 Tiefgefrorene Lebensmittel (Tiefkühlkost)

Die zum Gefrieren bestimmten Waren müssen sachgerecht vorbereitet werden. Man macht alle Produkte koch- oder eßfertig; Fleisch muß gut abgehangen sein und wird zweckmäßigerweise in Tagesportionen aufgeteilt. Beim längeren Tiefkühlen werden seine Eiweißstoffe zum Teil denaturiert. Gemüse wird geputzt, gewaschen und allenfalls zerkleinert; es muß vor dem Gefrieren blanchiert werden. Geschieht dies nicht, ist mit einer sichtbaren Qualitätsminderung und einem höheren Vitaminverlust während der anschließenden Gefrierlagerung zu rechnen. Obst soll eßreif (nicht pflückreif) sein. Manche Sorten werden vor dem Einfrieren mit einem Aufguß von Zuckerlösung versehen.

Derartige Lebensmittel werden in besonderen Gefriereinrichtungen unter sachgerechter Anwendung der Verfahrenstechnik tiefgefroren und so gelagert und transportiert, daß die Temperatur bis zur Abgabe an den Verbraucher $-15$ bis $-18\,°C$ beträgt. „Tiefgefrorene Lebensmittel" ist synonym mit Bezeichnungen wie „schnellgefroren", „tiefgekühlt" oder solchen mit dem Wortstamm „Frost".

In den gewerblichen Kühlhäusern werden tiefgefrorene Lebensmittel in der Regel bei Temperaturen von $-28$ bis $-30\,°C$ und damit kälter als vorgeschrieben gelagert. Dies ist für die Haltbarkeit der Produkte (Zeit-Temperatur-Geschichte) von Bedeutung.

Im Einzelhandel ist ein durch den Verkaufsvorgang bedingter Anstieg der Temperatur der Lebensmittel in der Randschicht bis zu $-15\,°C$ zulässig. Eine kurzfristige Ausdehnung der Temperaturtoleranz bis zu maximal $-12\,°C$ in den Packungen der oberen Lagerschicht der Tiefkühltruhen im Einzelhandel wird international und auch von der Deutschen Lebensmittelbuch-Kommission erörtert (*Wirths*, 1985 a).

Tiefgefrorene Lebensmittel werden nur verpackt in den Verkehr gebracht. Sie können nach sachgerecht durchgeführtem Gefrierprozeß und anschließender richtiger Lagerung im Handel bzw. im Haushalt frischen, d. h. unbehandelten Lebensmitteln in der Qualität in wesentlichen Kriterien gleichwertig oder überlegen sein.

Die Qualität tiefgefrorener Produkte ist abhängig von der Beschaffenheit der Rohware, ihrer Vorbehandlung, den Verarbeitungsbedingungen, von Verpackung, Lager- und Transporttemperatur und Lagerzeit. Geruch, Geschmack, Aussehen, Form, Konsistenz, Festigkeit sowie der Gehalt an hochwertigen Inhaltsstoffen eines Tiefgefrierproduktes können nicht besser oder höher sein als die der verwendeten Rohware in ursprünglichem Zustand.

Mängel der Rohware werden spätestens nach dem Auftauen bzw. nach der Zubereitung bemerkt. Beides muß so erfolgen, daß die Qualität des Produktes in erwünschter Weise erhalten bleibt. Bei Gemüse und Obst sind die Wahl geeigneter Sorten des für das Tiefgefrieren optimalen Reifezustandes sowie die

Verarbeitung zu tiefgefrorenen Produkten unmittelbar nach der Ernte wichtig. Blanchieren übt einen positiven Einfluß auf die Haltbarkeit von tiefgefrorenen Produkten aus.

*Tiefgefrorene Fertiggerichte* sind komplette Gerichte, die in entsprechend unterteilten Ein-Portionsschalen, bei Suppen oder Eintöpfen auch in Ein- oder Mehrportionenkochbeuteln oder Mehrportionenschalen abgefüllt und angeboten werden. Zu den Fertiggerichten zählen Vorsuppen, Pizzas, Torten, Kuchen.

*Fertige Teilgerichte* sind Gerichtsbestandteile, die im allgemeinen in Ein- oder Mehrportionenschalen oder -kochbeuteln abgefüllt sind. Für ein komplettes Gericht werden mehrere Einzelkomponenten benötigt, die entweder alle tiefgefroren oder die sowohl tiefgefroren als auch frisch zubereitet sein können (Tiefkühl-Mischküche).

Tiefgefrorene Fertiggerichte und fertige Teilgerichte haben sich in der Tiefkühl-Mischküche und Tiefkühl-Aufbereitungsküche in kleineren, mittleren und größeren Verpflegungseinrichtungen als besonders ökonomisch herausgestellt. Sie werden in der Betriebs-, Anstalts-, Heim-, Behinderten- und Seniorenverpflegung sowie in der Gastronomie eingesetzt. Das Angebot ist auf die Erfordernisse der Verpflegungsteilnehmer abgestimmt. Eine Vielzahl fertiger Teilgerichte und Fertiggerichte ist auch im Einzelhandelsangebot zu bekommen.

Tiefgefrorene Fertiggerichte enthalten in großem Maße vorgeleistete Küchenarbeit. Die industrielle Produktion macht umfangreiche Qualitätskontrollen und systematische Entwicklungsarbeiten möglich. Im Vergleich mit konventionell hergestellten Mahlzeiten werden tiefgefrorene Fertiggerichte ohne lange Warmhaltezeiten kurzfristig eßfertig bereitgestellt. Wichtige Nährstoffe bleiben erhalten.

Unmittelbar nach dem Verschließen oder Verpacken werden die Lebensmittel gefroren. Dazu sollten sie nicht in das Lagerfach der Tiefkühltruhe, sondern in ein abgetrenntes Vorgefrierfach ($-40\,°C$) gelegt werden. Die Zeiten bis zum völligen Durchfrieren hängen von der Größe der Lebensmittelteile ab und liegen zwischen 5 und 20 Stunden. Sie sollten auf keinen Fall 24 Stunden überschreiten.

Nachdem die Produkte durchgefroren sind, werden sie in die Lagerfächer umgepackt. Die Lebensmittel müssen sorgfältig und zweckmäßig eingeordnet werden, damit der kostspielige Raum voll ausgenutzt und die Kühltruhe bei einer Entnahme nur kurz geöffnet wird. Mit wenig wertvollen Produkten soll die Kühltruhe nicht belastet werden.

Besondere Sorgfalt erfordert das Auftauen und die Zubereitung tiefgefrorener Lebensmittel. Der Auftauprozeß braucht je nach Größe und Art der Gefrierkonserven und nach Höhe der Umgebungstemperatur unterschiedlich lange Zeiten. Bei Fleisch rechnet man bei Zimmertemperatur mit 1 cm aufgetauter Schicht je Stunde; bei Kühlschranktemperatur mit 1 cm je 3 Stunden. Bei der Zubereitung tiefgefrorener Lebensmittel sind folgende Empfehlungen zu beachten:

1. In noch gefrorenem Zustand werden kleinere Portionsstücke von Fleisch, Geflügel, Fisch und Gemüse zum Kochen angesetzt.
2. Größere Portionen von Geflügel oder Fleisch (Braten) werden direkt nach dem Auftauen zubereitet.
3. Obst wird bei Zimmertemperatur aufgetaut und hat die beste Qualität, wenn Temperaturen von 12 bis 15 °C erreicht sind. Läßt man es länger stehen, verliert es viel Saft und verfärbt sich.

Im Haushaltskühlschrank können Tiefkühlprodukte 2 bis 3 Tage aufbewahrt werden. Ist ein Frosterfach vorhanden ($-5$ bis $-10$ °C), ist eine Lagerung von 1 bis 2 Wochen möglich.

Bei $-18$ °C in der **Tiefkühltruhe** oder in **Gefrierschränken** ist jede enzymatische Tätigkeit fast vollständig unterbrochen, und man könnte annehmen, daß Nahrungsmittel dann unbegrenzt haltbar wären. Das ist jedoch nicht der Fall. Wenn bei verschiedenen Produkten die Qualität nach einigen Wochen oder Monaten abnimmt, so liegt es zur Hauptsache an der Oxidationswirkung des Luftsauerstoffs auf manche Nahrungsbestandteile. Insbesondere ist die Verhinderung der Fettranzidität ein noch nicht gelöstes Problem. Je reicher ein Produkt an ungesättigten Fetten ist, desto kürzer ist seine Haltbarkeit.

**Tabelle 33: Vitamin-C-Verluste bei Tiefkühlkost (in %)**

|  | Lagerung 9 Monate | Lagerung 9 Monate dann gekocht |
|---|---|---|
| Erbsen | 10 | 34 |
| Bohnen | 17 | 39 |
| Johannisbeeren | 4 | . |
| Erdbeeren | 17 | . |

Unsere Nahrungsmittel besitzen je nach ihrer chemischen Zusammensetzung eine verschiedene Eignung für die Gefrierkonservierung. Es gibt völlig ungeeignete Produkte wie ganze Eier, ganze Tomaten, manche Erdbeersorten (Madame Moutot), großbeerige Weintrauben, manche Pflaumensorten (Königin Viktoria), hellfarbige Glaskirschen. Es sind aber auch vorzüglich geeignete zu nennen: Brathähnchen, grüne Erbsen, grüne Bohnen, Rosenkohl und vor allem Spinat (als Blattspinat mit entfernten Stielen oder auch passiert) (Tabelle 33). Gut bis sehr gut geeignet sind: Rindfleisch, Schweinefleisch, Wild, Würste, geräucherter Speck, Magerfische, Fischfilets; Eimasse, Eiscreme, manche Käsesorten, Butter; Steinpilze und Champignons; die meisten Gemüse, viele Beerenarten; Hefegebäck, Rührkuchen, Rührteig, Brötchen. Befriedigend bis mittelmäßig geeignet sind: roher Speck, Sahne; Gurken, Pfifferlinge, die meisten Obstsorten; Hefeteig, Biskuitteig, Brot (sortenabhängig).

Da nicht nur in den Lagerräumen und Gefriertruhen, sondern auch in den Transportmitteln, mit denen das Gefriergut von einem Ort zum andern befördert wird, die tiefe Temperatur von $-18\,°C$ gehalten werden muß, spricht man von einer **Tiefkühlkette.** Diese Kette muß lückenlos geschlossen sein, denn das Auftauen einmal gefrorener Ware führt zu raschem Verderb.

Viele Fertiggerichte lassen sich gefrieren und für 2 bis 3 Monate im Gefrierfach aufheben. Besonders gut geeignet sind gekochtes und gedünstetes Fleisch, Rostbraten, Rindsgulasch, Königsberger Klops, Hühnerfrikassee und Gänseklein. Das Fleisch soll möglichst mit Saft oder Soße bedeckt sein. Die Speisen können in haushaltsüblicher Weise zubereitet werden. Es ist aber vorteilhaft, sie ungewürzt zu lagern. Pfeffer, Zwiebeln und Nelken können einen unangenehmen Geschmack entwickeln. Speisen sollen etwa 10 Minuten kürzer gekocht oder gebraten werden, da sie nach dem Auftauen noch einige Minuten nachgekocht oder nachgebraten werden. Fertige Speisen müssen ordnungsgemäß verpackt sein und sollen nicht länger als 3 Monate gelagert werden.

Die Vorteile des Tiefkühlverfahrens gegenüber älteren Konservierungsmethoden sind folgende:

1. Die Güte der Produkte entspricht fast der frischer Waren; insbesondere werden in Gemüse und Obst die hitzelabilen Vitamine weitgehend erhalten (Tabelle 33).
2. Bei der Zubereitung der Mahlzeiten wird viel Zeit gespart.

# 21 Fertiggerichte – fertige Teilgerichte

Aufgrund der wachsenden Bedeutung der Fertiggerichte und im Hinblick auf die Festlegung gewisser Begriffsbestimmungen im lebensmittelrechtlichen Bereich wurde vom Bund für Lebensmittelrecht und Lebensmittelkunde unter Mitarbeit des Deutschen Tiefkühlinstitutes eine Definition von „Fertiggerichten" und „fertigen Teilgerichten" erarbeitet.

„Fertiggerichte", in der VO über Fertigpackungen auch „Fertigmahlzeiten" genannt, und „fertige Teilgerichte" sind (z. B. durch Erhitzen) vorbehandelte Lebensmittelzubereitungen, unbeschadet solcher Bestandteile, die einer Vorbehandlung nicht bedürfen. Sie sind in der Regel haltbar gemacht und werden in Packungen in den Verkehr gebracht. Sie sind verzehrfertig, oder sie bedürfen, um verzehrfertig gemacht zu werden, lediglich einer Erhitzung. Bei „Fertiggerichten" und „fertigen Teilgerichten" aus Trockenerzeugnissen, getrockneten oder eingedickten Erzeugnissen ist darüber hinaus ein Zusatz von Flüssigkeit erforderlich.

*„Fertiggerichte"* sind Hauptgerichte; sie enthalten in der Regel charaktergebende Bestandteile und Beilagen. Charaktergebende Bestandteile sind insbesondere Fleisch von Schlachttieren, Wild, Geflügel, Fisch, Krusten-, Schalen- oder Weichtieren, Eier und Käseprodukte. Zu den Beilagen zählen insbesondere Gemüse, Obst, Pilze, Kartoffeln, Teigwaren und Reis.

Zu den „Fertiggerichten" gehören auch folgende Erzeugnisse, sofern sie als Hauptgerichte geeignet und dazu bestimmt sind:
– Eintopfgerichte
– Suppen
– vegetarische Hauptgerichte
– zubereitete Gerichte auf Teigbasis (z. B. Pizza, Ravioli).

*„Fertige Teilgerichte"* enthalten charaktergebende Bestandteile eines Fertiggerichtes. Sie sind Lebensmittelzubereitungen, die zur Vervollständigung der Beigabe weiterer Lebensmittel bedürfen.

*„Tiefgefrorene Fertiggerichte"*, *„Fertiggerichte"* und *„fertige Teilgerichte"* zählen zu „convenience food". „Convenience food" ist der Oberbegriff für alle vorgefertigten Lebensmittel. Das Angebot an „convenience food" gliedert sich – je nach Bearbeitung der Ware – in folgende Gruppen:

*Küchenfertige Rohwaren* (Ware teilweise bearbeitet). Die Lebensmittel sind vorbehandelt, müssen aber noch gegart werden (z. B. Trockengemüse).

*Halbfertige Produkte* (Ware bearbeitet zum Fertigkochen). Zu diesen küchenfertigen Zubereitungen zählen z. B. tiefgefrorene Rouladen und panierte Fischstäbchen.

*Fertige Produkte* (Ware fertig zum Aufbereiten). Diese Lebensmittel sind so weit vorbehandelt, daß nur noch ein kurzer Garprozeß oder ein vorheriges Auftauen erforderlich ist (z. B. Dosensuppen, tiefgefrorene Fertiggerichte).

*Tischfertige Produkte* (Ware eßfertig). Es ist keine weitere Zubereitung mehr nötig (z. B. Fruchtjoghurt).

*Fast Food – „schnelles Essen".* Wörtlich übersetzt bedeutet der Begriff etwa „schnelle Speise" – gemeint sind Mahlzeiten mit vorgefertigten Produkten, die schnell serviert werden. Nach *Tolksdorf* (1987) bezieht sich das Merkmal „schnell" nicht nur auf Zubereitung, sondern auch auf Service und Verzehr. Fast food wird vor allem in folgenden Bereichen angeboten:

Imbißrestaurantketten, z. B. Hamburger-Restaurants

Restaurantketten, z. B. Hähnchenbratereien

Schnellrestaurants in Kaufhäusern

Snack- und Imbißstuben, als „schnelle Mahlzeit um die Ecke" im privaten Haushalt.

# 22 Diätetische Lebensmittel

Diätetische Lebensmittel sind nach der „Diätverordnung" Lebensmittel, die bestimmt sind, einem besonderen Ernährungszweck dadurch zu dienen, daß sie die Zufuhr einzelner Nährstoffe oder anderer ernährungsphysiologisch wirkender Stoffe steigern oder verringern oder die Zufuhr solcher Stoffe in einem bestimmten Mischungsverhältnis oder in bestimmter Beschaffenheit bewirken. Diätetische Lebensmittel müssen sich von anderen Lebensmitteln vergleichbarer Art durch ihre Zusammensetzung oder ihre Eigenschaften maßgeblich unterscheiden (*Wirths*, 1985 a).

Lebensmittel dienen einem besonderen Ernährungszweck, wenn sie dazu beitragen, speziellen Ernährungserfordernissen auf Grund von Umständen, wie Krankheit, Mangelerscheinung, Funktionsanomalie und Überempfindlichkeit gegen einzelne Lebensmittel oder deren Bestandteile während der Schwangerschaft und Stillzeit sowie beim Säugling und Kleinkind, zu entsprechen.

Diätetische Lebensmittel sind auch:

Kochsalzersatz, Fructose, Mannit, Sorbit und Xylit als Zuckeraustauschstoffe und die (nach § 8 Abs. 1) zugelassenen Süßstoffe.

Im Verkehr mit oder in der Werbung für andere als diätetische Lebensmittel (Lebensmittel des allgemeinen Verzehrs) dürfen das Wort „diätetisch" allein oder in Verbindung mit anderen Wörtern und Bezeichnungen, sonstige Angaben und Aufmachungen, die den Eindruck erwecken könnten, daß es sich um ein diätetisches Lebensmittel handelt, nicht verwendet werden.

Trinkbranntweine im Sinne des Gesetzes über das Branntweinmonopol dürfen weder als diätetische Lebensmittel noch mit einem Hinweis auf einen besonderen Ernährungszweck gewerbsmäßig in den Verkehr gebracht werden.

Bei jodiertem Speisesalz ist die Aussage „geeignet zur Verhütung und Behandlung von Jodmangel" zulässig.

Bei Lebensmitteln, die zur Behandlung von Störungen der Darmmotilität und der Darmflora sowie deren Folgeerscheinungen bei Säuglingen geeignet sind, ist die Aussage „diätetische Lebensmittel, geeignet zur Behandlung der Säuglingsdyspepsie (Durchfallerkrankung beim Säugling) nur im Rahmen der ärztlichen Verordnung" gestattet. Sofern sie zur Heilung geeignet sind, können sie zusätzlich als Heilnahrung bezeichnet werden.

Zulässig ist ferner bei Lebensmitteln zur Behandlung von Leberzell- oder Niereninsuffizienz, die im Protein-, Aminosäure- und Elektrolytgehalt entsprechend angepaßt sind und bei Lebensmitteln, die zur Behandlung von angeborenen Stoffwechselstörungen geeignet sind, die Aussage „diätetische Lebensmittel, geeignet zur Behandlung von ... Nur unter ständiger ärztlicher Kontrolle verwenden".

Zulässig ist bei Lebensmitteln, die zur besonderen Ernährung bei Maldigestion oder Malabsorption, Störungen der Nahrungsaufnahme, Diabetes mellitus, chronisch entzündlichen Darmerkrankungen oder prä- bzw. postoperativer Behandlung bei Operationen des Darmes, bei chronischer Pankreatitis oder Gicht geeignet sind, die Ausage „zur besonderen Ernährung bei . . . im Rahmen eines Diätplanes". Bei diätetischen Lebensmitteln für Diabetiker kann auf diese Personengruppe in Verbindung mit der Bezeichnung zusätzlich hingewiesen werden.

Diätetische Lebensmittel, die zur Abgabe an den Verbraucher bestimmt sind, dürfen gewerbsmäßig nur in Fertigpackungen in den Verkehr gebracht werden. Dies gilt mit Ausnahme von Süßstoffen und jodiertem Speisesalz nicht, sofern diätetische Lebensmittel zum Verzehr an Ort und Stelle abgegeben werden. Diätetische Fleischerzeugnisse, frische Backwaren für Diabetiker sowie diätetischer Käse dürfen lose, auch im Anschnitt, an den Verbraucher abgegeben werden. Im gleichen Sinn entwickelt sich die Definition diätetischer Lebensmittel im Rahmen der Arbeiten des Codex Alimentarius Mondialis der FAO/WHO und in der Europäischen Gemeinschaft, wo innerhalb der internationalen Harmonisierung in ähnlicher Weise Begriff, Zweck und Anforderungen an diätetische Lebensmittel fixiert werden.

Lebensmittel, die nicht ausschließlich zu diätetischen Zwecken hergestellt worden sind oder keine ausschließlich diätetischen Zwecken dienende Bearbeitung erfahren haben, sind keine diätetischen Lebensmittel. Als für diätetische Zwecke hergestellt gelten Pflanzen, die für bestimmte diätetische Zwecke gezüchtet worden sind, sowie Früchte und sonstige Teile solcher Pflanzen.

Die Aufgabe der diätetischen Lebensmittel besteht ferner darin, als quantitativ und qualitativ standardisierte, hygienisch einwandfreie und in der Zusammensetzung oder Zubereitungsform angepaßte Erzeugnisse die Diätführung zu erleichtern. Strenge Anforderungen an die Rohstoffe, schonende Herstellungsverfahren, scharfe Qualitätskontrolle, größtmögliche Freiheit von Fremdstoffen und Rückständen aller Art, klinische Erprobung sind ihre typischen Merkmale. Daneben ist auf die vorgefertigte Herstellung (convenience food) der diätetischen Lebensmittel hinzuweisen. Sie lassen sich jederzeit in adäquater Menge und ohne großen Aufwand zubereiten oder stehen als Fertiggerichte zur Verfügung und tragen somit zur Einhaltung einer Diät über längere Zeit bei.

Die bisherige Begriffsbestimmung diätetischer Lebensmittel in § 1 der Diätverordnung wird beibehalten, da sie inhaltlich mit der in Artikel 1 und 2 sowie Artikel 2 Absatz 1 der EG-Richtlinie übereinstimmt. Es wird lediglich anstelle des diätetischen Zwecks auf den besonderen Ernährungszweck abgestellt. Dies ist durch den Aufbau der Richtlinie bedingt, die nicht von diätetischen Lebensmitteln ausgeht, sondern vielmehr von Lebensmitteln, die für eine besondere Ernährung bestimmt sind.

Die Begriffe Krankheit, Funktionsanomalie und Überempfindlichkeit decken die in der Richtlinie verwendeten Begriffe der Störung des Verdauungs- bzw. Resorptionsprozesses oder des Stoffwechsels ab. Nach medizinischer Auffassung ist unter „Stoffwechselstörung" jegliche Störung der normalen biochemischen Reaktionen des menschlichen Körpers zu verstehen. Auch die Bildung von Antikörpern ist als Stoffwechselstörung einzuordnen.

„Mangelerscheinung" ist als ein Umstand zu werten, bei dem es durch einen Mangel an bestimmten Nährstoffen zu konkret feststellbaren physiologischen Veränderungen außerhalb der normalen Schwankungsbreite gekommen ist und der durch besondere Ernährungsmaßnahmen beeinflußt werden kann.

Kostformen, die allgemein auf die Ernährung bestimmter Altersgruppen – ausgenommen Säuglinge und Kleinkinder – abstellen, sind ebenso wie Ernährungsmaßnahmen zur Verhütung eines Leistungsrückgangs oder zur Leistungsförderung keine diätetischen Maßnahmen im Sinne der Diätverordnung. Folglich sind Senioren- sowie Sportlernahrungen – ausgenommen zur Ernährung bei Mangelerscheinungen nach bestimmten sportlichen Hochleistungen – keine diätetischen Lebensmittel.

Alle diätetischen Lebensmittel müssen so gekennzeichnet werden, daß der Verbraucher eine ausreichende Information über den Nährstoffgehalt und Brennwert erhält.

Für *Diabetiker-Lebensmittel* sind zusätzliche Kennzeichnungsvorschriften verbindlich, die einer weitgehenden Unterrichtung der Diabetiker dienen. Es ist dabei insbesondere zu beachten, daß in die *Berechnung der Broteinheiten (BE)* auch die *Zuckeraustauschstoffe* (Fruchtzucker, Sorbit, Xylit, Mannit) einbezogen werden.

*Natriumarme Lebensmittel* dürfen bei einem Gehalt von nicht mehr als 120 mg Natrium in 100 g als „natriumarm" (zusätzliche Angabe „kochsalzarm" möglich), bei einem Gehalt von nicht mehr als 40 mg Natrium in 100 g als „streng natriumarm" (zusätzliche Angabe „streng kochsalzarm" möglich) in den Verkehr gebracht werden. Bei Lebensmitteln, die einen höheren Natriumgehalt als 120 mg aufweisen, darf auf den Natrium- oder Chloridgehalt nur im Rahmen einer chemischen Gesamtanalyse hingewiesen werden. Das Wort „Salz" darf in diesem Zusammenhang auch in Wortverbindungen oder abgeleiteter Form weder zur Beschreibung eines milden Geschmacks noch in anderen Angaben verwendet werden, die auf einen niedrigen Salzgehalt hindeuten.

*Diätetische Lebensmittel für Säuglinge und Kleinkinder* dürfen nicht mehr als 0,01 ppm (0,01 mg/kg) an Pflanzenschutz-, Schädlingsbekämpfungs- und Vorratsschutzmitteln enthalten; ihr Gehalt an Nitrat darf nicht mehr als 250 mg/kg, bezogen auf das verzehrsfertige Erzeugnis, betragen.

Bei Verwendung von Milch, Milcherzeugnissen und Milchbestandteilen dürfen Bakterienhemmstoffe mit biologischen Verfahren nicht nachweisbar sein, und es müssen die vorgeschriebenen Keimzahlen eingehalten werden.

Es dürfen in Getreideerzeugnissen ferner keine Rückstände von Schleif- oder Poliermitteln oder Spelzensplittern sein, und ihr Gehalt an in Salzsäure unlöslichen mineralischen Bestandteilen darf 0,1 % nicht überschreiten.

Kinder-, Nähr- und Aufbauzucker müssen eine vorgeschriebene Zusammensetzung aufweisen.

Lebensmittel, die zur Verwendung als Mahlzeit oder anstelle einer Mahlzeit für Übergewichtige bestimmt sind, müssen folgenden Anforderungen entsprechen:

1. Der physiologische Brennwert darf 420 kJ oder 100 kcal pro 100 g des verzehrfertigen Lebensmittels und 1675 kJ oder 400 kcal pro Mahlzeit, bei Tagesrationen 5025 kJ oder 1200 kcal, nicht überschreiten.
2. Der Gehalt an Eiweiß darf 25 g pro Mahlzeit, bei Tagesrationen 50 g, nicht unterschreiten; der Eiweißanteil muß überwiegend aus hochwertigem tierischem Eiweiß oder diesem biologisch gleichwertigem Eiweiß bestehen.
3. Der Gehalt an essentiellen Fettsäuren darf 3 g pro Mahlzeit, bei Tagesrationen 7 g, berechnet als Linolsäure, nicht unterschreiten.
4. Der Gehalt an verwertbaren Kohlenhydraten darf 20 g pro Mahlzeit, in einer Tagesration 90 g, nicht unterschreiten; davon darf höchstens jeweils die Hälfte Lactose sein.
5. Der Gehalt an nachstehenden Vitaminen und Mineralstoffen darf folgende Mengen nicht unterschreiten:

|  | je Mahlzeit | je Tagesration |
|---|---|---|
| Vitamin A (Retinol) | 0,3 mg | 0,9 mg |
| Vitamin D | 0,8 µg | 2,5 µg |
| Vitamin E (a-Tocopherol) oder α-Tocopherol-Äquivalente | 4 mg | 12 mg |
| Vitamin B$_1$ | 0,5 mg | 1,6 mg |
| Vitamin B$_2$ | 0,7 mg | 2,0 mg |
| Vitamin B$_6$ | 0,6 mg | 1,8 mg |
| Vitamin C | 25 mg | 75 mg |
| Calcium | 300 mg | 800 mg |
| Eisen | 6 mg | 18 mg |

Die Art der Nährstoffveränderungen und nährstoffvermindernde Bestandteile sind nach Art und Menge kenntlich zu machen.

Die Lebensmittel, die den diätetischen Lebensmitteln gleichstehen, werden um die Reduktionskost für Übergewichtige erweitert, soweit diese zur Verwendung als Mahlzeit oder an Stelle einer Mahlzeit bestimmt ist. In diesen Fällen stehen nicht nur die diätetischen Gesichtspunkte im Vordergrund, sondern es müssen zur Vermeidung von Mangelerscheinungen auch besondere Anforderungen an die Zusammensetzung und Kennzeichnung gestellt und der Verbraucher darauf hingewiesen werden, daß bei Langzeitverwendung eine ärztliche Beratung geboten ist.

Unabhängig davon sind Lebensmittel, die besonderen Ernährungserfordernissen in Fällen von Fettsucht und gesundheitsgefährdendem Übergewicht (Fettleibigkeit) entsprechen, sofern die sonstigen Voraussetzungen erfüllt sind.

Der Energiegehalt von vollständigen Tagesrationen einer Reduktionskost darf nicht mehr als 5025 kJ oder 1200 kcal betragen. Bei ausschließlichem Verzehr derartiger Erzeugnisse würde die Brennwertzufuhr unterhalb des Grundumsatzes liegen, so daß der angestrebte diätetische Zweck mit hinreichender Sicherheit erreichbar wird.

Durch entsprechende Zusammensetzungs- und Kennzeichnungsvorschriften wird eine ausreichende Versorgung mit essentiellen Nährstoffen sichergestellt. Die vorgesehenen Mindesteiweißgehalte setzen voraus, daß es sich um qualitativ hochwertiges Protein handelt.

# 23 Gewürze

Gewürze sind pflanzliche, meist getrocknete Erzeugnisse, die wegen ihres Gehaltes an aromatischen und scharfschmeckenden Bestandteilen manchen Speisen zur Verbesserung des Geschmacks in kleinen Mengen zugesetzt werden. Zu den Gewürzen im weiteren Sinne zählen Senf, Essig, Küchenkräuter.

Bei den Gewürzen unterscheidet man Früchte und Samen (Paprika, Cayennepfeffer, Pfeffer, Piment, Vanille, Muskat, Anis, Koriander, Fenchel, Kümmel, Wacholderbeeren, Senfkörner, Zitronenschale); Blüten und Knospen (Kapern, Nelken); Rinden (Zimt); Wurzeln und Rhizome (Ingwer, Kurkuma, Meerrettich, Sellerie); Zwiebeln (Küchenzwiebel, Knoblauch); Blätter und Kräuter (Lorbeer, Majoran, Thymian, Dill, Schnittlauch und weitere Küchenkräuter). Außer den reinen Gewürzen werden für verschiedene Zwecke auch Gewürzmischungen hergestellt, wie Curry, Wurstgewürze, Einmachgewürze, Gewürzmischungen für Backwerk.

Gewürze wirken appetitanregend und beeinflussen die Enzymsekretion in Magen und Darm.

**Cayennepfeffer** (Chillies) sind die einige Zentimeter langen Früchte verschiedener tropischer Capsicumarten mit einem höheren Gehalt an Capsaicin, als im gewöhnlichen Paprika vorhanden ist. Das Gewürz wird teils unzerkleinert verwendet, teils gemahlen als Bestandteil von Gewürzmischungen.

**Paprika** wird aus einem aus Mittelamerika stammenden, in Ungarn und Südeuropa angebauten Nachtschattengewächs (Capsicum annuum) gewonnen. Seine roten Schoten werden, getrocknet und gemahlen, als scharfes Gewürz für Fleisch- und Fischgerichte verwendet. Der Träger des scharfen Geschmacks ist das Alkaloid Capsaicin.

**Pfeffer** ist die Frucht des in Indien heimischen, in Indonesien, Ceylon, Siam und Indochina angebauten Kletterstrauches Piper nigrum. Schwarzer und weißer Pfeffer unterscheiden sich durch ihren Reifungsgrad. Für schwarzen Pfeffer werden die unreifen Früchte an der Sonne oder über Feuer getrocknet. Weißer Pfeffer stellt die reife Frucht dar, deren äußere Fruchtwand abgerieben wurde. Er ist besonders würzkräftig und teurer als der schwarze Pfeffer. Pfeffer ist das meistgebrauchte Gewürz; seinen scharfen Geschmack verdankt er dem Alkaloid Piperin. Man verwendet ihn als Würzmittel für viele Lebensmittel und nichtsüße Gerichte.

**Piment** sind die unreifen, getrockneten Beeren des in Westindien wachsenden Pimentbaumes (Pimenta officinalis). Er wird zur Wurstherstellung, zu Fischmarinaden oder als Mischgewürz für Weihnachtsgebäck benutzt.

**Vanille** stammt von Vanilla planifolia, einer in Mexiko beheimateten Schlingpflanze, die auch auf Madagaskar, Réunion, Java und Ceylon kultiviert wird. Die Pflanze liefert schotenähnliche Kapselfrüchte, die in noch nicht völlig reifem Zustand geerntet werden. Das Aroma der Früchte entfaltet sich durch eine besondere Art des Nachreifens in der Sonne oder bei mäßigem Feuer. Das Gewürz wird sowohl als ganze Schote sowie als Pulver für Kompott, Süßspeisen, Gebäck und Süßwaren verwendet.

**Anis** (Pimpinella anisum) ist ein vorwiegend in östlichen Mittelmeerländern heimischer Doldenblütler. Seine Früchte enthalten das ätherische Anisöl. Sie finden Verwendung für Backwerk und Süßwaren, in manchen Gegenden auch für Brot.

**Fenchel** (Foeniculum vulgare) ist eine mehr oder weniger in ihre Teilfrüchte zerfallende Frucht eines einheimischen Doldenblütlers, die ätherische Öle enthält. Den würzig-süßen Fenchel nimmt man für Gebäck, Honig, zuweilen auch für Brot.

**Koriander** ist der Samen des Doldenblütlers Coriandrum sativum, der gleich dem Anis verbreitet ist; seine Samen enthalten ätherische Öle. Gemahlen ist Koriander Bestandteil von Wurstgewürzen sowie von Mischgewürzen für Printen und Spekulatius.

**Kümmel** (Carum carvi) ist ein einheimischer, zweijähriger Doldenblütler, dessen Früchte das ätherische Kümmelöl enthalten. Man würzt damit Kartoffeln, Kohl, dunkles Brot, manche Käse- und Wurstsorten, Quark und Gebäck.

**Muskat** (Muskatnuß) ist der getrocknete Samen des in Westindien, Indonesien sowie auf Neuguinea wachsenden Muskatnußbaumes (Myristica fragrans). Die Muskatnuß enthält viel ätherisches Öl und wird für Fleischspeisen, manche Wurstsorten und als Mischgewürz bei der Weihnachtsbäckerei verwendet.

**Macis** (Muskatblüte) ist der getrocknete Samenmantel der Muskatnuß und spielt als weihnachtliches Mischgewürz eine Rolle.

**Wacholder** sind die schwarzen Beeren des einheimischen Nadelgehölzes Juniperus communis, die ein ätherisches Öl enthalten. Sie werden ganz oder zerkleinert dem Sauerkraut zugesetzt sowie für Braten, Wildgerichte und Gemüse verwendet.

**Senf** (Mostrich) wird aus den Körnern des braunen und gelben Senfs verschiedener Brassica- und Sinapisarten hergestellt, die beide zur Familie der Kreuzblütler gehören. Sie werden in ganz Europa angebaut. Die Körner werden gemahlen, manchmal auch entfettet, mit Würzstoffen und Zucker verrührt. Je nach Rezeptur erhält man verschieden scharfen oder süßen Senf.

**Kapern** sind die in Essig eingelegten, noch geschlossenen Blütenknospen des Kapernstrauches (Capparis spinosa), eines dornigen Gewächses des Mittelmeergebietes. Sie werden mit Salz und Essig eingemacht und sind durch ihren herben, kräftigen Geschmack als Würze für Salate, Ragouts und Saucen beliebt.

**Nelken** (Gewürznelken) sind getrocknete, 12 bis 17 mm lange Blütenknospen des auf Sri Lanka, Madagaskar, Comoren heimischen Gewürznelkenbaumes (Eugenia caryophyllata, ein Myrtengewächs). Sie riechen stark aromatisch und enthalten große Mengen ätherischer Öle. Man verwendet sie sehr vielseitig.

**Ingwer** ist der knollige Wurzelstock der Staude Zingiber officinale, heimisch in Südostasien, angebaut auch in anderen Tropenländern. Er enthält sowohl ein würzig schmeckendes Harz als auch das brennend scharfe ätherische Öl Gingerol. Ingwer, den Speichelfluß fördernd, verwendet man in Stücken und gemahlen als Küchengewürz, zum Einmachen von Kürbis, für süße Bäckereien und auch in kandierter Form.

**Kurkuma** gehört zur Familie der Zingiberaceen, stammt aus Südasien und dient in Ost- und Westindien als scharfes Gewürz. Das aus dem gebrühten und getrockneten Wurzelstock gewonnene gelbe Pulver ist ein wesentlicher Bestandteil des Mischgewürzes **Curry**. Curry enthält außerdem Kardamom, Cayennepfeffer, Koriander, Ingwer, Kümmel, Macis, Nelken und Pfeffer. Durch Aufkochen des Currygewürzes mit Essig, oft unter Zusatz von Sherry, entsteht die **Worcestersauce**.

**Lorbeer** (Laurus nobilis) ist ein hoher, in Mittelmeerländern wachsender Baum. Seine Blätter führen Schleim- und Ölzellen; sie werden für Saucen, Fleisch- und Fischgerichte als Gewürz verwendet.

**Majoran** (Origanum majorana, Majorana hortensis) ist ein im südlichen Europa heimischer Lippenblütler. Seine getrockneten Blätter, die ätherische Öle enthalten, verwendet man als Würze zu Suppen, Braten und Saucen sowie als Mischgewürz bei der Wurstbereitung.

**Zimt** ist die getrocknete, von der Borke befreite Rinde verschiedener tropischer Lorbeergewächse. Der Ceylon-Zimt wird als feinste Sorte vom Zimtlorbeerbaum (Cinnamomum ceylanicum) gewonnen. Der Padang-Zimt (Cassia vera) kommt aus Indonesien, während der weniger gute China-Zimt in Deutschland seltener verwendet wird. Der Duftträger des in der Zimtrinde enthaltenen Zimtöls ist vor allem der Zimtaldehyd. Das beliebte Gewürz wird für Milch- und Obstspeisen, süße Backwaren sowie für Gewürzmischungen gebraucht.

**Essig** ist ein saures Würz- und Konservierungsmittel. Er wird entweder biologisch durch Essiggärung von Branntwein, Wein und Obstwein oder durch Verdünnen von chemisch gewonnener Essigessenz mit Wasser hergestellt. Handelsessig enthält über 15,5% Essigsäure. Biologisch hergestellter Essig unterscheidet sich von dem aus Essigessenz gewonnenen durch seine Aromastoffe. **Essigessenz** ist eine ätzende Flüssigkeit, die 50 bis 80% Essigsäure enthält und in besonderen Flaschen aufbewahrt werden muß. Sie tragen die Aufschrift „Vorsicht! Nicht unverdünnt genießen". Verdünnte Essigessenz gibt den Speiseessig.

# 24 Alkoholfreie Getränke

Der Verbrauch von alkoholfreien Erfrischungsgetränken ist im Vergleich zum Getränkeverbrauch insgesamt überdurchschnittlich stark gestiegen. Er war 1989 mit 200 l mehr als fünfmal so hoch wie 1965 (47 l).

Zu den Erfrischungsgetränken zählen Fruchtsäfte, Fruchtnektare, Fruchtsaftgetränke mit und ohne Kohlensäure, Fruchtkonzentrate, Mineralwässer, coffeinhaltige und coffeinfreie Limonaden sowie chininhaltige Limonaden. Den höchsten mengenmäßigen Anteil nehmen die Mineralwässer mit 40% ein, gefolgt von kohlensäurehaltigen Limonaden und coffeinhaltigen Limonaden. Der Anteil der Fruchtsäfte, Fruchtnektare und Fruchtsaftgetränke ohne Kohlensäure beträgt 18%.

Während Fruchtsäfte vorwiegend im Winter und Frühjahr die höchsten Verkäufe aufweisen, werden Fruchtnektare und Fruchtsaftgetränke am häufigsten in den Sommermonaten bzw. Juni/Juli gekauft. Den höchsten Anteil nehmen Zitrussäfte und -nektare ein.

## 24.1 Mineralwasser – Erfrischungsgetränke

Mineralwässer haben im Vergleich zum üblichen Trinkwasser einen höheren Gehalt an Mineralstoffen.

Mineralwässer unterscheiden sich von *Heilwässern*. Heilwässer zählen nicht zu den Lebensmitteln, da sie überwiegend zur Beseitigung, Linderung oder Verhütung von Krankheiten bestimmt sind. Heilwässer gehören zu den Arzneimitteln. Tafelwässer dienen dagegen in erster Linie der Erfrischung und zum Durstlöschen.

### Tafelwasser-Verordnung

Die Verordnung über natürliches Mineralwasser, Quellwasser und Tafelwasser (Mineral- und Tafelwasser-Verordnung) trat 1984 in Kraft (*Trenkle*, 1984).

*Mineralwässer* im Sinne dieser Verordnung sind natürliche, aus natürlichen oder künstlich erschlossenen Quellen gewonnene Wässer, die je kg mindestens 1000 mg gelöste Salze oder 250 mg freies Kohlendioxid enthalten und am Quellort in die für den Verbraucher bestimmten Gefäße abgefüllt werden.

Mineralwässer können durch Belüftung enteisent und entschwefelt werden. Die Enteisenung ist bei Eisensäuerlingen stets notwendig, weil diese Wässer nicht „stabil" sind. Sie trüben sich bei Gegenwart von Luftsauerstoff und werden durch weitere Eisenausscheidungen unansehnlich. Bei der Enteisenung durch Belüftung wird auch die Kohlensäure ausgetrieben, sie wird aufgefangen und dem Wasser nach der Enteisenung wieder zugesetzt.

### Mineral- und Tafelwasser-Verordnung

- natürliches Mineralwasser
- Quellwasser
- Tafelwasser
- kein gemeinsamer Oberbegriff mehr
1. natürliches Mineralwasser
   - erweiterte Begriffsbestimmung
2. Quellwasser
   - entspricht weitestgehend dem früheren mineralarmen Wasser
   - Namensänderung, da natürliches Mineralwasser künftig ärmer an Mineralstoffen sein darf
3. Tafelwasser
   - genauere Auflistung der zulässigen Zutaten

Der Kohlensäurezusatz braucht nicht der ursprünglichen Menge zu entsprechen; er kann größer oder kleiner sein.

*Sole* ist ein natürliches, salzreiches Mineralwasser. Der Salzgehalt beträgt mindestens 14 g, überwiegend Natriumchlorid (Kochsalz) je kg, er kann auch durch Wasserentziehung angereichert werden. Der Kochsalzgehalt im Mineralwasser läßt sich wie folgt berechnen: Cl $\times 1,66$ = NaCl-Gehalt.

*Mineralarme Wässer* im Sinne der Verordnung sind aus natürlichen oder künstlich erschlossenen Quellen gewonnene natürliche Wässer, deren Mineralstoffgehalt (Salzgehalt) den Mindestanforderungen für Mineralwässer (nämlich mindestens 1000 mg Salz- oder mindestens 250 mg natürlicher Kohlendioxidgehalt) nicht entspricht. Veränderungen der natürlichen Zusammensetzung, abgesehen von einem Kohlensäurezusatz, sind unzulässig. Der Kohlensäurezusatz muß kenntlich gemacht werden. Nur mineralarme Wässer, die seit 1910 unter einem bestimmten Quellnamen vertrieben werden, dürfen weiter mit dem Quellnamen bezeichnet werden. Der Quellname gestattet dem Verbraucher die Unterscheidung zu künstlichen Mineralwässern. Diese dürfen *nicht* mit einem Quellnamen bezeichnet werden.

Jedes Quellwasser oder Brunnenwasser, das keine willkürliche Veränderung erfahren hat, kann als natürliches „mineralarmes Wasser" gelten, sei es ohne Kohlensäurezusatz als sogenanntes „stilles" mineralarmes Wasser, oder mit Zusatz von Kohlensäure, bei entsprechender Kenntlichmachung.

*Säuerlinge*, auch kohlensäurehaltige Wässer genannt, sind Mineralwässer mit einem natürlichen Gehalt von mindestens 1000 mg freiem Kohlendioxid je kg. Außer weiteren Zusätzen von Kohlensäure dürfen sie keine willkürliche Veränderung erfahren. Sie haben eine anregende Wirkung auf Magen- und

Darmtätigkeit. Auch Säuerlinge müssen am Quellort in die für den Verbraucher bestimmten Gefäße gefüllt werden.

*Alkalische Wässer* enthalten gelöste Verbindungen der Alkalimetalle, insbesondere des Kaliums und Natriums, dabei vor allem Natriumhydrogencarbonat (doppeltkohlensaures Natrium). Sie binden einen Teil der Magensäure bei Übersäuerung und wirken abführend.

*Sprudel* sind Tafelwässer, die aus einer natürlichen oder künstlich erschlossenen Quelle zumeist unter natürlichem Kohlensäuredruck hervorsprudeln. Als „Sprudel" werden ferner unter Kohlensäurezusatz abgefüllte Mineralwässer bezeichnet, häufig auch süße kohlensäurehaltige Erfrischungsgetränke.

*Bitterwässer* enthalten je kg mehr als 1000 mg gelöste feste Bestandteile, vorwiegend Sulfate (Magnesiumsulfat).

*Künstliche Mineralwässer* sind Tafelwässer, die aus Wasser, Mineralwasser oder einem Gemisch aus diesen und Mineralsalzen oder Kohlensäure oder mehr dieser Zusätze hergestellt werden. Künstliche Mineralwässer werden auch durch Auslaugen von Mineralstoffen mit Wasser oder kohlensäurehaltigem Wasser gewonnen. Sie unterscheiden sich somit eindeutig von natürlichen Quellwässern und dürfen nicht mit einem Quell- oder Brunnennamen bezeichnet werden. Sie dürfen jedoch den Hinweis „Unter Zusatz von Mineralwasser" tragen. Künstliche Mineralwässer können aber Bezeichnungen wie Selterswasser oder Sodawasser tragen. Die Bezeichnung *„Selters"* war ursprünglich eine Herkunftsbezeichnung für ein natürliches Mineralwasser. Unterdessen hat sie sich als Kennzeichnung für künstliche Mineralwässer allgemein eingeprägt.

Einige Quellen natürlicher Mineralwässer zeichnen sich durch hohe Temperaturen aus, wie der Wiesbadener Kochbrunnen, die Karlsbader Quellen. Dabei handelt es sich um *Thermalwässer* (Thermen), deren natürliche Temperatur in mittleren Breitengraden ständig höher als 20 °C ist. Andere Quellen enthalten radioaktive Stoffe.

Aus Essenzen von Obstsäften, Obstsirupen oder Obstsäften mit Wasser und Zucker werden *Limonaden* oder *Brauselimonaden* hergestellt. Häufig wird natürliches Tafelwasser dafür benutzt. Erzeugnisse dieser Art, die ohne Kohlensäure hergestellt werden, heißen Kaltgetränke, wenn sie zum Genuß im kalten Zustand bestimmt sind, und Heißgetränke, wenn sie zum Verbrauch im warmen Zustand vorgesehen sind. Diese Getränke können zur Sortenunterscheidung mit natürlichen Färbemitteln gefärbt werden. Sie müssen dann sichtbar als „gefärbt" gekennzeichnet werden. Der Zuckerzusatz, bezogen auf das Fertiggetränk, beträgt mindetens 7%.

*Erfrischungsgetränke* sind Erzeugnisse, die unter Zusatz von Kohlensäure aus Trink- oder Mineralwasser, geschmackgebenden Stoffen und Zucker hergestellt werden.

Auch Wässer, die überwiegend zur Beseitigung, Linderung oder Verhütung von Krankheiten bestimmt sind und als Tafelwässer in den Verkehr gebracht werden, unterliegen den Bestimmungen der Verordnung über Tafelwässer. Wenn sie jedoch mit der ausschließlichen Zweckbestimmung als Heilwässer in den Verkehr gebracht werden, unterliegen sie dem Arzneimittelgesetz.

## 24.2 Fruchtsäfte

Fruchtsäfte und Fruchtnektare unterscheiden sich hauptsächlich durch ihren Gehalt an Fruchtbestandteilen.

*Fruchtsäfte* werden ausschließlich aus Kern-, Beeren- oder Steinobst, Wildfrüchten, Trauben oder Südfrüchten hergestellt und sind unvergoren. Sie werden aus reifen, gesunden und frischen Früchten auf mechanischem Wege gewonnen und meist durch Wärmebehandlung haltbar gemacht; sie können auch aus Fruchtkonzentrat durch Wasserzusatz wiederhergestellt sein.

Zur Korrektur eines natürlichen Mangels an Zucker darf Fruchtsäften (außer Birnen- und Traubensaft) bis zu 15 g Zucker je Liter zugesetzt werden, ohne daß dies gekennzeichnet sein muß. Um einen süßen Geschmack zu erzielen, dürfen bei Saft von Zitronen, Limetten, Bergamotten sowie Johannisbeeren bis zu 200 g Zucker je Liter, bei anderen Fruchtsäften (außer Apfel-, Birnen- und Traubensaft) bis zu 100 g je Liter zugesetzt sein.

*Fruchtnektar* besteht aus Fruchtsaft und/oder Fruchtmark, Wasser und Zuckerarten. Dabei beträgt der Gehalt an Fruchtsaft und/oder Fruchtmark in der Regel mindestens 50%. Bei Nektar aus besonders säurereichen Früchten ist der Mindestgehalt an Fruchtbestandteilen herabgesetzt, um auch sie noch trinkfertig zu machen. Fruchtnektar darf bis zu 20% zugesetzten Zucker enthalten. Die zusätzliche Bezeichnung „Süßmost" für Fruchtnektar ist zulässig, wenn er aus Beeren- oder Steinobst hergestellt ist und die Säfte wegen des hohen natürlichen Säuregehalts zum unmittelbaren Verzehr nicht geeignet sind.

*Fruchtsirup* ist eine dickflüssige Zubereitung aus Fruchtsaft oder Früchten und höchstens 68% Zucker.

Auf der Packung von Fruchtsaft, Fruchtnektar, Fruchtsirup sind anzugeben:

Name oder Firma und Anschrift des Herstellers, Abfüllers oder Verkäufers sowie die Verkehrsbezeichnung (stammt das Erzeugnis aus einer Frucht, ist diese in der Bezeichnung anzugeben; bei zwei und mehr Fruchtarten Angabe in absteigender Reihenfolge; wenn der Fruchtsaft aus Konzentrat hergestellt wurde).

Angabe „aus . . . konzentrat"; ggf. „mit Zusatz von Kohlensäure", wenn der Gehalt an Kohlendioxid 2 g/l übersteigt; bei Süßzuckerung „gezuckert" unter

Angabe von Art und Menge der Zuckerarten; „mit Fruchtmark", wenn Fruchtnektar aus Fruchtmark hergestellt worden ist.

Angabe des Mindestgehaltes an Fruchtbestandteilen, bei Fruchtnektar durch den Hinweis „Fruchtgehalt: mindestens . . ."; „reich an Vitamin C" oder andere, hervorhebende Angaben nur dann, wenn 300 mg/l Ascorbinsäure enthalten sind; „Vitamin-C-haltig" bei mindestens 200 mg/l Ascorbinsäure; ggf. Angabe der Wassermenge, die zur Rückgewinnung von konzentriertem oder getrocknetem Fruchtsaft erforderlich ist; ggf. „mit Zusatz von Kirschsaft" (bei gefärbtem Himbeersirup).

Verzeichnis über die Zutaten;

Angabe über das Mindesthaltbarkeitsdatum.

Füllmenge in Litermengen (kann entfallen, wenn auf dem Boden der Flasche oder in seiner Nähe die Füllmenge angegeben ist).

Bei schonender Verarbeitung enthalten Süßmoste und andere alkoholfreie flüssige Obsterzeugnisse annähernd soviel Mineralstoffe, Spurenelemente und Vitamine wie das rohe Verarbeitungsobst, Protein- und Fettgehalt sind unerheblich. Der geringe Brennwert und der hohe Kaliumgehalt bei zugleich niederem Natriumgehalt von Fruchtsäften gelten diätetisch als großer Vorteil (Fettsucht, Stoffwechselkrankheiten).

Auch in der Behandlung des Diabetes lassen sich Säfte mit Ausnahme der von zuckerreichen Früchten verwenden.

Fruchtsaftkonzentrate werden aus Fruchtsäften durch Einengung mittels Hitze oder Kälte gewonnen. Durch Rückverdünnung können sie zu Fruchtsäften verarbeitet werden. Fruchtsäfte in geöffneten Behältnissen müssen bald verbraucht werden.

Der Fruchtsaftanteil in Fruchtsaftgetränken hängt von der Art des verwendeten Fruchtsaftes ab.

Fruchtsaftgetränke aus Zitrussäften enthalten mindestens 6% Zitrussäfte, aus Kernobstsäften und aus Traubensäften mindestens 30% Kernobst- bzw. Traubensaft, aus anderen Traubensäften mindestens 10% Fruchtsaft.

Fruchtsaftkonzentrate werden entsprechend ihrem Eindickungsgrad verwendet.

Fruchtsaftgetränke aus Zitrusfrüchten werden meist trüb und mit Zusatz natürlicher Essenzen und geraspelter Schalenzubereitung der Zitrusfrüchte hergestellt. Bei Zitrussäften beträgt der Gehalt an Zitrusöl (Schalenöl) höchstens 0,3 g/l.

Fruchtsaftgetränke aus Kernobstsäften enthalten neben zugesetzten natürlichen Essenzen auch zugesetzte Genußsäuren (meist Zitronensäure).

Wenn bei der Herstellung eines solchen Erzeugnisses der Saft einer einzigen Frucht verwendet wird, darüber hinaus der Saft nicht konserviert oder geschwefelt ist und keine Essenzen, Säuren oder Konservierungsstoffe zugesetzt sind, wird das Fruchtsaftgetränk der Fruchtart entsprechend bezeichnet (Apfelsaftgetränk, Birnensaftgetränk, Johannisbeersaftgetränk, Himbeersaftgetränk). Erzeugnisse, die diesen Bedingungen nicht entsprechen (Erzeugnisse aus Mischsäften oder mit Zusatz von Säuren oder natürlichen Essenzen), werden als „Fruchtsaftgetränk" bezeichnet. Der Gehalt an gesamter schwefeliger Säure, berechnet als Schwefeldioxid, kann 50 mg/l, in allen anderen Fruchtsäften 10 mg/l, betragen. Ein Gehalt an Schwefeldioxid von mehr als 20 mg/l Traubensaft ist durch die Angabe „geschwefelt" kenntlich zu machen.

Mit Bezeichnungen wie „Orange" und „Orangengetränk" werden Erzeugnisse im Verkehr angetroffen, die aus ca. 30% Orangensaft mit Zucker und Wasser hergestellt werden.

## Limonaden

Limonaden werden aus Trink- oder Tafelwasser (meist mit Kohlensäurezusatz), mit Essenzen natürlicher Herkunft, mit Zucker und Genußsäuren hergestellt. Die trüben Limonaden mit Zitronen- oder Orangengeschmack enthalten überdies geringe Zusätze entsprechender Zitrussäfte. Der Zuckergehalt beträgt mindestens 7%.

*Colalimonaden* enthalten einen Zusatz von Coffein (höchstens 25 mg in 100 g); sie können auch einen Zusatz von Phosphorsäure (höchstens 70 mg in 100 g) enthalten und sind mit Zuckercouleur braungefärbt.

*Bitterlimonade* enthält als Bitterstoff meist Chinin, höchstens 8,5 mg in 1000 g. Der Coffein- oder Chininzusatz muß kenntlich gemacht werden, der von Orthophosphorsäure nicht. Auch die Mitverwendung von Molke bei manchen Limonaden wird kenntlich gemacht. Der Zusatz von künstlichen Süßstoffen, Schaummitteln, Dickungsmitteln und von Farbstoffen (färbenden fremden Stoffen) ist bei Limonaden unzulässig. Die Färbung mit nicht fremden Stoffen (Carotin, Lactoflavin) ist kenntlich zu machen.

## Brausen

Brausen (Kunstbrausen, Kunstlimonaden) sind Kunsterzeugnisse. Sie sind klar und enthalten stets Kohlensäure. Als Kunsterzeugnisse können sie mit künstlichem Süßstoff (Saccharin) gesüßt, mit künstlichen Essenzen aromatisiert und mit künstlichen Farbstoffen (Fremdstoffen) gefärbt werden. Der Zusatz dieser künstlichen Fremdstoffe muß kenntlich gemacht werden.

Während Fruchtsaftgetränke und Limonaden klar trüb sein können, dürfen Brausen nur klar in den Verkehr gebracht werden. Durch entsprechende Angaben auf den Behältnissen (Dosen, Flaschen) ist die Verwendung von Kohlensäure, färbenden Stoffen, Konservierungsstoffen, Chinin, Coffein zu kennzeichnen.

Darüber hinaus sind Hersteller, Abfüller oder Verkäufer des Erzeugnisses anzugeben. Hinsichtlich der Zusatzstoffe sind in bestimmten Fällen Höchstgrenzen für das fertige Erzeugnis vorgeschrieben.

*Coffeinhaltige Erfrischungsgetränke* werden insbesondere unter Bezeichnungen angeboten, die den Wortbestandteil „Cola" enthalten. Sie können Coffein bis zu einem Höchstgehalt von 25 mg in 100 ml enthalten, jedoch nicht weniger als 6,5 mg je 100 ml.

*Coca-Cola* wird unter Verwendung der coffeinhaltigen Colanuß und von Colablättern hergestellt. Die Colablätter geben dem Getränk einen leicht bitteren Geschmack. Über den genauen Gehalt an Coffein von Coca-Cola und über seine sonstige Zusammensetzung ist wenig bekannt (*Wirths*, 1985a).

Eine Limonade, der Chinin zugesetzt ist, wird als *Tonic water* geführt.

# Genußmittel

**Genußmittel** sind Lebensmittel, die wegen der anregenden Wirkung auf das Nervensystem, die Geschmacksorgane, das Gefäßsystem getrunken und gegessen werden, aber zumeist keinen nennenswerten energetischen Nährwert besitzen (Kaffee, Kakao, Tee, Gewürze). Alkohol – mit einem hohen Energiewert – wird auch zu den Genußmitteln gezählt. Eine scharfe Abgrenzung zwischen Nahrungsmitteln und Genußmitteln zu ziehen, ist praktisch unmöglich.

## 25 Aufgußgetränke

### 25.1 Kaffee

Aus den Samen des Kaffeebaumes Coffea arabica stammen 90% aller Kaffees. Außer diesem Baum liefern noch einige seiner Verwandten einen weniger guten Kaffee. Die Pflanzen wachsen im tropischen oder subtropischen Klima. Die Hauptausfuhrgebiete für Kaffee sind Brasilien und andere südamerikanische Staaten, Mittelamerika und die Westindischen Inseln, Indonesien, Westafrika, Kenia und Tansania. Um den verschiedenen Geschmacksrichtungen der Verbraucher Rechnung zu tragen, werden im Kaffeehandel aus den geeignetsten Sorten Mischungen zusammengestellt.

Die rohe Kaffeebohne enthält 9 bis 12% Wasser, 10 bis 15% Fett, 10 bis 15% Eiweiß, 6 bis 12% Zucker, 0,9 bis 2% Coffein, 5 bis 10% Chlorogensäure, 20 bis 30% Rohfaser und 3 bis 5% Mineralstoffe.

Das Rösten des Kaffees geschieht bei 200 bis 300 °C in rotierenden Trommeln. Wird dabei der Kaffee hellbraun, muß er rasch abgekühlt werden, weil sonst die Bohnen nachrösten. Beim Rösten werden die Kohlenhydrate karamelisiert, und es bildet sich das Kaffeearoma; das Coffein wird nicht beeinflußt. Gerösteter Kaffee muß luftdicht aufbewahrt werden, da die Aromastoffe flüchtig sind.

Für eine Tasse (150 ccm) verwendet man etwa 5 g Röstkaffee. Beim Kaffeetrinken ist je Tasse mit einer Aufnahme von 0,05 g Coffein zu rechnen. Coffein erhöht die Reizbarkeit des Nervensystems, ist ein Weckmittel und erleichtert Gedankenablauf und Gedankenverknüpfungen. Die Leistungsfähigkeit des Herzens wächst, weil die Durchblutung des Herzmuskels in gleicher Weise verbessert wird wie die Durchblutung des Gehirns und der Niere. Die Harnausscheidung nimmt zu. Die Kaffee-Empfindlichkeit verschiedener Menschen und des gleichen Menschen zu verschiedenen Zeiten seines Lebens schwankt in weiten Grenzen. Der Kaffeegewohnte reagiert weniger stark als der

Kaffeeungewohnte. Die Wirkung gleicher Coffeinmengen ist um so stärker, je schneller sie in den Körper gelangen. Tee wirkt weniger anregend als Kaffee, weil das Coffein des Tees im Darm langsamer aufgesaugt wird als das des Kaffees. Dabei enthält eine Tasse starken Tees nicht weniger Coffein als eine Tasse Kaffee.

Coffein ist ein Alkaloid, d. h. eine stickstoffhaltige Pflanzenbase mit pharmakologischer Wirkung. Coffein ist sowenig wie Alkohol oder Nikotin ein Nährstoff. Im Verhältnis zu den beiden letztgenannten Stoffen ist es aber harmlos.

Nach ungewohnt großen Mengen Coffein – etwa 0,3 g oder mehr auf einmal – kann es zu Schweißausbrüchen, Zittern und Herzklopfen kommen. Selbst nach überreichlichem Kaffeegenuß gibt es aber keine schweren Vergiftungszustände. Es gibt keinen chronischen „Coffeinismus" mit bleibenden Organschäden, keine Süchtigkeit und keine Entziehungserscheinungen wie bei Tabak und Alkohol. Gewiß ist es ein Mißbrauch, wenn man sich durch Genuß von zuviel und zu starkem Kaffee dem Schlaf entzieht. Kranke mit Magenkatarrh vertragen Kaffee, auch coffeinfreien, meist schlecht, vor allem wegen der Röstprodukte. Chlorogensäurefreier Kaffee wird besser vertragen.

**Kaffee-Extraktpulver** (z. B. Nescafé) gewinnt man durch Einengen von filtrierten Kaffee-Extrakten im Vakuum. Besonders gute Sorten erhält man durch Gefriertrocknung: der Kaffee-Extrakt wird in dünnen Schichten gefroren und das Eis bei 0,2 bis 1 mm Druck wegsublimiert.

Da die Trockenextrakte sehr hygroskopisch sind, versetzt man sie vor dem Einengen meist mit einem Dextrin-Maltose-Sirup.

**Kaffee Hag** ist ein Kaffee, dem das Coffein weitgehend entzogen worden ist und der maximal 0,08% Coffein enthält.


## 25.2 Tee

Schwarzer Tee besteht aus den gerollten, fermentierten und getrockneten Blattknospen des Teestrauches Thea sinensis. Haupterzeugungsländer für Tee sind China, Nordindien, Pakistan, Indonesien, Japan, Taiwan, Sri Lanka, Ostafrika, Südafrika.

Die Blätter läßt man zunächst auf Drahthorden 10 bis 20 Stunden welken, dann werden sie gerollt, um die Zellwände im Innern zu zerreißen. Bei etwa 30 °C werden sie dann 1 bis 8 Stunden lang fermentiert, wozu sie in eine etwa 10 cm hohe Schicht aufgeschüttet werden. Beim Fermentieren bekommen die Blätter eine kupferrote Farbe, die Gerbstoffe werden oxidiert, und es entsteht das Teearoma. Die Teeblätter werden hierauf auf Horden in warmer Luft getrocknet und in mit Metallfolien ausgelegte Kisten verpackt. **Grüner Tee** wird nicht fermentiert. Bei der Bearbeitung des Tees fallen kleine Blätter sowie

Teestaub an. Diese werden mit Reiswasser angefeuchtet und zum sogenannten **Ziegeltee** gepreßt.

Handelstee enthält 2,5 bis 4,5% Coffein (sowie geringe Mengen Theophyllin), 11% Gerbstoffe, 0,6% ätherisches Öl. Die Teeöle waren vor der Fermentation an Zucker gebunden.

Für die Herstellung von 1 Liter Tee werden etwa 10 g Tee mit kochendem Wasser übergossen und 5 bis 7 Minuten ziehen gelassen. Für eine Tasse (150 ccm) verwendet man 1,5–2,5 g Tee mit 0,05 bis 0,15 g Coffein.

Die Wirkung des im Tee befindlichen Coffeins Thein ist eine etwas andere als die im Kaffee, da durch die anwesenden Gerbstoffmengen seine Resorption langsamer vor sich geht. Die anregende Wirkung des Tees setzt langsamer ein und hält länger vor. Niederländische Wissenschaftler vermuten, daß der hohe Gehalt an Flavonoiden im Schwarzen Tee bestimmten Verbindungen im Blut entgegenwirkt, die ansonsten die Blutgefäße verstopfen.


## 25.3 Kakao

Kakao ist ein Erzeugnis aus den Früchten verschiedener Kakaobäume (Theobroma pentagona, Th. angustifolia, Th. cacao). Die Samen enthalten das Alkaloid **Theobromin**, das leicht erregend auf Herz und Nervensystem, vorwiegend jedoch harntreibend wirkt. Infolge des hohen Fettgehaltes von rund 45% sind die Kakaobohnen sehr nahrhaft.

Der Rohkakao ist das Ausgangsmaterial für die Herstellung von Kakaopulver, Kakaobutter und Schokolade. Zuerst wird bei 70 bis 120 °C geröstet, dann werden die Bohnen in grobe Stücke gebrochen, die Schalen durch einen Luftstrom entfernt, die Keimlinge auf Sieben abgetrennt. Der Kakaobruch wird nun zur **Kakaomasse** gemahlen. Nach Zusatz einer 1,5%igen Lösung von Kaliumcarbonat läßt sich das Fett (bei 80 °C) leichter abpressen. Das geschieht in hydraulischen Pressen mit 400 bis 600 Atmosphärendruck. Die abgepreßte, gelblichweiße Kakaobutter schmilzt bei 32 bis 35,5 °C und ist härter als Talg, so daß sie sich bei 15 °C zu Pulver zerreiben läßt. Kakaobutter riecht angenehm kakaoartig und ist ein wichtiger Rohstoff für die Schokoladenfabrikation.

Den abgekühlten Preßkuchen zerkleinert man in Schlagmühlen zu **Kakaopulver**. Es werden zwei Arten unterschieden: schwach entöltes Kakaopulver muß mindestens 20%, stark entöltes mindestens 10% Fett enthalten.

Der Genußwert des Kakaos gründet sich auf den angenehmen Geschmack des Getränkes sowie auf den Gehalt an Fett und Kohlenhydraten. Die Alkaloidwirkung tritt gänzlich zurück. Die Gerbstoffe des Kakaos vermindern die Absonderung von Darmsekreten und verlangsamen die Darmbewegungen. Kakao wirkt in größeren Mengen obstipierend.

## Schokolade

Schokolade ist eine Zubereitung aus Kakaokernen, Kakaopulver, Kakaomasse und Zucker, oft mit Zusatz von Kakaobutter, Gewürzen, Milch und Nüssen. Zur Herstellung von Kochschokolade werden Kakaomassen in der Knetmaschine vermengt. Für bessere handelsübliche Sorten wird der Kakao auf einem Spezialwalzwerk sehr fein verrieben.

Der Brennwert der Schokolade ist durch hohen Zucker- und Fettgehalt gekennzeichnet: 550 bis 600 kcal pro 100 g. Schokolade enthält mindestens 35% wasserfreie Kakaobestandteile. Schokoladenerzeugnisse sind in vielfältigen Formen im Handel erhältlich.

# 26 Alkoholhaltige Getränke

## 26.1 Bier

Die Hauptmenge der **Braugerste** wird für die Bierverarbeitung verwendet. Als Braugersten werden solche mit **geringem** Eiweißgehalt bevorzugt. Bier ist eigentlich jedes aus stärkehaltiger Substanz durch Gärung gewonnene Getränk; nach dem Biersteuergesetz von 1939 gilt als Bier nur das aus Gerstenmalz, Hopfen und Wasser durch alkoholische Gärung hergestellte Gebräu.

Es gibt obergäriges und untergäriges Bier. Hefen, die bei 15 bis 20 °C gären und nach beendeter Gärung an die Oberfläche steigen, nennt man obergärige Hefen; solche, die bei 5 bis 10 °C gären und sich nach der Hauptgärung absetzen, untergärige.

Die Bierherstellung gliedert sich in die **Malzbereitung**, die **Würzebereitung** und in das **Vergären** der Würze.

**Malzbereitung**: Da Stärke nicht vergoren wird, muß sie vorher in vergärbare Zucker umgewandelt werden. Dies geschieht, wenn man die angefeuchtete Gerste keimen läßt (mälzen). Bei dem nachfolgenden Darren (Trocknen) stirbt das Gerstenkorn ab. Die Keimlinge werden entfernt. Die Malzausbeute beträgt 70 bis 80 kg Darrmalz aus 100 kg Gerste. Malz sind also Gerstenkörner, deren Stärke durch die Enzyme des Keimlings angegriffen wurde.

**Würzebereitung**: Nach dem Schroten des Malzes wird gemaischt, d. h. mit Wasser (Brauwasser) angerührt. Dabei wird noch ungelöste Stärke durch die beim Mälzen gebildete Amylase (Diastase) in Dextrine und Malzzucker übergeführt, gleichzeitig wird Eiweiß abgebaut. Nach Abtrennung der ungelösten Bestandteile der **Maische** entsteht die klare **Würze**, während die ungelösten Bestandteile, Treber, als Viehfutter verwendet werden. Die Würze wird je nach der Art des Bieres mit 150 bis 550 g Hopfen je Hektoliter versetzt und 1 bis 3 Stunden gekocht.

Nach dem Stammwürzegehalt, dem Gehalt an löslichen Stoffen in der unvergorenen Würze, erfolgt die Aufteilung in Biergattungen (*Krämer*, 1987):

Einfachbier    2,5 – 5%
Schankbier    7   – 8%
Vollbier      11   –14%
Starkbier     über 16%

Der Gehalt an Stammwürze läßt sich nach folgender Formel berechnen:

$$St = \frac{100\,(E + 2{,}0665\,A)}{100 + 1{,}0665\,A}$$

St = Stammwürze

E = Extrakt

A = Alkoholgehalt

242

Die **Gärung**, durch Anstellhefe eingeleitet, zerlegt die vergärbaren Zucker in Alkohol und Kohlensäure. Die Hauptgärung ist nach 8 bis 10 Tagen beendet; die Hefe wird abgetrennt.

Die **untergärigen** Biere (Lagerbiere) gliedern sich in helle, mittelfarbige und dunkle Sorten.

**Helle** Biere sind das „Pilsener" und das „Dortmunder". Ersteres ist ein Gattungsbegriff für stark gehopftes, kräftig bitteres Bier. Dortmunder Bier bekommt weniger Hopfen, ist aber stärker eingebraut.

Zum Typ der **mittelfarbigen** Biere gehören das "Wiener Bier" und das „Münchner Bier". Die Farbe ist hellbraun, durchsichtig und der Geschmack süß, denn das Bier ist nur schwach gehopft.

Nährbier – **dunkles** Bier, Malzbier – hat höchstens 1,2% Alkohol, dafür einen besonders hohen Extraktgehalt. Als Extrakt bezeichnet man die gelösten festen Stoffe.

Bei **obergärigen** Bieren verläuft die Gärung bei $10°$ bis $25\,°C$ in 2 bis 7 Tagen. Zum Anstellen wird ein Gemisch aus Hefe und Milchsäurebakterien verwendet, so daß die Biere einen säuerlichen Geschmack bekommen.

Bekannte helle, obergärige Biere sind die „Berliner Weiße", das „Lichtenhainer", das „Münchener Weißbier" sowie das englische „Ale". Über die Zusammensetzung ausgewählter Bierarten vermittelt Tabelle 34 einige Daten.

**Tabelle 34: Zusammensetzung einiger Biere**

|  | Alkohol<br>Gew.-% | Extrakt<br>% | Eiweiß<br>% | Kohlen-<br>hydrate<br>% |
|---|---|---|---|---|
| Münchner Hofbräu | 3,4 | 5,3 | 0,8 | 4,3 |
| Münchner Exportbier | 4,3 | 6,5 | 0,7 | 5,0 |
| Märzenbier | 4,6 | 8,3 | 0,7 | 6,9 |
| Dortmunder Biere | 4,2 | 5,5 | 0,6 | 4,6 |
| Pilsener | 3,6 | 5,0 | 0,4 | 4,6 |
| Pale Ale | 5,2 | 5,0 | 0,6 | 4,0 |
| Nährbier | 1,1 | 10,4 | 0,6 | 8,6 |

Laut Auskunft des Deutschen Brauerbundes werden alkoholfreie Biere in Deutschland seit Ende der 70er Jahre angeboten. Der Marktanteil dürfte nach Schätzungen 3% (alkoholfrei), 2% (reduzierter Alkoholgehalt) erreicht haben, ein eindeutiger Trend bei den Zuwachsraten der unterschiedlichen Biersorten sei nicht zu erkennen. Der Bierverbrauch insgesamt je Kopf der Bevölkerung beträgt je Jahr zwischen 140 und 150 l.

Folgende weitere Inhaltsstoffe im Bier sind zu erwähnen: Bier hat einen erwünscht niedrigen Na-, aber einen hohen K-Gehalt. Der geringe Na-Gehalt erweist sich als günstig in bezug auf eine Bereicherung von Kostformen bei Ödemen. *Piendl* und *Wagner* (1986) ermittelten eine um ca. 100 ml höhere

Harnausscheidung durch Bier im Vergleich zu einer wassertrinkenden Kontroll-gruppe. Bier ist relativ reich an Mg, jedoch arm an Ca.

Der Gehalt an Thiamin ist im Vergleich zu den bei der Bereitung verwendeten Rohstoffen niedrig (im Mittel 0,1 mg/l). Höher sind die Gehalte an Riboflavin und Pyridoxin. Am höchsten ist der Gehalt an Niacin. Die empfehlenswerte Höhe der Zufuhr an Niacin kann, je nach Biersorte, bei einem Verbrauch von 1 l/d zu 40–80% erreicht werden.

Aus dem Hopfen tritt ein Alkaloid, Lupulin, in das Bier über, wodurch eine beruhigende Wirkung erzeugt wird (Sedativum).

## 26.2 Wein

Wein wird aus dem Saft frischer Weintrauben durch alkoholische Gärung gewonnen, die durch spezielle Weinhefen hervorgerufen wird. Völlig vergorene Weine enthalten 6 bis 12% Ethylalkohol. (Mehr als 14% Alkohol können in der Gärflüssigkeit nicht entstehen, da jede Hefe bei dieser Konzentration ihre Gärtätigkeit einstellt.)

$$H_2C-OH$$
$$CH_3$$
$$\qquad\qquad\qquad H_3C-OH$$

**Ethylalkohol**        **Methylalkohol**

In allen Weinen finden sich außer **Ethylalkohol** auch höhere Alkohole wie **Propoylalkohol**, **Butylalkohol** und **Amylalkohole**, die bei der Bereitung von Branntwein durch Destillation abgetrennt werden und den Sammelnamen Fuselöl tragen. Sie sind wesentlich giftiger als Ethylalkohol und verbleiben nach Weingenuß viel länger im Organismus, da sie nur sehr langsam abgebaut werden. Die Menge dieser höheren Alkohole beträgt 0,4 bis 0,7% des Ethylalkohols.

$$H_2C-OH$$
$$H_3C-CH-CH_3$$
$$\qquad\qquad H_2C-OH$$
$$\qquad\qquad HC-CH_3$$
$$\qquad\qquad CH_2$$
$$\qquad\qquad CH_3$$

**Isobutylalkohol**       **optisch aktiver Gärungsamylalkohol**

In Süd- und Rotweinen, die auf Trestern vergoren wurden, findet sich etwas **Methylalkohol**, der als Spaltprodukt von Pektinstoffen entsteht. Die Menge des Methylalkohols liegt zwischen 0,15 und 0,45% des Gehaltes an Ethylalkohol. Methylalkohol ist stark giftig und führt, in größeren Mengen genossen, zu Erblindung und Tod.

An Säuren sind **Weinsäure**, **Äpfelsäure**, **Milchsäure** und geringe Mengen von **Bernsteinsäure** enthalten, insgesamt 0,4 bis 1,5% Säure (als Weinsäure berechnet).

$$HO-HC-COOH$$
$$HO-HC-COOH$$

**Weinsäure**

$$HO-HC-COOH$$
$$H_2C-COOH$$

**Äpfelsäure**

Zucker sind in normal vergorenen Weinen nur vorhanden, wenn die Trauben einen sehr hohen Zuckergehalt hatten, oder in Weinen, bei denen die Gärung unterbrochen wurde, bevor aller Zucker vergoren war. Gerb- und Farbstoffe finden sich nur in kleinen Mengen im Wein (1 bis 2‰), sind aber für Geschmack und Aussehen wichtig. Schon kleine Änderungen im Gerbstoffgehalt wandeln den Geschmack entscheidend.

An Mineralstoffen liegen vor allem Kalium- und Phosphorverbindungen vor. Die Duftstoffe (**Bouquet** oder **Blume** des Weines genannt) machen nur einen geringen Anteil aus, meist sind es **Ester**, als deren Bestandteile mehrere Alkohole und Säuren ermittelt wurden. Der Vitamingehalt ist gering.

Für die Bereitung von Wein werden Züchtungen des Weinstockes Vitis vinifera verwendet, von dem eine große Anzahl von Sorten kultiviert wird. „Riesling", „Traminer", „Weißer Burgunder", „Muskateller", „Silvaner" geben grüne oder gelbe Trauben für Weißweine; für Rotweine verwendet man bei uns z. B. „Blauen Burgunder" und „Portugieser". Der Farbstoff der blauen Trauben ist ein Anthocyan, ein natürlicher Farbstoff, der in saurer Lösung rot, in neutraler violett und in alkalischer blau gefärbt ist. Er ist nur in der Haut der Beere enthalten und geht erst während der Gärung in Lösung über.

Die Art und Güte des gewonnenen Weines hängt nicht nur von der Art der Trauben ab, sondern auch von der Lage des Weinbaugebietes. In Deutschland sind berühmte Weinbaugebiete im Rheingau, an der Nahe, in Rheinhessen, an Ahr, Mosel, Saar, Ruwer, Elbe, Saale, in der Pfalz, in Franken, Württemberg und Baden.

Durch seine Weinerzeugung, die Güte seiner Weine und die Höhe des Weinverbrauches ist Frankreich das wichtigste Weinbauland der Erde. Weitere bedeutende Weinländer der Erde sind Italien und Spanien.

Die Lese der Trauben beginnt in Deutschland im September und endet in guten Jahren und je nach Rebsorte manchmal erst im November. „Spätlese" heißt jeder Wein, der später als zum ortsüblichen Termin geerntet wird. Die geernteten Trauben werden zerquetscht, und bei der **Weißweinbereitung** wird die „Maische" sofort abgekeltert. Der Preßrückstand heißt „Trester". Der gewonnene Most wird geschwefelt: Es wird flüssiges Schwefeldioxid oder es werden Tabletten aus Kaliummetabisulfit ($K_2S_2O_5$ mit etwa 50% $SO_2$) zugesetzt, um schädliche Mikroorganismen, besonders Kahmhefen und Essigbakterien, abzutöten. In Deutschland ist der Höchstgehalt an Schwefeldioxid auf 20 mg %, in Frankreich und anderen Staaten auf 45 mg % festgelegt. Die schon aus dem Weinberg den Trauben anhaftenden Hefen bringen den Most zur Spontangärung; nur in besonderen Fällen wird auch Reinzuchthefe zugesetzt. Der frisch vergorene, noch etwas Kohlendioxid entwickelnde Jungwein heißt „Sauser" oder „Federweißer".

Zur **Rotweinbereitung** werden die Trauben vor dem Maischen von den Stielen abgeribbelt und dann auf der Maische vergoren, damit der in den Beerenhäuten enthaltene Gerbstoff und der Farbstoff durch den sich bildenden Alkohol ausgelaugt werden. Bleiben die Stiele, die zuviel Gerbstoff enthalten, in der Maische, wird der Rotwein sehr herb. Nähert sich die Maischegärung dem Ende, so wird gekeltert.

Nach der Hauptgärung macht der Jungwein zumeist eine Nachgärung durch, die im wesentlichen in einem biologischen Säureabbau besteht. Bakterien verwandeln dabei unter Kohlendioxidentwicklung die Äpfelsäure des Weines in die weniger saure Milchsäure. Außerdem nimmt der ursprüngliche Säuregehalt des Mostes durch Absetzen der Weinsäure als Weinstein ab. Der darüber stehende, ziemlich klare Wein wird abgestochen und in ein anderes, sauberes Faß gefüllt. Diesem ersten Abstich folgt nach mehreren Monaten vielfach ein zweiter Abstich.

Der beste Lagerort für Wein ist ein gut gelüfteter Keller von acht bis zehn Grad. Eine zu hohe Lagertemperatur beschleunigt das Altern des Weines, bei zu niedriger verliert er sein Bouquet, der Rotwein auch seine Farbe.

**Dessertweine** haben einen Alkoholgehalt, der durch eine gewöhnliche Gärung nicht zu erreichen ist. Oft haben sie überdies einen beträchtlichen Zuckergehalt (Süßwein); meist stammen sie aus südlichen Ländern (Südwein). Konzentrierte Süßweine werden durch Vergärung des Mostes sehr zuckerreicher Trauben oder durch Zugabe von konzentriertem Traubensaft zu gewöhnlichem Wein erhalten. Die Gleichstellung von Süßweinen mit Südweinen ist insofern unrichtig, als Süßweine nicht immer aus südlichen Ländern zu stammen brauchen (z.B. Tokayer) und Südweine nicht immer süß sind (z.B. Sherry).

Während Weißweine Alkoholgehalte von 6 bis 8%, Rotweine von 7 bis 9% aufweisen, enthalten Südweine 12 bis 16% Alkohol.

**Schaumwein**, Sekt, Champagner ist ein Wein mit hohem Kohlendioxidgehalt, der beim Öffnen der Flasche schäumt. Bei seiner Herstellung können zum Most 20 bis 30 g Kandiszucker pro Liter und etwas Reinhefe zugesetzt werden. Man bringt in starkwandigen, geschlossenen Flaschen die Gärung bei 15 bis 18 °C in Gang und läßt sie bei 8 bis 10 °C vollenden. Die auf dem Kork abgesetzte Hefe wird durch Eintauchen des Flaschenhalses in eine Kühlschale von − 20 °C gefroren und entfernt. Nach Zusatz von einigen Kubikzentimeter Likör werden die Flaschen endgültig geschlossen und die Korken mit Draht gesichert.

Schaumwein wird zuweilen im Tankgärverfahren hergestellt. Der Alkoholgehalt von Schaumwein beträgt 9,5 bis 12%.

**Obstweine** nennt man weinähnliche Getränke aus Äpfeln, Birnen, Beeren oder Rharbarber. Die Früchte werden in der Obstmühle gemahlen und abgepreßt, Beerenobst meistens noch mit Wasser und Zucker versetzt. Nach dem Hinzufügen von Hefe läßt man bei 18 bis 20 °C vergären. Zugesetzte schweflige Säure verhindert „Krankheiten" des Obstweines. Nach Beendigung der Gärung wird der Wein noch ein Jahr gelagert.

Obstweine enthalten weniger Alkohol als Traubenweine (4 bis 5%), aber immer noch mehr, als der Geschmackssinn erwarten läßt: ein Teil des Alkohols liegt in Form von Estern vor, die erst im Verdauungstrakt gespalten werden und dann ihre berauschende Wirkung entfalten.

## 26.3 Spirituosen

**Trinkbranntweine** sind alkoholreiche Getränke, die entweder durch Destillation alkoholhaltiger Flüssigkeiten (Edelbranntwein) oder durch Mischen von Alkohol und Wasser mit Geruchs- und Geschmacksstoffen hergestellt werden.

**Edelbranntweine** haben einen Mindestalkoholgehalt von 38 Vol% sowie besondere Geruchs- und Geschmackseigenschaften durch die Art des Rohstoffes oder durch das Gärverfahren. Zu ihnen gehören **Weinbrand** (gewonnen durch Destillation von Wein), **Kirschwasser**, **Zwetschgenwasser**, **Enzian** (gewonnen durch Destillation vergorener Kirschen, Zwetschgen oder Enzianwurzeln). Der Name „**Cognac**" ist ausschließlich französischen Weindestillaten aus der Charente vorbehalten.

Auch Getreidebranntweine **(Korn)** zählen zu den Edelbranntweinen, sofern sie durch ein Maischeverfahren aus Roggen, Weizen, Hafer oder Gerste gewonnen werden und einen Mindestalkoholgehalt von 38% haben.

**Whisky** ist ein in England und den USA verbreiteter Korn- und Malzbranntwein mit 40 bis 60% Alkohol, **Arrak** ist ein Branntwein, aus Reis und Palmwein gewonnen, mit mindestens 38% Alkohol, **Rum** ist ein 40- bis 55%iger handelsüblicher Branntwein aus Zuckerrohrmelasse.

Gewöhnliche Branntweine **(Schnäpse)** werden durch Verdünnung von reinem Alkohol mit Wasser gewonnen, wobei Aromastoffe (z. B. Kümmelöl, Anisöl) zugesetzt werden. Der Alkoholgehalt soll mindestens 32 Vol% betragen. Wenn der Name des Schnapses den Vornamen „Doppel" trägt (z. B. Doppelkümmel), muß er mindestens 38 Vol% enthalten.

**Liköre** sind süße Gewürz-, Frucht- oder Kräuterbranntweine mit mindestens 22% Extraktivstoffen (gelösten festen Stoffen). Liköre müssen mindestens 32 Vol% Alkohol enthalten; Kaffee- (15 Vol%), Schokoladen- und Eierliköre mindestens 14 Vol%.

Alkoholgehalte verschiedener alkoholhaltiger Getränke:

| Pilsener Bier | 3,6% | | Weißwein | 6 bis 8% |
|---|---|---|---|---|
| Dortmunder Bier | 4,2% | | Rotwein | 7 bis 9% |
| Exportbier | 4,3% | | Schaumwein | 9,5 bis 12% |
| Berliner Weißbier | 5,2% | | Südwein | 12 bis 16% |

| Kornbranntwein | 38 bis 40% |
|---|---|
| Whisky | 30 bis 60% |
| Cognac | 40 bis 60% |
| Rum | 40 bis 90% |

Die Alkoholgehalte werden in Volumenprozenten (Vol%) angegeben (Raumteile Alkohol in 100 Raumteilen des Getränkes). Folgende Aufstellung gibt das Verhältnis von Volumenprozenten zu Gewichts-Prozenten (g Alkohol in 100 g Getränk) an:

| 10 Vol% | 8,1 Gew.% | | 40 Vol% | 33,4 Gew.% |
|---|---|---|---|---|
| 20 Vol% | 16,3 Gew.% | | 50 Vol% | 42,5 Gew.% |
| 30 Vol% | 24,7 Gew.% | | 60 Vol% | 52,1 Gew.% |

Die Blutalkoholgehalte werden in Gewichts-Promillen angegeben, d. h. in Gramm Alkohol in 1000 g Blut.

Alkohol (Ethanol) wirkt in kleinen Mengen anregend, in größeren berauschend, in großen lähmend. Er wird relativ rasch resorbiert und erscheint binnen weniger Minuten im Blut. Bei einmaligem Trinken wird die höchste Alkoholkonzentration nach etwa 30 Minuten erreicht. Alkohol verteilt sich auf die Organe entsprechend ihrem Wassergehalt. Bei einer Körpermasse von 70 kg beträgt der Alkoholgehalt des Blutes nach einem Genuß von 70 g Alkohol etwa 1 Promille.

Der Alkoholabbau kann unterschiedlich schnell verlaufen: Innerhalb einer Stunde wird je kg Körpermasse 0,1 g Alkohol verstoffwechselt, allerdings mit sehr großen Schwankungen. Ein 70 kg schwerer Mann setzt stündlich zwischen 8–11 g, innerhalb von 24 Stunden zwischen 150 und 200 g um, bei Jugendlichen sind es stündlich Werte von 5–9 g, bei Gewohnheitstrinkern von 14–16 g.

Damit ist die Alkoholtoleranz von verschiedenen Faktoren abhängig, wobei die biochemische Individualität der entgiftenden Enzymaktivität eine Rolle spielt. Durch das Enzym Alkoholdehydrogenase wird Ethanol zunächst zu Acetaldehyd dehydriert, anschließend zu Acetal und dann zu Acetyl-CoA aktiviert. Aber auch das Trinken auf nüchternen oder vollen Magen, die Schnelligkeit des Trinkens, Gesundheits- und Körperzustand, Gewöhnung, kaltes oder heißes Wetter, Tageszeit, Art des alkoholhaltigen Getränkes wirken darauf ein.

2 bis 3% des genossenen Alkohols werden mit der Atemluft und mit dem Harn ausgeschieden, der größere Teil aber wird im Organismus „verbrannt", d. h. enzymatisch zu Kohlendioxid und Wasser oxidiert. Die Oxidationsgeschwindigkeit beträgt 7 bis 11 g je Stunde, unabhängig davon, ob große oder kleine Mengen aufgenommen wurden. Das ist im Vergleich zu anderen Nährstoffen sehr wenig. 100 g Alkohol haben einen Brennwert von 700 kcal. Viele Personen geben an, daß ihnen nach Alkoholgenuß die Lösung gewisser Aufgaben leichter fällt. Das beruht auf der frühzeitig geschwächten Selbstkritik. Untersucht man die Alkoholwirkungen mit psychologischen Testverfahren, so kann man nur Verschlechterungen der Leistungen feststellen. Auch bei sportlichen Leistungen sind durch Alkohol nur Verschlechterungen registriert worden. Die Schrecksekunde im Straßenverkehr wird verlängert.

Alkoholiker nennt man Menschen, die regelmäßig alkoholhaltige Getränke in größeren Mengen zu sich nehmen, wobei sich Schnäpse schlechter auswirken als Wein oder Bier. Unter der Alkoholeinwirkung, vielleicht auch unter der Wirkung der besonders giftigen Fuselöle, entwickeln sich typische Blutgefäßveränderungen (Erschlaffung der Blutgefäße; Säufernase); gefährlich sind die Veränderungen der drüsigen Organe, besonders der Leber (Leberzirrhose). Bei schweren Alkoholikern tritt regelmäßig eine Degeneration der Keimdrüsen auf. Am gefährlichsten wirken sich die Störungen in den höheren Zentren des Zentralnervensystems aus. Oft verroht der Betroffene und zeigt auch andere moralische Defekte. In vielen Fällen sind Alkoholiker erblich belastet und übertragen ihre Defekte auf ihre Nachkommen.

# 27 Gesetzliche Regelungen

## 27.1 Allgemeine Schutzvorschriften

Gesetze und Verordnungen schützen den Verbraucher vor gesundheitlichen Gefahren und wirtschaftlichen Nachteilen. Kernstück des Lebensmittelrechts ist das *Lebensmittel- und Bedarfsgegenständegesetz (LMBG)*, in dem mehrere Ver- und Gebote zum Schutz der Gesundheit und zum Schutz des Verbrauchers vor Täuschungen enthalten sind.

So ist untersagt:
- Lebensmittel herzustellen oder in den Verkehr zu bringen, die die menschliche Gesundheit schädigen können;
- Lebensmittel unter irreführender Bezeichnung, Angabe oder Aufmachung in den Verkehr zu bringen oder
- für Lebensmittel mit irreführenden Darstellungen zu werben;
- Bedarfsgegenstände bei Lebensmitteln so zu verwenden, daß deren Verzehr zu Gesundheitsschäden führen kann (z. B. Holzstäbchen in Marzipanwaren).

## 27.2 Kennzeichnung und Auszeichnung

Am 31. 12. 1981 ist die *Lebensmittelkennzeichnungsverordnung (LMKV)* in Kraft getreten. Mit dieser Kennzeichnungsverordnung wurde ein weiterer Schritt zur Harmonisierung der Rechtsvorschriften im Lebensmittelbereich in der EG eingeleitet. Neben ihrer Bedeutung für den Gemeinschaftshandel ist die Verordnung vor allem wichtig als ein Mittel zur Unterrichtung und zum Schutze der Verbraucher (*Wirths*, 1985a).

Dieses Schutzes bedarf der Verbraucher um so mehr, als der Anteil an vorverpackten Waren immer größer wird. Die Zusammensetzung der Lebensmittel ist für den Verbraucher fast nicht mehr vorstellbar. Das gilt insbesondere für convenience food.

Fertigpackung heißt, daß die Packung in Abwesenheit des Käufers abgepackt und verschlossen worden ist, wobei die Menge des in der Packung enthaltenen Erzeugnisses ohne Öffnen oder merkliche Änderungen der Verpackung nicht verändert werden kann.

Folgende Angaben sind verbindlich für jede Fertigpackung mit Lebensmitteln, welche an den Verbraucher abgegeben werden:
- Name oder Firma und Anschrift des Herstellers, Verpackers oder eines in der Europäischen Union niedergelassenen Verkäufers;
- Verkehrsbezeichnung ist die in Rechtsvorschriften festgelegte Bezeichnung, bei deren Fehlen entweder die nach allgemeiner Verkehrsauffassung übliche

Bezeichnung erfolgen muß oder eine Beschreibung des Lebensmittels und erforderlichenfalls seiner Verwendung, die es dem Verbraucher ermöglicht, die Art des Lebensmittels zu erkennen, und es von verwechselbaren Erzeugnissen zu unterscheiden.

– Verzeichnis der Zutaten, das aus einer Aufzählung der Zutaten des Lebensmittels in absteigender Reihenfolge ihres Gewichtsanteils zum Zeitpunkt ihrer Verwendung bei der Herstellung des Lebensmittels besteht. Zutat ist jeder Stoff, einschließlich der Zusatzstoffe, die bei der Herstellung eines Lebensmittels verwendet werden und unverändert oder verändert im Enderzeugnis vorhanden sind.

– Die Zutaten sind in der Liste unter ihrer Verkehrsbezeichnung aufzuführen; Sammelbegriffe, sogenannte „Klassennamen", sind erlaubt, z. B. „Fisch" für Fisch aller Art, „Käse" für Käse oder Käsemischungen aller Art. Auch für Zusatzstoffe gibt es Klassennamen, z. B. Farbstoffe, Konservierungsstoffe. Zusatzstoffe wie Farbstoffe oder Konservierungsstoffe werden mit dem Namen ihrer Klasse, gefolgt von der Verkehrsbezeichnung oder der EG-Nummer angegeben, z. B. „Farbstoff Amaranth" oder „Farbstoff E 123".

– Zusatzstoffe, wie Verdickungsmittel und Geschmacksverstärker, müssen nur mit ihrer Klassenbezeichnung angegeben werden. Bei Konservierungsstoffen genügen Gruppenbezeichnungen wie Sorbinsäure, Benzoesäure.

– Durch Aufnahme der Konservierungsstoffe und Farbstoffe als Zutaten in der Zutatenliste fällt künftig in bestimmten Fällen die bisher übliche Kenntlichmachung „mit Konservierungsstoff ..." oder „mit Farbstoff" weg. Die Angabe der Zusatzstoffe muß bei loser Ware, die von der LMKV nicht erfaßt wird, auf einem Schild neben der Ware erfolgen.

Über die für die Zutatenliste vorgeschriebenen Zutaten hinaus sind bei bestimmten fertigverpackten Produkten und bei der Verwendung bestimmter Zusatzstoffe *zusätzliche Hinweise*, die in Verbindung mit der Verkehrsbezeichnung erfolgen müssen, notwendig:

– Bei *Zitrusfrüchten* unter Verwendung von Konservierungsstoffen: „mit Konservierungsstoff ..." oder „konserviert mit ..." unter Angaben des verwendeten Stoffes, bei Verwendung bestimmter Überzugsmittel die Angabe „gewachst";

– bei Produkten mit einem Gehalt an *Schwefeldioxid* von mehr als 50 mg je Kilogramm oder je Liter die Angabe „geschwefelt";

– bei *Oliven* gegebenenfalls die Angabe „geschwärzt";

– bei *gewissen Süßwaren* mit einem Gesamtgehalt an Zuckeraustauschstoffen Sorbit und Xylit von über 100 g je kg auch die Angabe „mit Zuckeraustauschstoff" unter Hinzufügung von Art und Menge der verwendeten Stoffe; zusätzlich der Warnhinweis „kann bei übermäßigem Verzehr abführend wirken".

Ein *Zutatenverzeichnis ist nicht erforderlich* bei frischem Obst, frischem Gemüse und Kartoffeln, nicht geschält, geschnitten oder ähnlich behandelt, bei Getränken mit einem Alkoholgehalt von mehr als 1,2 Volumprozent (z. B. Bier) sowie bei Erzeugnissen, die nur aus einer Zutat bestehen.

*Mindesthaltbarkeitsdauer* eines Lebensmittels ist das Datum, bis zu dem dieses Lebensmittel unter angemessenen Aufbewahrungsbedingungen seine spezifischen Eigenschaften behält. Die Frage der sachgemäßen Lagerung im Handel, aber auch im Haushalt, spielt hier naturgemäß eine große Rolle. Das Mindesthaltbarkeitsdatum ist *kein Verfallsdatum*, d. h., daß nach Ablauf der Frist das Lebensmittel durchaus noch verkehrsfähig sein kann. In einem solchen Falle obliegt dem *Händler* eine *erhöhte Sorgfaltspflicht*, sich über die einwandfreie Beschaffenheit des Lebensmittels zu vergewissern.

Die LMKV sieht grundsätzlich für alle Lebensmittel die Angabe des Mindesthaltbarkeitsdatums vor, *ausgenommen* sind lediglich folgende Lebensmittel: frisches Obst, frisches Gemüse, Kartoffeln, nicht geschält, geschnitten oder ähnlich behandelt, Getränke mit einem Alkoholgehalt von 10 und mehr Volumenprozent, Getränke in Behältnissen von mehr als 5 Litern, die zur Abgabe an Großverbraucher bestimmt sind, Röstkaffee für Großverbraucher, Backwaren, die ihrer Art nach normalerweise innerhalb von 24 Stunden nach ihrer Herstellung verzehrt werden, Speisesalz, Zucker in fester Form, Zuckerwaren, die außer Zuckerarten keine anderen Zutaten als Geruchs- oder Geschmacksstoffe oder Farbstoffe enthalten, Bier.

Das Mindesthaltbarkeitsdatum ist *unverschlüsselt* mit den Worten „mindestens haltbar bis . . ." unter Angabe von Tag, Monat und Jahr in dieser Reihenfolge anzugeben. Bei Lebensmitteln, deren Mindesthaltbarkeit nicht mehr als drei Monate beträgt, kann der Tag entfallen, und bei Lebensmitteln, deren Mindesthaltbarkeit mehr als 18 Monate beträgt, können Tag und Monat entfallen. Ist die angegebene Haltbarkeit nur bei Einhaltung bestimmter Temperaturen oder sonstiger Bedingungen gewährleistet, so ist ein entsprechender Hinweis zu bringen. Bei *Hackfleisch, Schabefleisch und anderem zerkleinerten rohen Fleisch* ist an Stelle des Mindesthaltbarkeitsdatums das letzte Verbrauchsdatum anzugeben.

Menge des Inhalts, und zwar bei Fertigpackungen und flüssigen Lebensmitteln nach Volumen, bei Fertigpackungen mit anderen Lebensmitteln nach Gewicht, in Ausnahmefällen nach Stück, ist ebenfalls anzugeben (AID, 1982).

Eine entsprechende Bestimmung ist in der Fertigpackungs-Verordnung enthalten. Nicht jede Einzelpackung muß das angegebene Füllgewicht aufweisen, sondern die Füllmenge darf im Mittel nicht kleiner sein als die auf der Fertigpackung angegebene Menge. Die Mengenkennzeichnung muß *leicht erkennbar und deutlich lesbar* im gleichen Sichtfeld mit der Verkehrsbezeichnung und dem Mindesthaltbarkeitsdatum erfolgen.

Neben den beschriebenen Kennzeichnungen und der Kenntlichmachung der Zusatzstoffe bestehen Kennzeichnungspflichten noch auf Grund anderer Rechtsvorschriften, z. B. des *Preis-, Eich- und Handelsklassenrechts.*

Die LMKV gilt *nicht* für lose abgegebene Lebensmittel, ferner *nicht* für Lebensmittel in Fertigpackungen, die in der Verkaufsstätte zur alsbaldigen Abgabe an den Verbraucher hergestellt und dort, jedoch nicht zur Selbstbedienung, abgegeben werden (z. B. Süßwaren, die in Klarsichthüllen vorverpackt wurden).

Die Vorschriften der LMKV gelten ferner *nicht* für folgende Lebensmittel: Kakao und Kakaoerzeugnisse, Kaffee- und Zichorienextrakte, Zuckerarten im Sinne der Zuckerarten-Verordnung, Honig, Tafelwässer, Perlwein, Perlwein mit zugesetzter Kohlensäure, Likörwein, weinhaltige Getränke, Schaumwein, Schaumwein mit zugesetzter Kohlensäure, Branntwein aus Wein, Weinessig, Aromen, Stoffe, die in Anlage 2 der Zusatzstoff-Verkehrsverordnung aufgeführt sind sowie schließlich für Lebensmittel, soweit deren Kennzeichnung in EG-Verordnungen geregelt ist.

Für Milcherzeugnisse, die in der Butterverordnung, Käseverordnung oder Verordnung über Milcherzeugnisse geregelt sind, sowie für Konsummilch im Sinne der Konsummilch-Kennzeichnungsverordnung gilt die LMKV nur, soweit Vorschriften der genannten Verordnungen sie für anwendbar erklären.

## 27.3 Zusatzstoffe

Die Verwendung von Zusatzstoffen ist im *Lebensmittel- und Bedarfsgegenständegesetz* sowie in *Rechtsverordnungen* geregelt. Unter Zusatzstoffen versteht man nach der gesetzlichen Begriffsbestimmung „Stoffe, die dazu bestimmt sind, Lebensmitteln zur Beeinflussung ihrer Beschaffenheit oder zur Erzielung bestimmter Eigenschaften oder Wirkungen zugesetzt zu werden; ausgenommen sind Stoffe, die natürlicher Herkunft oder den natürlichen chemisch gleich sind und nach allgemeiner Verkehrsauffassung überwiegend wegen ihres Nähr-, Geruchs- oder Geschmackswertes oder als Genußmittel verwendet werden, sowie Trink- und Tafelwasser" (§ 2 Absatz 1 LMBG).

Nach dem LMBG ist die Verwendung von Zusatzstoffen bei der Gewinnung, Herstellung und Zubereitung von Lebensmitteln verboten. Der Zusatz dieser Substanzen zu Lebensmitteln ist nur erlaubt, wenn er ausdrücklich durch Rechtsverordnung, die durch den zuständigen Bundesminister mit Zustimmung des Bundesrates erlassen wird, zugelassen ist. Die Zulassung erfolgt nur, wenn die Zusatzstoffe gesundheitlich unbedenklich sind und die Verwendung des betreffenden Stoffes technisch notwendig ist. Die Verwendung von Zusatzstoffen ist grundsätzlich kenntlich zu machen; Ausnahmen sind für bestimmte Stoffe zugelassen worden.

Zu den wesentlichen Gruppen der Lebensmittelzusatzstoffe gehören Konservierungsstoffe, Antioxidationsmittel, Schwefeldioxid, Farbstoffe, Emulgatoren, Dickungsmittel sowie Fruchtbehandlungsmittel.

Konservierungsstoffe dienen der Haltbarmachung leicht verderblicher Lebensmittel, indem sie schädliche Mikroorganismen abtöten. Die Zusatzstoff-Zulassungs-Verordnung läßt hierfür folgende Stoffe zu: Sorbinsäure, Benzoesäure, PHB-Ester, Diphenyl, Thiabendazol, Orthophenylphenol, Ameisensäure und deren Salze. Diese Konservierungsstoffe sind nur für bestimmte Lebensmittel unter Begrenzung des Gehaltes an diesen Stoffen im Lebensmittel zugelassen.

Auch die Verwendung von Antioxidantien, Schwefeldioxid, Farbstoffen und anderen Zusatzstoffen unterliegt entsprechenden Rechtsvorschriften.

Den Zusatzstoffen werden gleichgestellt: Adipinsäure, Nicotinsäure, Nicotinsäureamid, Nitritpökelsalz.

Stoffe mit EG-Nummern sind Farbstoffe, konservierende Stoffe, Antioxidantien, Säuren und Salze, Verdickungs- und Geliermittel, Zuckeraustauschstoffe, Glycerin, Emulgatoren.

**Höchstmengen an Pflanzenschutz- und sonstigen Mitteln**

In dem Zusammenhang sind zu nennen: Pflanzenschutz-Höchstmengenverordnung, Aflatoxin-Verordnung, Schadstoff-Höchstmengenverordnung, Verordnung über Stoffe mit pharmakologischer Wirkung.

# Küchentechnik und Vorratshaltung

## 28 Aus der Geschichte der menschlichen Ernährung[1])

Die ersten Knochenfunde, die zweifellos menschlichen Ursprungs sind, stammen aus der frühen Eiszeit und sind etwa eine halbe Million Jahre alt. Das Eiszeitalter (Diluvium) ist die Epoche der Erdgeschichte unmittelbar vor der geologischen Gegenwart. Sein Anfang liegt etwa 600 000 Jahre, sein Ende etwa 12 000 Jahre zurück. Die Eiszeit hat die ganze Erde betroffen, wurde aber von einigen Zwischeneiszeiten unterbrochen.

Die Menschheit der frühen und mittleren Eiszeit hat sich im wesentlichen von jagdbarem Wild, überwiegend von Großwild ernährt. Dieses Wild wechselte seinen Standort, so daß die Urgesellschaft des Eiszeitmenschen gezwungen war, als schweifende Jägervölker weite Wanderungen zu unternehmen. Wir können einige Stadien der damaligen Jagdgewohnheiten an den Höhlenbildern der Dordogne und Nordspaniens ermessen und wissen daher, daß das Wild zumeist als Großwild dem Menschen als gleichwertiger Partner gegenübertrat. Es war ein Kampf von gleich zu gleich, und oft tötete nicht der Jäger das Wild, sondern das Wild den Jäger. Der Jäger mußte sich also in schwerem Daseinskampf seinen Lebensunterhalt verdienen.

Die Vorgeschichtsforschung hat zahlreiche Anhaltspunkte dafür gewonnen, daß nicht nur das Wild als Jagdbeute diente, sondern daß der Mensch bis in die mittlere, ja jüngere Eiszeit hinein Kannibale war. Amerikanische Gelehrte haben die Feststellung gemacht, daß der Cromagnon-Mensch, der in Europa den Neandertaler ausrottete, diesen einfach aufgefressen hat. Der Cromagnon-Mensch muß als Vorfahre des heutigen Europäers aufgefaßt werden. Auch in den Knochenfunden von Tschu-ku-tchen in der Nähe von Peking, wo der Sinanthrophus pekinensis ausgegraben wurde, hat man deutliche Spuren von Kannibalismus aufgefunden.

Wir wissen nicht nur aus der Vorgeschichtsforschung, sondern auch aus der anatomischen Struktur des Gebisses und Darmkanals, daß der Mensch von Anfang an ein Allesfresser war und im Gegensatz zum pflanzenfressenden anthropoiden Affen niemals auf Fleischnahrung verzichtet hat. Dies muß betont werden, weil zuweilen in der modernen Literatur, vor allem in Laienbekundungen, die Behauptung auftaucht, unsere Vorfahren in prähistorischen Zeiten seien ganz bescheidene Körneresser gewesen. Das Fleisch sei eigentlich ein dem Menschen nicht entsprechendes Nahrungsmittel, der Vegetarismus dagegen die Nahrungsform, die dem Menschen auf den Leib geschrieben

---

[1]) Nach einem Vortrag von Prof. Dr. *J. Kühnau*, „Schriftenreihe des Institutes für Ernährungswissenschaften, Gießen", Band 2, Behrs Verlag, Wiesbaden 1959.

sei. Dies ist zweifellos unrichtig, denn von Anfang seiner Existenz an war der Mensch ein Omnivore (Allesfresser) mit ausgesprochener Betonung der tierischen Nahrung. Damals spielte die pflanzliche Nahrung in Gestalt von Wildgräsern und Beeren keine nennenswerte Rolle, sie diente im wesentlichen nur einem Zweck: der Zufuhr von Vitamin C. Alles andere an Nährstoffen, auch Vitamine und Mineralstoffe, konnte er der tierischen Nahrung entnehmen.

Das änderte sich auch nicht wesentlich, als in der mittleren Steinzeit das zweite Stadium der Menschheitsgeschichte anbrach, nämlich der Übergang vom Jägertum zum Nomadentum. Dieser Übergang vollzog sich nicht sprunghaft, sondern ergab sich logisch aus der Entwicklung der Jagd als solcher. In dem Maße, in welchem sich das jagdbare Wild dem Zugriff des Menschen entzog, mußte er dem Wild nachgehen und seine Lebensgewohnheiten den Wildherden anpassen. Er lernte diese Herden „bewirtschaften". Das war gewissermaßen eine Vorstufe der Herdenzucht im beginnenden Nomadentum. So fanden sich fließende Übergänge zwischen dem Jägertum und dem Dasein als Viehzüchter, der nicht mehr die Herden des jagdbaren Wildes verfolgte und tötete, sondern sie vielmehr pflegte und für seine Nahrungszwecke nur soweit ausnutzte, als es unbedingt erforderlich war. Stets war er darauf bedacht, die Herden zu schonen und nach Möglichkeit zu vergrößern. Dieses zweite Stadium der Menschheitsgeschichte bildete sich zunächst in Mittelasien aus und griff dann auf die Ebenen und Steppen Osteuropas über. Auch in diesem Stadium der Menschheitsgeschichte war die animalische Kost die Basis der menschlichen Ernährung.

Der Übergang zum seßhaften Leben und damit der Anbruch der Zivilisation trat in der Jungsteinzeit ein. Es war der Übergang vom schweifenden Jäger- und Nomadendasein zum seßhaften Dasein des Pflanzers, des Ackerbauers, des Viehzüchters. Englische Anthropologen bezeichnen diesen entscheidenden Sprung der Menschheitsgeschichte als „neolithische Revolution". Sie spielte sich vor etwa 5000 Jahren in Vorderasien bis hin zum Hindukusch ab und wurde von Völkern nach Europa getragen, die man nach ihren Gefäßverzierungen als Bandkeramiker bezeichnet.

Für die menschliche Ernährung ist diese neolithische Revolution von entscheidender Bedeutung. Es trat nämlich ein dramatischer Bruch in den Ernährungsgewohnheiten der vorangehenden Jahrhunderttausende ein: Der Mensch ernährte sich nun nicht mehr wesentlich von tierischen Nahrungsmitteln, sondern ging zu einer pflanzlichen Ernährung über.

Der ungeheure Vorteil des Ackerbaues gegenüber der Jagdwirtschaft und Viehzucht beruht auf der viel größeren Kalorienmenge, die ein Land von bestimmter Größe hervorzubringen vermag. Die Bevölkerungszahl vertausendfachte sich; es kam zu einer Differenzierung der Berufe, zu einer sozialen Gliederung, zur Bildung von Gemeinden, Städten und Staaten. Aber diese Errungenschaft hatte auch einen Pferdefuß. Es kann kein Zweifel daran sein, daß der Übergang zu einer vorwiegend pflanzlichen Ernährung weder den anatomischen Gegebenheiten des Menschen noch seiner Tradition entsprach. Es erwies sich, daß die Tierzucht wesentlich kostspieliger war als der reine Pflanzenbau. Zum ersten Mal trat der Preis des Nahrungsmittels in das Blickfeld des Menschen. Er wurde dadurch bedingt, daß auf dem gegebenen beschränkten Areal, das der einzelne seßhaft gewordene Ackerbauer zur Verfügung hatte, sich Ackerbau und Viehzucht gegenseitig Konkurrenz machten. Der Mensch geriet in den Zwiespalt, wählen zu müssen zwischen dem billigen Ackerbau und dem wesentlich risikoreicheren Ertrag, der aus der Viehzucht zu erwarten war. Wir wissen heute, daß bei der Umwandlung von pflanzlicher in tierische Nahrung vier Fünftel bis sechs Siebentel verloren gehen, daß also auf eine tierische Kalorie sieben pflanzliche Kalorien entfallen. Die Viehzucht ist also etwa siebenmal kostspieliger als der Ackerbau. Das hatte sofort die nachteilige Folge, daß die ärmeren Bevölkerungsschichten sich vorwiegend oder gar ausschließlich pflanzlich ernähren mußten. Nur die Wohlhabenden konnten sich gemischt oder vorwiegend tierisch ernähren; das hat sich bis zum heutigen Tage nicht geändert. Wenn man eine Statistik der Ernährungsgewohnheiten eines beliebigen Landes in bezug auf Einkommensstufen untersucht, so wird man immer finden, daß die ärmeren Bevölkerungsschichten vorwiegend pflanzliche Nahrungsmittel verbrauchen, die wohlhabenden dagegen die tierischen bevorzugen. Dies gilt nicht nur für die vertikale Bevölkerungsschichtung in einem Land, sondern horizontal gesehen für alle Völker der Erde. Noch heute sind rund 75 bis 80% der gesamten Menschheit in dem eben geschilderten Stadium der Zivilisation verblieben, also in der Konkurrenz zwischen Ackerbau und Viehzucht. Diese unterentwickelten Länder müssen sich heute noch als der ärmere Teil der Erdbevölkerung vorwiegend pflanzlich ernähren.

Gewiß ist es den Menschen möglich, sich auch rein pflanzlich zu ernähren. Wenn pflanzliches Eiweiß eine geringere biologische Wertigkeit hat als tierisches Eiweiß, so besagt das nicht, daß es für die Ernährung ungeeignet ist, sondern daß man davon mehr braucht als von tierischem Eiweiß. Überdies ist es möglich, bei Mischung verschiedener pflanzlicher Nahrungsstoffe durch den Ergänzungseffekt höhere biologische Wertigkeiten zu erreichen, als den einzelnen Komponenten zukommt. Außerdem verwenden viele Völker der Erde die pflanzlichen Rohstoffe mikrobiell veredelt. Spaltpilze und Bakterien haben die Fähigkeit, die dem pflanzlichen Eiweiß mangelnden Aminosäuren zu synthetisieren.

Trotzdem besteht kein Zweifel, daß diejenigen Völker, die sich fast ausschließlich pflanzlich ernähren, weniger leistungsfähig sind und geringere Körpergrößen erreichen. Sie weisen häufig eine Hypoproteinämie (niedriger Bluteiweißspiegel) oder sogar Anämie (Blutarmut) auf; sie haben oft Leberschäden und zeigen eine außerordentliche Anfälligkeit gegen Infektionen. Überdies ist ihre Krebsbereitschaft erhöht, besonders treten Lebertumoren auf.

Für die wohlhabenden Völker sind durch den Ausbau von Handels- und Verkehrswegen, von Transportmitteln, durch Konservenherstellung, durch die moderne Tiefkühltechnik erhebliche Fortschritte auf dem Ernährungsgebiet erzielt worden. Alle diese Möglichkeiten gestatten eine Verbesserung ihrer allgemeinen Ernährungssituation, die sich vor allem auf die Stoffe erstreckt, die in den rein vegetarischen Ländern nicht zur Verfügung stehen. Es tritt wieder eine Zunahme des Konsums tierischer Nahrungsmittel in den Vordergrund, im Gegensatz zu den nur vom Ackerbau lebenden Menschen der „unterentwickelten" Länder. Wenn man Statistiken durchmustert, entdeckt man, daß der Konsum tierischer Nahrung mit steigendem Wohlstand und mit steigender Industrialisierung zunimmt; auch bei uns. Das ist eine Entwicklung, die wir nicht als ungünstig bezeichnen dürfen, sondern die uns wieder dem Urzustand der Menschheit annähert. Diese Entwicklung führt also keineswegs von der Natur fort, sondern im Gegenteil hin zu den ursprünglichen und als gut erwiesenen Ernährungsprinzipien.

# 29 Zubereitung der Speisen in der Küche

Eine der ersten Erfindungen des Menschengeschlechtes war die Bereitung des Feuers. Das zeigen vorgeschichtliche Funde von Feuerstellen und angebratenen Knochen, die mehr als eine halbe Million Jahre alt sind. Das gebändigte Feuer wird dazu benutzt, Rohstoffe in Speisen umzuwandeln. Im Laufe der Zeit hat jedes Volk eine Vielfalt von Brat-, Koch- und Backverfahren entwickelt. Die Hitzezubereitung der Nahrung ist zu einer Selbstverständlichkeit geworden.

Erst in dem letzten halben Jahrhundert hat sich an den Gewohnheiten der Zubereitung unserer Speisen Kritik eingestellt. Man ist auf Grund neuer Forschungsergebnisse, aber auch auf Grund neuer Schlagworte, nachdenklicher geworden. Um aber richtig urteilen zu können, ist es nötig, die Vor- und Nachteile der Hitzezubereitung unserer Nahrung abzuwägen.

## 29.1 Vorteile der Hitzezubereitung

Insbesondere aus drei Gründen wird bei der Zubereitung unserer Nahrung Wärme angewandt:
1. um unsere Nahrung aufzuschließen, d. h. sie verdaulicher zu machen;
2. um sie schmackhafter zu machen;
3. um die Nahrungsmittel vor Verderb zu schützen.

**Zu 1.** Pflanzenzellen sind meist mit einer festen Membran aus Zellulose umgeben, die das Eindringen von Verdauungsenzymen erschwert. Bei der Hitzebehandlung werden die Membranen gesprengt und die Zellinhalte der Verdauung zugänglicher gemacht.

Ferner ist rohe Stärke viel schwerer verdaulich als gequollene und verkleisterte; so sind z. B. rohe Kartoffeln fast völlig unverdaulich. Zur Verkleisterung braucht man je nach Stärkesorte Temperaturen von 65 bis 80 °C, wobei von 100 g Stärke etwa 40 g Wasser aufgenommen werden.

Die unverdaulichen Bindegewebsanteile des Fleisches werden bei der Hitzebehandlung (in Anwesenheit von immer vorhandenem Wasser) zum Teil in Gelatine umgewandelt und damit erst enzymatisch spaltbar.

Es gibt Stoffe, die die Wirksamkeit von eiweißspaltenden Enzymen verhindern, die sogenannten Inhibitoren. Außerdem gibt es Vitaminantagonisten, z. B. Thiaminasen. Auch sie werden durch Hitze unschädlich gemacht.

**Zu 2.** Durch Braten, Backen, Grillen und Rösten von Fleisch, aber auch von kohlenhydrathaltigen Backwaren, werden Geruchs- und Geschmacksstoffe gebildet. Diese fördern nicht nur den Wohlgeschmack, sondern regen die Saftsekretion unserer Verdauungsdrüsen an. Auch beim einfachen Kochen von

Fleisch gehen wohlschmeckende Extraktivstoffe in das Kochwasser über und bilden die Bouillon; sie ist ein Saftlocker.

**Zu 3.** Unsere Nahrungsmittel sind im höchsten Grade der Zerstörung durch Mikroorganismen ausgesetzt.

Ein Qualitätskriterium der Nahrung von primärer Bedeutung ist ihre mikrobiologisch-hygienisch einwandfreie Beschaffenheit. Niedrige Rückstandswerte, geringe Keimbelastung und die sachgemäße Handhabe der zu verzehrenden Lebensmittel vermögen lebensmittelbezogene Erkrankungen erheblich zu verringern und mindern damit das Ernährungsrisiko. Es gilt dabei den Ursachen zu begegnen, die durch Lebensmittelinfektionen sowie -intoxikationen mikrobieller Herkunft entstehen können.

Gesetze und Verordnungen regeln den Umgang mit Lebensmitteln vom Erzeuger bis zum Verbraucher. Die Überwachung der Lebensmittel durch Fachkräfte der Lebensmitteluntersuchungsämter endet freilich beim Einzelhandel. Vom Einkauf bis zum Verzehr ist ausschließlich der Konsument für den Zustand seiner Lebensmittel verantwortlich. Durch Fehlverhalten seitens des Verbrauchers kann es zu Qualitätsverminderungen oder zum Verlust von Lebensmitteln und Nährstoffen, unter Umständen sogar zur Entstehung von Krankheiten durch den Verzehr verunreinigter oder verdorbener Lebensmittel kommen. Das Risiko durch Mykotoxine in verschimmelten oder infizierten Lebensmitteln ist besonders hervorzuheben.

Mikroorganismen bedürfen wie alle Lebewesen für ihre Lebenserhaltung und Fortpflanzung der Aufnahme von Nahrung. Durch den Abbau der Nährstoffe erhalten die Mikroorganismen die notwendige Energie.

Man kann folgende unterscheiden:

Kohlenhydratspaltende: Hefen; sie befallen Desserts, Kompotte, süße Früchte, Fruchtsäfte.

Proteinspaltende: Fäulniserreger und Salmonellen; sie sind am häufigsten in Fleisch, Wurst, Fisch, Milch, Käse zu finden.

Fettspaltende: Schimmelpilze, Hefen und Bakterien führen zur Oxidation, zum Ranzigwerden der Fette. Ranzidität kann auch bei Fleisch, Fleischwaren, Wurst, Fisch, fettreichen Milchprodukten und Milch auftreten.

Bestimmte Mikroorganismen können nur auf der Oberfläche von Lebensmitteln wachsen. Andere Mikroorganismen wachsen nur im Innern von Lebensmitteln. Sie entwickeln sich anaerob, ohne Sauerstoff. Sie bilden als Stoffwechselprodukt Kohlendioxid. Das führt z. B. bei Dosenkonserven zu Bombagen (gewölbte Deckel). Durch Sauerstoffentzug kann eine längere Haltbarkeit erreicht werden, wie bei vakuumverpackten Erdnüssen und Käse üblich.

Wasser ist ein weiterer Faktor für die Entwicklung von Mikroorganismen. Mikroorganismen brauchen Wasser als Lösungs- und Transportmittel ihrer Nährstoffe; sie selbst bestehen zu über 70% aus Wasser. Mikroorganismen sind bei ihrer Lebens- und Entwicklungsfähigkeit weniger auf einen hohen Gesamtgehalt eines Lebensmittels an Wasser angewiesen. Maßgebend ist der Anteil an Wasser, der nicht an andere Stoffe gebunden ist, der den Mikroorganismen also frei zur Verfügung steht. Dieser Wasseranteil findet in der Wasseraktivität seinen Ausdruck.

Die Wasseraktivität eines Lebensmittels ist darüber hinaus von der relativen Luftfeuchtigkeit der Umgebung abhängig (relative Luftfeuchtigkeit = Wasserdampfgehalt der Luft, angegeben in %).

Bei trockener Umgebungsluft ist auch die Oberfläche eines Lebensmittels feuchtigkeitsarm. Die Mikroorganismen können sich zwar ansiedeln, sind aber in ihrer Entwicklungsfähigkeit eingeschränkt. Bakterien wachsen bevorzugt auf wasserreichen Lebensmitteln, Hefen können auch auf halbfeuchten Lebensmitteln wachsen, verschiedene Schimmelpilzarten gedeihen auf trockenen Lebensmitteln.

Lebensmittel können durch Wasserentzug vor dem Verderb durch Mikroorganismen geschützt werden. Das Trocknen von Fleisch, Fisch und Früchten zählt zu den ältesten Haltbarmachungsverfahren.

Ob sich in oder auf Lebensmitteln Mikroorganismen ansiedeln und vermehren können, ist ferner von der Temperatur abhängig. Je niedriger die Temperatur, desto geringer wachsen Mikroorganismen.

Temperaturen über 20 °C gelten als kritisch für Lagerung und Verarbeitung, da die für die menschliche Gesundheit schädlichen Mikroorganismen ihr Wachstumsoptimum insbesondere in dem Bereich von 20 bis 50 °C haben.

Auch auf hitzetolerante Mikroorganismen ist zu verweisen. Zu ihrer Inaktivierung sind stets ausreichend hohe Temperaturen erforderlich. Die Sporen von Clostridium botulinum sind bis 120 °C lebensfähig, Hefen und Schimmelpilze bis fast 60 °C. Die meisten Mikroorganismen verlieren ihre Lebensfähigkeit bei 80 °C.

Es gibt aber auch kältetolerante Mikroorganismen, die sich bei niedrigen Temperaturen in Vorratsräumen und bei Kühlschranktemperaturen noch entwickeln oder ihre Lebensfähigkeit aufrechterhalten können.

Der Verderb von Lebensmitteln durch Mikroorganismen zeigt sich in Form von Fäulnis, Gärung, Ranzigkeit, Säuerung, Schimmelbildung.

Derart verdorbene Lebensmittel sind ekelerregend und werden vom Verbraucher überwiegend abgelehnt. Solche Lebensmittel sind selten ursächlicher Faktor für Erkrankungen des Menschen. Problematischer sind Lebensmittel, die mit Erregern behaftet sind, ohne daß das Produkt äußerlich leicht wahrnehmbar verändert ist.

Durch Kochen mit Wasser bei 100 °C oder durch strömenden Dampf von 97 bis 100 °C werden Mikroorganismen getötet, nicht jedoch ihre Sporen. Will man auch die Sporen abtöten, müssen Temperaturen von 120 °C angewendet werden. Fette und Öle werden bei 100 °C nicht keimfrei, sie benötigen dazu Temperaturen von etwa 160 °C.

## 29.2 Nachteile der Hitzezubereitung

Die einzelnen Nährstoffe vertragen sehr unterschiedlich hohe Temperaturen, ehe sie Hitzeschäden erleiden. Erhitzt man Kohlenhydrate zu hoch, werden sie schwarz und schmecken „angebrannt", ohne sonst schädliche Wirkungen zu haben. Diese Umwandlung in Kohle zerstört natürlich den Nährwert.

Weniger harmlos sind überhitzte Fette. Werden sie über 380 °C erwärmt, so wirken sie toxisch, vielleicht sogar cancerogen (krebserregend). Trotzdem sollte man nicht zu ängstlich sein, denn derart hohe Temperaturen sind in der Küche nicht üblich; bei 350 °C stößt erhitztes Fett Wolken beißenden blauen Rauches aus, und es besteht Brandgefahr. Die Temperatur eines Backofens geht üblicherweise nicht über 350 °C.

Schon unter 100 °C werden Eiweißstofe denaturiert. Daß aber denaturiertes Eiweiß in seinem Ernährungswert nicht geringer ist als natives Eiweiß, sondern oft sogar leichter verdaulich, wurde im Eiweißkapitel dargelegt. Bis 100 °C erleidet Eiweiß keine Verminderung seiner biologischen Wertigkeit. Bei Temperaturen über 100 °C wird es bei Anwesenheit von Kohlenhydraten gebräunt. Dieser Vorgang wird **Maillard-Reaktion** genannt und ist mit einer Verminderung der biologischen Wertigkeit des betreffenden Proteins verbunden.

Am besten kann man sich den Vorgang der Maillard-Reaktion beim Betrachten einer Scheibe Brot vor Augen führen. Wasserfreies Brotmehl enthält neben etwa 10% Eiweiß 90% Kohlenhydrate. Während die Brotrinde der Einwirkung einer Temperatur von über 100 °C ausgesetzt war und braun wurde, schützte sie die Brotkrume vor der Strahleneinwirkung, so daß sie hell blieb. Bei der erhöhten Temperatur reagierten die Aminogruppen des Proteins mit den Kohlenhydraten, wobei dunkelgefärbte, hochmolekulare Substanzen entstehen, die Humine genannt werden.

Bei Abwesenheit von Kohlenhydraten tritt bis zu einer Temperatur von 100 °C keine Veränderung des Eiweißes ein.

Während die Mineralstoffe durch erhöhte Temperaturen nicht verändert werden, ist eine Reihe von Vitaminen hitzeempfindlich. Erhitzung bis 120 °C vertragen die Vitamine A, D und E, ohne geschädigt zu werden. Auch die Vitamine des B-Komplexes, mit Ausnahme von $B_1$, vertragen 100 °C, sind also kochbeständig. Erst bei längerem Erhitzen auf 120 °C werden sie allmählich zerstört. Hingegen sind die Vitamine $B_1$ und C hitzeempfindlich, und auf sie muß bei der Speiscbereitung sorgfältig geachtet werden.

Auch die Löslichkeit von Mineralsalzen und Vitaminen in Wasser muß man beachten. Insbesondere Vitamin C, aber auch die Vitamine des B-Komplexes, gehen leicht in das Kochwasser. Darum soll man, wenn möglich, das Kochwasser nicht wegschütten. Dünsten ist besser als Kochen, weil bei diesem Vorgang das Kochwasser in der Speise verbleibt. Wegen ihres Vitamin- und Mineralstoffgehaltes sind Salate und andere Rohkostgerichte sowie Haferflocken wertvoll.

**Fazit**: Ohne Wärmeanwendung in der Kochpraxis wäre die Menschheit nicht zu ernähren. Andererseits gibt es hitzeempfindliche Nährstoffe, auf die bei der Zubereitung Rücksicht genommen werden muß. Der Mensch soll sowohl gegarte als auch rohe Nahrungsbestandteile in seiner Kost verwenden.

# 30 Nahrungszubereitung

In der Küche werden Nahrungsmittel nicht nur gekocht, sondern auch für das Kochen vorbereitet. Um die Verluste an Nährstoffen kennenzulernen, sind deswegen folgende Arbeitsgänge bei der Herstellung von Speisen zu beachten:

Reinigen und Wässern
Zerkleinern
Erhitzen
Warmhalten

Schon beim unsachgemäßen **Reinigen und Wässern** können Vitaminverluste auftreten, die an die Kochverluste heranreichen; als Beispiel Vitaminverluste bei Kartoffeln, die in Wasser stehen gelassen wurden (Tabelle 35):

**Tabelle 35: Vitamin-C-Verluste durch Wässern (in %)**

|  | 1 Std. | 5 Std. | 12 Std. | 24 Std. |
|---|---|---|---|---|
| Kartoffeln, ganz | 4 | 8 | 8 | 9 |
| Kartoffeln, geviertelt | 6 | 12 | 14 | 16 |

Auch die Verluste an manchen Mineralstoffen sind erheblich. Tabelle 36 vermittelt Angaben für einstündiges Wässern:

**Tabelle 36: Mineralstoffverluste durch Wässern (in %)**

|  | Kalium | Calcium |
|---|---|---|
| Kartoffeln, ganz | 4 | 0 |
| Kartoffeln, zerschnitten | 6 | 30 |
| Mangold, verlesen | 20 | 50 |
| Rotkohl, zerschnitten | 3 | 3 |

Es ist also unvorteilhaft, lange zu wässern. In der Küche, auch in der Großküchenpraxis, soll geschnittenes Gemüse über Nacht nicht in Wasser stehen.

Für die **Zerkleinerung** pflanzlicher Nahrungsmittel stehen im Haushalt die verschiedensten Geräte zur Verfügung. Es ist ein Fehler, das zerschnittene Kochgut an der Luft stehen zu lassen, da hierbei sauerstoffempfindliche Vitamine zerstört werden. Als Beispiel der Verluste an Vitamin C in Gemüse, das nach Zerkleinerung in einem Mixgerät verschieden lange stehenblieb (Tabelle 37):

**Tabelle 37: Vitamin-C-Verluste durch Stehenlassen des im Mixer zerkleinerten Kochgutes (in %)**

|  | nach 1 Min. | nach 10 Min. | nach 30 Min. | nach 60 Min. | nach 120 Min. |
|---|---|---|---|---|---|
| Tomaten | 3 | 4 | 5 | 6 | 9 |
| Spinat | 9 | 13 | 18 | 24 | 32 |
| Weißkohl | 10 | 13 | 20 | 25 | 34 |
| Kartoffeln | 7 | · | · | 18 | 29 |

Man beginne also nicht zu früh mit den Vorbereitungen, damit die Nahrungsmittel nicht unnötig lang gewässert werden oder in geschnittenem Zustand herumstehen müssen.

## 30.1 Erhitzen

Der eigentliche Garungsvorgang besteht in einer Erhitzung der Nahrungsmittel. Für die Aufschließung mancher Nährstoffe ist der Erhitzungsvorgang unumgänglich nötig. Folgende Arten der Hitzeeinwirkung lassen sich unterscheiden:

| | | |
|---|---|---|
| Kochen in Wasser | (Erhitzen in Wasser) | 100 °C |
| Dämpfen | (Erhitzen in Wasserdampf) | 100 °C |
| Dünsten | (Erhitzen im eigenen Saft) | 100 °C |
| Schmoren | (Erhitzen von angebratenen Fleischstücken in Flüssigkeit) | 100 °C |
| Braten (in Fett) | (Erhitzen in heißem Fett) | 180 bis 200 °C |
| Backen (in Luft) | (Strahlende Hitze) | 100 bis 250 °C |
| Ausbacken (in Fett) | (Erhitzen in heißem Fettbad) | 180 bis 200 °C |
| Grillen und Rösten | (Strahlende Hitze) | 300 bis 350 °C |

Beim **Kochen in Wasser** sind in offenen Gefäßen keine höheren Temperaturen als 100 °C zu erzielen, da Wasser unter Atmosphärendruck bei dieser Temperatur siedet. In großen Höhen (im Gebirge) erreicht man infolge geringeren Luftdrucks keine so hohe Temperatur; das Garkochen dauert darum länger. Im **Dampfdrucktopf** hingegen werden infolge höheren Drucks höhere Temperaturen erreicht; bei einer Atmosphäre Überdruck (1 atü) 120 °C. Durch höhere Temperatur ist die Garzeit herabgesetzt, die hitzeempfindlichen Vitamine sind aber stärker gefährdet. Bis zu Überdrucken von 0,5 Atmosphären tritt kein größerer Verlust an Vitamin C in Gemüse auf als beim Kochen im offenen Gefäß; erst bei höheren Drucken treten stärkere Vitamin-C-Verluste ein. Ebenso wird Vitamin $B_1$ in frischen Gemüsen, getrockneten Hülsenfrüchten und Schweinefleisch bis zu einer Atmosphäre Überdruck nicht stärker zerstört als beim haushaltsüblichen Garen. Der Vorteil des Dampfdrucktopfes beruht auf einer Einsparung an Brennmaterial und Garzeit.

Nicht nur durch Hitze und Sauerstoff treten Vitaminverluste auf, sondern wasserlösliche Vitamine gehen auch mit dem Kochwasser verloren, falls man dieses abschüttet (Tabelle 38):

**Tabelle 38: Kochverluste an Vitamin C (in %)**

| | Verluste an Vitamin C durch Garkochen | Zusätzliche Verluste durch Abschütten des Kochwassers |
|---|---|---|
| Blumenkohl | 33 | 19 |
| Wirsing | 21 | 46 |
| Spitzkohl | 17 | 44 |
| Spinat | 5 | 52 |

Weniger groß sind die Verluste beim Dämpfen, da dafür kleinere Flüssigkeitsmengen verwendet werden. Auch Kochpuddings (z. B. der englische Plumpudding) werden durch Kochen bereitet, und zwar durch ein Garen im Wasserbad.

**Dämpfen** wird für Gemüse und Kartoffeln angewandt und ist ein Erhitzen im Wasserbad. Dazu wird in den Kochtopf ein Siebeinsatz gestellt, der das daraufgelagerte Kochgut vom Wasser trennt. Die Hitzebehandlung geschieht durch siedenden Wasserdampf bei maximal 100 °C. Die relativ geringe Menge Flüssigkeit mit den darin gelösten Stoffen läßt sich leicht zu Suppen oder Tunken verwenden.

**Dünsten** ist dem Dämpfen nahe verwandt. Man versteht darunter ein Garmachen durch den ausreichenden Saft des Nahrungsmittels unter Zusatz von Fett. Das Kochgut wird in heißes Fett gebracht und im geschlossenen Topf mit wenig Wasser erwärmt. Die Wärmeübertragung erfolgt durch heißen Wasserdampf. Durch die geringe Flüssigkeitsmenge, die im Kochgut verbleibt, werden Auslaugeverluste vermieden; überdies bringt das Dünsten geschmackliche Vorteile (Tabelle 39).

**Tabelle 39: Verluste an Vitamin C beim Kochen, Dämpfen und Dünsten (in %)**

| | Kochen | Dämpfen | Dünsten |
|---|---|---|---|
| Blumenkohl | 25 | 18 | · |
| Buschbohnen | 44 | 30 | 36 |
| Stangenbohnen | 37 | 42 | 34 |
| Gemüseerbsen | 41 | · | 25 |
| Spinat | · | 50 | 29 |
| Kartoffeln, geschält | 32 | 33 | · |
| Kartoffeln mit Schale | 15 | 17 | · |

**Schmoren** ist ein Garen in wenig gebräuntem eigenem Saft unter Fettzugabe. Fleischstücke werden in stark erhitztem Fett zunächst (bei etwa 200 °C) angebraten; dadurch bedecken sie sich mit einer dünnen Kruste, die den Saftaustritt verhindert. Manchmal wird mit dem Fleisch auch Gemüse angebraten. Dann werden geringe Wassermengen zugesetzt. In dem entstehenden Dampf werden die Nahrungsmittel bei 100 °C gegart. Durch wiederholtes Eindampfen des Saftes bilden sich Röst- und Aromastoffe.

**Braten.** Man brät das Fleisch entweder am Spieß über offenem Feuer oder in der Pfanne auf der Herdplatte oder in der Backröhre. Die Hitze wird durch Fett mit einer Temperatur von 180 bis 200 °C übertragen, wobei sich eine Kruste bildet, die das Austreten des Saftes verhindert. Die Temperatur im Innern des Kochgutes übersteigt darum nicht 100 °C. Bei „englisch" („rosa") gebratenem Fleisch übersteigt die Innentemperatur nicht 45 °C.

**Backen** ist die Zubereitung von Teigwaren durch Hitze unter Zusatz von Treibmitteln (Hefe, Sauerteig, Backpulver). Die eingeschlossenen erhitzten Gase lockern dabei gleichzeitig das Gebäck. Die Wärme wird im Backofen durch Strahlung übertragen. Die Außenteile der Backwaren werden dabei bis auf 175 °C erhitzt. Die Krume wird durch die Rinde geschützt, so daß die Innenteile auf weniger als 100 °C erwärmt werden. Beim Backen findet eine stärkere Austrocknung statt als beim Braten.

Beim Überbacken bereits garer Mehlspeisen oder Kartoffelgerichte bildet sich eine bräunliche Kruste, die Röst- und Aromastoffe enthält.

**Ausbacken in Fett** geschieht im heißen Fett- oder Ölbad bei Temperaturen von 180 bis 200 °C. Es wird z. B. angewandt bei „Schmalzgebackenem", „Mutzenmandeln", „Pommes frites".

**Grillen und Rösten** sind Zubereitungsarten meist für Fleisch ohne Wasserzusatz. Die Wärmeübertragung erfolgt durch Strahlung. Da hierbei Temperaturen bis zu 350 °C in der Kruste erreicht werden, färbt sich das Nahrungsmittel dunkel unter Ausbildung von Röst- und Aromastoffen. Außer Fleisch können auch Fisch, Mehlgerichte oder Brot gegrillt bzw. geröstet werden. Kaffee erhält sein Aroma durch einen Röstvorgang.

### Garen im Mikrowellengerät

Die zunehmende Verbreitung von Mikrowellenherden bei der Zubereitung von Speisen hat dazu geführt, sich verstärkt mit den Auswirkungen dieses Erhitzungsverfahrens auf die Nährstofferhaltung zu beschäftigen. Für einen Vergleich zwischen verschiedenen Garverfahren wurde eine Vielzahl von Einzeldaten der Ascorbinsäureerhaltung beim Garen von Gemüsen zusammengestellt.

Die Annahme, die vergleichsweise kurze Erhitzungsdauer im Mikrowellenherd führe zu einem verringerten Vitaminabbau, läßt sich auf Basis der von *Dehne* und *Bögl* (1985) zugrunde gelegten Daten nicht bestätigen. Die zwischen den Garmethoden beobachteten Unterschiede in der Ascorbinsäure-Erhaltung beruhen im wesentlichen auf dem unterschiedlichen Anteil der Auslaugverluste. Sachgemäßes Mikrowellengaren von Gemüse gewährleistet eine gute Erhaltung von Vitamin C. Eine generelle Überlegenheit gegenüber konventionellen Garmethoden ist jedoch nicht erkennbar.

## 30.2 Vitaminverluste beim Warmhalten und Wiederaufwärmen von Speisen

Beim Warmhalten gargekochter Speisen treten oft größere Verluste auf als beim eigentlichen Garen. Im Haushalt sollte dies nach Möglichkeit vermieden werden; schwieriger ist es in der Großküche und im Gaststättenbetrieb, wo die Speisenausgabe sich über lange Zeiträume erstreckt (Tabelle 40).

**Tabelle 40: Vitamin-C-Verluste beim Warmhalten im Wasserbad (in %)**
(Vitamingehalt des rohen Kochgutes = 100%)

|  | gekocht | gekocht und dann warmgehalten 15 Min. | 30 Min. | 60 Min. |
|---|---|---|---|---|
| Kohl | 34 | 45 | 58 | 67 |
| Blumenkohl | 25 | 36 | 47 | 56 |

Weniger ungünstig als das Warmhalten wirkt sich das Wiederaufwärmen erkalteter Speisen aus. Dies zeigt die nachfolgende Tabelle 41, bei der der Vitamin-Gehalt nicht der rohen, sondern der gekochten Speisen gleich 100% gesetzt wurde. Der Gesamtverlust für das Kochen, Abkühlen und Wiederaufwärmen ist geringer als der für das Kochen und Warmhalten. Trotzdem gibt es Fälle, in denen ein Totalverlust an Vitamin C eintritt. Wenn man später servieren muß, empfiehlt es sich, die Speisen kalt zu stellen und vor dem Essen kurz aufzuwärmen.

**Tabelle 41: Vitaminverluste durch Wiederaufwärmen (in %)**
(Vitamingehalt der gekochten Speisen = 100%)

|  | Vitamin | Wiederaufgewärmt nach Stehen von 1 Std. | 2 Std. | 3 Std. | 8 Std. |
|---|---|---|---|---|---|
| Wirsing | C | 38 | 43 | 59 | 84 |
|  | $B_1$ | 6 | 10 | 13 | 27 |
| Weißkohl | C | 15 | 32 | 47 | 82 |
|  | $B_1$ | 0 | 2 | 6 | 10 |
| Möhren | C | 0 | 36 | 100 | 100 |
|  | $B_1$ | 0 | 0 | 9 | 18 |
| Spinat | C | 31 | 38 | 52 | 76 |
|  | $B_1$ | 0 | 7 | 14 | 20 |

Vitamin C ist gegen Luftsauerstoff (besonders bei Hitze) sowie gegen Auslaugen empfindlicher als die übrigen Vitamine, deshalb wird es bei Versuchen über Vitamin-Verluste bevorzugt getestet. Da die anderen Vitamine keine so hohe Abnahme zeigen, kann man die Verluste bei Vitamin C als Maximalzahlen bewerten.

Für die sauerstoffempfindlichen Vitamine ist es nicht gleichgültig, aus welchem Material die Koch- und Bratgefäße bestehen, da kleine Spuren mancher Metalle und mancher Metalloxide als Katalysatoren der Oxidation wirken (Tabelle 42).

**Tabelle 42: Verluste an Vitamin C nach Garen in Töpfen aus verschiedenem Material (in %)**

|  | Tomaten | Sauerkraut |
|---|---|---|
| Aluminium, eloxiert | 18 | 36 |
| Eisenblech, emailliert | 18 | 38 |
| rostfreier Stahl | 22 | 30 |
| Hartstahl, emailliert | 24 | 34 |
| Jenaer Glas | 26 | 34 |
| Kupfer | 39 | 50 |

Die Verluste sind in Glasgefäßen meist etwas höher als in Metallgefäßen, weil das Kochgut wegen der schlechten Wärmeleitfähigkeit des Glases länger erhitzt werden muß. Aluminiumtöpfe sind nicht für alle Zwecke brauchbar, da sich Aluminium in Säuren und Basen auflöst.

Der gefährlichste Sauerstoffüberträger unter den Metallen ist das Kupfer. Darum sollten Kupfergefäße, auch wenn sie verzinnt sind, aus der Küche ganz verschwinden. In kupfernen Gefäßen tritt beim Kochen oft eine 100prozentige Zerstörung des Vitamins C ein.

Kupfer dient zwar zuweilen zum „Grünen" von Gemüse und zur Verhütung der grauen Kochfarbe, da Chlorophyll-Kupfer eine leuchtendgrüne Farbe hat. Diese kleinen Kupferspuren sind nicht gesundheitsschädlich, genügen aber, um die sauerstoffempfindlichen Vitamine weitgehend zu zerstören.

Auf die zahlreichen Untersuchungen in bezug auf den Gehalt an Nährstoffen und sonstigen Inhaltsstoffen von Lebensmitteln und Speisen bei küchenmäßiger Zubereitung seitens der Arbeitsgruppe *Zacharias* ist besonders zu verweisen (*Zacharias* und *Dürr*, 1984).

### 30.3 Verluste an Lebensmitteln und Nährstoffen im Haushalt

**Nicht verzehrbarer Anteil** (nonedible refuse): Lebensmittelteile, die üblicherweise nicht verzehrt werden, wie Knochen, Sehnen, Knorpel und Häute von

Schlachttieren; Stiele, Steine, Kerne von Obst; Strünke und äußere, nicht verwendbare Blätter von Gemüse; Kopf, Schwanz und Gräten von Fischen.

**Tischabfälle** (Plate waste): die verzehrbaren Mengen an Lebensmitteln, die als Reste oder Abfälle auf Tellern und anderen Utensilien belassen werden. Es kann sich sowohl um unvermeidliche Verluste handeln, wie Festhaften, Anbrennen von Nahrungsresten an Töpfen und Schüsseln, oder um Lebensmittel, die übrigbleiben.

**Küchenabfälle** (kitchen waste): vorbereitete Lebensmittel, die nicht serviert werden. Hierzu zählen auch derart während der Vorbereitung zu beurteilende Brat- und Kochfette.

**Verluste bei der Vor- und Zubereitung** (preparation loss): alle nicht verzehrbaren Anteile von Lebensmitteln, die als Abfall, Schwund oder Verlust sonstiger Art während der Lagerung, Vor- und Zubereitung der Nahrung zu werten sind.

**Tatsächlich verzehrte Lebensmittelmengen** (food as actually eaten): Hierbei handelt es sich um die tatsächlich verzehrten Mengen an einzelnen Lebensmitteln.

Die im Haushalt entstehenden Verluste an verzehrbarer Substanz können in Nährwerttabellen nicht berücksichtigt werden. Bei diesen Verlusten handelt es sich folglich nicht um den Abfall, der tabellarisch bereits zwischen Reinsubstanz und Verbraucherstufe berücksichtigt worden ist. Diese Verluste betreffen die verzehrbare Substanz, die dem menschlichen Konsum vorenthalten wird. Erst nach Berücksichtigung dieser Verluste kann man Angaben über die effektiv verzehrte Menge an Lebensmitteln machen.

Zwischen den verbrauchten und verzehrten Lebensmitteln kann folglich mengenmäßig ein großer Unterschied bestehen. Es kann sich um verschiedenartige vermeidliche und unvermeidliche Verluste handeln. Ihre Höhe ist von Lebensmittel zu Lebensmittel und Nährstoff zu Nährstoff sehr verschieden (*Wirths*, 1978 a).

Trotz bewährter Hilfsmittel für die Nährwertberechnung und vieler Daten über den Nahrungsverbrauch und den Verzehr an Lebensmitteln ist man ohne direkten Nachweis bei der Ermittlung dieser Verluste und ihrer Bestimmungsgründe im Einzelfall auf Schätzungen angewiesen. Nach eigenen Untersuchungen betragen sie für Protein 4–26%, Fett 6–38%, Kohlenhydrate 1–37%. Auf den Energiegehalt bezogen errechnen sich Anteile zwischen 2 und 30%. Der Hauptbestimmungsgrund für die Höhe dieser Verluste in der Haushaltsverpflegung dürfte die Höhe der für die Ernährung verfügbaren finanziellen Mittel sein.

Nach eigenen Erhebungen betragen die möglichen Verluste bei einzelnen Lebensmitteln zwischen 1 und 35% (Tabelle 43). Sehr geringe Verluste wurden bei alkoholhaltigen Getränken, Kakaopulver, Zitrusfrüchten und Eiern festgestellt. Ebenfalls gering sind Verluste bei Sahne und Dosenmilch. Die höchsten Verluste, mehr als 25%, wurden nachgewiesen bei fettem Speck, mittelfetten,

fetten und sehr fetten Fleischarten, fettreicher Wurst, Fisch- und Fischwaren, vielen Gemüsearten und Kartoffeln. Bereits bei den dominierenden Konsumgewohnheiten sowie Vor- und Zubereitungsmethoden ergeben sich von Haushalt zu Haushalt unterschiedliche Mengen. Bei den nachfolgend genannten Zahlen kann es sich nur um Näherungswerte handeln (*Wirths*, 1962, 1976 b).

Nach Abzug derartiger Verlustmengen von den in den Verbrauch genommenen Lebensmitteln erhält man die effektiv verzehrten Mengen an Lebensmitteln.

**Tabelle 43: Verluste an Lebensmitteln im Haushalt (in %)**

| | | | |
|---|---|---|---|
| Vollmilch | 5 | Butter | 5−10 |
| Magermilch, Buttermilch | 8 | Schlachtfette | 8−30 |
| Sahne, Dosenmilch | 3 | Schmalz | 10−16 |
| Käse | 3−25 | Margarine | 10−15 |
| Quark | 5 | Speiseöle | 10−15 |
| Eier | 2 | Speck, fett | 25−45 |
| Hülsenfrüchte | 5−15 | Frischfisch | 10−20 |
| Kartoffeln | 5−35 | Fischwaren | 5−25 |
| Kohl u. Kohlrabi | 20−35 | Weißbrot | 3−25 |
| Gurken u. Salate | 10−30 | Brötchen | 3−10 |
| Spinat, Melde | 10−25 | Weizenmehl | 5−10 |
| sonst. Gemüse | 10−20 | Mischbrot | 10−25 |
| Gemüsekonserven | 3−15 | Schwarzbrot | 5−18 |
| Gemüse, tiefgefroren | 3−15 | Nährmittel | 5−15 |
| Kernobst | 10−15 | Zitrusfrüchte | 1 |
| Steinobst | 10−20 | tropische Früchte | 5−10 |
| Rindfleisch, frisch | 5−20 | Obst | 15 |
| Schweinefleisch, frisch | 5−35 | Obstkonserven | 5−15 |
| Kalbfleisch | 5−15 | Fruchtsäfte | 2 |
| Geflügel, frisch | 5−15 | Marmelade | 2 |
| sonst. Fleisch | 5−15 | Zucker | 5 |
| Wurstwaren | 5−25 | Honig | 3−10 |
| Fleischkonserven | 15 | Kakaopulver | 1 |
| Fleisch, tiefgefroren | 6−10 | Rosinen | 3 |
| Schinken | 5−16 | alkohol. Getränke | 1 |

Die Verluste insgesamt lassen sich gliedern:

## 30.3.1 Verluste durch Haus- und Nutztiere

In Haushalten mit Haus- oder Nutztieren ergibt sich das Problem der eindeutigen Trennung von Lebensmitteln, die für den menschlichen und tierischen Verbrauch bestimmt sind. Manche dieser Haushalte stimmen den Einkauf an Lebensmitteln, teilweise auch den menschlichen Verzehr, mit dem tierischen Verbrauch ab. Insbesondere hat sich gezeigt, daß eine Resteverwertung durch Menschen in solchen Haushalten minimal ist.

In landwirtschaftlichen Haushalten werden Lebensmittel, die eigentlich der menschlichen Ernährung zugedacht sind, jedoch später der Fütterung von Haus- und Nutztieren zugeführt werden können, gemeinhin gering bewertet. Diese Einstellung wird auch dadurch beeinflußt, daß es sich vorwiegend um eigene Erzeugnisse handelt.

## 30.3.2 Verluste durch Personen

Von den bereits als Verbrauch erfaßten Lebensmittelmengen sind für den Verzehr die als Geschenk oder Spende weggegebenen demgemäß zu berücksichtigen. Solche müssen folglich von der ursprünglich in den Verbrauch genommenen Menge abgezogen werden.

Bei verzehrten Lebensmitteln, die im Haushalt von nicht ständig Beköstigten (Besuch, Schwarzarbeitern, Nachbarschaftshilfen, Mithelfenden in der Landwirtschaft) verzehrt werden, sind diese Personen mahlzeitenmäßig zu berücksichtigen.

Desgleichen müssen die ständig beköstigten Personen abgesetzt werden, die nicht alle Mahlzeiten einnehmen. Die als Verzehr angegebene Menge muß stets auf die Personen bezogen werden, die effektiv am Verzehr beteiligt sind.

## 30.3.3 Küchentechnische Verluste

Vom Einbringen der Lebensmittel in die Küche bis zum menschlichen Verzehr ist je nach Produkt eine längere oder kürzere Zeit vorgegeben, in der die meisten Lebensmittel quantitative und qualitative Einbußen erfahren können.

Was aus solchen Gründen an Lebensmitteln dem Verbrauch zugeführt wird, aber nicht zum menschlichen Verzehr gelangt, ist als küchentechnischer Verlust (wastage) zu bezeichnen. Als Verlust dieser Art gilt alle verzehrbare Substanz, die nach Einkauf oder Ernte, Vorbereitung und Verbrauch nicht zum Verzehr gelangt oder nach Einnahme der Mahlzeit verbleibt und nicht mehr als menschlicher Verzehr verwertet wird.

Derartige Verluste lassen sich nach Schwund, Verderb und Abfall gliedern.

### Schwund

Unter *Schwund* wird die im Lebensmittel vor sich gehende Loslösung und Ausscheidung von Stoffen aus ihrem ursprünglichen Zusammenhang verstanden. Dabei verlieren die Lebensmittel vor allem an Gewicht und Volumen. Bei Getreide, Hülsenfrüchten und anderen wasserarmen Produkten sind die Anteile gering. In wasserreichen Lebensmitteln, wie Kartoffeln, Gemüse, Obst, Fleisch und Fleischwaren, sind sie viel höher. Mit sinkender Temperatur und steigender Luftfeuchtigkeit ist der Gewichtsschwund ebenfalls geringer. Bei längerer Lagerdauer steigt der Schwund an. *Zacharias* und *Dürr* haben Einzelwerte bei langfristiger Aufbewahrung verschiedener Lebensmittel veröffentlicht (Tabellen 44 und 45).

In der Gemeinschaftsverpflegung spielt Schwund einschließlich des beim Garen entstehenden Gewichtsverlustes, insbesondere bei der Mengendeklaration auf Speiseplänen, und hier vor allem bei „Leitprodukten" wie Fleisch und Fisch, eine bedeutende Rolle. Ein Teil der durch Schwund entstehenden Gewichts- und Nährstoffminderung bleibt im Kochwasser von Kartoffeln und Gemüse, in der Bratensoße von Fleisch erhalten und kann, zumindest teilweise, verwertet werden.

**Tabelle 44: Gewichtsschwund bei der langfristigen Aufbewahrung verschiedener Gemüsearten und Äpfel im Haushaltskeller[1]) (Lagerung direkt nach der Ernte in Holzsteigen ohne Verpackung. Mittelwert aus 3jährigen Untersuchungen)**

| | Sorte | Schwund nach Monaten in % | | | | | | | |
|---|---|---|---|---|---|---|---|---|---|
| | | 1 | 2 | 3 | 4 | 5 | 6 | 7 | 8 |
| Möhren | Rote Riesen | 10 | 22 | 27 | 49 | – | – | – | – |
| | lg.r.st.oh. Herz | 8 | 19 | 32 | 44 | – | – | – | – |
| Rote Bete | Rote Kugel | 10 | 22 | 33 | 45 | – | – | – | – |
| Rotkohl | Winterrot | 9 | 17 | 26 | 35 | 46 | – | – | – |
| Sellerie | Invictus | 18 | 34 | 50 | – | – | – | – | – |
| Weißkohl | Marner Lagerweiß | 7 | 15 | 23 | 30 | 37 | – | – | – |
| Kartoffeln[2]) | Lori | – | 1 | 2 | 2 | 3 | 3 | 4 | 5 |
| Kartoffeln[3]) | Lori | 2 | 4 | 5 | 6 | 8 | 10 | 13 | 17 |
| Äpfel | Berlepsch | 5 | 8 | 11 | 12 | – | – | – | – |
| | Boskoop | 5 | 9 | 16 | 17 | 19 | 20 | – | – |
| | Cox Orange | 10 | 13 | 15 | – | – | – | – | – |
| | Golden Delicious | 6 | 12 | 15 | 17 | 20 | – | – | – |
| | Goldparmäne | 6 | 7 | 11 | 14 | – | – | – | – |
| | Jonathan | 3 | 5 | 6 | 8 | 12 | 13 | – | – |
| | Ontario | 3 | 4 | 6 | 7 | 9 | 10 | – | – |
| | Glockenapfel | 5 | 9 | 12 | 14 | 16 | 17 | – | – |

1) Keller (halbhoch, Lehmboden)
   Temperatur schwankend zwischen 9 °C und 15 °C
   rel. Luftfeuchtigkeit schwankend zwischen 68% und 84%
2) Tiefkeller (Lehmboden)
   Temperatur schwankend zwischen 4 °C und 14 °C
   rel. Luftfeuchtigkeit schwankend zwischen 80% und 90%
3) Keller (halbhoch, betonierter Boden)
   Temperatur schwankend zwischen 7 °C und 14 °C
   rel. Luftfeuchtigkeit schwankend zwischen 60% und 76%
Quelle: Zacharias, R., Dürr, H. (1984)

**Tabelle 45: Gewichtsschwund bei der kurzfristigen Aufbewahrung verschiedener Gemüsearten (Lagerung direkt nach der Ernte einzeln in Körben bzw. im Kühlschrank in den entsprechenden Behältern)**

| | Lager-dauer Tage | Gewichtsschwund in % Kühl-schrank[1] | Keller[2] | Speise-kammer[3] |
|---|---|---|---|---|
| Blumenkohl | 7 | 20 | 12 | 64 |
| Buschbohnen | 3 | 5 | 2 | 6 |
| Endivie | 7 | – | 14 | – |
| Gemüseerbsen | 2 | 6 | 8 | 8 |
| Kopfsalat | 3 | 4 | 5 | 21 |
| Rosenkohl | 2 | 3 | 2 | – |
| Spinat | 2 | 8 | 5 | 10 |

1) Temperatur 3– 4°C, rel. Luftfeuchtigkeit 60–70%
2) Temperatur 12–14°C, rel. Luftfeuchtigkeit 70–80%
3) Temperatur rd 20°C, rel. Luftfeuchtigkeit 50–60%
Quelle: Zacharias, R., Dürr, H. (1984)

## Verderb

Ein *Verderb* an Lebensmitteln geht auf mangelnde und unzutreffende Bevorratung oder einen unzureichenden Schutz, folglich auf Unterlassung oder Unachtsamkeit der für die Vorratspflege verantwortlichen Person oder unzureichende sowie ungeeignete Vorratsaggregate zurück. Auch beim Einkauf können bereits verdorbene sowie teilverdorbene Erzeugnisse erworben worden sein. Verderb wird durch pflanzliche und tierische Schädlinge, extreme Einflüsse von Frost, Licht, Wärme, Hitze, Feuer, Feuchtigkeit, Schmutz und Staub verursacht. Eingekellerte Kartoffeln, eingelagertes Gemüse oder Obst, Getreide- und Mehlvorräte, Fleisch und Fleischwaren, Milch und Milchprodukte, Getreideerzeugnisse, Backwerk, Mühlenprodukte sind fortwährend von den Einflüssen des Verderbs umgeben, wenn diese nicht vom Menschen vorsätzlich eingedämmt werden.

Der Verderb an Kartoffeln durch Frost und Fäulnis wird zusammen mit dem Lagerschwund jährlich auf etwa 10% der geernteten Mengen geschätzt.

Ferner ist auf den Verderb an verzehrbarer Substanz zu verweisen, der bei Mahlzeitenresten entsteht; in Einpersonenhaushalten auch infolge zu großer Gebinde.

## Abfall

*Abfall* an Lebensmitteln entsteht zwangsläufig, wo diese für den menschlichen Verzehr hergerichtet werden. Die Abfallmenge läßt sich nach Küchen- und Tellerabfall differenzieren. Der Abfall ist weitgehend auf die unmittelbare Mitwirkung des Menschen zurückzuführen. Er kann unter allen Verlustarbeiten

274

das größte Ausmaß annehmen. Vielfalt und Bedeutung, die dem Küchenabfall zukommen, rechtfertigen es, sich mit der Art seiner Entstehung auseinanderzusetzen.

Ursachen des Abfalls von Lebensmitteln können sein:
– Zusammensetzung und Beschaffenheit der Lebensmittel (Kerne und Steine von Obst, Kartoffelschalen, Deckblätter von Gemüse);
– Behandlung der Lebensmittel bei der Ernte, auf dem Markt, im Handel, während der Lagerung, in der Küche. Dazu zählen auch unsachgemäße Bergung der Lebensmittel, Nachlässigkeit in der Pflege der Lebensmittel im Handel, bei Lagerung und Bevorratung. Langdauernde Transportwege verursachen größeren Abfall;
– unzweckmäßiger Gebrauch küchentechnischer Einrichtungen und Hilfsmittel bei Vor- und Zubereitung der Lebensmittel. Arbeits- und zeitsparende Maschinen und Geräte haben nicht immer eine abfallsparende Wirkung;
– unzweckmäßiger Einsatz menschlicher Arbeitskräfte, insbesondere in der Großküche, die aus Mangel an Kenntnissen oder aus Gleichgültigkeit wenig geeignet sind.

Wie hoch die Mengen an Lebensmitteln sind, die als Küchenabfall entstehen, ist wegen der Schwierigkeit und des Aufwandes der Personen noch verhältnismäßig wenig untersucht worden. Soweit Ergebnisse vorliegen, weichen diese von Produkt zu Produkt stark voneinander ab. Normwerte für die Höhe der Küchenabfälle lassen sich nicht mitteilen. Daher können nur Näherungswerte genannt werden.

## 30.4 Bestimmung der Verluste im Haushalt

Bei der Bestimmung der küchentechnischen und sonstigen Verluste (wastage, discard) gilt das Hauptinteresse den bei der Speisezubereitung entstehenden Verlusten.

Nach eigenen Erhebungen lassen sich diese wie folgt ordnen:

– Lebensmittel, die dem Verzehr verlorengehen, wenn die Produkte in die Küche kommen, sowie vor oder während der Verarbeitung;
– Lebensmittel, die nach dem Garen und vor dem Anrichten verlorengehen;
– Lebensmittel, die verderben, anbrennen oder durch sonstige Einwirkungen beim Servieren der Mahlzeiten ungenießbar werden;
– Verluste an verzehrbarer Substanz, die durch Anhaften an Küchenutensilien (Platten, Tellern, Töpfen, Pfannen, Bestecken, Geschirren) entstehen;
– Lebensmittel, die auf Tellern und anderen Eßutensilien nach der Mahlzeit zurückbleiben;

- zurückgebliebene Lebensmittel, die nicht mehr für eine spätere Mahlzeit verwertet werden;
- Lebensmittel, die bei Reinigung und Aufräumen von Schränken, Regalen, Aufbewahrungs- und sonstigen Lagerfächern sowie Kühlschränken, Tiefgefriergeräten weggeworfen werden oder sonstwie dem Verzehr verlorengehen.

Bei den meisten Lebensmitteln zeigen sich sehr unterschiedliche Möglichkeiten für die Entstehung dieser Verluste, wie die folgende gruppenmäßige Gliederung vermittelt:

**Getreideerzeugnisse**

- Brot, Brötchen, Backwerk, die alt, feucht, schimmlig, unförmig, mißgestaltet oder trocken geworden sind;
- Endkrusten vom Brot, die zu hart geworden sind;
- Brot oder anderes Backwerk, das in Krumen zerbrochen ist;
- Brotteile, die weggeworfen werden;
- Backwerk, das nicht mehr für genügend knusprig gehalten wird;
- Backwerk, dessen Füllung schlecht ist oder für ungenießbar gehalten wird;
- Mehl, andere Mühlenerzeugnisse und Teigwaren, die zu lange aufbewahrt worden sind;
- Mehl und andere Mühlenerzeugnisse, die verschüttet wurden oder bei der Zubereitung anbrannten.

**Zucker und zuckerreiche Lebensmittel**

- Zucker, der verschüttet wird;
- Zucker, der hart oder klumpig geworden ist;
- Zucker in verborgener Form in Lebensmitteln, die nicht verzehrt werden;
- Marmelade, Sirup, Gelee, Konfitüren u. ä., die gären oder schimmelig geworden sind;
- Zuckerwaren und Süßigkeiten, die bei der Bereitung oder während des Essens in Verlust geraten;
- Zucker in Getränken, die nicht verbraucht werden;
- Sirup, Honig und Marmeladen in Lebensmitteln, die weggeworfen, umgeschüttet werden oder hinfallen.

**Kartoffeln**

- angefaulte, stark gekeimte, erfrorene Kartoffeln;
- auf Tellern verbleibende und nicht mehr verzehrte Kartoffeln;

- Kartoffeln enthaltende Lebensmittel, die als Reste verbleiben;
- zu alt gewordene, vertrocknete oder verschimmelte Kartoffeln;
- zu kleine oder unförmige Kartoffeln;
- Kartoffelerzeugnisse, die ungenießbar geworden sind.

**Gemüse und Früchte**

- verzehrbare Teile, die abgeschnitten werden oder dem Konsum verlorengehen, nachdem sie in die Küche gelangt sind;
- angefaultes, vertrocknetes, gequetschtes, übelriechendes, geschmackloses, weiches, saftloses Gemüse und Obst;
- Gemüse und Obst als Teile von Lebensmitteln, die anbrennen oder andere Schäden aufweisen;
- Obst- und Gemüsesäfte, die nicht getrunken werden;
- nicht verzehrte Garnierungen (Tomaten, Petersilie, Salatblätter);
- Reste von Gemüse und Früchten auf Platten und Tellern;
- zu lange in der Küche gelagerte Gemüse und Früchte.

**Fleisch**

- nicht verzehrtes Fleisch, wenn es abgeschnitten oder sonstwie entfernt wird, nachdem es in die Küche gelangt;
- Fleisch, das durch küchentechnische Maßnahmen, wie Vorbereitung zum Garen, Braten, während des Garens, beim Auflegen auf Fleischplatten, beim Abnehmen von Fleischplatten, dem Verzehr verlorengeht;
- Fleisch, das auf Tellern und an Knochen verbleibt;
- Fleisch, das verdirbt;
- Fleisch, das bei der Vor- und Zubereitung anbrennt oder sonstwie ungenießbar wird.

**Milch und Milcherzeugnisse (außer Butter)**

- Milch, die in Gläsern, Kinderflaschen, als Kaffee- oder Teezusatz oder Milchsuppe zurückbelassen wird;
- Rahm, Sahne, Kondensmilch und andere Milchprodukte, die durch Einwirkungen während der Lagerung ungenießbar werden;
- Milch und Milchprodukte einschl. Käse und Quark, die als Reste bleiben;
- Milch in anderen Lebensmitteln, die nicht vollständig verzehrt werden;
- angebrannte, saure oder nicht schmackhafte Milch, Sahne und Rahm;
- schimmeliger, verdorbener sowie ausgetrockneter Käse und Quark;
- Speiseeis, das dem Verzehr vorenthalten wird;
- Trockenmilch, die verdorben oder ungenießbar geworden ist.

**Eier**

- Eiklar, das in rohem Zustand nicht vollständig aus der Schale entfernt wird;
- zerbrochene Eier;
- gekochte, gebackene, gebratene Eier, die als Rest an Eßutensilien bleiben;
- faule oder aus sonstigen Gründen ungenießbare Eier;
- gekochte Eier, die nicht vollständig aus der Schale entfernt werden;
- Eier in anderen Lebensmitteln, die nicht verzehrt werden.

**Fische und Fischwaren**

- Fische und Fischwaren, die zu lange aufbewahrt werden;
- Fischfleisch, das an Gräten oder anderen nicht verzehrten Teilen haftet;
- Fisch, der bei Vor- oder Zubereitung ungenießbar wird;
- Fisch und Fischwaren als Teile anderer Lebensmittel, die nicht verzehrt werden.

**Fette und Öle**

- Koch- und Bratfett sowie Fett in anderen Lebensmitteln, das als Tropf-Fett verlorengeht;
- Fett für Krapfen, Pommes frites oder andere Lebensmittel, die schwimmend in Fett gebraten werden, das nicht verwertet wird;
- Fett, das auf Küchenutensilien, Handtüchern, Servietten, Tischdecken tropft;
- Fett, das von Suppen, Bratensoßen, Milch abgeschöpft wird oder vom Braten abrinnt;
- Fett, das an Küchenutensilien haftet;
- Fett, das bei den Mahlzeiten bewußt zurückgelassen wird;
- Öl, das von Fischkonserven abtropft und ungenutzt bleibt;
- Fett in Lebensmitteln, die verschüttet, ausgegossen oder sonstwie bei der Lagerung, Vorbereitung oder dem Anrichten verlorengehen;
- Fette und Öle, die ranzig geworden sind;
- Fett in anderen Lebensmitteln, die bei der Aufbewahrung verdorben sind;
- Reste von Fetten und Ölen, die nicht gegessen werden;
- Fett als Brotaufstrich, in Soßen und Tunken, Gemüse, Salaten, die nicht gegessen werden.

Um die Verlustbestimmungen bei Lagerung, Vor- und Zubereitung zu vervollkommnen, lassen sich in Untersuchungen über Haushalts- und Großküchenverpflegung weitere Fragen stellen. Fragen und Antworten sind prinzipiell der Gefahr der individuell unterschiedlichen Auslegung ausgesetzt. Angaben über die Höhe solcher Verluste sind diesem Makel ausgesetzt. Deswegen lassen sich auch keine Nährwerttabellen dieser Art mit verbindlichen Angaben kompilieren.

Die zahlreichen Literaturangaben und eigenen Untersuchungen über qualitative und quantitative Nährwertverluste, denen verschiedene Ausgangsprodukte und Bedingungen zur Bestimmung zugrunde liegen, sind in dieser Enumeration nicht enthalten.

# 31 Konservierung von Lebensmitteln

Die erste Konserve, die der Mensch erfand, war das Trockenfleisch, die erste pflanzliche Konserve das Brot. Freilich nicht das heutige Brot mit der porösen Krume, sondern ein steinhartes Fladenbrot. Südtiroler Bauern backen heute noch ihren Brotvorrat für einige Monate ohne Sauerteig in Form von runden, fingerdicken Scheiben, die man in Milch oder Wasser einweichen muß, ehe man sie beißen kann.

Warum verwendet man Konserven, wenn frische Nahrung zweifellos gesünder ist? Weil die Nahrungsmittel auch außerhalb der Erntezeit gebraucht werden. Die Konservierung hat die Aufgabe, diejenigen Nahrungsmittel, die nicht sofort verwendet werden können und daher aufbewahrt werden müssen, vor dem Verderb zu schützen. Im letzten Jahrhundert hat sich die Bevölkerung der Großstädte vervielfacht und es notwendig gemacht, Lebensmittel von weither zu transportieren und in konservierter Form zu lagern.

Die Ursachen für den Verderb von Nahrungsmitteln sind teils chemischer, teils biochemischer Art. Am chemischen Verderb ist wesentlich der Luftsauerstoff beteiligt, zum Teil bei Lichteinwirkung. Der Verderb auf biochemischem Wege ist meist auf Mikroorganismen (Mikroben) zurückzuführen (Bakterien, Hefen, Schimmelpilze), oft aber auch auf die Enzyme der Lebensmittel selbst.

Die Luft der bewohnbaren gemäßigten und warmen Zonen der Erde ist erfüllt von staubfeinen Bakterien, Schimmelpilzsporen usw., denen es möglich ist, viele Jahre im „scheintoten" Zustand zu verbringen. Fallen Bakterien auf feuchte Stoffe, die ihnen als Nahrung dienen können, so erhöht sich ihr Stoffwechsel, und die Kleinlebewesen beginnen sich zu teilen. Unter günstigen Bedingungen kann zeitweise etwa alle 30 Minuten eine Teilung stattfinden, so daß aus einem Bakterienkeim innerhalb von 15 Stunden eine Milliarde Mikroorganismen entstehen.

Bakterien vermehren sich durch Zellteilung, Pilze durch Sporen, Hefen meist durch Sprossung. Unter besonderen Umständen vermögen aber auch viele Bakterien und Hefen Sporen zu bilden.

Um die Vermehrung von Mikroorganismen zu verhindern, entzieht man ihnen die Lebensbedingungen. Die günstigsten Temperaturen für ihren Lebensprozeß liegen zwischen 25° und 35 °C. Über 70 °C sterben die meisten ab, aber Sporen können bis 120 °C am Leben bleiben. Bei tiefen Temperaturen werden Mikroorganismen nicht getötet, stellen aber vorübergehend ihre Lebenstätigkeit ein.

Ohne Feuchtigkeit können die Kleinlebewesen sich nicht vermehren, aber Sporen überdauern auch Trockenheit. Was den Nährboden anlangt, stellen die einzelnen Mikroorganismen recht unterschiedliche Anforderungen. Es gibt aber Bedingungen, die von den meisten schlecht vertragen werden, z. B.

starke oder mittelstarke Säuren, hohe Salzkonzentrationen, hohe Zuckerkonzentrationen. Manche Stoffe, die für höhere Lebewesen in kleinen Mengen ungiftig sind, wirken auf Mikroorganismen als tödliche Gifte (z. B. Benzoesäure).

Folgende Arten der Konservierung kommen für die verschiedenen Nahrungsmittel einzeln oder kombiniert zur Anwendung:

1. Konservieren durch Wasserentzug
   – dörren und trocknen
   – Gefriertrocknung

2. Konservieren durch Erhitzen
   – sterilisieren
   – pasteurisieren

3. Konservieren durch Kälte
   – Frischhaltung
   – Gefrierkonservierung

4. Chemische Konservierung
   – einsalzen und pökeln
   – räuchern
   – Zuckerzusatz
   – Alkoholzusatz
   – Säurezusatz
   – biochemische Konservierung
   – synthetische Konservierungsmittel

5. Konservieren durch Bestrahlung

## 31.1 Konservierung durch Wasserentzug

**Dörren und Trocknen**

Das Trocknen oder Dörren von Obst, Gemüse, Hülsenfrüchten und Pilzen geschieht an der Luft, an mäßig warmen Herdstellen oder in dazu besonders geeigneten Trockenschränken. Dabei wird den Nahrungsmitteln der natürliche Wassergehalt entzogen, und damit werden Wachstum und Vermehrung der Mikroorganismen verhindert. Alle Gemüse- und Obstarten, aber auch Fisch und Fleisch, sind wasserreich.

Die entwässerten Nahrungsmittel haben infolge des Wasserentzugs einen 3- bis 8mal höheren Nährstoffgehalt.

Das zum **Dörren** bestimmte Obst muß vollreif und von bester Beschaffenheit sein. Alle nicht zu wasserreichen Arten sind geeignet. Äpfel und Birnen werden geschält, vom Kerngehäuse befreit und in gleiche Stücke oder Ringe geschnitten. Kirschen, Pflaumen, und Mirabellen werden im mäßig warmen Backofen oder an der Sonne vorgetrocknet. Beerenobst muß gut verlesen und von Stielen befreit sein.

Das vorbereitete Obst wird auf Obsthorden ausgebreitet und entweder an schattigen Plätzen bei guter Luftbewegung oder im Backofen bei 60 bis 80 °C getrocknet. Wenn es sich elastisch anfühlt, biegen läßt und beim Durchbrechen keinen Saft mehr zeigt, ist die Trocknung beendet.

Gemüse muß zum **Trocknen** frisch, jung und zart sein, wird kochfertig vorbereitet und meist blanchiert.

Schneidet man einen Apfel oder eine Kartoffelknolle an und läßt sie an der Luft liegen, so färbt sich die Schnittfläche allmählich braun. Die Ursache dafür ist in der Wirkung einiger zelleigener Enzyme zu suchen. So verwandelt die **Tyrosinase** das **Tyrosin** (und ähnliche Verbindungen) in dunkelgefärbte **Melanine** um. Bei diesen enzymatischen Vorgängen treten auch unangenehme Gerüche auf.

Das **Blanchieren** verhindert solche Vorgänge: Man brüht das Gemüse kurz ab, oder man kocht es 2 bis 3 Minuten, um es anschließend in kaltem Wasser schnell abzukühlen. Dadurch werden die Enzyme zerstört, und die Verfärbungen bleiben aus. Gewisse Vitaminverluste sind dabei nicht zu vermeiden.

Das vorbereitete Gemüse wird ebenfalls auf Horden gelegt und bei 80 bis 100 °C getrocknet. Bewährt haben sich bei Gemüse Trockenschränke, deren Horden abwechselnd mit Trockengut und mit Silikagel beschickt sind. Silikagel enthält neben gekörnter, poröser Kieselsäure ein Kobaltsalz als Feuchtigkeitsanzeiger; es ist in trockenem Zustand blau, in feuchtem rosa. Feuchtes Silikagel läßt sich durch Erhitzen trocknen und ist dann von neuem verwendbar.

**Pilze** werden vor dem Trocknen geputzt und zerkleinert, jedoch nicht gewaschen, weil sie sonst häßliche Verfärbungen zeigen. Das Trocknen erfolgt wie bei Gemüse.

Für das **Trocknen temperaturempfindlicher Produkte** wie Getreide, Zucker, Luzerne, Fischmehl wurden Apparate entwickelt, in denen die Teilchen durch einen Warmluftstrom von der Aufgabestelle bis zum Auslauf bewegt und gleichzeitig getrocknet werden.

**Flüssige Produkte** trocknet man durch Eindampfen in beheizbaren Vakuumkesseln oder durch die Sprüh- und Walzentrocknungsverfahren, die bei der Herstellung von Trockenmilch kurz besprochen wurden.

## Gefriertrocknung

Die bisher beschriebenen Trocknungsmethoden reichen zum Teil bis in das graue Altertum zurück und liefern oft wenig ansprechende Produkte. Zu diesen alten Verfahren ist in den letzten Jahren die Gefriertrocknung (Lyophilisierung) hinzugetreten. Sie wird schon seit Jahrzehnten für besonders hochwertige pharmazeutische Produkte, wie Trockenblutplasma, Vakzine- und Hormonpräparate sowie Arzneistoffe, eingesetzt. Die Qualität des Ausgangsproduktes bleibt bei der Gefriertrocknung wie bei keinem anderen Trocknungsverfahren erhalten.

Gefriertrocknung ist ein physikalischer Vorgang, den jeder kennt, der schon einmal im Winter zum Trocknen aufgehängte Wäsche in hartgefrorenem Zustand hat trocknen sehen. Während dieser Vorgang aber bei normalem Luftdruck stattfindet, wird die Gefriertrocknung als Vakuumprozeß durchgeführt. Das gefrorene Wasser des Trocknungsgutes verdampft, ohne zu schmelzen, man sagt, es sublimiert. Der anfallende Wasserdampf wird abgesaugt.

Gefriertrocknungsanlagen bestehen aus mehreren Bauelementen. Die zu trocknenden, tiefgekühlten Güter werden entweder in vakuumdichten Behältern gelagert oder auf Wagen durch tunnelförmige Trocknungskammern gefahren. Der aus den Lebensmitteln austretende Wasserdampf wird entweder durch Dampfstrahlsauger abgepumpt oder in Eisform bei $-40°C$ kondensiert. Den zu trocknenden Nahrungsmitteln muß ständig Wärme zugeführt werden, sonst würde ihr Eiskern dauernd weiter abgekühlt. Zur Sublimation des Eises aus den Lebensmitteln werden große Wärmemengen benötigt, etwa 700 kcal pro kg Eis. Das Gut liegt darum auf Heizplatten, die auf 30 bis 100°C angeheizt werden und deren Temperatur automatisch so geregelt wird, daß niemals ein Schmelzvorgang des Eises eintritt.

Das Trockengut schrumpft bei diesem Verfahren nicht. Chemische Umsetzungen durch Temperatureinwirkung werden bei der starken Kühlung vermieden. Geschmacks- und Duftstoffe bleiben wie bei keinem anderen Trocknungsverfahren erhalten. Das in der Größe mit dem Ausgangsmaterial übereinstimmende Trockenprodukt ist ein feinkapillarer Schwamm, der sich bei Zugabe von Wasser innerhalb weniger Minuten wieder vollsaugt. Das Gewicht der gefriergetrockneten Güter ist entsprechend dem Wassergehalt der Ausgangsprodukte verringert. Gemüse verlieren rund 90% ihres Frischgewichtes, Fisch etwa 80%, Fleisch rund 60%. In der Trockenform sind die Nahrungsmittel gegen mikrobielle Zersetzung geschützt, obwohl sie nicht keimfrei sind, denn ohne Wasser können die Mikroorganismen sich nicht vermehren. Die Aufbewahrung der getrockneten Nahrungsmittel findet bei üblicher Raumtemperatur statt.

Die Anlage ist für die Gefriertrocknung von Orangensaft oder Kaffee-Extrakt ebensogut geeignet wie für die Trocknung von Tomatenpülp Erdbeeren, Fleisch in Würfeln oder Scheiben und Fischfilet.

Das Verfahren ist noch kostspielig, da es erst wenige Jahre dem Versuchsstadium entwachsen ist. Es gibt zahlreiche Trockensuppen mit gefriergetrocknetem Fleisch und Gemüsen sowie gefriergetrocknete Gerichte.

## 31.2 Konservierung durch Erhitzen

### Sterilisieren

Durch das Sterilisieren in luftdicht abgeschlossenen Behältern bei der Temperatur des kochenden Wassers (100°C) können die in Lebensmitteln stets vorhandenen Mikroorganismen und der größte Teil ihrer Sporen abgetötet oder in ihrem Wachstum so gehemmt werden, daß während der üblichen Lagerzeit kein Verderb eintritt. Fleisch und Gemüse können für lange Zeit mit Sicherheit haltbar gemacht werden, wenn man zur Sterilisation Autoklaven (Druckbehälter) verwendet, in denen Temperaturen bis 120°C erreicht werden. Auch Sporen sind dann mit Sicherheit vernichtet. Durch die große Hitze werden gleichzeitig auch ihre Enzyme zerstört, so daß sie bei Lagerung nicht mehr schädigend auf die Lebensmittel einwirken können. Bei säurehaltigem Obst und bei Obstsäften kann die gleiche Wirkung schon bei Temperaturen von 80 bis 100°C erzielt werden.

Neben der Temperatur muß beim Sterilisieren auch die Erhitzungszeit richtig gewählt werden, wenn einerseits die gewünschte Haltbarkeit erreicht, andererseits die ernährungsphysiologische Qualität der Lebensmittel so gut wie möglich erhalten werden soll.

Die öfter empfohlene „Sterilisation" durch Luftentzug hindert natürlich nicht das Wachstum der anaeroben Bakterien, die keinen Sauerstoff benötigen, und schließt daher das Verderben nicht aus.

Das **Einkochen in Gläsern** hat den Vorteil, daß die sterilisierten Nahrungsmittel sichtbar bleiben. Die vorbereiteten Produkte (Obst, Gemüse, Fleisch) werden in gut gesäuberte Gläser gefüllt, mit Gummiringen und Deckeln versehen und durch den Druck einer Metallfeder oder Metallklammer zugehalten. So verschlossen, werden sie auf den Siebeinsatz eines Einkochapparates gesetzt und im Wasserbad erhitzt. Die durch Hitze ausgedehnte Luft sowie Wasserdampf entweichen unter geringem Heben des Deckels nach außen. Nach dem Abkühlen herrscht im Glasgefäß ein Unterdruck, der Deckel wird durch den äußeren Luftdruck fest auf den Gummiring und dieser auf den Glasrand gedrückt, so daß keine Außenluft (mit Keimen) in das Gefäß dringen kann.

Obst kann roh oder mit Zuckerersatz sterilisiert werden. Die Erhitzungszeiten liegen zwischen 25 und 40 Minuten, die Temperaturen zwischen 75 und 90°C.

Bei Gemüse kann sowohl rohe Ware als auch eine vorgekochte oder vorgedämpfte verwendet werden. Die Erhitzungszeiten liegen zwischen 60 und 100 Minuten, die Temperaturen zwischen 75 und 100°C oder, wenn möglich, 120°C.

Bei Fleisch eignen sich sowohl frisches, rohes Fleisch (gut abgehangen), als auch gekochtes, gedünstetes, geschmortes, gebratenes Fleisch und Geflügel sowie Wurstmasse. Die Sterilisationszeiten liegen zwischen 80 und 140 Minuten, die Temperatur beträgt 100°C oder, wenn möglich, 120°C.

Der Inhalt einmal geöffneter Gläser unterliegt einem raschen Verderb durch Hinzutritt neuer Keime und muß daher schnellstens verbraucht werden.

Während das Einkochen in Gläsern meist dem Haushalt vorbehalten bleibt, ist das **Einkochen in Dosen** für die Großküche vorteilhafter. Blechdosen sind billiger in der Anschaffung und unzerbrechlich; sie lassen sich leicht in jedem Topf oder Kessel sterilisieren. Da beim Sterilisieren in Dosen das gleiche Prinzip vorliegt wie beim Sterilisieren in Gläsern, gelten auch die gleichen Sterilisationsbedingungen.

Wir unterscheiden dem Material nach Weißblechdosen aus verzinntem Eisenblech; sie werden für Gemüse, Fleisch und Wurst verwendet. Weißblechdosen aus verzinntem Eisenblech, innen mit säurefestem Lack überzogen. Sie eignen sich auch für Früchte, Marmeladen, Essiggemüse und Pilze.

Gut sterilisierte Dosenkonserven sind jahrelang, ja jahrzehntelang haltbar. Dosen mit hochgewölbtem Deckel sind verdorben; der erhöhte Innendruck rührt von Gasentwicklung durch Fäulnis oder Gärung her. Angebrochene Dosen sind nicht haltbar und müssen sofort verbraucht werden.

Beim **Sterilisieren** werden die Eigenschaften fast aller Lebensmittel stark verändert. Die Konserve ist ein anderes Produkt als die frische Ausgangsware. Die Verluste an Nährstoffen betreffen kaum Eiweiß, Kohlenhydrate und Fett, wohl aber Vitamine und Aromastoffe (Tabelle 46):

**Tabelle 46: Verlust an Vitamin C beim Konservieren in Gläsern und Dosen**
(Vitamingehalt der rohen Hülsenfrüchte = 100%)

| | Behälter | Temperatur | Dauer | Vitamin-C-Verlust |
|---|---|---|---|---|
| Bohnen (gekocht) | Glas | 100°C | 90 Min. | 37% |
| Bohnen (gekocht) | Dose | 100°C | 120 Min. | 45% |
| Erbsen (gekocht) | Glas | 100°C | 90 Min. | 36% |
| Erbsen (gekocht) | Dose | 100°C | 90 Min. | 30% |

**Pasteurisieren**

Das Pasteurisieren ist bereits beim Haltbarmachen von Milch erwähnt worden. Bei Obstsäften ist das Pasteurisieren dem Sterilisieren vorzuziehen, da Mikroorganismen und ihre Sporen in saurer Lösung bereits bei 72 bis 75°C getötet werden und das Aroma erhalten bleibt.

Der Obstsaft kann auf verschiedenem Wege gewonnen werden. So zerkleinert man z. B. Äpfel in einer Fräsmühle und preßt sie in einer Fruchtpresse aus. Die so erhaltene „Maische" wird durch Preßtücher gedrückt und dadurch filtriert. Die ablaufenden Obstsäfte heißen Süßmoste – im Gegensatz zu den Gärmosten, bei denen der Zucker durch Hefen in Alkohol und Kohlendioxid gespalten wird.

Süßmoste können in offenen oder verschlossenen Flaschen pasteurisiert werden. Im ersten Falle werden die Flaschen bis 2 cm unter dem Rand gefüllt, auf einen Rost in einen Topf gestellt und in diesem Wasser bis 5 cm unter dem Flaschenrand eingefüllt. In eine Flasche wird ein Thermometer gesteckt und das Wasser so lange erhitzt, bis die Temperatur auf 75°C gestiegen ist. Dann nimmt man die Flaschen schnell heraus, verschließt sie und deckt sie zu, damit sie die Temperatur noch eine Weile halten.

Beim Pasteurisieren in verschlossenen Flaschen wird der Saft bis 8 cm unter dem Rand gefüllt und die Korken mit einem Korkhaken gesichert, damit sie nicht herausgedrückt werden. Eine der Flaschen bleibt offen, in diese wird ein Thermometer eingetaucht.

Es darf nicht unerwähnt bleiben, daß man Süßmost auch auf kaltem Wege entkeimen kann. Der Saft wird durch Entkeimungsfilter gepreßt, die so feine Poren haben, daß sie von Mikroorganismen nicht passiert werden können. Diese Kaltentkeimung kommt nur industriell für große Süßmostmengen in Frage.

Für saftreiche Früchte, besonders für Beerenobst, wird das **Dampfentsaften** angewandt. Durch heißen Wasserdampf werden die Früchte zum Platzen gebracht und ausgelaugt; der Saft läuft aus, wird filtriert, heiß aufgefangen und heiß in heiße Flaschen gefüllt. Da dieses Verfahren recht schnell geht und das Aroma gut erhalten bleibt, werden auch Apparate zur Dampfentsaftung verwendet.

Über Fruchtsäfte siehe auch Kapitel 24.2.

## 31.3 Haltbarmachen durch Kälte

Für jedes Lebewesen, auch für Mikroben, gibt es einen bestimmten Temperaturbereich, in dem es am besten gedeihen kann. Obwohl erst bei −7°C das gesamte bakterielle Leben erstarrt, so stellen bei plus 2 bis 5°C die meisten Bakterien ihre Vermehrung ein.

Beim Haltbarmachen durch Kälte ist zu unterscheiden zwischen der Lagerung über dem Gefrierpunkt – der **Frischhaltung** – und dem Gefrieren mit anschließender Lagerung bei Temperaturen unter dem Gefrierpunkt – der **Gefrierkonservierung.** Während bei der Frischhaltung die meisten Lebensmittel ihre Struktur nicht wesentlich verändern und der Stoffwechsel lebender Frucht- und Pflanzenteile – wenn auch verlangsamt – weiterläuft, werden alle stark wasserhaltigen Lebensmittel durch die Eisbildung in den Zellen beim Gefrieren mehr oder weniger stark verändert. Pflanzliche Produkte sterben den Kältetod und fallen nach dem Auftauen einer raschen Zerstörung anheim.

## Frischhalten von Lebensmitteln

Für das Frischhalten von Lebensmitteln verwendet man in der Regel isolierte Räume oder Schränke, in denen die Temperatur mit Hilfe einer Kältemaschine unter der Umgebungstemperatur gehalten wird, aber nicht unter den Gefrierpunkt der eingelagerten Produkte sinkt.

**Kühlschränke** sind für ein kurzfristiges Frischhalten von Lebensmitteln konstruiert. Länger als 14 Tage sollten auch weniger empfindliche Lebensmittel nicht eingelagert werden.

Eine Reihe leicht verderblicher Lebensmittel hat einen starken Eigengeruch – wie Fisch oder Käse; andere wiederum nehmen außerordentlich leicht Fremdgerüche auf – wie Butter oder Sahne. Deshalb sollten sowohl stark riechende als auch geruchsempfindliche Lebensmittel in zugedeckten Gefäßen oder in Cellophanbeuteln aufbewahrt werden.

**Kühlräume zum Frischhalten** arbeiten meist mit künstlicher Luftumwälzung (bewegte Kühlung). Dadurch wird die Abkühlung beschleunigt und eine gleichmäßige Kühlraumtemperatur erreicht.

Bei der langfristigen Lagerung von Lebensmitteln in **Kühlhäusern** muß der Eigenart der verschiedenen Naturprodukte bis in alle Einzelheiten Rechnung getragen werden. Man muß also nicht nur für eine gleichbleibende Temperatur und gleichbleibende Luftfeuchtigkeit, sondern bei einigen Gütern auch für einen bestimmten Luftwechsel und eine Lufterneuerung sorgen.

Pflanzliche Lebensmittel, wie Obst und Gemüse, leben auch nach der Ernte noch weiter. Die biochemischen Vorgänge in der Zelle hören auch bei Temperaturen nahe 0°C nicht auf, sie werden nur stark verlangsamt. Ein Teil der Kohlenhydrate wird dabei weiterhin unter Aufnahme von Sauerstoff und Abgabe von Kohlendioxid veratmet. Die Frucht geht aus dem pflückreifen in den vollreifen Zustand über, wird schließlich überreif und verdirbt. Nur dauert das bei Kühlhaustemperaturen nicht etliche Tage, sondern Wochen oder Monate.

## 31.4 Chemische Konservierung

### Einsalzen und Pökeln

Mikroorganismen können in konzentrierter Salzlösung nicht existieren; daher kann man Nahrungsmittel durch Aufbewahren in Salz vor dem Verderb schützen. Schnittbohnen oder Suppengemüse werden kleingeschnitten und in geeigneten Gefäßen abwechselnd mit Schichten von Kochsalz eingelegt. Fleisch wird mit Pökellake übergossen. Als Nachbehandlung werden Fleisch, Fisch und Wurst geräuchert.

**Pökellake** ist eine konzentrierte Lösung von Pökelsalz in Wasser. **Pökelsalz** besteht zum größten Teil aus Kochsalz und enthält etwa 1% Salpeter (Natriumnitrat) sowie Zucker. Durch reduzierende Substanzen entstehen aus dem Salpeter immer kleine Mengen Natriumnitrit, die für die Bildung eines intensiv roten Farbstoffes im Fleisch wichtig sind.

In vielen Fällen wird auch ein **Nitrit-Pökelsalz** verwendet. Nach dem Gesetz sind bis zu 0,5% Natriumnitrit zulässig. Das Nitritpökelsalz enthält also neben 99,5% Kochsalz etwa 0,5% Natriumnitrit; es darf nur in dieser Mischung in den Handel gebracht werden.

Das Natriumnitrit spaltet Stickoxide ab, die sich mit dem Myoglobin des Fleisches zu stabilem, rotem Stickoxid-Myoglobin umsetzen. Während das Myoglobin beim Kochen zerstört wird und das Fleisch sich grau verfärbt, ist Stickoxid-Myoglobin eine stabile Verbindung, die ihre rote Farbe beim Kochen behält.

Nitrit, der pökelnde Stoff, dient als Pökelsalz der Haltbarkeit, der Fettstabilität, dem Aroma und der Farbe. Eine andere Substanz, die diese Wirkungen des Nitrits auf Fleisch und Fleischwaren ersetzen könnte, ist nicht bekannt.

### Räuchern

Das **Räuchern** ist ein seit dem Altertum bekanntes Konservierungsverfahren für Fleisch, das schon unsere germanischen Vorfahren geübt haben. Räuchern bedeutet ein Behandeln mit frischem Rauch von verschwelendem Holz, vor allem Laubholz.

Ursprünglich wurde diese keineswegs völlig harmlose Konservierungsart zur Verlängerung der Haltbarkeit angewendet. Heute dient sie vorwiegend zur Aromatisierung von Fleisch- und Wurstwaren sowie Fisch. Die Konservierung beruht zu einem gewissen Teil darauf, daß der Wassergehalt erheblich erniedrigt wird. Gleichzeitig enthält der Rauch keimtötende (antiseptische) Stoffe, die in das Fleisch eindringen.

Bei bereits gepökeltem Fleisch wird das **Kalträuchern** angewandt. Der 17 bis 22°C warme Rauch durchzieht die in mehreren Stockwerken angeordnete

Räucherkammer. Je nach der Art der Fleischstücke dauert der Prozeß verschieden lange, z. B. bei ganzen Schinken bis zu 4 Wochen.

Zum **Heißräuchern** benutzt man Räucheröfen, die vorwiegend mit Laubholz geheizt werden und einen Rauch von 70 bis 100°C ergeben. Dieses Verfahren wird vor allem für Brühwürstchen angewandt. Sie werden warm in den Ofen eingebracht und dann bei allmählicher Temperatursteigerung nur wenige Stunden darin belassen.

Beim Räuchern tritt ein Wasserverlust bis zu 40% auf, besonders in den äußeren Schichten. Unterstützt durch die chemischen Bestandteile des Rauches wird eine gute Haltbarkeit erzielt. Der gleichzeitig auftretende Räuchergeschmack wird vom Verbraucher geschätzt.

Beim **Schnellräucherverfahren** taucht man das Fleisch in rohen Holzessig und läßt es dann an der Luft trocknen. Roher Holzessig entsteht durch trockene Destillation des Holzes und enthält die meisten der obengenannten Bestandteile des Holzrauches. Schnellräucherung führt nicht zu haltbaren Dauerwaren, und der Geschmack erreicht nicht die Qualität echter Räucherwaren.

Unter **Schwarzräuchern** versteht man Räuchern mit dichtem Rauch, was zu verstärkter Ablagerung von Rauchsubstanzen auf der Oberfläche des Räuchergutes und damit zu einer dunklen, braunschwarzen bis schwarzen Farbe führt. Bei fehlerhafter Ausführung besteht die Gefahr einer erhöhten Ablagerung unerwünschter Rauchsubstanzen auf dem Räuchergut.

Beim Räuchern können krebserregende polyzyklische aromatische Kohlenerassenstoffe (PAK) aus dem Räucherrauch auf das Fleisch gelangen. Leitsubstanz für die beim Räuchern aufgenommenen PAK ist das 3,4-Benzpyren. In geräucherten Fleischerzeugnissen darf der Gehalt an Benzpyren maximal 1 ppb (ein Millionstelgramm/kg) betragen. Bei schwarzgeräucherten Produkten ist die Gefahr am größten, hohe oder gar überhöhte PAK-Werte zu erzielen.

**Konservieren durch Zucker**

Zucker ist in verdünnter Lösung ein guter Nährboden für Mikroorganismen; von höheren Zuckerkonzentrationen werden diese jedoch getötet. Starke Zuckerlösungen sind also Konservierungsmittel. Durch Zusatz von entsprechend großen Zuckermengen kann man auf kaltem Wege Rohsäfte und Marmeladen herstellen.

Man mischt zu dem ausgepreßten Beerensaft die doppelte Gewichtsmenge Rübenzucker und rührt eine Stunde lang. Der Rohsaft, der für den Genuß verdünnt werden muß, wird in Flaschen gefüllt, aber nur bis zu $\frac{3}{4}$ ihres Rauminhalts.

Um z. B. kaltgerührte Himbeermarmelade herzustellen, verrührt man 1,5 kg frisch gepflückte Himbeeren mit 1 kg Staubzucker und rührt, bis die Masse steif wird (etwa $\frac{1}{2}$ Stunde). Die Marmelade wird in Gläser gefüllt, die auf die

Marmelade aufzulegende Cellophanscheibe wird mit Alkohol keimfrei gemacht.

## Konservieren mit Alkohol

Lösungen, die mehr als 15% Alkohol enthalten, wirken ebenfalls konservierend. Dies kann man auf verschiedene Weise ausnützen, z. B. bei der Herstellung des „Rumtopfes".

Ein Rumtopf wird mit Früchten des ganzen Jahres nach und nach angefüllt, bei den Erdbeeren angefangen. Man rechnet auf 1 kg Früchte 1 kg Staubzucker und 0,5 Liter Rum. Der Saft muß überstehen. Nach Hinzufügen der letzten Früchte wird der Topf zugebunden und an einem kühlen Ort aufgehoben.

## Konservieren durch Säuren

Starke oder mittelstarke Säuren verhindern das Wachstum von Mikroorganismen; meist wird Essig angewandt. Zum Einlegen in Essig eignen sich z. B. folgende Gemüse: grüne Bohnen, rote Bete, Gurken, Pilze.

Für Senfgurken eignen sich am besten reife gelbe Gurken. Sie werden geschält, halbiert und von Kernen und Weichteilen befreit. Man schneidet kleine Stücke und salzt sie leicht ein. Auf 2,5 kg Gurkenstücke rechnet man 150 g Salz. Am nächsten Tag läßt man die Stücke abtropfen, schichtet sie lagenweise mit Gewürzen ein (Perlzwiebeln, Meerrettich, Wacholderbeeren, Bohnenkraut, Basilikum, Dill, Estragon, Senfkörner) und bedeckt sie mit einer Lösung aus einem Liter Essig und $\frac{1}{4}$ Liter Wasser. Nach 3 Tagen wird die Lösung in einen Kochtopf gegossen, aufgekocht und heiß über die Gurken gegeben, die nun in einem verschlossenen Gefäß aufbewahrt werden.

Auch Kombinationen aus Essig und Zucker sind für die Konservierung zu gebrauchen, z. B. für Sauerkirschen, Pflaumen, Birnen und Kürbis.

**Präserven** sind Fischzubereitungen mit Essig oder Salz. Zu ihnen gehören die Kaltmarinaden: Rollmops, Kronsardinen, Heringshappen usw. Als Kochmarinaden werden meist Geleewaren bezeichnet, selten Erzeugnisse mit Tunke. Präserven sind keine Konserven und daher nur beschränkt haltbar.

## Biochemische Konservierung

Größere Ansammlungen von Mikroorganismen aller Art haben die Fähigkeit, andere Mikroben zu unterdrücken, insbesondere können Gärungserreger die Fäulniserreger am Wachstum hindern. Dies kann man zur Konservierung von Nahrungsmitteln heranziehen. So verhindert die bei der Milchsäuregärung entstehende Milchsäure das Wachstum sehr vieler Mikroben, da die meisten von ihnen gegen Säure empfindlich sind.

Das Einsäuern mit und ohne Salzzusatz wird vorwiegend bei Schnittbohnen, Gurken, roten Beten, vor allem aber bei der Bereitung von Sauerkraut aus Weißkohl angewandt.

Zur Herstellung eines fehlerfreien **Sauerkrautes** muß man von einem vorzüglichen Weißkohl ausgehen. Die angelieferten Köpfe werden auf Haufen gelegt und der Selbsterwärmung überlassen, wodurch sie eine helle Farbe behalten. Die äußeren, losen Blätter entfernt man, bohrt die Strünke aus und hobelt die Köpfe in der Kohlhobelmaschine. Je feiner der Schnitt, desto besser wird das Endprodukt. Das Material wird nun unter Zusatz von Salz in große Bottiche eingestampft, auf 100 kg Kohl rechnet man 4 bis 5 kg Kochsalz. Auf den gefüllten Bottich wird ein durchlochter Holzdeckel gelegt, der mit Steinen beschwert wird.

Durch den Salzzusatz gibt der gehobelte Kohl bald Saft ab, es bildet sich eine Lake. Die immer vorhandenen Milchsäurebakterien (Bacterium coli und Bacterium brassicae acidae) sowie Hefen vergären den in der Lake enthaltenen Zucker zu Milchsäure. Die Anfangstemperatur bei der Entwicklung der Bakterien soll etwa 25°C betragen. Das Kraut muß ständig mit Lake bedeckt sein, um dem Luftsauerstoff den Zutritt zu verwehren, sonst treten „unreine" Gärungen auf. Ist zu wenig Zucker vorhanden, so wird etwas zugesetzt. Nach 4 bis 6 Wochen ist die Gärung beendet und das Sauerkraut genußfertig.

Sauerkraut ist ein guter und haltbarer Träger von Vitamin C und Carotin. Man sollte es, statt zu kochen, besser als Salat zubereiten. Sauerkraut wird in roher Form häufig besser vertragen als in gekochter.

**Haltbarmachen durch chemische Konservierungsmittel**

Es gibt zahlreiche Stoffe, die für Mikroorganismen tödlich giftig, für Mensch und Tier aber in kleinen Dosen ungiftig sind. Sie können als Konservierungsmittel für die Nahrung herangezogen werden. Ihre Wirkung beruht auf einer Schädigung der Zellmembranen der Mikroorganismen oder auf Eingriffen in ihren intermediären Stoffwechsel.

Die konservierende Wirkung chemischer Stoffe ist von ihrer Konzentration abhängig. Je geringer die Konzentration, desto geringer die Wirkung; unter einem Schwellenwert sind sie unwirksam. Zu hohe Konzentrationen werden auch für den Menschen bedenklich; es existiert überhaupt keine natürliche oder künstliche Substanz, die in beliebig hoher Konzentration harmlos ist.

Die Zahl der synthetischen Konservierungsmittel für die Nahrung ist durch das Lebensmittelgesetz radikal eingeschränkt worden. Die Grundnahrungsmittel (Getreideerzeugnisse, Kartoffeln, Milch, Fleisch) dürfen überhaupt keine chemischen Zusätze enthalten. Zugelassen sind nur solche Chemikalien, die von der Deutschen Forschungsgemeinschaft als unbedenklich bezeichnet werden. Es sind dies: Sorbinsäure, Benzoesäure, PHB-Ester und Ameisensäure. Auch diese zugelassenen Konservierungsmittel sind nicht bei jedem Nahrungsmittel erlaubt; die Zulassung wird nur für bestimmte Nahrungsmittel und unter Festlegung der erlaubten Maximaldosis erteilt.

**Sorbinsäure** ist ein Konservierungsmittel, das sich besonders durch seine Wirksamkeit gegen Schimmelpilze und Hefen auszeichnet und verbreitet angewendet wird. Sorbinsäre wurde zuerst in den Früchten der Vogelbeere (Sorbus aucuparia) gefunden.

$$CH_3 - CH = CH - CH = CH - COOH$$

Die höchstzulässige Dosis beträgt für Fischmarinaden 2 g je kg, für Krebszubereitungen und Krabben 2,5 g, für Flüssigei 10 g, für Margarine 1,2 g, für Obstmuttersäfte 1 g, für Gurken oder Gemüse in Essig 1,5 g, für Speisesenf 1 g, für geriebenen Meerrettich 2 g, für Marzipan- oder Makronenmassen 1,5 g je kg.

**Benzoesäure** ist wegen ihres Geschmacks und ihrer geringen Wasserlöslichkeit als freie Säure für Obstprodukte wenig geeignet. Man verwendet darum ihre Salze, meist das Natriumbenzoat.

**Benzoesäure**

Die höchstzulässige Dosis an Benzoesäure beträgt bei Fischmarinaden 1,5 g je kg, bei Krebszubereitungen und Krabben 4 g, bei Flüssigei 10 g, bei Obstmuttersäften 1 g, bei Gurken oder Gemüsen in Essig 2 g, bei Speisesenf 1,5 g, bei geriebenem Meerrettich 2,5 g, in Marzipan-, Fondant- oder Makronenmassen 1,5 g je kg. Bei Konfitüren und Marmeladen ist Benzoesäure zur Oberflächenbehandlung (zu der früher Salicylsäure verwendet wurde) zugelassen.

Von der **Para-Hydroxybenzoesäure** (PHB) werden der Ethylester und der Propylester verwendet.

**p-Hydroxybenzoesäure-ethylester**

**p-Hydroxybenzoesäure-propylester**

Die höchstzulässige Dosis beträgt bei Fischmarinaden 1 g je kg, bei Krabben 2 g, bei Speisesenf oder geriebenem Meerrettich 1,5 g je kg. Nicht zugelassen sind Hydroxybenzoesäureester für Margarine, Obstmuttersäfte, Dörrobst und Sauerkonserven (saure Gurken).

**Ameisensäure**, HCOOH, ist eine Flüssigkeit, die meist in 25%iger wäßriger Lösung gehandelt wird. Man verwendet sie vor allem zur Konservierung von Fruchtmuttersäften, die zur Herstellung von Sirupen dienen sollen. Da Ameisensäure sehr flüchtig ist und scharf riecht, ist sie für Produkte, die in offenen Behältern lagern, nicht geeignet.

Obstmuttersäfte dürfen mit maximal 4 g Ameisensäure je kg konserviert werden. Für Fischprodukte, Margarine, Flüssigei, Dörrobst, Süßwaren und Senf ist Ameisensäure nicht zugelassen. Ameisensaure Salze wie Natriumformiat (HCOONa) und Calciumformiat, $(HCOO)_2Ca$, werden gemischt mit Natriumbenzoat zur Konservierung verwendet.

Werden einem Nahrungsmittel mehrere Konservierungsstoffe zugesetzt, so verringert sich die zulässige Höchstmenge des einzelnen Konservierungsmittels im Verhältnis seines Anteils an der Gesamtmenge der verwendeten Konservierungsstoffe.

Für die Weinbereitung sowie die Obstpülpe ist **Schwefeldioxid**, $SO_2$, zugelassen. Obstpülpe sind Halbfertigprodukte der Marmeladenbereitung aus Obst.


## 31.5 Konservierung durch Bestrahlung

Energiereiche Strahlen wie Ultraviolett (UV), Röntgenstrahlen, Gammastrahlen, Betastrahlen sind imstande, Mikroorganismen zu töten. Praktische Anwendung finden bisher die Ultraviolettstrahlen. Der Anwendungsbereich ist jedoch wegen ihrer geringen Eindringtiefe auf die Herabsetzung des Keimgehaltes von Oberflächen beschränkt.

Großes Interesse bringt man neuerdings den ionisierenden Strahlen entgegen. Jedoch treten bei Anwendung von β- und γ-Strahlen hoher Energie unerwünschte Änderungen des Geschmacks, der chemischen Zusammensetzung und des ernährungsphysiologischen Wertes auf.

Die Weltgesundheitsorganisation (WHO) hat wiederholt Bedenken gegen die Bestrahlung von Lebensmitteln zurückgewiesen und die Methode als Möglichkeit bezeichnet, deren Haltbarkeit zu erhöhen und den Hunger in der Welt zu bekämpfen. In einer in Genf verbreiteten Erklärung sprach sich die WHO dafür aus, überall gesetzliche Grundlagen für die Behandlung von Nahrungsmitteln mit Gammastrahlen zu schaffen. In etwa 40 Ländern ist diese Methode zugelassen. Bei der WHO hieß es, ihre bislang genaueste Untersuchung habe gezeigt, daß trotz weitverbreiteten öffentlichen Mißtrauens die Bestrahlung von Lebensmitteln keine Gesundheitsgefährdung darstelle. Bekanntlich kann eine derartige Behandlung zu Vitaminverlusten bei der betreffenden Nahrung führen. Bei der Bestrahlung werden Maden, Insekten und Bakterien abgetötet. Obst und Gemüse können haltbarer gemacht werden.

# Ernährung und Diätetik

Bei den folgenden Beispielen für die Ernährung verschiedener Bevölkerungsgruppen ist zu bedenken, daß der Mensch an verschiedene Ernährungsformen außerordentlich anpassungsfähig ist, viel anpassungsfähiger als die höheren Tiere. Die Suche nach der „besten" Ernährungsform des Menschen geht an der physiologischen Wirklichkeit vorbei. Es existiert keine „beste" Ernährung, wohl aber existieren viele gute. Jeder einseitige Fanatismus (wie in dem Kapitel „Alternative Kostformen" beschrieben) ist abzulehnen. Die Ratschläge für die Ernährung verschiedener Bevölkerungsgruppen sind daher nur als allgemeine Richtlinien aufzufassen.

Hingegen gilt für die Kost kranker Menschen eine Reihe von speziellen Ratschlägen und Verboten: die Diät muß zum Teil anders zusammengesetzt und zubereitet werden als die Kost für Gesunde. Die Prinzipien der Diätetik werden in einem weiteren Kapitel behandelt.

## 32 Ernährung des körperlich Arbeitenden

Die wichtigste Voraussetzung für die Bewältigung von Arbeit ist ein der geforderten Leistung entsprechender Ernährungszustand. Unterernährung mindert körperliche und geistige Leistungsfähigkeit. Übernährung und dadurch veranlaßtes Übergewicht erfordern einen höheren Energieumsatz für die Mitbewegung des eigenen Körpers (*Wirths*, 1975).

Jedoch ist der Ernährungszustand nur eine von mehreren Voraussetzungen für optimale Arbeitsleistung.

Über Mittelwerte des Energiebedarfs einzelner Berufsschweregruppen unterrichtet Tabelle 47. Empfehlungen zur Höhe des Nahrungsverbrauchs für einzelne Berufsschweregruppen vermittelt Tabelle 49.

Während bis vor wenigen Jahren die körperliche Betätigung hauptsächlich unter dem Gesichtspunkt hohen Energieaufwands mit Hilfe von Meßparametern der physikalisch-körperlichen Leistungsfähigkeit untersucht wurde und das Interesse sich im wesentlichen auf mittelschwere bis schwerste Berufsarbeit konzentrierte, hat die im 19. Jahrhundert zunächst langsam einsetzende Mechanisierung in den letzten Jahrzehnten dem Menschen einen großen Teil seiner muskulären Arbeit abgenommen. In den Vordergrund rückt damit die geistige und nervöse Beanspruchung durch die Aufmerksamkeitsbelastung und angespannte Reaktionsbereitschaft auf Störungen oder Änderungen des Arbeitsrhythmus.

Bei einer derartigen Form der Arbeit, wozu auch geistige Arbeit mit mentaler Belastung gehört, besteht das Ernährungsproblem primär darin, bei einem

**Tabelle 47: Energiebedarf von Berufsschweregruppen/d**

| | Männer | | Frauen | |
|---|---|---|---|---|
| | kcal | MJ | kcal | MJ |
| **Leichtarbeiter** | | | | |
| 25 Jahre | 2600 | 10,9 | 2200 | 9,2 |
| 45 Jahre | 2400 | 10,0 | 2000 | 8,4 |
| 65 Jahre | 2200 | 9,2 | 1800 | 7,5 |
| **Mittelschwerarbeiter** | | | | |
| 25 Jahre | 3200 | 13,4 | 2800 | 11,7 |
| 45 Jahre | 3000 | 12,6 | 2600 | 10,9 |
| 65 Jahre | 2800 | 11,7 | 2400 | 10,0 |
| **Schwerarbeiter** | | | | |
| 25 Jahre | 3800 | 15,9 | 3400 | 14,2 |
| 45 Jahre | 3600 | 15,1 | 3200 | 13,4 |
| 65 Jahre | 3400 | 14,2 | 3000 | 12,6 |
| **Schwerstarbeiter** | | | | |
| 25 Jahre | 4200 | 17,6 | | |
| 45 Jahre | 4000 | 16,7 | | |

Quelle: Wirths (1975)

relativ geringen Energieumsatz den Bedarf aller nicht mit dem Energiebedarf parallel gehenden essentiellen Nährstoffe zu decken. Freilich gibt es immer noch Berufe mit großer körperlicher Anstrengung, so im Bergbau, in der Eisen- und Stahlindustrie, bei der Waldarbeit, im Steinbruch, im Transportgewerbe.

Da die Maschine dem Menschen die physische Arbeit abnimmt, wird die Zahl der Schwer- und Schwerstarbeiter in unserer Bevölkerung laufend kleiner. Aber auch dieser Fortschritt in der Arbeitserleichterung hat neben seinen erwünschten Vorteilen auch Schattenseiten. Die körperliche Beanspruchung nimmt zwar ab, aber die nervöse Anspannung nimmt ständig zu. Überdies ist es wesentlich schwieriger, einen nervös belasteten Leichtarbeiter richtig zu ernähren als einen Schwerarbeiter. Es gibt eine hormonell gesteuerte Regulierung des Appetits durch den wirklichen Energiebedarf. Diese Regulierung funktioniert aber erst, wenn der Energieverbrauch eine gewisse Höhe erreicht hat, d. h. wenn eine Mindestmenge an körperlicher Arbeit verrichtet wird. Bei einer geringeren Arbeitsleistung fällt diese Regelung aus, und die Größe des Appetits steht in einem Mißverhältnis zur Größe des Bedarfs; es besteht die Gefahr der Überernährung. Übergewichtige Schwerarbeiter gibt es kaum, wohl aber überernährte Leicht- oder geistige Arbeiter. Infolge größerer Muskelmasse können Schwerarbeiter übergewichtig sein.

Jeder von einem Ingenieur konstruierte Motor ist auf eine mittlere durchschnittliche Leistung angelegt. Diese bewältigt er besser als größere, aber auch als kleinere Leistungen. Der Mensch ist von keinem Ingenieur konstruiert und kein Motor. Aber auch er ist genetisch auf eine mittlere tägliche Arbeitsleistung hin angelegt, die etwa im oberen Bereich eines Mittelschwerarbeiters liegt. Bei einer solchen Arbeitsleistung fühlt er sich körperlich wohler als bei größerer, aber auch geringerer Leistung. Der körperliche Müßiggänger hat weniger Chancen, alt zu werden, als der Mann mit körperlichem Bewegungsdrang.

Infolge seines großen Energiebedarfs ißt der Schwerarbeiter ein so großes Nahrungsvolumen, daß die Wahrscheinlichkeit für ihn viel größer ist, darin alle essentiellen Nährstoffe vorzufinden, als für einen geistigen Arbeiter mit seiner kleinen Nahrungsmenge. Da der Eiweißbedarf des muskulären Schwerarbeiters nicht wesentlich höher ist als der des Leichtarbeiters, etwas über 1 g pro kg Körpermasse, besteht für ihn keine Gefahr einer Eiweißunterversorgung. Setzen wir den Fall, ein Schwerarbeiter müßte seinen gesamten Energiebedarf ausschließlich durch Graubrot ohne Belag decken, so bekäme er auch dann noch Überschuß an Eiweiß und an Vitamin $B_1$, genügend Vitamin $B_2$, Calcium, Phosphat, aber zu wenig Vitamin C. 300 g Kartoffeln genügten, um auch den Vitamin-C-Bedarf zu decken. Der Tabelle 49 sind Empfehlungen für die Zusammenstellung einer vollwertigen Ernährung nach Lebensmittelgruppen für Leicht-, Mittelschwer-, Schwer- und Schwerstarbeiter zu entnehmen.

Die in Abb. 10 demonstrierte Gliederung der Arten manueller Arbeit ist mit „Energetisch-effektorische Arbeit" überschrieben.

Die Anforderung seitens der Tätigkeit ist dafür richtungweisend. Die menschliche Tätigkeit verlangt überwiegend die Abgabe von Kräften durch die Effektoren, in erster Linie Arme und Beine.

*Dynamische Muskelarbeit*: große oder kleine Muskelgruppen sind dynamisch tätig.

*Schwere dynamische Arbeit*: dynamische Arbeit von mindestens $\frac{1}{7}$ der Skelettmuskulatur.

*Einseitig dynamische Arbeit*: die dynamisch tätige Muskulatur ist kleiner als $\frac{1}{7}$ der Skelettmuskulatur (dynamische Tätigkeit eines Fußes, einer Hand, eines Armes).

*Sensumotorische Arbeit*: hohe Anforderungen an die Koordination. Der Bewegungsablauf wird durch dauernde Kontrolle mit Hilfe der Sinnesorgane ermöglicht.

*Statische Muskelarbeit*: die Muskelanspannung führt nur zu geringer Bewegung von Körpergliedern.

*Statische Haltearbeit*: Kräfte werden an Hebel, Werkzeuge oder andere Gegenstände abgegeben.

*Haltungsarbeiten*: haltungsbedingte Tätigkeit bei statischer Muskelanspannung, um die notwendige Körperhaltung aufrechtzuerhalten.

*Statische Kontraktionsarbeit*: mehrere statische Kontraktionen werden kurz hintereinander verlangt.

**Abb. 10: Energetisch-effektorische Arbeit**

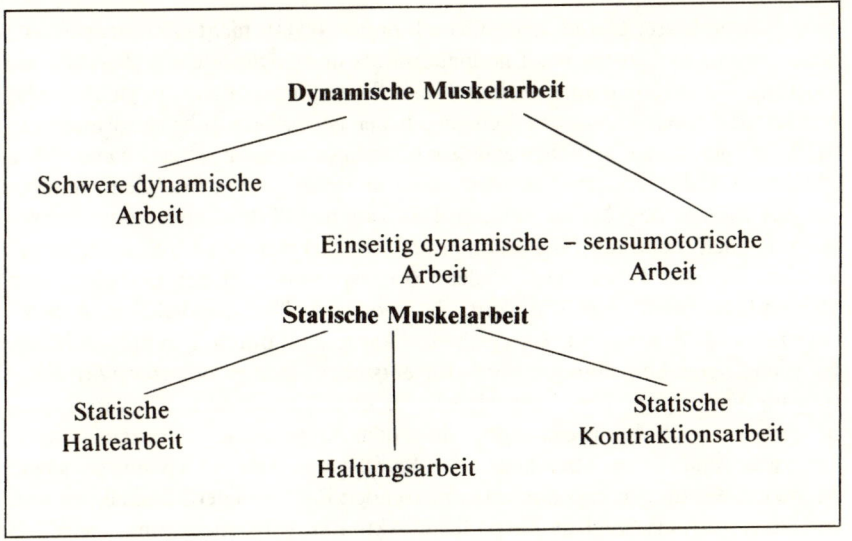

297

# 33 Ernährung des Leistungssportlers

Jede Körperleistung, die dem Grundumsatz (GU) nicht zuzuordnen ist, bedeutet eine Steigerung des Energieumsatzes und zugleich einen Zuwachs an Leistung. Dazu zählen auch geringe Muskelbewegungen, thermoregulatorische Funktionen sowie chemische Leistungen bei Nährstoffzufuhr, also auch die SDW. Bei geringen Körperbewegungen können sie zu einer Steigerung von über 25% des GU führen. Die Skelettmuskulatur vermag ihren Energieumsatz bis auf das 10fache des GU zu steigern. Das Tagesprofil des Leistungszuwachses verläuft nach mehreren Oszillationen und ist stärkeren Schwankungen unterworfen. Für den Tagesumsatz vieler Erwerbspersonen ist der Energieumsatz während der beruflichen Tätigkeit, für Sportler bei der „sportlichen Arbeit" entscheidend. Zusätzlicher Energiebedarf kann auch durch Thermoregulation bei erniedrigter Umgebungstemperatur entstehen. Infolge besserer Wärmeleitung im Wasser gegenüber Luft zeigt sich dies bei Schwimmern. Für verschiedene Arbeits- und Sportleistungen sind dem Organismus Grenzen gesetzt. Intensität und Dauer bedingen sie. Kurzfristige Intensivleistungen sowie Momentanleistungen haben ihren limitierenden Faktor in der Muskelkraft und im Sauerstoffumsatz. Die körperliche Aktivität wird mehr und mehr als Bestandteil für die Erhaltung der Gesundheit gewertet.

Nationale und internationale Empfehlungen für die Aufnahme von Protein und Aminosäuren sehen keinen speziellen Bedarf für Personen vor, die regelmäßig Sport treiben. Die Beziehung von körperlicher Betätigung mit erhöhtem Energieumsatz, Proteinbedarf, Aminosäurenmetabolismus und Ernährung ist jedoch zu berücksichtigen.

Mehrere Studien beweisen, daß körperliche Betätigung muskuläre Hypertrophie verursacht durch einen anabolen Effekt von Körperproteinstoffwechsel und muskulärem Wachstum. Diese Vorgänge beruhen zu einem großen Teil auf der Beanspruchung der Skelettmuskulatur, welche 40% der Körpermasse und 25–30% der Total-Körperproteinumsatzrate bei jungen Erwachsenen in Anspruch nimmt.

Körperliche Betätigung beeinflußt den Hormonspiegel insofern, als der Muskelanabolismus erhöht wird und Effekte morphologischer und enzymatischer Charakteristiken der verschiedenen Muskelstrukturen durch bestimmte Proteine verändert werden.

Tierversuche demonstrieren, daß regelmäßige Anstrengungen den Aminosäuretransport in die Muskelzellen und die Aufbaurate des Muskelproteins erhöhen. Gesteigerte körperliche Arbeit steigert die Proteinsynthese und das Gewebewachstum. Regelmäßige Betätigung hat einen anabolischen Effekt durch Erhöhung der fettfreien Körpermasse. Bereits nach einer mittleren körperlichen Aktivität sind der Proteinmetabolismus und die Utilisation von Nahrungsprotein verbessert.

Die Aufnahme an Eiweiß muß dabei so weit erhöht werden, bis der Bedarf der fettfreien Körpermasse an Protein gedeckt ist. Langzeit-Stickstoff-Bilanz-Versuche haben gezeigt, daß die Nahrungsproteinaufnahme in Zeiträumen erhöhten Energieumsatzes ebenfalls erhöht werden muß.

Mehrfach wird nachgewiesen, daß muskulär tätige Personen nur schwer ihre Stickstoffbilanz aufrechterhalten bei einer Proteinaufnahme von 1–1,5 g/kg Körpermasse und Tag. Eine höhere Proteinaufnahme ist bei regelmäßiger körperlicher Aktivität zu empfehlen, insbesondere bei hoher Intensität.

Submaximale körperliche Aktivität verursacht eine erhöhte Rate von Aminosäurenoxidation, gekoppelt mit einer erhöhten Sekretion von Urin- und Schweißstickstoff.

Bei Dauerleistung kommen der Sauerstoffversorgung, der Leistung von Kreislaufsystem und Atmung die primäre Bedeutung zu. Je nach Höhe der körperlichen Beanspruchung bei mehreren sportlichen Disziplinen können sich erhebliche individuelle Unterschiede im gesamten Energieumsatz und folglich im Energiebedarf ergeben. Eine bedarfsadäquate Ernährung hat dem Rechnung zu tragen.

Durch gezieltes Training ist ein gewisses Muskelwachstum ohne zusätzliche Proteinaufnahme über 1 g/kg Körpermasse möglich. Bei Proteinaufnahmen unter 0,8 g/kg zeigt sich kein Trainingseffekt mehr; andererseits auch nicht bei höherer Proteinaufnahme ohne gezieltes Training. Trainingswirkungen lassen sich durch höhere Proteinzufuhren beschleunigen, wenn vorher zu wenig Protein angeboten wurde; gleichzeitig aber bei Intensivtraining und vermehrter Proteinaufnahme (*Wirths*, 1972a).

Zwischen Protein- (de facto N-Bilanz) und Energiebilanz ist ein Zusammenhang zu registrieren. Einem Mangel von 1 kcal (4,2 kJ) entspricht ein Verlust von 0,25 mg N; oder 1 mg N = 4 kcal (16,5 kJ) bei Aufnahme von 1 g Protein je kg Körpermasse und Tag. Ein Überschuß an Energie von 4 kcal bewirkt eine Einsparung beim Abbau von Protein von etwa 1 mg N. Es ist deshalb zu empfehlen, dem Sportler in der Trainings- und Wettkampfphase sowohl genügend Brennwerte als auch mehr als 1 g Protein/kg Körpermasse anzubieten.

Viele Leistungssportarten lassen sich wie folgt gruppieren: Schnellkraftsport, Geschicklichkeitssport, Kraftsport, Ausdauersport, Kraftausdauersport. Die Übergänge von Gruppe zu Gruppe sind fließend. Bei einzelnen Disziplinen, z. B. Ballsportarten, können die körperlichen Leistungsfaktoren Kraft, Ausdauer, Schnelligkeit, Beweglichkeit miteinander koordinieren. Andere Gruppierungen von sportlichen Disziplinen, insbesondere im Aspekt der motorischen Beanspruchung, sind möglich.

Zur Ernährung des Sportlers sind pflanzliche wie tierische Fette geeignet. Es ist darauf zu achten, daß die Nahrung eine ausreichende Menge an essentiellen Fettsäuren enthält, insbesondere Linolsäure. Die empfehlenswerte Zufuhr soll mindestens 3,5% der Energiezufuhr betragen. Nahrungsfette und Lebensmittel, die reich an essentiellen Fettsäuren sind, haben in der Regel einen geringeren Gehalt an der unerwünschten Begleitsubstanz, dem Cholesterol.

Kohlenhydrate können als die bevorzugte Energiequelle für den arbeitenden Muskel bezeichnet werden. Der Anteil von Kohlenhydrat zu Fett in ihrer Nutzbarkeit für die Energieerzeugung des arbeitenden Muskels steigt mit höher werdender Belastung oder einem höheren Gehalt an Kohlenhydraten in der Ernährung. *Consolazio* und *Johnson* (1972) räumen Kohlenhydraten im Mittel eine um 4–5% höhere Effizienz gegenüber Fett als Energiequelle für den arbeitenden Muskel ein. Auch mit zunehmender Belastung und bei Dauerleistung steigt der Anteil der Kohlenhydrate an der Energiegewinnung. Die Verwertung von Kohlenhydraten als Energiequelle für Muskelarbeit hängt stets von der Sauerstoffzufuhr ab. Die Verbesserung der Sauerstoffverwertung ist insbesondere für den Spitzensportler wichtig. Je schlechter die Sauerstoffzufuhr zu den arbeitenden Muskelpartien ist, desto mehr Kohlenhydrate werden umgesetzt.

Über die gleichzeitige Bereitstellung anderer essentieller Nährstoffe bei der Kohlenhydratzufuhr nach durchschnittlichem Verbrauch in Deutschland unterrichtet Tabelle 48. Eine gute Auswahl von kohlenhydratreichen Lebensmitteln versorgt zugleich mit weiteren erwünschten Nährstoffen. Für Schnellkraftleistungen ist Mischkost angezeigt, für Ausdauersportarten kohlenhydratreiche Nahrung.

Wasser, ein Nährstoff und Lebensmittel zugleich, hat im Organismus mehrere Aufgaben zu erfüllen. Als Baustein, Lösungsmittel, Transportmittel und zur Regulation des Wärmehaushaltes ist es von entscheidender Bedeutung.

Durch Schweiß kann bei einem Leistungssportler unter extremen Bedingungen eine Wasserabgabe je Stunde bis zu 1500 ml eintreten. Eine der Abgabe adäquate Wasseraufnahme ist stets anzustreben.

**Vollwertige Ernährung**

Tabelle 49 enthält 5 Beispiele einer ernährungsphysiologisch vollwertigen Ernährung für unterschiedlich hohe energetische Belastungen. Sämtliche sportliche Disziplinen lassen sich in diese Gruppen einordnen.

Die Zusammensetzung der Kostvorschläge nach energieliefernden Nährstoffen weist höhere Kohlenhydratmengen auf als der durchschnittliche Nahrungsverbrauch aller Einwohner in Deutschland. Für Sportler mit stärkerer muskulärer Belastung bieten sich Kohlenhydrate infolge ihres rund 5% höheren Effekts als Energiequelle im Vergleich zu Fett besonders an (*Bergström* u. *Hultmann*, 1972, *Consolazio* u. *Johnson*, 1972; *Naegeli* et al., 1961). Bei der Nennung der Lebensmittel wird sowohl dem Prinzip einer gemischten Kost als auch den üblichen Verzehrsgewohnheiten weitgehend Rechnung getragen. Lebensmittel vergleichbarer Zusammensetzung sind gegenseitig austauschbar.

300

**Tabelle 48: Nährstoffzufuhr wichtiger Kohlenhydratlieferanten nach durchschnittlichem Verbrauch in Deutschland (1990/91)**

|  |  | Cerealien | Kartoffeln | Gemüse | Früchte | Zucker | Milch |
|---|---|---|---|---|---|---|---|
| Protein | g | 23 | 4 | 2 | 3 | · | 12 |
| Energie | kcal | 750 | 144 | 40 | 210 | 428 | 60 |
| Calcium | mg | 50 | 16 | 53 | 56 | · | 410 |
| Eisen | mg | 4,3 | 1,7 | 1,1 | 1,6 | · | 0,2 |
| Vitamin A | µg | 20 | 3 | 444 | 50 | · | 132 |
| Vitamin $B_1$ | mg | 0,23 | 0,18 | 0,10 | 0,14 | · | 0,11 |
| Vitamin $B_2$ | mg | 0,13 | 0,10 | 0,10 | 0,10 | · | 0,62 |
| Vitamin C | mg | · | 28 | 48 | 58 | · | 5 |

**Tabelle 49: Empfehlungen für den Nahrungsverbrauch**

|  | Lebensmittel in g/d | | | | |
|---|---|---|---|---|---|
|  | Leichtarbeiter | | Mittel-schwer-arbeiter | Schwer-arbeiter | Schwerst-arbeiter |
|  | a) | b) | | | |
| Brot | 150 | 250 | 320 | 400 | 540 |
| sonst. Getreideprodukte | 50 | 50 | 60 | 60 | 70 |
| Hülsenfrüchte | 5 | 15 | 15 | 20 | 20 |
| Zucker | 50 | 70 | 80 | 80 | 80 |
| Kartoffeln | 200 | 200 | 400 | 450 | 500 |
| Gemüse | 150 | 180 | 180 | 180 | 180 |
| Früchte | 150 | 230 | 230 | 250 | 300 |
| Fleisch | 150 | 180 | 200 | 220 | 250 |
| Milch | 250 | 250 | 300 | 500 | 500 |
| Käse | 30 | 40 | 50 | 50 | 60 |
| Eier (Sück) | ½ | ½ | ½ | 1 | 1 |
| Fisch | 20 | 25 | 30 | 35 | 40 |
| Speisefette (Reinfett) | 50 | 75 | 80 | 85 | 90 |
| Protein | 85 | 90 | 105 | 125 | 145 |
| tierisch | 45 | 53 | 65 | 74 | 84 |
| Fett | 85 | 105 | 120 | 140 | 150 |
| Kohlenhydrate | 260 | 320 | 400 | 460 | 540 |
| Energie kcal | 2250 | 2600 | 3200 | 3700 | 4200 |
| kJ | 9410 | 10890 | 13390 | 15480 | 17570 |
| MJ | 9,4 | 10,9 | 13,4 | 15,5 | 17,6 |

Die nicht in Tabelle 49 genannten Nährstoffe (Mineralstoffe, Vitamine, Linolsäure, essentielle Aminosäuren) sind in den fünf Vorschlägen zumindest in der Höhe enthalten, wie sie als empfehlenswerte Zufuhr veröffentlicht worden sind (DGE 1991). Je höher der Brennwert der einzelnen Kostvorschläge ist, desto leichter ist die ausreichende Versorgung mit Mineralstoffen und Vitaminen.

Es ist angezeigt, darauf hinzuweisen, daß die beiden letzten Gruppen in Tabelle 49 ständig nur für sehr wenige sportliche Disziplinen von Bedeutung sind. Eigene Untersuchungen und Ernährungsanamnesen mit zahlreichen Probanden, in erster Linie in den Leistungszentren Dortmund, Köln und Leverkusen, haben wiederholt zu erkennen gegeben, daß – abgesehen von direkten Trainings- und Wettkampfphasen – der Energieumsatz je Tag selten mehr als 3500 kcal (14 650 kJ) beträgt (*Wirths* et al., 1986).

## Nährstoffzufuhr und Leistungssteigerung

Es läßt sich lange zurückverfolgen, daß versucht wurde, Substanzen oder Lebensmittel zu finden, um die Leistungsfähigkeit von Sportlern zu verbessern. An Stelle von ausgedehntem, vor allem zielgerichtetem Training versuchen sowohl Trainer und Betreuer als auch Sportärzte Leistungshilfen zu finden, die ein weniger aufwendiges Training ersetzen, kompensieren oder effizienter machen sollen.

Exakt läßt sich experimentell nachweisen, daß ausreichende Mengen Protein in der Ernährung von Leistungssportlern von Nutzen sein können. Die Menge der üblichen Empfehlung für Erwachsene je Tag, 0,8 mg je kg Körpermasse $\pm$ 20% (DGE 1991), ist für viele Sportarten, vornehmlich in Trainings- und Wettkampfzeiten, nicht ausreichend. Die Leistungsfähigkeit des Enzymsystems für die Metabolisierung aller Nährstoffe kann nur optimal gewährleistet werden, wenn genügend Protein vorhanden ist. Die Erregbarkeit des Nervensystems steht in engem Zusammenhang, wie sowjetische Autoren belegten, mit der Höhe der Proteinzufuhr; die Erregbarkeit wird bei reichlicher Proteinaufnahme gesteigert, sie sinkt bei unzureichender Proteinzufuhr. Insbesondere ist für die notwendige Muskelhypertrophie mehr Protein erforderlich.

Hochleistungssportler während einer Trainingsphase, Ruderer, nahmen mit 4950 kcal im Durchschnitt 191 g Protein auf, davon 160 g tierischer Herkunft. Je 1000 kcal betrug die Proteinzufuhr 38,5 g, die an tierischem 32,2 g. Die Probanden, die ihre stark beanspruchte Muskelmasse weiter steigern wollten, bemühten sich, größere Mengen an Protein aufzunehmen. Diejenigen, die am meisten Protein aufnahmen und es retinierten, waren auch in der Lage, die höchsten Leistungen zu erbringen. In einer Vorperiode mit 120 g Protein/d wurde die Nahrung weniger gut akzeptiert. Die zurückgewogenen Mengen waren größer als bei höherem Proteingehalt.

Während der Periode mit der höchsten körperlichen Belastung betrug die Proteinzufuhr im Durchschnitt von 140 Tagesanamnesen je kg Körpermasse 2,13 g, davon 1,79 g animalischer Herkunft. Eine Steigerung des Proteins je kg Körpermasse wurde angesichts der beanspruchten Muskelmasse und des hohen Energieumsatzes angestrebt und war den Athleten willkommen, wenngleich es ihnen zunächst schwerfiel, übliche eiweißreiche Lebensmittel in größerem Umfang zu verzehren.

Mit Hilfe eines eiweißreichen, zugleich fettarmen Produktes auf Magermilch-basis, das infolge annehmbarer geschmacklicher Eigenschaften, guter Qualität, vielseitiger Verwendbarkeit auch von den Probanden gern aufgenommen wurde, konnte bei der Mehrzahl der Probanden eine Erhöhung auf 2,34 g je kg Körpermasse erreicht werden. Die Probanden waren leistungsfähiger und fühlten sich wohl dabei. Ihr Trainingsprogramm blieb unverändert (*Wirths*, 1972a).

In einem späteren Stadium, als dieselben Sportler unter anderen Bedingungen beköstigt wurden, erhielten sie 1,5 g Protein, wobei ihre manuellen Leistungen rückläufig waren.

Über die Wirkung von Protein als einem Stimulans ist wissenschaftlich gesehen zwar keine relevante Aussage möglich, sie ergibt sich aber zwangsläufig. Vermindert man die Proteinmenge im Angebot der Speisen merklich, versuchen einige Probanden entweder, sich heimlich proteinreiche Lebensmittel, insbesondere solche tierischer Herkunft, zu beschaffen oder sog. Sportlernahrung (Nahrungsergänzungsmittel), die in ihrer Zusammensetzung sehr unterschiedlich sein kann. Da die Nahrung in erster Linie sensorisch akzeptiert werden muß, ist es nützlich, sich bei allen Angeboten auch danach zu richten und in bezug auf Art und Höhe der Proteinzufuhr Entgegenkommen im Nahrungsangebot zu zeigen.

In gleicher Größenordnung wie in der Phase mit dem höchsten Proteinange-bot sind Proteinzufuhren von russischen Gewichthebern: 1,85–2,76 g/kg Kör-permasse (*Laritcheva* et al., 1978).

*Celejowa* (1974) berichtet auch von polnischen Biathlon-Sportlern, daß die Proteinzufuhr während eines speziellen Trainings mit hoher Intensität 2,5–2,6 g/kg Körpermasse betragen habe; in einem Training unter üblichen Bedingungen 2,2 g.

In der Kost des Leistungssportlers kommen Natrium und Chlorid in ausreichender Menge vor. Wenn bei großen Trainings- oder Wettkampfbela-stungen allerdings hohe Schweißverluste zustande kommen, empfiehlt es sich, Getränken und Suppen Kochsalz zuzusetzen. Bewährt haben sich bei eigenen Probanden fettarme Fleischbrühen.

Im Zusammenhang mit Natrium und Chlorid steht eine ausreichende Versorgung mit Flüssigkeiten, die zuweilen unterschätzt oder falsch eingeschätzt wird, wie bei Ernährungsanamnesen bekannt wurde. Harntreibende sowie coffeinreiche Getränke sind ebenso wenig geeignet wie zuckergesüßte Erfri-schungsgetränke oder andere brennwertreiche Flüssigkeiten.

Starke muskuläre Leistungen können erhebliche Kaliumverluste im Muskel verursachen, indem Kalium im Austausch mit Natrium über die Nieren ausgeschieden wird. Selbst wenn man *Nöcker* (1974) folgt und den täglichen

Bedarf für Ausdauerübungen mit 5000 mg ansetzt, werden diese Mengen bei entsprechend hoher Nahrungszufuhr, wie in eigenen Untersuchungen festzustellen war (*Wirths*, 1972a), leicht erreicht.

Zusätzliche Kaliumgaben, bei sonst isoenergetischer und unveränderter Nährstoffzufuhr, erbrachten ebensowenig eine signifikante Leistungssteigerung wie erhöhte Gaben an Calcium, Phosphor und Magnesium.

Untersuchungen zur Höhe der Zufuhr, Bioverfügbarkeit, Ausnutzung und Ausscheidung von Zink und Kupfer sind in ihren Ergebnissen ebenfalls nicht einheitlich. Eine nachweisbare Verbesserung der muskulären Leistung kann nach Nährstoffzulagen nur dann erwartet werden, wenn vorher eine unzureichende Versorgung bestanden hat. In Form fester und flüssiger Nahrungsergänzungsmittel werden zahlreiche Erzeugnisse angeboten. Eine längerfristige Aufnahme ist nicht zu befürworten.

Für Sportler kann infolge Schweißverlust auch eine erhöhte Eisenausscheidung von Bedeutung sein. Als Folge starker Schweißabgaben können erhöhte Fe-Ausscheidungen von 1–2 mg in der Trainings- und Wettkampfphase je Tag zustande kommen.

Auch wurde wiederholt eine enge Korrelation der Eisenausscheidung durch die Haut zur Transferrinsättigung des Blutes nachgewiesen.

*Brubacher* u. *Ritzel* (1978) berichten von Personen in Zentralamerika, deren Hauptnahrungsmittel Zucker war, verminderte Hämoglobin- und Hämatokritwerte. Die ergonomischen Leistungen im Master-Step-Test dieser Personen waren gering. Zusätzliche Fe-Gaben normalisierten die biochemischen Befunde.

Bei Sportlerinnen auftretende unerklärliche Leistungsminderungen sind oft durch Blutarmut und verminderten Hb-Gehalt als Folge von Eisenmangel bedingt.

Frauen, die sich rein vegetarisch ernähren, haben nach einer Studie von *Pedersen* et al. (1991) fünfmal häufiger irreguläre Periodenblutungen oder Amenorrhö (26,5%) als gleichaltrige mischkostverzehrende Probanden (4,9%).

Die Vegetarierinnen nahmen signifikant größere Mengen an mehrfach ungesättigten Fettsäuren, Kohlenhydraten, Ballaststoffen und Vitamin $B_6$ auf. Die andere Gruppe hatte höhere Aufnahmen an Cholesterol, gesättigten Fettsäuren, Protein, Alkohol und Coffein. Die Autoren folgern aus den Ergebnissen, daß die menstruelle Regelmäßigkeit bei den Frauen positiv abhängig war von erhöhten Aufnahmen an Protein/kJ und Cholesterol/kJ.

Negativ abhängig zeigte sie sich mit erhöhtem Gehalt an Ballaststoffen und Magnesium. Die Autoren vermuten, daß Vegetarierinnen über ihre Zyklusstörungen hinaus mit eingeschränkter Fertilität rechnen müssen.

Folgt man der Höhe der Eisenbedarfsempfehlung von *Nöcker* (1974) mit 30 mg Fe/d – ohne Bezug auf das Geschlecht –, ist zu berichten, daß selbst Ruderer mit einer Energiezufuhr von nahezu 5000 kcal/d in eigenen Versuchen diese Menge nicht erreichen konnten, sondern im Mittel 22,2 mg/d mit einem Schwankungsbereich von 13,1 bis 29,5 mg/d hatten.

Einige Autoren kommen aufgrund kritischer Betrachtungen der in der Literatur mitgeteilten Beobachtungen und Untersuchungsbefunde zu dem Ergebnis, daß die nach Gabe von Vitaminpräparaten beobachteten Leistungssteigerungen vorwiegend psychisch bedingt sind. Aus anderen Untersuchungen geht hervor, daß durch Ascorbinsäure keine Leistungssteigerung erzielt werden konnte. Mehrfach wird eine positive Wirkung auf die sportliche Leistung sowohl nach Gabe von Vitaminpräparaten als auch nach Placebos mitgeteilt (*Kasper*, 1964).

Andere Autoren sind gegenteiliger Auffassung, indem sie einen Mehrbedarf an Vitaminen bei muskulärer Belastung sowie für eine Leistungssteigerung nach vermehrter Vitaminzufuhr annehmen. *Prokop* (1965) berichtet nach Bestimmungen der Sauerstoffschuld und des Erholungsquotienten bei Sportlern von einer positiven Wirkung bei Gaben von Polyvitaminpräparaten. *Prokop* schlägt aufgrund seiner gewonnenen Ergebnisse als optimale Tagesdosis für Sportler das 2- bis 3fache der für die Vitamine A, $B_1$, $B_2$, Niacin, C und E angegebenen empfehlenswerten Höhe der Zufuhr vor.

Eine positive Wirkung auf Leistungsfähigkeit und Ermüdungsreaktion nach größeren Vitamin-E-Gaben ist von *Schönholzer* (1964) erzielt worden. Australische Schwimmer dienten als Versuchspersonen. In diesen Experimenten konnte ein durch Vitamin-E-Dosen bis zu 1 mg je kg Körpermasse und Tag ausgelöster Sauerstoffspareffekt nachgewiesen werden. Die Sauerstoffschuld (oxygen dept) bei Arbeit wurde bei muskulärer Leistung vermindert.

Da Vitamin E antioxidativ wirkt, vermag es andere Substanzen, besonders sauerstoffempfindliche Vitamine und Spurenelemente, die durch die starke Durchblutung der Gewebe in Mitleidenschaft gezogen werden können, vor der Zerstörung zu schützen.

Frau *Celejowa* (1977) berichtete auf einem sportphysiologischen Symposium in Jablonna (Polen), *Sakera* et al. bei Radrennfahrern und Skifahrern hätten nach höheren Gaben an Tocopherolen ebenfalls Leistungssteigerungen erzielt.

Auch *Sharman* et al. (1971) führten Untersuchungen mit Schwimmern aus, die Supplementierungen von 400 mg Vitamin E je Tag erhielten. Sie konnten zwar Leistungssteigerungen nachweisen, die aber gegenüber einer Placebo-Gruppe nicht signifikant sind.

Ähnlich war es bei Versuchen, die mit eigenen Versuchspersonen in mehreren sportlichen Disziplinen durchgeführt wurden. Freilich waren unsere täglichen Vitamin-E-Gaben maximal auf 50 mg beschränkt. In Ergometer- und Tretbandtests zeigte sich bei mehr als der Hälfte der 18 Probanden eine geringfügige, aber nicht signifikante Verbesserung der Sauerstoffutilisation.

*Prokop* (1965) hält Vitamin E besonders geeignet in seiner Beziehung zur körperlichen Leistung. Er begründet das einmal mehr mit der Wirkung auf die muskuläre Leistungsfähigkeit durch Verbesserung der Zirkulation und Kapillarisierung sowie der einer Bedeutung für die Sauerstoffutilisation.

Versuche mit höheren Thiamingaben haben fast durchweg Leistungsverbesserungen gebracht, was aus der Bedeutung von Thiamin für den Glukoseabbau verständlich wird. Kleine Dosen sollen sich nicht leistungssteigernd oder nur mit unwesentlicher Steigerung gezeigt haben, wie mehrfach übereinstimmend berichtet wird. Der Vitamin-$B_1$-Verbrauch ist bei Dauerleistung entsprechend dem gesteigerten Kohlenhydratumsatz wesentlich erhöht und kann ohne weiteres das Mehrfache des normalen Wertes annehmen. Sicher muß auch dabei ein Unterschied zwischen Trainings- und Wettkampfperioden gemacht werden. Bei der besonderen Bedeutung von Thiamin für das Nervensystem ist es wahrscheinlich, daß sich bei Sportarten, die mit einer besonderen Belastung des Nervensystems einhergehen, $B_1$-Gaben vorteilhaft auswirken.

*Prokop* räumt Vitamin C in bezug auf die Leistungsfähigkeit eine Sonderstellung ein. Er belegt diese Aussage mit zahlreichen Zitaten, die im Grundtenor besagen, daß es bei einer Vitamin-C-Unterbilanz zu zahlreichen Störungen in sehr verschiedenen Stoffwechselsektoren und damit zu einer Einschränkung der Ökonomie, der Sauerstoffverwertung und des Kreislaufs kommt. Er verweist weiter darauf, daß dadurch die körperliche Leistungsfähigkeit vermindert wird. Das sei um so naheliegender, als durch den Nachweis eines vermehrten Vitamin-C-Verbrauchs bei körperlicher Anstrengung, bei einer bestehenden Vitamin-C-Unterbilanz noch vergrößert wird. Er veranschlagt den täglichen Vitamin-C-Bedarf von Sportlern auf 500 mg.

Es ist fraglich, ob es effektiv erforderlich ist, daß derart hohe Gaben in bezug auf die Höhe der täglichen Vitaminzufuhr, wie sie von *Nöcker* (1974) sowie von *Prokop* (1965) vorgeschlagen werden, tatsächlich erforderlich sind. Es ist wahrscheinlich nicht empfehlenswert für Sportler, auch wenn man sie gemäß ihres Energieumsatzes in größere Gruppen einteilt, wie Schnelligkeitskraftleistungen einerseits und Dauerleistungen andererseits, En-bloc-Werte anzugeben, auch dann nicht, wenn man die Trainingsperiode von der Wettkampfperiode trennt.

In einigen Arbeiten zeigt sich, daß Wirkung und Dosierung weniger von einzelnen Vitaminen abhängen, sondern daß es vielmehr darum geht, ein biologisch ausgewogenes Gleichgewicht aller oder zumindest der wichtigeren Vitamine zu erreichen. Demgemäß äußert sich auch *Howald* (1977), indem er nach Gaben eines wasserlöslichen Vitamingranulats Beneroc von positiven Effekten auf die muskuläre Leistungsfähigkeit in klinischen und ergonomischen Tests berichtet.

Für Sportler mehrerer Disziplinen wird die Aufnahme von Gelatine propagiert. Der zwar hohe Eiweißgehalt der Gelatine (BW = 0) ist unvollkommen, folglich minderwertig. Insbesondere nachteilig ist der sehr geringe Gehalt an Tryptophan (7 mg/100 g). Vom ebenfalls essentiellen Methionin sind je 100 g weniger als 1 g enthalten, an Isoleucin, Threonin und Phenylalanin jeweils weniger als 2 g. Demgegenüber sind die nicht essentiellen und geringerwertigen Aminosäuren Glycin, Prolin, Hydroxyprolin mit 23 g, 13 g, 11 g/100 g überreichlich enthalten.

## 34 Ernährung des geistig Arbeitenden

Die geistige Arbeit verbraucht keine zusätzliche Energie. Dies liegt daran, daß das Gehirn **immer** arbeitet und sein Energieverbrauch bereits im Grundumsatz enthalten ist. Der Unterschied in der geistigen Leistung kluger und weniger intelligenter Menschen beruht nicht darauf, daß der Kluge mehr geistige Arbeit leistet, sondern daß er logischer und systematischer denkt und darum die Ergebnisse seines Nachdenkens zumeist wertvoller sind.

Geistige Arbeit ist sicher mit einer Erhöhung des Energieumsatzes im Gehirn verbunden. Jedoch ist diese nicht exakt erfaßbar, da es sich erstens um kleine Beträge handelt und zweitens die begleitenden Emotionen zu Muskelspannungen oder sogar zu Muskelbewegungen führen können, die ein Mehrfaches der Steigerung des Energieumsatzes durch die Denkarbeit betragen.

*Richter* (1952) weist darauf hin, daß das Gehirn unter Grundumsatzbedingungen viele Funktionen zu erfüllen hat, die auch während der Denkarbeit ablaufen. Der hohe Energieumsatz des Gehirns von über 20% des Grundumsatzes bei einem Gewichtsanteil des Gehirns am Körper von nur 2% bezieht sich hauptsächlich auf den Teil des Gehirnstoffwechsels, der nicht mit der Denkarbeit zusammenhängt. Die Erhöhung der Stoffwechselrate bei der Denkarbeit liegt infolgedessen häufig innerhalb der Fehlerbreite der Messung des gesamten Umsatzes.

Es besteht kein Zweifel, daß Unterernährung die Gehirnfunktion beeinträchtigt. Auch die Entwicklung des kindlichen Gehirns wird durch Unterernährung geschädigt. Da der geistige Arbeiter nicht mehr Energie braucht als der Nichtstuer, aber einen ebenso hohen Bedarf an Eiweiß, Vitaminen und Mineralstoffen hat wie der körperlich Arbeitende, muß seine Ernährung anders beschaffen sein als die des Nichtstuers und anders als die des körperlich Arbeitenden. Er muß also eine brennwertarme, aber eiweiß-, mineralstoff- und vitaminreiche Kost wählen. Das heißt: wenig Süßigkeiten, wenig gesättigte Fettsäuren, wenig Alkohol, nicht zuviel Brot, Klöße, Nudeln, dafür aber Milch, mageres Fleisch, Fisch, Gemüse und Obst. Gemüse und Obst bringen nicht nur die nötigen wasserlöslichen Vitamine und Mineralstoffe, sondern sichern auch die notwendige Zufuhr von Ballaststoffen, ohne die eine geregelte Verdauung nicht möglich ist. Die Hauptmahlzeiten sollen nicht brennwertreich sein, um ein Völlegefühl zu vermeiden, weil das der geistigen Arbeit abträglich ist. Um Hungergefühle auszuschalten, sollen Zwischenmahlzeiten angeboten werden. Die Kost des Geistesarbeites soll knapp in der Menge und appetitanregend in der Zubereitung sein. Insbesondere darf sie keine positive Energiebilanz verursachen. Längerfristig ist sonst Adipositas die Folge.

Da der Energieumsatz des geistigen Arbeiters gering ist, kann es nur vorteilhaft sein, ihn zu erhöhen. Darum sollte er sich zusätzlich körperlich betätigen, Sport oder Gartenarbeit treiben und Wanderungen unternehmen.

Dieses dient nicht nur seiner nervösen Entspannung, sondern regelt auch seinen Stoffwechsel, was der Gesundheit zuträglich ist.

In Tabelle 49 werden Empfehlungen für eine vollwertige Ernährung von Personen mit vorwiegend sitzender Tätigkeit nach Lebensmittelgruppen mitgeteilt. In Tabelle 50 erfolgt eine Empfehlung für eine Aufteilung des Tagesbedarfs in fünf Mahlzeiten nach Eiweiß, Fett, Kohlenhydraten und Energie ebenfalls für Leichtarbeiter mit vorwiegend sitzender Beschäftigung.

**Tabelle 50: Aufteilung des Tagesbedarfs für Leichtarbeiter**

|  | Eiweiß | Fett | Kohlen-hydrate | Energie |
|---|---|---|---|---|
|  | g | g | g | kcal |
| 1. Frühstück | 15 | 18 | 115 | 650–780 |
| 2. Frühstück | 4 | 4 | 40 | 130–260 |
| Mittagessen | 30 | 30 | 115 | 780–910 |
| Vesper | 8 | 3 | 40 | 130–260 |
| Abendessen | 18 | 20 | 80 | 520–650 |
| Insgesamt: | 75 | 75 | 390 | 2600 |

## 35 Ernährung des älteren Menschen

Der ältere Mensch hat einen in mancher Beziehung abweichenden Nahrungsbedarf von dem in jüngeren und mittleren Lebensjahren. In erster Linie ist ein verminderter Energiebedarf zu konstatieren. Der Grundumsatz sinkt im Mittel bei männlichen Personen vom 45. bis zum 75. Lebensjahr von 1620 kcal auf 1410 kcal, bei weiblichen Personen in der gleichen Zeit von 1330 auf 1190 kcal/d. Die meisten älteren Leute betätigen sich muskulär viel weniger und langsamer. Deshalb benötigen sie weniger Nahrungsenergie. Ein verminderter Energiebedarf als Folge des diminutiven Grundumsatzes dürfte in erster Linie für Personen gelten, die körperlich nicht oder kaum mehr tätig sind, wie in eigenen Untersuchungen eruiert werden konnte. Auch *Gsell* sowie *Verzar* und *Gsell* haben bei Untersuchungen in Schweizer Hochtälern festgestellt, daß alte Menschen, die landwirtschaftlich tätig waren, keinen geringeren Energieumsatz hatten als solche in mittleren Jahren. Daraus läßt sich folgern, daß die Grundumsatzverminderung bei körperlich aktiven älteren Menschen mehr oder weniger ausbleibt. Der verminderte Grundumsatz ist offenbar eine Folge des Schwindens der Muskulatur durch mangelnde körperliche Betätigung, also eine Abnahme des aktiven Gewebes des Körpers.

Der Bedarf älterer Menschen an Protein, Calcium, Vitamin A, Thiamin, Riboflavin und Vitamin C ist mindestens noch so hoch wie bei Personen mit vorwiegend sitzender Tätigkeit im mittleren Lebensalter. Nicht mehr als 30% der Energie sollen vom Fett stammen. Ebenfalls ist eine Reduzierung der Aufnahme von Lebensmitteln, die reich an niedermolekularen Kohlenhydraten sind, zu empfehlen. Je kg Körpermasse sollen 0,8–1,0 g Protein aufgenommen

**Tabelle 51: Altenheiminsassen:**
**Energiebedarfsberechnung nach Zeit- und Arbeitsablaufstudien**

| | min | kcal/h | kcal/d | |
|---|---|---|---|---|
| | | | m | w |
| GU | 1 440 | | 1 480 | 1 240 |
| Ruhen | 720 | . | . | . |
| Liegen | 210 | 10 | 35 | 35 |
| Mahlzeiteneinnahme | 120 | 20 | 40 | 40 |
| Persönl. Bedürfnisse | 60 | 20 | 20 | 20 |
| Stehen | 60 | 40 | 40 | 40 |
| Sitzen | 210 | 20 | 70 | 70 |
| Gehen | 30 | 90 | 45 | 45 |
| Weitere Tätigkeiten | 30 | 120 | 60 | 60 |
| | 1 440 | | 1 790 | 1 550 |
| einschl. Zuschläge (SDW, verminderte Ausnutzung) kcal: | | | 2 030 | 1 760 |
| MJ: | | | 8,5 | 7,36 |

Quelle: Wirths (1978b)

werden. Leichtgewichtige sollen mindestens 12% der Energie in Form von Protein (Männer nicht weniger als 55 g/d, Frauen 45 g/d) aufnehmen. Als Mittelwert für die Höhe der Energiezufuhr werden von der DGE (1991) für männliche Personen 1900 kcal (8,0 MJ), für weibliche 1700 kcal (7,0 MJ) je Kopf und Tag empfohlen.

In Tabelle 51 wird eine Kalkulation über eine Energiebedarfsberechnung nach Zeit- und Arbeitsablaufstudien von älteren Personen wiedergegeben. Demnach errechnen sich für Männer 8,5 MJ (2030 kcal/d) und für Frauen 7,36 MJ (1760 kcal/d). Bei abweichenden Grund- und Arbeitsumsätzen sind entsprechende Zu- und Abschläge erforderlich.

Bei der Fettzufuhr ist darauf hinzuweisen, den Verbrauch an weniger wünschenswerten gesättigten Fettsäuren einzuschränken, jedoch den Verbrauch an Linolsäure nicht unter 7 g täglich sinken zu lassen.

### Lebensmittelverbrauch und Flüssigkeitsaufnahme

Zu empfehlen ist, wie in longitudinalen Studien nachgewiesen werden konnte, eine aus pflanzlichen und tierischen Produkten gemischte Kost. Damit ist man am ehesten in der Lage, den Bedarf an allen lebensnotwendigen Nährstoffen zu decken.

Nach eigenen Untersuchungen ist die Flüssigkeitsaufnahme älterer Menschen von mehreren individuellen Bedingungen und Gewohnheiten abhängig. Ältere Menschen sollen je Tag mindestens 1,5 l Flüssigkeit aufnehmen. Ihre Flüssigkeitsaufnahme ist sowohl energetisch als auch nährstoffmäßig zu berücksichtigen.

Für ältere Menschen ist neben der ernährungsphysiologisch wichtigen Nährstoffbedarfsdeckung und Flüssigkeitszufuhr mit der Kost der Hinweis angebracht, die sensorischen Eigenschaften einzelner Lebensmittel und der Nahrung insgesamt nicht zu vernachlässigen. Die Ernährung soll den Geschmacks- und Geruchsempfindungen der älteren Menschen entsprechen. Meistens nehmen die Geschmacks- und Geruchsempfindungen im Alter ab. Oft fehlt es an Appetit und an genügender Sekretion der Verdauungssäfte. Der Reiz einer kräftigen, aber nicht übertriebenen Würzung ist angebracht. Er erhöht sowohl den Genußwert als auch die Ausnutzung der Nahrung.

Wegen Kauschwierigkeiten werden oft sog. Schonkostgerichte angeboten. Weder diese noch Verdauungsbeschwerden rechtfertigen es, älteren Menschen prinzipiell Krankenkost in Form einer leichten Vollkost zu geben. Mehrere Probanden waren aus kautechnischen Gründen zu Baby food übergegangen.

Vermieden werden sollen blähende Speisen, wie größere Mengen an Kohlarten und Hülsenfrüchten. Eine leicht bekömmliche, zugleich aber ballaststoffreiche Nahrung ist angezeigt. Breikost hat den Nachteil, daß sie nicht gekaut werden muß. Kräftiges Kauen, selbst bei nicht mehr ganz intakten Zähnen, ist wichtig zur Gebißerhaltung und für einen ausreichenden Speichelfluß. Der Speichel leitet die Kohlenhydratverdauung ein. Er enthält antibiotische Substanzen und spült gewissermaßen die Zähne. Kräftige Kauer haben allgemein bessere Zähne als Menschen, die ihre Nahrung kaum gekaut herunterschlucken oder prinzipiell kaufaul sind.

Im Alter zeigen sich häufig Vorlieben und Abneigungen für gewisse Speisen oder einzelne Lebensmittel in stärker ausgeprägter Form als in jüngeren sowie mittleren Jahren. Das ist ebenfalls wichtig in bezug auf Würzzutaten und auf das Nahrungsangebot insgesamt. Man soll alte Menschen nicht dem Zwang aussetzen, Lebensmittel aufzunehmen, die sie verschmähen oder die sie nie gekannt haben. Es soll also keine grundsätzliche Umstellung ihrer Kostgewohnheiten veranlaßt werden. Allerdings soll man älteren Menschen „neue" Lebensmittel nicht vorenthalten. Der Altersstarrsinn vieler älterer Menschen zeigt sich hier allerdings oft als ein schwerwiegendes Hemmnis.

**Mahlzeitenfrequenz**

Die Mahlzeitenfrequenz älterer Menschen ist ebenfalls von Bedeutung. Häufig werden wenige, aber zu umfangreiche Mahlzeiten eingenommen, die jedoch nicht mehr beschwerdefrei vertragen werden. Ein Versagen der Verdauung und der Resorption ist sowohl durch Überbeanspruchung als auch durch zu geringe Beanspruchung möglich. Es ist günstiger, mehrere brennwertärmere Mahlzeiten aufzunehmen als wenige brennwertreichere oder stark voluminöse Mahlzeiten. Bewährt haben sich drei Haupt- und zwei Zwischenmahlzeiten, wobei Mittagessen, 1. Frühstück und das Abendessen etwa gleichrangig zu beurteilen sind und 70–80% des Tagesbedarfs erreichen. Zwischen dem 1. Frühstück und dem Mittagessen einerseits und dem Mittagessen und dem Abendessen andererseits sollen die beiden Zwischenmahlzeiten von je 10–20% erfolgen. Es kann aber auch empfehlenswert sein, hier zeigt sich die persönliche Veranlagung, gekoppelt mit individuellen Konsumgewohnheiten, daß die kleinere Nachmittagsmahlzeit mit etwa 10% des Tagesbedarfs mit dem Abendessen wechselt oder variiert wird, so daß nachmittags etwa 20% aufgenommen werden und abends nur noch 15%.

In die Mahlzeitenfrequenz sind auch Getränke einzuschließen. Sämtliche Getränke, die tagsüber, einschließlich nach dem Abendessen, aufgenommen werden, sofern sie Energie und Nährstoffe enthalten, müssen in der Gesamtbilanz berücksichtigt werden.

Die letzte Mahlzeit am Tag soll in Heimen abends nicht zu früh eingenommen werden, da sich sonst viele Personen verleitet fühlen, am späten Abend weitere, heimfremde Lebensmittel zu essen oder zu trinken. Für in Haushalten Lebende und Alleinstehende ist zu empfehlen, das Abendessen nicht zu brennwertreich und zeitlich zu spät einzunehmen.

Gewohnheitsmäßig essen viele Menschen im Alter die gleiche Menge an Lebensmitteln wie in jüngeren Jahren. Das ist nicht zu empfehlen. Dann nehmen sie in unerwünschter Weise an Gewicht zu. Dadurch werden Arteriosklerose und Herzinfarkt begünstigt, oder es zeigen sich Verdauungsstörungen. Insbesondere ist dies der Fall, wenn zu umfangreiche Mahlzeiten angeboten werden und der Verdauungsapparat nicht mehr wie in früheren Jahren die großen Nahrungsmengen bewältigen kann.

Mit Hilfe regelmäßiger Wägungen unter absolut gleichen Bedingungen hat auch der ältere Mensch die Möglichkeit, seine Energiebilanz indirekt zu überprüfen. Vermieden werden sollte grundsätzlich eine Zunahme der Körpermasse gegenüber der in mittleren Jahren. Sonst ist eine allmähliche Reduktion angezeigt.

Bei der persönlichen Situation älterer Menschen für eine empfehlenswerte Nahrungsaufnahme ist zu unterscheiden zwischen Alleinstehenden, Ehepaaren, Angehörigen von Großfamilien und Insassen von Altenheimen.

Eigene Untersuchungen und Erhebungen beinhalten:

Alleinstehende befinden sich in einer Situation, die sie oftmals interessenlos werden läßt. Ältere Menschen sind auch häufig zu kraftlos, regelmäßig Lebensmittel einzukaufen oder zu besorgen und sich mit Mahlzeiten zu versorgen. Die Mahlzeitenfrequenz dieser Menschen ist zumeist unregelmäßig. Wir trafen mehrfach Personen an, die sich im Tagesverlauf an nur 2 Mahlzeiten insgesamt gewöhnt haben. Darüber hinaus ist bei Alleinstehenden, insbesondere bei Männern, die verbreitete Monotonie der Nahrungszufuhr anzuprangern, die vornehmlich auf Gleichgültigkeit und Unkenntnis zurückzuführen ist.

Wir lernten Personen kennen, die in 7 Tagen eine Frequenz von weniger als nur 10 verschiedenen Lebensmitteln hatten. Einige kochten Tag für Tag dieselben Speisen; oder sie kochten für 2 oder 3 Tage im voraus und wärmten an den folgenden Tagen die Speisen erneut auf. Manche kochen aber überhaupt nicht, sondern leben tagein, tagaus von belegten Broten, überhaupt von Kaltverpflegung. Diese Einseitigkeit ist oft Ursache für unzureichende Nährstoffzufuhr.

Bei Ehepaaren ist die Situation dann etwas günstiger, wenn die Frau an Ernährungswissen interessiert ist und dieses auch in die Praxis umsetzt. Doch auch dort ergibt sich leicht eine unerwünschte Eintönigkeit bei den Speisen.

Bei alleinstehenden älteren Menschen, älteren Ehepaaren, bei Älteren, die mit wenigen Familienangehörigen sowie solchen, die in sog. Großfamilien im Haushalt leben, bestimmen ältere weibliche Personen weitgehend den Lebensmittelverbrauch. Die Ernährung dieser Personen folgt primär der Tradition und landsmannschaftlichen Konsumgewohnheiten. Der finanzielle Aufwand rangiert in zweiter Linie. Häufig ergibt sich ein monotones Angebot an Lebensmitteln und Fehlernährung in Form einer unzureichenden Versorgung mit gewissen essentiellen Nährstoffen, ebensooft eine sehr reichhaltige Zufuhr an Fett. Die Ernährung kann dann nur so gut sein, wie das Wissen der älteren Menschen ist, die die Beköstigung zu verantworten haben.

Altenheiminsassen sind davon zu trennen. Diesbezüglich erfolgten Untersuchungen in kommunalen, karitativen und privaten Heimen. In kommunalen Heimen ist immer dann eine empfehlenswerte Nahrungsversorgung nachzuweisen, wenn Koch, Küchenchef, Wirtschafterin oder diejenige Person, die für die Verpflegung verantwortlich ist, wissensmäßig entsprechend vorbelastet ist. Karitative Heime verfügen zuweilen über einen sehr geringen Tagesverpflegungssatz.

In einigen privaten Heimen stellte sich heraus, daß im Vergleich zur Höhe des finanziellen Aufwandes die Anzahl der essentiellen Nährstoffe relativ gering war.

Die Gegebenheiten in bezug auf wünschenswerte Nährstoffversorgung sind mithin sehr verschieden, sowohl bei Alleinstehenden als auch bei Heiminsassen. Jeder ältere Mensch, der sich selbst verpflegt oder im familiären Kreis verpflegt wird, sollte die Möglichkeit nicht außer acht lassen, die Verpflegung von Zeit zu Zeit zu kalkulieren. Mit Hilfe von einfach zu handhabenden Nährwerttabellen ist dies auch älteren Menschen leicht möglich. Derjenige, der ältere Menschen in der Heimverpflegung zu versorgen hat, sollte neben den für ihn obligatorischen Kalkulationen über den Nährstoffgehalt einzelne Mahlzeiten von Zeit zu Zeit analysieren lassen. Vollanalysen dürften dafür nicht immer nötig sein. Jedoch sollen Analysen in bezug auf mehrere essentielle Nährstoffe erfolgen.

Die Monotonie der Speisen und die unregelmäßige Mahlzeitenaufnahme hatten bei zahlreichen älteren Menschen, die als Probanden an Verpflegungstests und ernährungsphysiologischen Studien teilnahmen, zuweilen eine unzureichende Versorgung mit einigen Vitaminen zur Folge. Oft fanden wir aber auch zu wenig erwünschte essentielle Fettsäuren und zuviel nicht erwünschte gesättigte Fettsäuren und niedermolekulare Kohlenhydrate. Der Anteil der Nahrungsfette tierischer Herkunft war vielfach übertrieben hoch, der Anteil der zwar zumeist preislich höher liegenden pflanzlichen Fette verschwindend gering. Gleichzeitig entstand dadurch neben einer zu hohen Reinfettzufuhr ein ungünstiger P/S-Quotient (Verhältnis der hochungesättigten zu den gesättigten Fettsäuren) von unter 0,25. Der Anteil des Fettes tierischen Ursprungs erreichte mehr als 70% der Gesamtfettaufnahme, 28% der weiblichen und 26% der männlichen Probanden waren überernährt.

Für die Versorgung von Ehepaaren und Alleinstehenden lassen sich mehrere Verpflegungssysteme unterscheiden. Einmal handelt es sich um Rücklaufsysteme mit Menagen oder Thermophoren, daneben um Einwegsysteme. Bei den Einwegsystemen kann man unterscheiden zwischen solchen, die in Einweggeschirr, wie Alufolien, als Kühlkost und als Tiefkühlmenüs bzw. in Kochbeuteln ausgegeben werden. Mehr als Tiefkühlfertigkost ist eine Tiefkühlmischkost zu empfehlen, deren energetisch größter Teil aus Tiefkühlkomponenten besteht. Häufig sind diese ergänzungsbedürftig. Auf eine ausreichende Versorgung mit Calcium, Eisen, Thiamin sowie Vitamin C ist insbesondere zu verweisen.

Die Ernährung älterer Menschen ist relativ teurer als die von Menschen im mittleren Lebensalter.

## 36 Ernährung des Säuglings[1])

Die entscheidenden Vorteile der Ernährung an der mütterlichen Brust gegenüber einer Ernährung mit Kuhmilchzubereitungen liegen weniger bei den in Tabelle 52 aufgezeigten grobchemischen Unterschieden zwischen Frauenmilch und Kuhmilch. Diese können mit Hilfe industrieller Fertigungsmethoden voll ausgeglichen werden. Die Keimfreiheit der Brustmilch, ihre für die Fettverdauung wichtige Lipase, ihre Schutzstoffe gegen pathogene Darmkeime und wahrscheinlich auch eine größere Zahl in ihrer Bedeutung noch nicht voll erkannter Inhaltsstoffe (Aminozucker, Oligosaccharide, Nukleotide) führen dazu, daß das Gedeihen des gestillten Säuglings sicherer und gleichmäßiger und seine Anfälligkeit gegen Infektionen und Durchfälle geringer ist als bei kuhmilchernährten Kindern. Darüber hinaus dürften die auch auf industriellem Wege nicht überbrückbaren Unterschiede in der chemischen Feinstruktur der Eiweißstoffe und Fette beider Milcharten sowie die spezifische Änderung der Frauenmilchzusammensetzung im Verlauf der Milchsekretion zu dieser Überlegenheit der Frauenmilch beitragen. Nicht zuletzt bewahrt der hohe Sättigungsgrad der Frauenmilch und die mit dem Saugen an der Brust verbundene, zur Ermüdung führende Anstrengung den Säugling vor Überfütterung.

**Tabelle 52: Bestandteile von Frauenmilch und Kuhmilch**

| Es enthalten | | Ei-weiß | Fett | KH | Mine-ral-stoffe | Ca | Vit. A | Vit. B$_1$ | Vit. B$_2$ | Vit. C |
|---|---|---|---|---|---|---|---|---|---|---|
| 100 g | kcal | g | g | g | g | mg | µg | µg | µg | mg |
| Frauenmilch | 67 | 1,2 | 3,5 | 7,3 | 0,21 | 26 | 60 | 14 | 41 | 4,1 |
| Kuhmilch (pasteurisierte Trinkmilch) | 66 | 3,4 | 3,5 | 4,8 | 0,72 | 125 | 28 | 36 | 180 | 1,5 |

### Frauenmilchernährung

Am starken Rückgang des Stillens in allen Industrieländern ist keinesfalls fehlende Stillfähigkeit, oft auch nicht nur mangelnder Stillwille schuld. Sehr häufig werden den Neugeborenen aber zu früh Flaschennahrungen zugefüttert. Sie werden dadurch trinkfaul und entleeren die Mutterbrust nicht vollständig, was zur Anregung der Milchbildung unerläßlich ist. Eine Zufütte-

---

[1]) Von Prof. Dr. *W. Tolckmitt* und Prof. Dr. *W. Kübler*

rung von Milchnahrung ist aber nur erforderlich, wenn die tägliche Trinkmenge an der Brust in der ersten Woche im Mittel kleiner als 60 g, in der zweiten Woche kleiner als 100 g je kg Körpergewicht des Säuglings ist. Zur Überbrückung von Lücken in der Muttermilchversorgung sollte zunächst nur dünner Tee mit 5% Traubenzucker dienen, da er nur kurze Zeit sättigt und wenig süß ist. Damit ist aber für den Säugling immer wieder der Anreiz zum Trinken an der Brust gegeben. Durch das auf diese Weise erreichte häufige Anlegen wird die Milchsekretion angeregt und unterhalten. Diese Bemühungen sollten unter Kontrolle der aufgenommenen Milchmenge (Gewichtskontrolle!) so lange fortgesetzt werden, bis sich die Ernährung an der Brust eingespielt hat und damit ein ungestörtes Stillen erreicht ist. In letzter Zeit hat sich die Bereitschaft zum Stillen erhöht und das ubiquitäre Stillvermögen der Frauen nicht zuletzt durch Vermeidung solcher Fehler im Ablauf des Stillens wieder bestätigt. Die ungestörte Milchentwicklung bei einer gesunden Mutter nimmt vom 2. bis zum 10. Tag nach der Geburt täglich um 50 bis 80 g zu; am 11. Tag werden 400 bis 600 g Muttermilch gebildet.

Das gesunde Neugeborene wird, wenn es der Zustand der Mutter nach der Geburt zuläßt, innerhalb der ersten halben Stunde nach der Geburt, sonst im Laufe der nächsten 8–12 Stunden angelegt. Dabei trinkt es, sofern die Milchsekretion bereits in Gang gekommen ist, die wenigen Milliliter des zunächst nur zur Verfügung stehenden Colostrums (Vormilch), regt die Brust aber zur stärkeren Milchbildung bzw. zum „Einschießen" der Milch an. Das weitere Stillen erfolgt unter Vermeidung genannter Fehlermöglichkeiten als „Fütterung auf Wunsch", bei welcher der Säugling angelegt wird, wenn er **hungrig** schreit. Dies geschieht normalerweise in Abständen von etwa 3–4 Stunden. Diese Weise des Stillens nach Verlangen trägt zur Erhaltung der vollen Stillfähigkeit bei. Nach Ablauf der ersten 8 Lebenswochen meldet sich der Säugling auch bei dieser nicht fest geregelten Fütterung nur noch 5- bis 6mal täglich und schläft in der Regel die Nacht durch.

Gegen Ende des 6. Lebensmonats deckt die Muttermilch den Eiweißbedarf des Säuglings nicht mehr voll. Infolge ihres niedrigen Eisengehalts erschöpfen sich um dieselbe Zeit auch die Eisenspeicher des Säuglings. Beikost mit Gemüse und Fleisch füllt diese Lücke. Mehr als zwei Brustmahlzeiten sind im 2. Lebenshalbjahr nicht zu empfehlen. Spätestens 1 Jahr nach der Geburt sollte ganz abgestillt werden.

Eine **Rachitisprophylaxe** durch Vitamin D ist im mitteleuropäischen Lebensraum beim gestillten Säugling ebenso notwendig wie beim kuhmilchernährten. Sie sollte mit einer täglichen Dosis von 500 I.E. – in Verbindung mit Fluor zur Kariesprophylaxe – unter ärztlicher Überwachung während des ganzen ersten Lebensjahres und in den sonnenarmen Monaten des 2. Lebensjahres durchgeführt werden. Die Kariesprophylaxe sollte sich dagegen über das ganze Kindesalter hin erstrecken.

## Ernährung mit Kuhmilchzubereitungen

Die im Haushalt zubereiteten Kuhmilchverdünnungen werden als Halbmilch mit 4% Kochzucker (bzw. Milchzucker) als 1. Kohlenhydrat, 2% reiner Speise-(Mais-)Stärke (früher meist Haferschleim) als dem 2. Kohlenhydrat und 2% Pflanzenöl (Maiskeimöl, Sonnenblumenöl oder Baumwollsaatöl) hergestellt. Die selbst zubereitete Flaschennahrung tritt gegenüber den kinderärztlicherseits bevorzugt empfohlenen Fertigpräparaten der Industrie, die von weit über 90% der Mütter verwendet werden, weit zurück. Diese Handelspräparate werden eingeteilt in:

– **adaptierte Nahrungen,** die soweit wie möglich der chemischen Zusammensetzung der Frauenmilch angeglichen sind. Durch Entzug von Casein wird der Eiweißgehalt auf 1,4 bis 1,8 g/100 ml gesenkt. Der Salzgehalt wird vermindert, der Fettgehalt vermehrt und der Anteil der hochungesättigten Fettsäuren durch Pflanzenölzusätze, anstelle eines Teils des Milchfetts, dem der Frauenmilch angeglichen. Der Kohlenhydratgehalt wird ausschließlich durch Milchzucker auf ca. 7 g/100 ml ergänzt. Außerdem werden Vitamine (zumindest Vitamin A, Vitamin C und Vitamin $B_1$) und zum Teil Eisensalze zugesetzt. Viele Säuglinge werden im Alter von 6 bis 8 Wochen mit diesen gut verträglichen Nahrungen nicht mehr satt. Leider werden dann nicht selten Schleimpräparate zugefügt – mit dem „Erfolg" einer unerwünschten, übermäßigen Gewichtszunahme der Kinder. Statt dessen sollte man hier auf eine teiladaptierte Nahrung umstellen.
– **teiladaptierte Nahrungen,** die auf der Basis von Kuhmilchverdünnungen hergestellt werden und neben Milchzucker noch einen Zusatz von anderen Zuckern (1. Kohlenhydrat), Stärke und z. T. noch hochmolekulare Stärkeabbauprodukte (2. Kohlenhydrat) sowie Pflanzenöle enthalten.
– **Folgemilchen,** industriell gefertigte Milchverdünnungen, die mindestens der Eiweißkonzentration einer ⅔-Milch entsprechen. Sie sind mit Fett, Zucker und einem 2. Kohlenhydrat angereichert und zur Ernährung des älteren Säuglings ab dem 5. Lebensmonat geeignet. Sie können als Anschlußnahrungen den vorher genannten Zubereitungen „nachfolgen", ohne sie notwendigerweise und zwingend ablösen zu müssen.

Flaschenkinder nehmen ihre tägliche Nahrung ebenso wie Brustkinder im allgemeinen in 5 Mahlzeiten im Abstand von jeweils 3–4 Stunden auf und verlangen in den ersten Wochen noch eine nächtliche Mahlzeit.

Als Zucker (1. Kohlenhydrat) wurde bei selbst hergestellter Nahrung wie bei den genannten Handelspräparaten vornehmlich Kochzucker eingesetzt, der sich in der Verträglichkeit auch bei den Säugling belastenden Erkrankungen als der Lactose gleichwertig erwies. Eine Ausnahme bilden die adaptierten Nahrungen, für die Lactose als einziges Kohlenhydrat immer obligatorisch war. In letzter

318

Zeit haben sich jedoch Nachteile der Saccharose für den Säugling herausgestellt. Die gegenüber Lactose wesentlich stärkere Süßkraft der Saccharose führt zur Bevorzugung süßer Nahrung auch in der Folgezeit und zur Gewöhnung. Hierdurch wird der bekannten karieserzeugenden Wirkung dieses Zuckers Vorschub geleistet. Außerdem führt diese ansprechende Süßkraft zu vermehrter Nahrungsaufnahme. Weiterhin ruft die Saccharose im Unterschied zur Lactose eine stärkere Ausschüttung von Insulin ins Blut hervor. Dies wiederum hat einen erhöhten Fettansatz zur Folge. Unter diesen Gesichtspunkten muß man die Möglichkeit späterer Übergewichtigkeit diskutieren. Es gibt damit jetzt Argumente für eine Bevorzugung der Lactose auch in den bisher mit Saccharose angereicherten Nahrungen.

Als 2. Kohlenhydrat (Polysaccharid) wird bei den Handelspräparaten mit der angegebenen Ausnahme adaptierter Nahrungen anstatt des früher gebräuchlichen Haferschleimes nur reine Speise-(Mais-)Stärke verwendet, da diese im Gegensatz zu Roggen-, Weizen-, Hafer- oder Gersteprodukten nicht das Krankheitsbild einer Zöliakie hervorzurufen vermag. Es ist also eine vorsorgliche Maßnahme gegen das Auftreten der genannten Erkrankung, einer Störung der Resorption, die jedoch nur bei einem von etwa 2000 Kindern auftritt. Hierdurch verzögert man bewußt den etwaigen Beginn der Erkrankung bis zu der späteren Fütterung dieser Getreideprodukte, z. B. als Beikost.

**Beikost**

Gemüse und Obst, Fleisch, Leber, Fisch und Ei ergänzen als Beikost die Flaschennahrung durch ihren Gehalt an Vitaminen, Spurenelementen und Ballaststoffen. Hiermit erfolgt die allmähliche Überleitung zur Kleinkinderkost. Auch für Beikost steht ein großes Sortiment von Industrieprodukten (Gläser, instantisierte Trockenbreie) zur Verfügung.

Bei im Haushalt zubereiteter Milchnahrung werden den Flaschen ab der 4. bis 6. Lebenswoche des Säuglings Preßsäfte von Zitrusfrüchten oder Beerenobst und Karottensaft zur Ergänzung der Vitamin-C- und Vitamin-A-Versorgung zugesetzt. Bei Verfütterung der genannten Fertigpräparate ist dies überflüssig. Im 4. Lebensmonat werden vor einer Mahlzeit wenige Teelöffel eines zunächst dünnflüssigen Karottenmuses gefüttert. Wenn der Säugling dadurch an den Löffel gewöhnt ist, wird im 5. Lebensmonat eine ganze Flaschenmahlzeit durch Karotten-Kartoffelbrei mit Zusatz von Fleisch oder Leber ersetzt. Nachfolgend werden in jeweils 4wöchigem Abstand weitere Flaschennahrungen von Obstbrei und Vollmilch-Grieß-(Vollkornmehl-)Breien abgelöst. Dabei muß der Calciumbedarf durch Zufuhr noch ausreichender Milchmengen (400–500 ml) gedeckt bleiben.

In gleicher Weise und in gleichem Zeitablauf werden die Milchzubereitungen der Fertigpräparate schrittweise durch die genannten Breimahlzeiten ersetzt.

Grüngemüse (Spinat) speichern Nitrat, daher dürfen sie nicht in den ersten 3 Lebensmonaten verfüttert, Reste niemals aufbewahrt werden. Durch Bakterieneinwirkung entsteht – beim jungen Säugling auch im Darm – Nitrit, ein gefährliches Blutgift.

Bei vollgestillten Säuglingen ist der Übergang zur Breikost wegen der bis zu dieser Zeit noch gewährleisteten Vitamin- und Eisenversorgung erst im 6. Lebensmonat angeraten.

Konsistentere, aber leicht zerfallende Nahrungsbestandteile (Kartoffelstückchen, Reis oder Teigwaren) bereiten das Kauen vor. Während des verstärkten Zahndurchbruchs mit 10 bis 11 Monaten sollte man dem Säugling Brotrinde oder einen Keks zum Nagen geben.

Über Nahrungsbedarf und Gewichtszunahme unterrichtet Tabelle 53.

**Tabelle 53: Durchschnittswerte für Nahrungsbedarf und Gewichtszunahme im Säuglingsalter**

| | Nahrungs-menge | Energie-bedarf | Gewichts-zunahme | Körpergewicht (KG) in kg | |
|---|---|---|---|---|---|
| | g/kg KG u. Tag | kcal/kg KG u.Tag | g/Tag | Anfang | Ende |
| 1. Vierteljahr | 170–200 | } 120→110 | 25 | 3,3 | 5,7 |
| 2. Vierteljahr | 140 | | 20 | | 7,8 |
| 3. Vierteljahr | 120 | } 110→100 | 15 | | 8,9 |
| 4. Vierteljahr | 100 | | 10 | | 9,8 |

Sämtliche, ausdrücklich für Säuglinge und Kleinkinder bestimmte Nahrungsmittel unterliegen genauen gesetzlichen Regelungen, besonders im Hinblick auf ihren Keimgehalt, ihren Gehalt an Fremdstoffen und ihre Kennzeichnung (Verordnung über diätetische Lebensmittel). Sie sind daher hygienisch den aus Molkereimilch hergestellten Nahrungen überlegen. Diese haben den großen Nachteil, daß immer ganze Tagesportionen zubereitet werden müssen. Deshalb enthalten sie häufiger – trotz vorherigen Aufkochens und Kühlhaltens – viele Keime. So können Durchfallerkrankungen ausgelöst werden.

Auch die industriell hergestellten, gebrauchsfertigen Beikostzubereitungen, die den gesetzlichen Anforderungen entsprechen müssen, sind der selbst hergestellten Beikost im allgemeinen ernährungsphysiologisch nach Vitamin-, Fremdstoff-, Keimgehalt und auf Grund der Auflagen der Herstellerfirmen für den Gemüseanbau überlegen.

# 37 Ernährung des Kleinkindes[1])

Das 2. **Lebensjahr** ist eine Übergangsperiode, in der das Kleinkind an die Kostform und die Eßgewohnheiten des späteren Lebens herangeführt wird. Die Mahlzeiten des älteren Säuglings werden abgelöst durch drei Haupt- und zwei Zwischenmahlzeiten. An die Stelle der Flasche treten Becher und Tasse, der vorwiegend breiigen Kost werden schrittweise festere Bestandteile zugefügt. Der Kohlenhydratanteil wird vermehrt auf Kosten der Fette, die nur noch 20, höchstens 25% der Gesamt-Nahrungsenergie liefern sollen. Für das Angebot an Vollkorn-Getreideprodukten (jetzt auch Vollkornbrot), Gemüse und Obst als vitamin- und ballaststoffhaltigen Nahrungsquellen ist ebenso weiterhin Sorge zu tragen wie für die ausreichende Zufuhr von Fleisch und Ei zur ergänzenden Deckung des Eisen- und Eiweißbedarfs. Milch tritt als Hauptnahrungsmittel in den Hintergrund – die gesamte Tageszufuhr sollte zwischen 400 und 500 ml liegen. Gegenüber blähenden, schwer verdaulichen Nahrungsmitteln (z. B. Kohl, Hülsenfrüchten) ist noch etwas Zurückhaltung zu wahren. Mindestens eine, wenn möglich zwei Mahlzeiten sollten am Familientisch eingenommen werden.

**Vom 3. Lebensjahr an** ist für das Kleinkind nur dann gesondert zu kochen, wenn ungeeignete, z. B. scharf gewürzte oder frittierte Speisen auf den Tisch kommen. Der Bedarf des Kleinkindes an Vitamin A, Vitamin C, Calcium und Eisen ist jedoch im Verhältnis zum Energiebedarf höher als der des Erwachsenen. Eine ausreichende Versorgung mit den entsprechenden, diesen Bedarf deckenden Nahrungsmitteln muß deshalb garantiert sein. Dabei sollte die täglich verabreichte Trinkmilchmenge nicht unter 400 ml liegen, um eine ausreichende Calciumzufuhr zu gewährleisten. Andererseits sollte diese Trinkmilchmenge 500 ml während des gesamten Kindesalters nicht wesentlich überschreiten, da sonst der Appetit gedrosselt und die erforderliche Nährstoffzufuhr in Form fester Nahrung eingeschränkt wird.

Der starke, wechselnde Bewegungsdrang des Kleinkindes gestattet keine größeren Nahrungspausen. Es besteht ein besonderes Verlangen nach Süßigkeiten und ein großer, aber ungleichmäßiger Flüssigkeitsbedarf.

Richtig gestaltete, regelmäßige **Zwischenmahlzeiten** haben daher für die Ernährung des Kleinkindes eine überragende Bedeutung: Durch sie müssen die Kohlenhydratreserven aufgefüllt, die Vitamin- und Mineralstoffversorgung ergänzt und das Süßigkeitsbedürfnis sinnvoll befriedigt werden. Brot oder Getreideflocken, Milch oder Milchprodukte und Obst sind hier unentbehrliche Bestandteile, die möglichst vielfältig zu variieren sind.

Durstlöschende Getränke können unbedenklich auch zwischen den Mahlzeiten getrunken werden. Der hohe Energiegehalt von Obstsäften (z. B. Apfelsaft

---

[1]) Von Prof. Dr. *W. Tolckmitt* und Prof. Dr. *W. Kübler*

47 kcal/100 g, Traubensaft 74 kcal/100 g) macht sie ebenso wie Milch dafür ungeeignet. Verdünnte Obstsäfte und schwach gesüßter, gekühlter Tee sind zu empfehlen, sofern dieser nicht etwa permanent als Mittel zur Beruhigung eingesetzt wird.

Der Appetit des Kleinkindes ist unregelmäßig. Die Regelmechanismen der Nahrungsaufnahme arbeiten jedoch zuverlässig, wenn sie nicht durch Erziehungsfehler gestört werden.

Der Nährstoffbedarf im Kleinkindesalter ist durch eine abwechslungsreiche gemischte Kost leicht zu decken. Schwieriger ist es, sie so zuzubereiten, daß eigenwillige Kleinkinder sie nicht ablehnen. Das wichtigste Ziel ist, die Kinder an eine sinnvolle Ernährung zu gewöhnen und ihre Appetitregulation zu erhalten, die allein vor einem unerwünschten Übergewicht bewahrt.

**Fehler bei der Ernährung von Kleinkindern**

1. Süßigkeiten, Süßgetränke oder Milch außerhalb der Haupt- und Zwischenmahlzeiten vermindern den Appetit bei diesen 5 regulären Mahlzeiten und gefährden die Vitamin- und Mineralstoffversorgung, die nur durch die Nahrungsmittel eben der Haupt- und Zwischenmahlzeiten zu sichern ist. Die Appetitregulation kann hierdurch wie auch durch Zwang zum Essen dauerhaft gestört werden. Zudem ist gegenüber Süßwaren, aber auch stark gesüßten Zwischenmahlzeiten aus den bereits für das Säuglingsalter dargelegten Gründen (Zahnkaries, Fettsucht-Gefährdung), etwas Zurückhaltung geboten.

2. Eine Restriktion ist bei der Verwendung von Kochsalz, das als eine der möglichen Ursachen des Bluthochdrucks in der späteren Lebenszeit zur Diskussion steht, erforderlich. Das Würzen der Speisen sollte auch in späterem Alter im wesentlichen durch Küchenkräuter vorgenommen werden.

3. Überfütterung durch Überredung ist eine Unsitte und die häufige Ursache für eine beginnende Fettsucht.

4. Zwang zum Essen führt meist zu Trotzreaktionen und Eßunlust bei den Mahlzeiten, seltener zur Überfütterung. Es ist falsch, darauf zu bestehen, daß der Teller abgegessen wird. Die vorgelegten Portionen sollten so klein sein, daß das Kleinkind von sich aus nachfordert.

5. Unregelmäßige Mahlzeiten verführen zum Naschen, da beim Kleinkind größere Nahrungspausen zu heftigen Hungergefühlen führen. Süßigkeiten sollten nur beschränkt und bei einer der beiden Zwischenmahlzeiten angeboten werden.

6. Eine einseitige Ernährung entsteht durch ein Zusammenwirken der genannten Fehler, aber auch durch Abneigungen gegen bestimme Nahrungsmittel – vor allem Milch, Fisch oder Gemüse. Solche Abneigungen sind jedoch meist vorübergehend. Oft genügt eine Änderung der Zubereitungsform, um sie zu überwinden.

Beim **Schulkind** lassen sich die im Kleinkindalter gemachten Ernährungsfehler meist nicht mehr ausgleichen. Eine Appetitminderung bei der Einschulung ist häufig und praktisch immer vorübergehend. Frühstück und Pausenbrot, die 30% der Brennwerte für den Tagesbedarf ausmachen sollten, werden besonders wichtig, da von ihnen die Nahrungsversorgung während des eigentlichen „Arbeitstages" abhängt. Wird das Frühstück verweigert – dieses kommt ja häufig in Erwartung des Schulunterrichtes vor –, muß das Pausenfrühstück durch Abwechslung, freundliche Verpackung und angemessene Größe der Portionen besonders appetitanregend gestaltet werden. Geld anstelle eines Pausenfrühstücks sollte nicht gegeben werden, da es fast regelmäßig zum Naschen mißbraucht wird.

Die meisten Klagen über Appetitlosigkeit von Schulkindern sind, wie das Gewicht zeigt, unangebracht. Häufig können bei diesen Kindern aber qualitative Ernährungsfehler nachgewiesen werden. Eine echte Appetitlosigkeit ist in fast allen Fällen auf gestörte Familienverhältnisse oder Schulschwierigkeiten zurückzuführen.

# 38 Ernährung von Schülern

Wo ein Teil der Verpflegung von Schülern in der Schule eingenommen wird, sind programmierte Mahlzeitenzusammenstellungen zu empfehlen. Die Nährstoffversorgung ist in der Haushaltsverpflegung, wie eigene Untersuchungen ergaben, für die Mehrheit der Schüler äußerst unterschiedlich.

In gewissem Sinn kommt der Verpflegung in der Schule eine prophylaktische Bedeutung zu. Große Untersuchungsreihen geben zu erkennen, wie häufig Fehlernährung bei Schülern ist, die in häuslicher Gemeinschaft beköstigt werden (*Wirths*, 1971). Fettsucht und Überernährung einerseits sowie andererseits zu geringe Zufuhren an essentiellen Nährstoffen umgrenzen das weite Feld der existenten Fälle. Hinter oft zitierten Durchschnittswerten verbergen sich suboptimale Versorgungen, die keine Vernachlässigung gestatten. Am häufigsten sind Unzulänglichkeiten in der Versorgung mit Thiamin, Vitamin C, Eisen, Calcium, Protein, Retinol und Riboflavin festzustellen. Umgekehrt erreicht die Höhe der Reinfettzufuhr vielfach ein Stadium, das nicht vertretbar ist. Der Verbrauch an zuckerreichen Produkten, anderen Süßigkeiten und fettreichen Speisen bzw. Kombinationen von Lebensmitteln, die reich an Kohlenhydraten und Reinfett sind, hat verbreitet ein erschreckendes Ausmaß angenommen. Viele Schüler leben zeitweise vorwiegend von Pommes frites, Eis und Coca-Cola. Ältere Schülerinnen überbieten sich zuweilen rivalisierend in der Ausübung von nicht zu verantwortenden „Null-Diäten". Weiter ist auf die Unregelmäßigkeit in der Aufnahme von Mahlzeiten hinzuweisen. Bei vielen

**Tabelle 54: Zufuhr an Nährstoffen und Energie für Schüler (Kopf und Tag)**

| Nährstoffe | | 7–10 Jahre m w | 11–14 Jahre m w | 15–20 Jahre w | 15–20 Jahre m |
|---|---|---|---|---|---|
| Eiweiß, insges. | (g) | 75 | 85 | 85 | 96 |
| Eiweiß, tier. | (g) | 38 | 50 | 50 | 56 |
| Fett | (g) | 75 | 105 | 105 | 110 |
| Kohlenhydrate | (g) | 290 | 310 | 310 | 380 |
| Energie | (kcal) | 2200 | 2600 | 2600 | 3000 |
| Calcium | (mg) | 960 | 1180 | 1180 | 1270 |
| Phosphor | (mg) | 1260 | 1540 | 1540 | 1700 |
| Eisen | (mg) | 10,8 | 12,9 | 12,9 | 15,8 |
| Vitamin A | (mg) | 1,5 | 1,7 | 1,7 | 2,2 |
| Vitamin B$_1$ | (mg) | 1,0 | 1,7 | 1,7 | 1,9 |
| Vitamin B$_2$ | (mg) | 2,0 | 2,2 | 2,2 | 2,4 |
| Niacin | (mg) | 11 | 14 | 14 | 15 |
| Vitamin C | (mg) | 90 | 110 | 110 | 128 |

Quelle: Wirths (1970)

Schülern ist deren Mahlzeitenfrequenz nicht empfehlenswert. Das Frühstück findet vielfach nicht statt.

Tabelle 54 sowie die Abbildungen 11 und 12 demonstrieren, welche Nährstoff- und Energiemengen von den angesprochenen Altersgruppen täglich aufgenommen werden sollen. Von den genannten Altersgruppen sollen keineswegs übereinstimmende Mengen an Nährstoffen und Brennwerten zugeführt werden, wie Schülerverpflegungsprogramme allerdings meistens beinhalten. Innerhalb einzelner Altersgruppen, differenziert vom 7. Lebensjahr der Schüler, zeigen sich unterschiedliche, zum Teil stärker voneinander abweichende Brennstoff- und Nährstoffmengen, die entsprechend zu berücksichtigen sind.

**Abb. 11: Empfehlung für die Zufuhr an Nährstoffen und Brennwerten für Schüler und Schülerinnen (Kopf/Tag)**

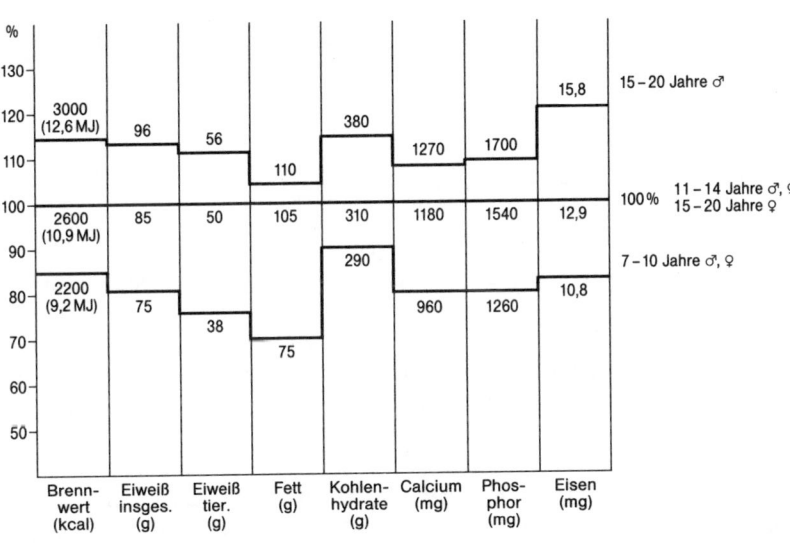

Die Nährstoffmengen in Tabelle 54 berücksichtigen weitgehend die empfehlenswerte Höhe der Zufuhr und orientieren sich an Ergebnissen aus Untersuchungen über Schülerverpflegung.

**Abb. 12: Empfehlung für die Zufuhr an Vitaminen für Schüler und Schülerinnen (Kopf/Tag)**

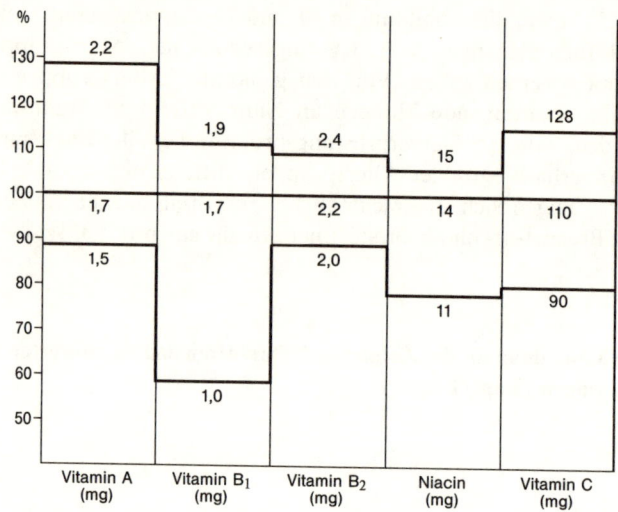

**Empfehlenswerte Lebensmittelmengen**

Tabelle 55 vermittelt die Lebensmittelmengen, die einer vollwertigen Ernährung gerecht werden. Aus technischen Gründen können nur Lebensmittelgruppen genannt werden.

Es ist keineswegs erforderlich, Tag für Tag die einzelnen Lebensmittel gemäß den angegebenen Mengen zu verzehren. Da die Gesamtquantitäten auf die Tagesmenge bezogen werden, ist es jedoch korrekter, wenn man die täglich für wünschenswert gehaltenen Lebensmittelmengen enumeriert. An Stelle von täglich 8 g Hülsenfrüchten ist es selbstverständlich realistischer, einmal in der Woche ein Hülsenfruchtgericht oder ein Menü darzureichen, in dem die multiplizierte Menge an Leguminosen enthalten ist. Ähnliches ist von Fisch, Käse und Quark zu sagen. Unter den Lebensmitteln sind sowohl solche pflanzlichen als auch tierischen Ursprungs. Das gilt ebenfalls für Speisefette, die mengenmäßig in Reinfett vermerkt sind, d. h. nicht in Produktgewicht.

Zur Frage nach Art und Umfang des Angebotes an Mahlzeiten während des Tages ist auszuführen, daß die Zeit, in der sich die Schüler üblicherweise an Schultagen außer Haus befinden, etwa von 7 bis 15 Uhr reicht, mithin etwa 8 Stunden. In dieser Zeit sollen – in zeitlicher Reihenfolge – eine Zwischenmahlzeit und eine Hauptmahlzeit eingenommen werden. Der Umfang des Angebotes erhält seine Determinanten vom Energieumsatz der Schüler und Schülerinnen. Da nach unseren Untersuchungen eher damit zu rechnen ist, daß neben der einen Zwischenmahlzeit nur in wenigen Fällen eine zweite eingenommen wird, kann man für die Referenzperson mit einem Brennwert für die Zwischenmahlzeit von etwa 500 kcal, für das Mittagessen von 800 bis 900 kcal rechnen. Somit verbleiben für die übrigen Mahlzeiten des Tages 1200–1300 kcal (5,0–5,4 MJ).

Damit wird man den wenig zufriedenstellenden Frühstücksgewohnheiten gerecht, die bei vielen Schülern zu wünschen übriglassen.

**Tabelle 55: Empfehlungen für den Verbrauch an Lebensmitteln für Schüler (in g je Kopf und Tag)**

| Lebensmittel | 1<br>7–10<br>Jahre | 2<br>11–14<br>Jahre | 3<br>15–20<br>Jahre<br>w | 4<br>15–20<br>Jahre<br>m |
|---|---|---|---|---|
| Brot | 200 | 250 | 250 | 300 |
| Nährmittel | 45 | 50 | 50 | 60 |
| Hülsenfrüchte | 6 | 8 | 8 | 8 |
| Zucker | 30 | 45 | 45 | 55 |
| Kartoffeln | 300 | 300 | 300 | 350 |
| Gemüse | 150 | 175 | 175 | 200 |
| Obst | 115 | 150 | 150 | 200 |
| Speisefette (Reinfett) | 35 | 55 | 55 | 65 |
| Fleisch | 70 | 110 | 110 | 130 |
| Milch | 500 | 500 | 500 | 500 |
| Käse und Quark | 20 | 30 | 30 | 35 |
| Eier (Stück) | 0,3 | 0,5 | 0,5 | 0,5 |
| Fisch | 20 | 25 | 25 | 25 |

Quelle: Wirths (1970)

### Formen des Mahlzeitenangebots

Es lassen sich ebenso Formen der konventionellen Essensbereitstellung vorschlagen wie vorgefertigte Mahlzeiten und auch solche, die mit Hilfe von Automaten angeboten werden. Preisliche Gegebenheiten, technische Voraussetzungen, die von Ort zu Ort, von Schule zu Schule, sehr voneinander abweichen, spielen für die Art der Applikation eine primäre Rolle. Mit unterschiedlicher Referenz können Zentralküchen konventioneller Prägung genannt werden, daneben Satelliten in Fom von Auftauküchen, aber auch weitere Verarbeitungs- und Zubereitungsverfahren, wie das Régéthermic-System, das Nackasystem, das Transfer-System; diverse Arten des Lebensmittelangebots, wie Tiefkühlerzeugnisse, Dehydroerzeugnisse, überhaupt convenience foods und Instant-Produkte, die aber auch den Charakter von protective foods verkörpern sollen.

Die Rückgabemengen der Komponenten der Mittagsmahlzeiten sind durch unterschiedliche Bestimmungsgründe gekennzeichnet. Ein Teil der Schüler verzehrt die angebotenen Mittagsmahlzeiten kritiklos. Demgegenüber wird die Akzeptanz und damit der Verzehr bei anderen Schülern von landsmannschaftlichen Eßgewohnheiten, subjektiven Empfindungen und Erwartungen an die Mittagsmahlzeit geprägt. Es ist verständlich, daß die Rückgabemengen relativ umfangreich sind, wenn diesen Erwartungen nicht Rechnung getragen wird.

Die Portionsgröße sämtlicher Menübestandteile ist dem Alter und dem Bedarf der Schüler anzupassen.

Das Mittagessen, als Hauptmahlzeit des Tages, soll etwa 30% der je Tag benötigten Energie- und Nährstoffzufuhr abdecken.

Zwischen Angebot und Verzehr der Mittagsmahlzeiten ist zu berücksichtigen, daß sich die tatsächliche Aufnahme an Nährstoffen zum Teil erheblich verringert, da die angebotenen Menüs mengenmäßig oft nicht in dem Maße verzehrt werden, wie sie veranschlagt werden. Die individuellen Rückgabemengen sind von Produkt zu Produkt sehr verschieden und von mehreren Einflüssen, wie oben angeführt, abhängig.

# 39 Spezielle Kostformen

Außer den aufgeführten Krankendiäten, die wissenschaftlich begründet sind und auf medizinisch-therapeutischer Erfahrung beruhen, gibt es zahlreiche Kostformen und Theorien für eine Ernährung, bei denen das nicht der Fall ist. Ihre Grundlage bilden vielmehr weltanschauliche Meinungen, die ihre Wurzeln nicht im Verstandesmäßigen, sondern im Gefühlsmäßigen haben.

Der Mensch ist kein reines Verstandeswesen; im Gegenteil – er ist davon weiter entfernt, als er gemeinhin glaubt. Sehr viele Handlungen, für die er nachträglich **verstandesmäßige Erklärungen** findet, haben **triebhafte Wurzeln** – was ihm aber nicht bewußt wird. Auch seine Weltanschauungen haben meist irrationale (d. h. nicht verstandesmäßige) Grundlagen. Bei genauer Prüfung stecken sie voll innerer Widersprüche und sind von Logik weit entfernt.

Zu den weltanschaulich begründeten Kostformen gehört der **Vegetarismus;** den ersten vegetarischen Verein in Deutschland gründete E. Baltzer 1867 in Nordhausen. Die überzeugten Vegetarier sind weniger Liebhaber pflanzlicher Nahrungsmittel als vielmehr Gegner der Fleischnahrung. Sie finden viele Erklärungen für die Hochwertigkeit und die Überlegenheit von pflanzlichen Produkten gegenüber Fleisch; es wird ihnen aber nicht klar, daß diese Erklärungen nur rationale Begründungen ihrer Weltanschauung sind, die einer wissenschaftlichen Prüfung nicht standhalten.

Andere wieder verteidigen ihre Lehre mit dem Grundsatz „Ehrfurcht vor dem Leben". Warum schonen sie aber das **pflanzliche** Leben nicht? Offensichtlich handelt es sich nicht um „Ehrfurcht vor dem Leben", sondern um „Ehrfurcht vor dem **tierischen** Leben" und dies vor allem in Opposition zum „Willen zum Töten", zur Jagdleidenschaft, zur Schlächterei. Diesen Beweggründen kann man seine Achtung nicht versagen; aber diese Lehre führt oft in unlösbare Widersprüche.

In der gesamten lebenden Natur ist ein grausames Prinzip verwirklicht: das Recht des Stärkeren. Kein Tier und auch nicht der Mensch ist imstande, am Leben zu bleiben, ohne fremdes Leben zu zerstören. Mit Ausnahme der Milch, die als Nahrung für junge Säugetiere bestimmt ist, gibt es kein Nahrungsmittel, das von der Natur zu Nahrungszwecken hervorgebracht wird. Nicht nur das Fleisch der Tiere, sondern auch die Getreidesamen und die Blätter von Pflanzen sind ursprünglich nicht dazu bestimmt, gegessen zu werden.

In den ersten Jahrzehnten unseres Jahrhunderts erlangte die Bewegung der **Lebensreformer** eine große Breitenwirkung. Man erstrebte die Erneuerung der gesamten Lebensführung, insbesondere in bezug auf Ernährung, Kleidung, Wohnung und Gesundheitspflege. Die Reformer waren von tiefem Mißtrauen gegen die „rationale" Wissenschaft erfüllt und hielten die schlichte Erfahrung für den sichersten Wegweiser zum „wirklichen" Leben. Die Ernährung sollte möglichst „natürlich" sein und vor allem aus Fruchtsäften, Gemüsesäften und vegetabiler Frischkost bestehen. Natur ist für den überzeugten Anhänger dieser Lehre das Vollkommene an sich; jede Entfernung von ihr kann nur Unvollkommeneres bringen.

Solche Leute sind blind gegenüber der Tatsache, daß es in der Natur viele tödlich-giftige Produkte gibt (z. B. Giftpilze) und viele Nahrungsmittel im ursprünglichen Zustand toxische Wirkung zeigen (z. B. viele Leguminosen). Die Meinung, alles, was die Natur liefere, sei von sich aus gut und erst der Mensch zerstöre durch „Denaturierung" diese natürliche Vollkommenheit, ist ein romantischer Aberglaube.

Mit den Worten „Natur" und „natürlich" wird viel Mißbrauch getrieben. Unter Natur stellt sich der Forscher etwas anderes vor als der Laie, der Städter etwas anderes als der Bauer. So ungeklärte Begriffe lassen sich leicht als Schlagworte verwenden.

Die häufig für die qualitative Beurteilung der Nahrung genannte Betonung „natürlich als Maßstab gesunder Ernährung", „Bewertung der Kost nach dem Grad der Naturbelassenheit" sowie „naturgemäße Vollwerternährung" haben seit geraumer Zeit wachsende Bedeutung.

Derartige Begriffe können nicht korrekt definiert werden. Sie werden aber von vielen Konsumenten positiv bewertet. In wissenschaftlicher Sicht ist das nicht haltbar. Populär mag damit durchaus eine starke Überzeugungskraft verbunden sein. Eine wissenschaftlich sichere Begründung gibt es jedoch dafür nicht.

Die öffentliche Diskussion über die angeblich zunehmende Belastung unserer Nahrung mit Giftstoffen konzentriert sich auf gewerblich hergestellte chemische Substanzen. Demgegenüber garantieren nur „naturbelassene" Lebensmittel den Schutz vor einer schleichenden Vergiftung durch die „Chemie in der Nahrung". Naturprodukte und „biologische" Nahrungsmittel haben in letzter Zeit zunehmend Anhänger gefunden.

Die einfache Gleichsetzung von „biologisch = natürlich = gesund" und „chemisch = unnatürlich = toxisch" läßt jedoch eine grundlegende Tatsache der Biologie außer acht: Alle Stoffwechselvorgänge der Pflanzen sind chemische Reaktionen. Ihre natürlichen Inhaltsstoffe bestehen aus chemischen Substanzen. Die Giftigkeit eines Stoffes für den menschlichen Organismus hängt nicht von seiner natürlichen oder künstlichen Herkunft ab, sondern von seinem chemischen Aufbau, der aufgenommenen Menge und der Einwirkungsdauer.

Der menschliche Organismus kann z. B. zwischen einem reinen Methylakohol – ob chemisch hergestellt oder aus dem natürlich vorkommenden Holzgeist gewonnen – nicht unterscheiden, da beide in ihren chemischen Eigenschaften völlig gleich sind. Beide führen oberhalb einer bestimmten Dosis zu Erblinden und Tod.

Das stärkste Nervengift, von dem etwa zwei Milliardstel Gramm einen Menschen töten können, ist das Botulinus-Toxin. 0,13 Gramm würden theoretisch genügen, um Deutschland zu entvölkern. Diese Substanz wird von einer

Bakterie produziert, die sich in Fleischwaren vermehren kann. Dieses Naturgift ist dreißigtausendmal giftiger als das vieldiskutierte Seveso-Dioxin TCDD.

Als Gegenbewegung gegen den Materialismus der Gründerjahre entstanden, ist die Reformbewegung allerdings vor dogmatischer Einseitigkeit und Übertreibung nicht bewahrt geblieben, und der anfängliche Idealismus wurde im Laufe der Zeit weitgehend kommerzialisiert.

Der Lebensreformbewegung ist es aber zweifellos als Verdienst anzurechnen, der Öffentlichkeit ein viel reichhaltigeres Angebot pflanzlicher Nahrungsmittel nahegebracht zu haben, als zur Jahrhundertwende üblich war. Auch wurden neue Methoden der gärungsfreien Obstverwertung aufgefunden und verbreitet. Die Verwendung von viel Frischkost ist ihr gutzuschreiben. Auch verdankt man ihr das wesentlich größere Interesse, das heute Ernährungsfragen finden.

Mit weit weniger Wohlwollen ist die Tätigkeit jener Ärzte zu betrachten, die ohne tiefere ernährungsphysiologische Fundamente neue „Ernährungslehren" und „Heildiäten" erfanden. Der propagandistischen Ausschlachtung ihrer Ideen und dem lukrativen Handel mit den von ihnen empfohlenen Diätpräparaten kann man begründetes Mißtrauen entgegenbringen.

Einen Überblick über alternative Kostformen vermittelt nachfolgende Aufstellung.

### Vegetarische Kostformen
Reine vegetarische Kostform
Lacto-vegetabile Kostform
Ovo-lacto-vegetabile Kostform
„Ordnungstherapie" von Bircher-Benner
„Waerland-Kost"
Trennkost-Diät auf Rohkostbasis von Christine Nolti

### Kohlenhydratarme Kostform
Air Force-Diät
Dr. Atkins-Diät-Revolution
Felix-Diät
Lutz-Diät „Leben ohne Brot"
Punkt-Diät

### Kohlenhydratreiche energiereduzierte Kostformen
Apfeldiät
Körner-Kur
Reis-Diät nach Kemper
Rosenfeldsche Kartoffelkur
Schroth-Kur
Vollweizengel-Kur

**Energiereduzierte Mischkost**
Brot-Diät
China-Kur
F-Plan-Diät
Pritikin-Programm
Schwindel-Diät

**Eiweißreiche Kostformen**
Diät nach Banting
Cooley-Kur
Hollywood-Kur
Kuhnsche Fischkur
Mayo-Diät
Riessche Eierkur
Kur nach Gaylord Hauser

**Sonstige**
Anthroposophische Ernährungsweise
Haysche Trennkost
Hollywood-Star-Diät
Makrobiotik
Mazdazaan-Ernährung
Psycho-Diät
Schnitzer-Intensiv-Kost
Vollwertkost

# 40 Diätetik

Das Rationalisierungsschema der Arbeitsgemeinschaft für Klinische Diätetik GEV für die Ernährung und Diätetik im Krankenhaus berücksichtigt folgende Diätformen (1978):
   Vollkost und leichte Kost
   energiedefinierte Diäten
   eiweiß- und elektrolytdefinierte Diäten
   Sonderdiäten

## 40.1 Vollkost

Definition:
   Eine Vollkost ist eine Kost, die
   – den Bedarf an essentiellen Nährstoffen deckt (DGE, 1991);
   – in ihrem Energiegehalt den Energiebedarf berücksichtigt;
   – präventiv-medizinische Erkenntnisse der Ernährungsforschung berücksichtigt;
   – in ihrer Zusammensetzung den üblichen Ernährungsgewohnheiten angepaßt ist, soweit die vorstehenden Forderungen nicht tangiert werden. Tabelle 56 stellt ein Tagesbeispiel dar.

**Tabelle 56: Beispiel für die Zusammensetzung einer Tageskost**

| Nahrungsmittel | Menge pro Person | Beispiele für Änderungs- möglichkeiten | | Erläuterungen |
|---|---|---|---|---|
| Trinkmilch | 0,25 l | Trockenmilch | 30 g | Milch und Milchprodukte |
| Trinkmilch- | | | | sind in der genannten |
| Joghurt | 0,25 l | Sauermilch | 0,4 l | Menge erforderlich, damit |
| Speisequark, | | Hartkäse, 30% | 25 g | die Tageskost ausreichend |
| mager | 80 g | i.Tr. | | Calcium anbietet. |
| Fleisch, mager | 180 g | anstelle von | 120 g | Fleischsorten abwechseln, |
| i. D. | | | Fleisch | 2 × wöchentlich Schweine- |
| (die Menge | | Fischfilet | 150 g | fleisch, |
| schließt | | Eier | 2 Stück | 1 × Innereien berücksichti- |
| 60 g Aufschnitt | | | | gen. |
| ein) | | | | |
| Koch- und | 50 g | | | Als Streichfett: Butter oder |
| Streichfett | | | | Margarine, |
| | | | | als Kochfett: Margarine, |
| | | | | Bratfette, Öle verwenden. |
| | | | | Fettmenge nicht über- |
| | | | | schreiten. |
| Brot i. D. | 250 g | anstelle von | 100 g Brot | Vollkornbrot bevorzugen. |
| | | Haferflocken | 60 g | |
| | | Cornflakes | 60 g | |
| Zucker | 30 g | anstelle von | | |
| | | 10 g Zucker | | |
| | | Marmelade | | |
| | | oder Honig | (15 g) | |
| Marmelade | 30 g | Honig in gleicher Menge | | |
| Kartoffeln | 200 g | 50 g Reis ungekocht | | Kartoffeln sind ohne |
| | | 45 g Nudeln ungekocht | | Schale berechnet. |
| Frischgemüse | 250 g | tiefgefrorenes | | Reichlich Kräuter verwen- |
| i. D. | | Gemüse | 150–170 g | den. |
| | | Naßkonserve | | |
| | | getrockn. Ge- | | |
| | | müse | ⅓ Dose | Nach Vorschrift |
| Obst, frisch | 200 g | frischer Obstsaft in | | möglichst täglich frisches |
| i. D. | | gleicher Menge | | Obst oder frisches |
| | | Kompott in gleicher Menge | | Gemüse verwenden. |
| | | Trockenobst etwa ⅓ der | | |
| | | Menge | | |

Die Tageskost enthält etwa: 97 g Eiweiß, 76 g Fett, 260 g Kohlenhydrate, rd 2200 kcal (9,2 MJ).
Die empfehlenswerte Höhe der Zufuhr an Mineralstoffen und Vitaminen wird voll berücksichtigt.

Quelle: Arbeitsgemeinschaft für Klinische Diätetik (1978)

## 40.2 Leichte Vollkost

Definition:
– Die leichte Vollkost unterscheidet sich von der Vollkost durch Nichtverwendung von Lebensmitteln oder Speisen, die erfahrungsgemäß häufig, z. B. bei mehr als 5% der Patienten, Unverträglichkeiten auslösen;
Indikationen der leichten Vollkost:
– Unspezifische Intoleranzen gegen bestimmte Speisen und Lebensmittel unter Berücksichtigung spezieller Kontraindikationen (z. B. Alkohol, Citrusallergie etc.) und sofern keine Diäten erforderlich sind.

Aus rationellen Gründen wird empfohlen, als Auswahlkost in der Klinik täglich drei „Vollkost-Essen" anzubieten, davon zwei als normale Vollkost und eines als leichte Vollkost. Erfahrungsgemäß werden dadurch der Anteil der „Diäten" und der Speisenrücklauf deutlich reduziert, das Wohlbefinden der Patienten aber gesteigert.

## 40.3 Energiedefinierte Diäten

Die wichtigste Indikation für energiedefinierte Kostformen ist die Adipositas. Darüber hinaus sind energiedefinierte Kostformen indiziert für die Stoffwechselerkrankungen, bei denen Überernährung als wesentlicher manifestationsfördernder Faktor gilt. Dies sind Diabetes mellitus, Hyperlipidämien sowie Hyperurikämie/Gicht. Entsprechend der erwünschten Geschwindigkeit der Gewichtsabnahme sind verschiedene Energiestufen vorgesehen.

Die Relation der Nährstoffe Eiweiß, Fett und Kohlenhydrate ist nach ernährungsphysiologischen Kriterien unter dem Gesichtspunkt der Realisierbarkeit gewählt. Bei einer – ausgedrückt als Energieprozent – relativ hohen, als absolute Zufuhrmenge bedarfsdeckenden bis üblichen Proteinzufuhr wird gegenüber der in der Bevölkerung üblichen Ernährung (Ernährungsberichte) eine Reduktion des Fett- und Zuckerverzehrs angestrebt, welche sich an den „Empfehlungen für die Nährstoffzufuhr", DGE, bzw. den „Recommended Dietary Allowances", USA, orientiert.

Die Nährstoffrelationen der Reduktionskost entsprechen einer „konventionellen", relativ proteinreichen, fett- und kohlenhydratarmen Kost. Die Beschränkung des Nahrungsfettes berücksichtigt den hohen Energiegehalt pro Gramm. Die Beschränkung der Kohlenhydrate zielt auf eine Verminderung der Insulinkretion und damit der Lipogenese.

Die Kohlenhydrat/Fett-Relation kann zugunsten von Fett variiert werden – bei 1000 kcal z. B. 60 g Protein (24 Energie-%), 60 g Fett (54 Energie-%), 55 g Kohlenhydrate (22 Energie%) –, wobei als Argumente die bessere Sättigung und das größere Durchhaltevermögen angeführt werden. Das Postulat einer Verteilung der Mahlzeiten auf 4 bis 5 verringert die mahlzeitenbedingten Schwankungen von Blutzucker und Insulin und hilft bei der Kontrolle des Hungergefühls. Eine Schematisierung der Diabeteskost in diesem Rahmen bezieht sich im wesentlichen auf den sogenannten „Erwachsenen-Diabetes". Beim jugendlichen, insulinabhängigen Diabetiker sind eine höhere Energiezufuhr und individuelle Gestaltung der Mahlzeitenhäufigkeit und der Nährstoffverteilung nötig. Der Fettgehalt ist (relativ!) höher als für die Vollkost empfohlen wird, um eine langsame Resorption der Kohlenhydrate zu erreichen. Die Gefahr einer zu hohen Energiezufuhr durch Fett besteht bei energiedefinierter Kost nicht. Die Auswahl der Nahrungsfette berücksichtigt die in mehr als der Hälfte der Fälle bestehenden Hyperlipidämien, die „Atherogenität" ist durch Modifikation der Fette und Cholesteroleinschränkung vermindert.

Für die Ernährung bei Hyperlipidämien gelten ähnliche Grundsätze. Die Fettmenge sollte sich am unteren Wert der angegebenen 25–30% orientieren. Der Fettaustausch bzw. die Beschränkung der Cholesterolzufuhr ist eingreifender. Die Empfehlung, lösliche Zucker wegzulassen, gilt besonders für Patienten mit endogener Hypertriglyzeridämie, bei denen in 60–80% der Fälle eine Glukoseintoleranz besteht.

Daß bei der purinarmen Kost häufig sowohl Prinzipien der Hyperlipidämie wie der Diabeteskost realisiert werden müssen, folgt aus der Häufigkeit derartiger Stoffwechselstörungen bei Patienten mit Hyperurikämie/Gicht.

Bei zahlreichen Patienten, bei denen gleichzeitig ein Diabetes, eine Hyperlipidämie und eine Hyperurikämie bestehen, sind die Kriterien aller genannten Erkrankungen bestmöglich zu berücksichtigen. Eine derartige, bezüglich der Fettart der Hyperlipidämiekost, der Kohlenhydrate der Diabeteskost und der Purinzufuhr der Hyperurikämiekost entsprechende Ernährung bringt erhebliche Beschränkungen mit sich und sollte nur bei Kombination der Störungen zugemutet werden.

In Tabelle 57 bleiben Kostformen für überhöhten Energiebedarf unberücksichtigt, da die betreffenden Indikationen (z.B. schwere Verbrennungen, Anorexia nervosa) eine Schematisierung nicht zulassen.


## 40.4 Eiweiß- und elektrolytdefinierte Diäten

Die wichtigsten Indikationen für eiweiß- und elektrolytdefinierte Diäten sind Leber- und Nierenerkrankungen. Bei Hochdruck (ohne Nierenversagen) ist lediglich eine natriumdefinierte Diät angezeigt.

Die streng eiweißarme Diät (20–25 g Eiweiß ca. 0,35 g/kg Körpermasse entsprechend) dient zur Behandlung des hochgradigen akuten und chronischen Leber- und Nierenversagens. Dabei ist insbesondere auf einen ausreichenden Gehalt (> 50%) an hochwertigem Protein bzw. essentiellen Aminosäuren zu

**Tabelle 57: Kostformen und Indikationen**

| Definition | Indikation | Energie kcal (kJ) | Protein g | Ener-gie % | Fett g | Ener-gie % | KH g | Ener-gie % | Purine | Bemerkungen |
|---|---|---|---|---|---|---|---|---|---|---|
| Reduktions-kost | Übergewicht | 600 (2 510)<br>1 000 (4 185) | 50<br>60 | 34<br>24 | 20<br>40 | 31<br>37 | 50<br>95 | 35<br>39 | | Verteilung auf 4–5 Mahlzeiten |
| Diabetes-kost | Diabetes vom Erwachsenen-Typ | 1 500 (6 275)<br>1 800 (7 530)<br>2 100 (8 785) | | 20<br>15<br>15 | | 35–40<br>35–40<br>35–40 | | 40–45<br>45–50<br>45–50 | | evtl. 600–1000 kcal-Kostformen wählen. Verteilung auf 5–6 Mahlzeiten, möglichst wenig lösliche Zucker, fettmodifiziert, cholesterinarm. |
| „P/S-Kost" | Hyperlipid-ämien | 1 500 (6 275)<br>1 800 (7 530)<br>2 100 (8 785) | | 20<br>15<br>15 | | 35–40<br>35–40<br>35–40 | | 40–45<br>45–50<br>45–50 | | P/S Quotient (mehrfach ungesättigte/gesättigte Fettsäuren) >1. Nahrungscholesterin <300 mg/Tag, evtl. 600–1 000 kcal-Kostformen wählen. Keine lösliche Zucker bei Hypertriglyceridämie. Vorsicht mit Alkohol. |
| Purinarme Kost | Hyperurikämie, Gicht | 1 500 (6 275)<br>1 800 (7 530)<br>2 100 (8 785) | | 20<br>15<br>15 | | 35–40<br>35–40<br>35–40 | | 40–50<br>45–50<br>45–50 | <300 mg | evtl. 600–1000 kcal-Kostformen wählen. Bedarfsweise auch wie Diabetes- bzw. Hyperlipidämiekost. |

Quelle: Arbeitsgemeinschaft für Klinische Diätetik (1978)

achten. Ob man sich für eine selektive Diät aus natürlichen Proteinen (z. B. Kartoffel-Ei-Diät) oder eine Diät mit Zulage von L-Aminosäuren (z. B. *Giordano-Giovannetti*-Diät oder Schwedendiät) entschließt, bleibt der Entscheidung des einzelnen Therapeuten überlassen. Die natriumdefinierten Formen (50 resp. 100 mmol Natrium/d) können nach klinischer Erfordernis mit unbeschränkter Kaliumzufuhr oder kaliumarm notwendig werden. Die mäßig eiweißarme Diät bedarf in der Regel keiner besonderen Variante mit Kaliumrestriktion.

Die eiweißdefinierten Diäten sind durchweg natriumarm angelegt. Die Diäten mit normaler und erhöhter Eiweißzufuhr sind für Krankheitsphasen gedacht, die eine definierte Eiweißzufuhr erfordern und mit Hypertension und/oder Ödemen oder Körperhöhlenergüssen einhergehen (z. B. nephrotisches Syndrom). Die 60 g Eiweißdiät natriumarm und kaliumarm ist für den Patienten mit terminaler Niereninsuffizienz zusammengestellt, der regelmäßig zweimal pro Woche hämodialysiert wird.

### Vollkost (und leichte Vollkost) natriumarm

Wenn in einer Klinik eine größere Zahl von Hypertonikern und Ödemkranken behandelt wird, ist die Herstellung einer natriumarmen Vollkost mit 50 mmol Na/Tag angezeigt. Die übrige Zusammensetzung sollte dann den Empfehlungen der DGE für die Krankenhauskost entsprechen.

## 40.5 Sonderdiäten

Hier sind vergleichsweise seltene Indikationen für Diäten zusammengefaßt. Wegen der Vielzahl der – sowohl im Kindes- als auch im Erwachsenenalter – zur Anwendung kommenden Kostformen, kann eine Erläuterung in der Weise, wie bisher erfolgt, nicht gegeben werden. Anders als bei energie-, eiweiß- und elektrolytdefinierten Diäten (Tabelle 58) muß die Zusammensetzung eines Teiles der aufgeführten Kostformen je nach Ausmaß und Stadium der Erkrankung variiert werden. Dies gilt z. B. für die Höhe der Fettzufuhr bei der exokrinen Pankreasinsuffizienz, der Mahlzeitenfrequenz und Energie- bzw. Nährstoffzufuhr beim Kurzdarmsyndrom, den Kostaufbau bei der akuten Pankreatitis, oder die in Tabelle 59 unter 1 b) genannten Zusatzmaßnahmen. Einige diätetische Maßnahmen kommen im allgemeinen erst dann zum Einsatz, wenn andere Therapien versagen, wie etwa ballaststoffreiche, vollresorbierbare Formuladiät bei Morbus Crohn und Colitis ulcerosa, oder die milcheiweißfreie Kost bei Colitis ulcerosa. Da der Begriff „Ballaststoffe" nicht exakt definiert ist, werden die Begriffe „ballaststoffarm" und „ballaststoffreich" nicht einheitlich verwendet. Bei den in Tabelle 59 unter 1 a) und 5. genannten Indikationen soll die Diät arm an Ballaststoffen sein, während die Diät Nr. 4 reich an Ballaststoffen (engl. dietary fiber) sein soll.

**Tabelle 58: Protein- und elektrolytdefinierte Diäten (30–35 kcal/kg [126–146 kJ/kg])**

| Protein | | Natrium | | Kalium | |
|---|---|---|---|---|---|
| Definition | g/d | Definition | mmol/d | Definition | mmol/d |
| Streng | 20–25* | natriumarm | 50 (1,2 g) | | |
| eiweißarm | | | 100** (2,4 g) | | |
| | | natriumarm | 50 (1,2 g) | kaliumarm | 40 (1,6 g) |
| | | | 100** (2,4 g) | kaliumarm | 40 (1,6 g) |
| Mäßig | 40* | natriumarm | 50 (1,2 g) | | |
| eiweißarm | | | 100** (2,4 g) | | |
| Normal- | 60* | natriumarm | 50 (1,2 g) | | |
| zufuhr | | natriumarm | 50 (1,2 g) | kaliumarm | 40 (1,6 g) |
| eiweißreich | 80–100 | natriumarm | 50 (1,2 g) | | |

\* eiweißselektiv = > 50% biolog. hochw. Eiweiß (bei Leberinsuffizienz sind Milch- und Eiprotein zu bevorzugen)
\*\* natriumarme Diät 100 mmol/d (durch Zulagen von NaCl zur 50 mmol Diät oder als besondere Zubereitung)
Quelle: Arbeitsgemeinschaft für Klinische Diätetik (1978)

**Tabelle 59: Sonderdiäten**

| Definition | Indikation |
|---|---|
| 1. Diät bei Malassimilation<br>a) leicht aufschließbar,<br>  ballaststoffarm,<br>  Fettmenge der Ausnutzung<br>  angepaßt<br>b) Zusatzmaßnahmen<br>  1. Austausch von LCT<br>    gegen MCT<br>  2. Anreicherung von Kalorien<br>    oder essentiellen Nährstoffen<br>  3. glutenfrei<br>  4. lactosefrei<br>  5. oxalsäurearm | exokrine Pankreasinsuffizienz,<br>Kurzdarmsyndrom,<br>chologene Diarrhoe,<br>gluteninduzierte Enteropathie<br>(Initialstadium),<br>Morbus Whipple |
| 2. Kostaufbau bei gastroenterologi-<br>schen Erkrankungen<br>a) ältere Kinder und Erwachsene<br>b) Säuglinge | akute Pankreatitis<br>postoperative Zustände,<br>akute Gastroenteritis,<br>nach parenteraler Ernährung |
| 3. glutenfrei | gluteninduzierte Enteropathie<br>(Dauerbehandlung),<br>Dermatitis herpetiformis |
| 4. ballaststoffreich | Divertikulose,<br>irritables Colon,<br>Obstipation |
| 5. ballaststoffarm | Stenosen im Intestinaltrakt |
| 6. zuckerfrei<br>mehrere kleine Mahlzeiten | postalimentäres Syndrom<br>(Dumping Syndrom) |
| 7. milcheiweißfrei | Colitis ulcerosa, Milcheiweißallergie |
| 8. lactosefrei (-arm) | Milchzuckerunverträglichkeit |
| 9. weitgehender Ersatz von<br>LCT durch MCT | intestinales Eiweißverlustsyndrom*)<br>A-beta-Lipoproteinämie,<br>Hyperchylomikronämie,<br>hochgradige Malassimilation |
| 10. ballastfreio, vollresorbierbare<br>Formuladiät<br>(Astronautenkost, Elementardiät) | chron. entzündliche Darmerkrankun-<br>gen, Frühphase nach ausgedehnten<br>Darmresektionen, Cronkhite-Canada-<br>Syndrom, akute protrahiert verlaufende<br>Pankreatitis, intestinale Fisteln |

**Tabelle 59: Fortsetzung**

| Definition | Indikation |
|---|---|
| 11. diagnostische Diäten:<br>a) Allergensuchdiät<br>b) Diäten mit definierter Mineralstoffzufuhr<br>c) Diäten mit definierter Fettzufuhr<br>d) hämoglobinfreie Diät<br>e) serotoninarme Diät | |
| 12. seltene Diätformen:<br>a) kohlenhydratreich, fettarm | Porphyrie |
| b) jodarm | Psoriasis pustulosa generalisata |
| c) kaliumarm bzw. kaliumreich | Paroxysmale Lähmungen, Myotonie |
| d) frei von bestimmten Aminosäuren | angeborene Störungen des Aminosäure-stoffwechsels (Phenylketonurie, Ahorn-sirupkrankheit, Homocystinurie), Histidinamie u. a. |
| e) stark galaktose-, fructose-reduziert, stärkereich, viele Einzelmahlzeiten | Glykogenosen |
| f) streng galaktosefrei | Galaktosämie, Galaktokinasemangel |
| g) streng fructosefrei | Fructoseintoleranz |
| h) calciumarm | Vitamin-D-Intoxikation |

*) eiweißreich
Quelle: Arbeitsgemeinschaft für Klinische Diätetik (1978)

## 40.6 Diabeteskost[1]

Die Zuckerkrankheit (Diabetes mellitus) ist heute in der gesamten zivilisierten Welt als eine wahre Volkskrankheit anzusehen. Sie nimmt ständig zu. Bei der deutschen Bevölkerung muß man mit 2 bis 3% Diabetikern rechnen.

Viele Menschen wissen jedoch gar nicht, daß sie zuckerkrank sind, und doch wäre das für ihr weiteres Leben sehr wichtig, da die chronische Erkrankung, die den Patienten lebenslang begleitet, täglich behandelt werden muß, um schwerwiegende Schäden zu verhüten.

Die Frühentdeckung des Diabetes ist notwendig! Deshalb sollte jeder noch so gesund Aussehende, besonders, wenn er das 50. Lebensjahr überschritten hat, von Zeit zu Zeit eine Zuckerprobe aus seinem Urin machen lassen, der etwa 1½ Stunden nach einer kohlenhydratreichen Mahlzeit gelassen worden ist.

---

[1] Von Dr. med. *Uwe Denker*

Es sind besonders übergewichtige Erwachsene, die an der Zuckerkrankheit leiden. Bei 6 bis 8 von 100 Menschen im Lebensalter von 55 bis 70 Jahren muß man heute bei uns eine Zuckerkrankheit annehmen.

Auch Kinder erkranken an Diabetes, ihre Zahl ist jedoch geringer. Auf 100 erwachsene Diabetiker kommt ein zuckerkrankes Kind.

Je nachdem, in welcher Altersstufe die Stoffwechselstörung auftritt, werden ihre Behandlung und ihr Verlauf unterschiedlich sein. Die Grundprinzipien der Therapie sind aber in jedem Alter gleich, wie wir sehen werden.

Die Zuckerkrankheit entsteht, wenn die Bauchspeicheldrüse aus noch ungeklärten Gründen ihre Insulinproduktion ganz einstellt. Die hormonerzeugenden Beta-Zellen in ihr verkümmern gänzlich. Dies ist meist bei jugendlichen Diabetikern der Fall. Die Krankheit kann aber auch auftreten, wenn das produzierte Insulin unwirksam ist, wie bei den meisten übergewichtigen Menschen, die einen sogenannten „Erwachsenendiabetes" haben. Der Krankheit liegt eine ererbte Anlagebereitschaft zugrunde, wenn man die seltenen Fälle abrechnet, bei denen die Bauchspeicheldrüse wegen eines Tumors hatte entfernt werden müssen und die Patienten, des Produktionsorgans des „blutzuckerbildenden Hormons" beraubt, dann einen Insulinmangeldiabetes bekommen.

Die Zuckerkrankheit ist dadurch gekennzeichnet, daß der Zuckergehalt im Blut stark vermehrt ist. Die krankhafte Anhäufung von Zucker läßt sich durch Untersuchung einer kleinen Blutmenge genau feststellen. Der Blutzuckerspiegel Gesunder beträgt 60 bis 100 mg in 100 g beim nüchternen Menschen. Ist zu wenig Insulin anwesend, das bei der „Zuckerverwertung" benötigt wird, so steigt der Blutzuckerspiegel. Übersteigt der Zuckergehalt des Blutes 180 bis 200 mg%, die sogenannte „Nierenschwelle", so geht der Zucker in den Harn über und ist dort auf einfache Weise nachweisbar. Bei Gesunden wird die Nierenschwelle nur nach sehr zuckerhaltigen Mahlzeiten überschritten.

Die Behandlung der Zuckerkrankheit ist je nach Art der Stoffwechselstörung unterschiedlich, sie wird vom Arzt bei regelmäßigen Kontrollen festgelegt.

Es wird eine gute „Einstellung" des Diabetes angestrebt.

Sie erfolgt mit Diät allein

oder mit Diät und blutzuckersenkenden Tabletten

oder mit Diät und Insulin.


Wenn der Zuckerkranke täglich den Therapieplan streng einhält, erreicht er ein körperliches Wohlbefinden und eine altersentsprechende Leistungsfähigkeit wie ein Gesunder. Stoffwechselentgleisungen, die im schwersten Fall zu Bewußtlosigkeit und Tod führen können, werden ausgeschaltet. Spätschäden der Zuckerkrankheit an Augen, Nieren und Nervensystem werden hinausgeschoben, die Lebenserwartung steigt.

Zu den „Grundpfeilern" der Behandlung gehören neben Diät, evtl. den blutzuckersenkenden Tabletten oder dem Insulin, aber auch ausreichende körperliche Bewegung und eine besonders sorgfältige Körperhygiene sowie eine vernünftige Verteilung der Zeit auf Arbeit, Erholung und Schlaf und möglichst die Ausschaltung von seelischen Belastungssituationen.

Ganz wesentlich wird aber der Behandlungserfolg von der Diät abhängen! Die Diätverordnung wird der Diabetiker immer **schriftlich** erhalten. Er bekommt damit einen Plan, der ihm für jede Mahlzeit des Tages die Nahrungsmittel angibt, die er verzehren darf und die nach ihrem Gehalt an Kohlenhydraten, Eiweißen und Fetten genau berechnet und auf seine Kalorienbedürfnisse abgestimmt sind. Jeder Diabetiker muß die ihm verordnete Kost täglich einhalten, darf nichts hinzufügen und nichts davon abstreichen. Dennoch läßt solch ein strenges Kostregime abwechslungsreiche und wohlschmeckende Mahlzeiten zu, da die aufgeführten Nahrungsmittel an Hand einer „Austauschtabelle" gegen andere Nahrungsmittel mit gleichem Kohlenhydrat- oder Fettgehalt zusammengestellt werden können. Wer als Zuckerkranker Insulin spritzen muß, oder wer durch Tabletten die Insulinabgabe durch die Bauchspeicheldrüse ins Blut fördert, muß besonders sorgfältig auf seine Diät achten, er kann sonst durch Insulin-Überwirkung Schaden nehmen, der genauso schwerwiegend sein kann, als wenn sein Blutzuckerspiegel durch mangelnde Insulinanwesenheit im Blut zu hoch steigt. In beiden Fällen kann Bewußtlosigkeit (Koma) mit schweren Folgen eintreten.

Die Diabetes-Diät folgt bestimmten Prinzipien: Sie enthält ausreichend Kohlenhydrate und Eiweiß, dagegen wenig Fett. Die Kost wird meistens so zusammengestellt sein, daß etwa 45% des Kalorienbedarfs durch Kohlenhydrate, 40% durch Fett und 15% durch Eiweiß gedeckt werden kann.

Die pro Tag zugeführten Gesamtkalorien (Abb. 13) werden dem Einzelfall so angepaßt, daß der übergewichtige Diabetiker abmagert, der normalgewichtige bleibt, wie er ist, zuckerkranke Kinder so ernährt werden, daß sie sich gut entwickeln.

Da die Diabeteskost eine Dauerkost ist, muß sie alle erforderlichen Nähr- und Wirkstoffe in ausreichender Menge enthalten. Der Diabetiker soll täglich mehrere kleine Mahlzeiten essen. Die Kostverteilung erfolgt so, daß drei Hauptmahlzeiten und zwei Zwischenmahlzeiten, evtl. auch noch eine „Spätmahlzeit", vorgesehen werden. So gelingt es, die notwendige Kohlenhydratzufuhr gleichmäßig zu gestalten. **„Blutzuckerspitzen" werden vermieden**.

Bestimmte Speisen und Getränke enthalten in reiner oder nahezu reiner Form große Mengen jenes Zuckers, den wir im Blut als Blutzucker messen und gegen dessen Erhöhung wir ankämpfen. Es sind nicht nur die einfachen Zucker, sondern alle Nahrungsstoffe, die bei der Verdauung Zucker liefern, gefährlich. Von den verschiedenen kohlenhydrathaltigen Nahrungsbestandteilen wird der

Zucker jedoch bei der Verdauung unterschiedlich schnell ans Blut abgegeben, was bei der Diätaufstellung berücksichtigt wird. Deshalb werden Nahrungsmittel, die Zucker langsam abgeben, eher erlaubt sein als diejenigen, die es rasch tun. **Reine Zucker müssen gänzlich verboten werden.** „Aus den Gemüsen sickert der Zucker ins Blut, aus dem Obst und der Milch fließt er, aus dem Brot strömt er", schreibt ein bekannter Diabetes-Forscher.

Es ist ratsam, eine Waage zu benutzen, um in erster Linie die kohlenhydrathaltigen Nahrungsmittel, Nährmittel und Mehl, Brot, Kartoffeln, Obst und Milch in der verordneten Menge genau abwiegen zu können.

**Kohlenhydrate in der Diabeteskost**

In der Diät werden die Kohlenhydrate in Gramm, vielfach auch noch in sogenannten Broteinheiten berechnet. Letzterer Begriff hat sich in Deutschland nicht allgemein durchgesetzt und ist im Ausland nahezu unbekannt geblieben. Da jedoch einige Austauschtabellen diesen Wert angeben, sei zu seiner Bedeutung gesagt, daß 1 Broteinheit (1 BE) = 12 g KH (Kohlenhydrat) entspricht. Es entsprechen z. B. jeweils 1 BE bei den **Getreideerzeugnissen**:

25 g Mischbrot
16 g Knäckebrot
17 g Weizenmehl
18 g Haferflocken
14 g Cornflakes

oder bei den **Milchprodukten**:
300 g Buttermilch
240 g Vollmilch
240 g Joghurt

Auch für andere Nahrungsmittel, z. B. Gemüse und Obst, ist die Gramm-Menge angegeben, die jeweils einer BE entspricht. Man kann beim Austausch der Nahrungsmittel untereinander eine BE gegen eine andere ersetzen, darf dabei aber nur gleichartige Nahrungsmittel (Obst gegen Obst, Gemüse gegen Gemüse usw.) tauschen.

Austauschtabellen, die den Kohlenhydratgehalt der Nahrungsmittel in Gramm angeben, sind nicht schwieriger zu handhaben, wenn man einfache Dreisatzaufgaben lösen kann.

Die wichtigsten kohlenhydrathaltigen Nahrungsmittel in der Ernährung des Zuckerkranken, die sämtlich **berechnet** werden müssen, sind: Brot, Mehl, Teigwaren, Kartoffeln, Reis, Haferflocken, Obst. Daneben spielen die Kohlenhydrate im Gemüse, in der Milch und einigen Genußmitteln eine relativ geringere Rolle.

Bei den Broten und Mehlprodukten sollte das Vollkornbrot bevorzugt werden. Einige Diabetiker essen morgens lieber Cornflakes oder Haferflocken statt Brot. Auch das ist nach entsprechender Berechnung mit Hilfe der Austauschtabelle möglich.

Nudeln, Reis und Grieß werden nur in kleiner Menge empfohlen, da aus den in ihnen enthaltenen Kohlenhydraten der Zucker rasch ins Blut übergeht.

Wichtig in der Ernährung sind die Kartoffeln, die als Kohlenhydratlieferanten billig und sättigend sind. Ein Drittel der zugeführten Kohlenhydrate sollen als Obst gegessen werden. Damit ist für ausreichende Zufuhr von Vitaminen, Mineralien und Ballaststoffen gesorgt. Nur überreife Früchte mit hohem Zuckergehalt müssen vermieden werden. **Weintrauben, Bananen, getrocknetes Obst, Feigen** und **Datteln** sind **verboten.**

Nicht erlaubt sind auch, wegen ihres hohen Gehaltes an reinem Zucker: **Kochzucker, Marmelade, Honig, Sirup, Schokolade, Bonbons, Pralinen, Kuchen** sowie mit **Zuckerzusatz** hergestellte Speisen und Konserven, mit Mehl und Stärkeerzeugnissen **angedickte Suppen** und **Soßen.**

Außerdem: **süße Weine, süße Schnäpse** und **Liköre, Bier, Sekt, zuckergesüßte Limonaden, Cola-Getränke.**

Nach dem Verzehr dieser Nahrungsmittel würde der Blutzucker innerhalb weniger Minuten hoch ansteigen!

Es gibt aber auch Nahrungsmittel, die durch ihren geringen Kohlenhydratgehalt den Zuckerstoffwechsel so wenig belasten, daß sie, in geringen Mengen genossen, unberechnet erlaubt sind. Hierzu gehören die meisten Gemüse wie Weißkohl, Wirsingkohl, Blumenkohl, Spinat, Spargel, Sauerkraut, sämtliche Blattsalate, Kohlrabi, sämtliche Pilzsorten, Gurken, Radieschen, Tomaten.

Ferner sind ohne Anrechnung bis zu einer Menge von 200 g – bezogen auf rohes, geputztes Gemüse – täglich erlaubt: Grünkohl, Porree, Paprikaschoten, Rotkohl, Schnittbohnen, Kürbis.

Berechnet werden müssen folgende Gemüsesorten: grüne Erbsen, Fenchel, Mohrrüben, Karotten, Rosenkohl, rote Bete, Schwarzwurzeln, Zwiebeln, Steckrüben.

Hülsenfrüchte werden wegen ihres hohen Kohlenhydratanteils nicht empfohlen (z. B. weiße Bohnen, reife Erbsen, Linsen).

**Fett in der Diabeteskost**

Die Diabetesdiät soll **fettarm** sein. Zuviel Fett mit seinem hohen Brennwert führt bei uneingeschränktem Genuß zum Übergewicht mit seinen nachteiligen Folgen und belastet außerdem den labilen Stoffwechsel durch Anhäufung der Fettabbauprodukte. Da Kohlenhydrat- und Fettstoffwechsel zusammenhängen, treten bei einer Stoffwechselstörung diese Abbauprodukte im Urin auf und sind dort als Aceton nachweisbar.

Das Einhalten einer fettarmen Kost gehört zum Schwierigsten in der Diabetes-Diät. Einmal wird nur wenig Fett zugestanden (etwa 60 g täglich beim nicht körperlich arbeitenden Erwachsenen), und diese Fettmenge muß auf drei verschiedene Fettanteile, Streichfett, Kochfett und „verborgenes" Fett, verteilt werden. Um mit dem Fett, das zugeteilt wird, auszukommen, muß man eine fettarme Speisezubereitung wählen (kochen, dämpfen, dünsten, grillen), darf nur mageres Fleisch- und Fischsorten kaufen.

Auch wenn bei der Diätzusammenstellung magere Nahrungsmittel bevorzugt werden, müssen für das „verborgene" Fett täglich durchschnittlich 15 bis 20 g abgerechnet werden. So braucht man also ein Drittel des zugestandenen Fettes zur Speisenzubereitung (am besten wählt man ein hochwertiges Pflanzenöl), ein weiteres Drittel für den Brotaufstrich, und man muß ein Drittel als „verborgenes" Fett in Fleisch, Fisch und Milchprodukten anrechnen.

Für den Diabetiker sind nur mageres Fleisch (z. B. Kalbfleisch), magerer Kochfisch, mageres, gegrilltes Geflügel, Wild, wie Reh, Hase, Hirsch, magere Wurstwaren („Diät-Wurst") erlaubt. Es dürfen auch keine Schlagsahne, kein Sahnequark, kein fetter Käse, möglichst auch keine Nüsse, da sie viel Fett enthalten, gegessen werden. Auch im Hühnereigelb sind 5 bis 6 g Fett enthalten, die zu berücksichtigen sind.

Beim Genuß von Vollmilch ist darauf zu achten, daß ¼ l nicht nur 12 g Kohlenhydrate (Milchzucker), sondern neben Eiweiß auch 8 g Fett enthält!

### Eiweiß in der Diabeteskost

Die dem Zuckerkranken zugebilligte **Eiweißmenge** ist **groß**, er wird sie kaum jemals überschreiten können.

Der Eiweißbedarf wird durch mageres Fleisch gedeckt sowie durch Fisch, Milch und Eier. Daß diese Nahrungsmittel neben dem Eiweiß „verborgenes" Fett enthalten, ist bereits gesagt worden. Ein guter Eiweißlieferant ist magerer Quark, aber auch Käse ist wichtig. Jedoch soll er nicht mehr als 20 bis 30% Fett in der Trockensubstanz enthalten.

**Alkoholhaltige Getränke in geringer Menge** sind dem Diabetiker erlaubt, wie durchgegorene Weine, also naturreine Weine, mit Ausnahme von Spätlesen, sowie Cognac, Weinbrand und klaren Schnäpsen. An weiteren Getränken stehen dem Diabetiker ohne Berechnung Kaffee, Tee und Mineralwässer zur Verfügung. Obstsäfte und ungezuckerte Säfte sind im Rahmen der erlaubten Kohlenhydratmenge gestattet. Wegen des Zuckergehaltes entfallen jedoch süße Weine, Liköre, süße Schnäpse sowie Bier und Sekt, ausgenommen speziell mit Zuckeraustauschstoffen hergestellte Zubereitungen für Diabetiker, wie z. B. das Diabetiker-Bier.

Milch muß ebenfalls berechnet werden (KH und Fett), es soll wegen des Fettgehaltes nicht mehr als 0,5 l täglich getrunken werden.

Es gibt spezielle Diabetikerpräparate, die nur dann brauchbar sind, wenn der Kohlenhydrat- und Fettgehalt der Nahrungsmittel angegeben ist. Ihre Verwendung verteuert die Kostführung. Beliebt sind die Diabetiker-Marmeladen, die wohlschmeckend sind und die Diät erleichtern.

Als Süßstoffe sind Saccharin sowie cyclamathaltige Präparate im Handel. Als Süßungsmittel kommen außerdem Fruchtzucker und die zuckerähnliche Substanz Sorbit in Betracht, die Menge wird aber beschränkt bleiben müssen. Von gesüßten Speisen sollte sich der Zuckerkranke möglichst frei machen, um so weniger erliegt er der Versuchung, nicht erlaubte Süßigkeiten genießen zu wollen.

Die richtige Durchführung der Diabetesdiät ist eine Disziplinfrage für den Kranken. Er wird die Notwendigkeit um so eher einsehen, wenn er weiß, daß er sich dadurch körperliches Wohlbefinden auf lange Zeit sichern hilft.

Anfangs braucht der Diabetiker die gründliche Einführung durch den Arzt oder eine Diätassistentin, später wird er keine Schwierigkeiten mehr mit dem Austausch gleichartiger Nahrungsmittel haben, wenn er seine Diät abwechslungsreich gestalten will.

In vielen Städten sind Kochkurse und Schulungsabende für Diabetiker eingerichtet, wo er weitere Hilfe und Empfehlungen erhalten kann. Außerdem bekommt der Zuckerkranke wertvolle Ratschläge durch den DEUTSCHEN DIABETIKER-BUND e.V.

**Abb. 13: Umrechnungsdiagramm (kcal/MJ)**

| kcal | 100 | 200 | 400 | 500 | 800 |
|------|-----|-----|-----|-----|-----|
| MJ | 0,4 | 0,8 | 1,7 | 2,1 | 3,3 |
| kcal | 1000 | 1200 | 1500 | 2000 | 2400 |
| MJ | 4,2 | 5,0 | 6,3 | 8,4 | 10,0 |

## 41 Richtwerte für Schadstoffe in Lebensmitteln

Seit 1979 werden von der Zentralen Erfassungs- und Bewertungsstelle für Umweltchemikalien (ZEBS) des Bundesgesundheitsamtes (BGA) Richtwerte zur Begrenzung bzw. Minimierung unerwünschter Schadstoffgehalte in Lebensmitteln festgesetzt.

Die Richtwerte haben bis auf die von Blei und Cadmium für Fleisch keinen gesetzlich bindenden, sondern einen administrativen, orientierenden Charakter. Sie sollen aufzeigen, wann unerwünscht hohe Schadstoffkonzentrationen in Lebensmitteln vorliegen. In der Fleischhygiene-VO ist festgelegt, daß beim Überschreiten des Doppelten des Richtwertes Fleisch nicht mehr als gesundheitlich unbedenklich anzusehen ist.

Abgesehen von dieser in der Verordnung festgeschriebenen Regelung wird bei der Lebensmittelkontrolle in einigen Bundesländern auch bei anderen Richtwerten in diesem Sinne verfahren. Beim Überschreiten des Richtwertes um den doppelten Wert, teilweise des einfachen Richtwertes, wird die Probe beanstandet (Tabelle 60).

Die Richtwerte sind nicht allein toxikologisch zu begründen. Nur die Gesamtzufuhr des jeweiligen Schadstoffes aller verzehrten Lebensmittel ist zu bewerten. Demzufolge erfolgt die Richtwertfindung unter Berücksichtigung der aktuellen Belastungssituation der Lebensmittel, der durchschnittlichen Verzehrsmengen des Erwachsenen und der sog. WHO-Werte, die vorläufig duldbare wöchentliche Aufnahmemengen für Blei, Cadmium und Quecksilber darstellen (Bundesgesundheitsblatt, 1991). Für Gemüse und Obst wurden außerdem Richtwerte für Thallium (0,1 mg/kg Frischsubstanz) festgelegt. Richtwerte für Nitrat sind festgelegt für Kopfsalat 3000, Rettich, Radieschen, rote Bete mit je 3000, Feldsalat 2500, Spinat 2000 (mg/kg Frischsubstanz).

### Potentielle Risiken durch Schadstoffe in Lebensmitteln

In Deutschland stellen normalerweise Schadstoffe in Lebensmitteln keine konkrete Gefahr dar. Wie man dem Ernährungsbericht der DGE (1992) entnehmen kann, ist eine Gefährdung der Gesundheit des Verbrauchers durch Verzehr rückstandshaltiger und verunreinigter Lebensmittel aus der aktuellen Datenlage nicht zu erkennen.

Wenn nach *Grunow* und *Schmidt* (1990) trotzdem bei bestimmten Kontaminanten und Rückständen in Lebensmitteln vorsorglich von Risiko gesprochen wird, so ist damit kein konkretes, sondern ein potentielles Risiko gemeint. Bei einigen der betreffenden Stoffen ist der Abstand zwischen Exposition und toxischer Dosis zu gering. Für mehrere Stoffe läßt sich nur unvollkommen und noch nicht endgültig abschätzen, welche Aufnahmemengen wirklich unbedenklich sind. Bei anderen Stoffen, z.B. denen mit kanzerogenen Eigenschaften,

**Tabelle 60: Richtwerte für Blei, Cadmium und Quecksilber bezogen auf Frischsubstanz bzw. Angebotsform[2]) (mg/kg bzw. mg/l)**

| Lebensmittel | Blei | Cadmium | Quecksilber |
|---|---|---|---|
| Milch | 0,03 | 0,005 | 0,01 |
| Kondensmilch | 0,30 | 0,05 | 0,01 |
| Käse (außer Hartkäse) | 0,25 | 0,05 | 0,01 |
| Hartkäse | 0,50 | 0,05 | 0,01 |
| Hühnereier | 0,25 | 0,05 | 0,03 |
| Rindfleisch | 0,25 | 0,10 | 0,03 |
| Kalbfleisch | 0,25 | 0,10 | 0,03 |
| Schweinefleisch | 0,25 | 0,10 | 0,03 |
| Hackfleisch | 0,25 | 0,10 | 0,03 |
| Hühnerfleisch | 0,25 | 0,10 | 0,03 |
| Rinderleber | 0,50 | 0,30 | 0,10 |
| Kalbsleber | 0,50 | 0,30 | 0,10 |
| Schweineleber | 0,50 | 0,30 | 0,10 |
| Rinderniere | 0,50 | 0,50 | 0,10 |
| Kalbsniere | 0,50 | 0,50 | 0,10 |
| Schweineniere | 0,50 | 0,50 | 0,10 |
| Fleischerzeugnisse | 0,25 | 0,10 | 0,05 |
| Wurstwaren | 0,25 | 0,10 | 0,05 |
| Fisch und Fischwaren | 0,50 | 0,10 | 0,50[1] |
| Krusten-, Schalen-, Weichtiere (ausgenommen: Krebstiere, Muscheltiere) | 0,50 | 0,50 | 0,50[1] |
| Krebstiere | 0,50 | 0,10 | 0,50[1] |
| Muscheltiere | 0,80 | 0,50 | 0,50[1] |
| Weizenkörner | 0,30 | 0,10 | 0,03 |
| Roggenkörner | 0,40 | 0,10 | 0,03 |
| Reiskörner | 0,40 | 0,10 | 0,03 |
| Mohn | – | – | – |
| Leinsamen | – | 0,30 | – |
| Sonnenblumenkerne | – | – | – |
| Sesam | – | – | – |
| Kartoffeln | 0,25 | 0,10 | 0,02 |
| Blattgemüse | 0,80 | 0,10 | 0,05 |
| ausgenommen: Grünkohl | 2,00 | 0,10 | 0,05 |
| Küchenkräuter | 2,00 | 0,10 | 0,05 |
| Spinat | 0,80 | 0,50 | 0,05 |
| Sproßgemüse | 0,50 | 0,10 | 0,05 |
| Fruchtgemüse | 0,25 | 0,10 | 0,05 |
| Wurzelgemüse | 0,25 | 0,10 | 0,05 |
| ausgenommen: Knollensellerie | 0,25 | 0,20 | 0,05 |
| Beerenobst | 0,50 | 0,05 | 0,03 |
| Kernobst | 0,50 | 0,05 | 0,03 |
| Steinobst | 0,50 | 0,05 | 0,03 |
| Zitrusfrüchte | 0,50 | 0,05 | 0,03 |

**Tabelle 60: Fortsetzung**

| Lebensmittel | Blei | Cadmium | Quecksilber |
|---|---|---|---|
| Früchte, Pflanzenteile exotisch., Rhabarber | 0,50 | 0,05 | 0,03 |
| Schalenfrüchte | 0,50 | 0,05 | 0,03 |
| Erfrischungsgetränke | 0,20 | 0,05 | 0,01 |
| Wein | 0,30[1] | 0,01[1] | 0,01 |
| Bier | 0,20 | 0,03 | 0,01 |
| Schokolade | – | – | – |

Quelle: Bundesgesundheitsblatt (1991)

1) Verordnungswerte:
   – Quecksilber in Fisch und -produkten sowie Schalentieren; 1,0 mg Hg/kg für: Aal, Hecht, Lachs, Zander, Blauleng, Eishai, Heringshai, Katfisch, Rotbarsch, Schwertfisch, Stör, weißer Heilbutt und daraus hergestellte Erzeugnisse
   – Blei und Cadmium in Wein
2) bezogen auf verzehrbaren Anteil; bei getrockneten Erzeugnissen bezogen auf das rehydratisierte Erzeugnis

kann keine Schwellendosis angegeben werden. Deshalb wird in solchen Fällen vorsorglich davon ausgegangen, daß selbst sehr kleine Aufnahmemengen, wie sie durch den Verzehr gering kontaminierter Lebensmittel möglich sind, ein potentielles Risiko darstellen, ohne daß dieses Risiko konkret belegt und quantitativ beziffert werden kann.

# 42 Entwicklung der Umweltradioaktivität

In Deutschland existiert nach *Diehl* (1991) seit über 30 Jahren ein System zur Überwachung der Umweltradioaktivität, das Lebensmittel ebenso erfaßt wie Luft, Niederschläge, Binnen- und Küstengewässer, Frischwasser, Abwasser, Futtermittel, Böden.

Als Folge früherer Kernwaffentests betrug 1964 die tägliche Aufnahme von Cäsium-137 mit der verzehrsfertigen Gesamtnahrung incl. Getränken 9 Bq je Person. Nach der Einstellung der oberirdischen Kernwaffentests der Supermächte ging die Radioaktivität in der Umwelt allmählich zurück. Kurz vor dem Unglück von Tschernobyl lag die Tagesaufnahme bei etwa 0,2 Bq.

Nach Tschernobyl erreichte laut *Diehl* (1991) der Höchstwert im März 1987 im Bundesdurchschnitt 11 Bq Cäsium-137 und 5 Bq Cäsium-134 je Person und Tag.

Strontium-90, wegen seiner Ablagerung im Knochen ein besonders besorgniserregender Bestandteil des radioaktiven Niederschlags aus Kernwaffenexplosionen, war im Tschernobyl-Niederschlag nicht in nennenswerter Menge enthalten. Seit März 1987 nahm die Radioaktivität von Gesamtnahrungsproben ständig ab. Ende 1989 wurden nur noch etwa 1 Bq Cäsium-137 und weniger als 0,3 Bq Cäsium-134 je Person und Tag gemessen.

Einige Lebensmitte, wie Wildbret, gewisse Pilzarten, Heidelbeeren haben oft wesentlich höhere Radiocäsiumgehalte als die sonstigen Produkte. Daraus kann zwar an einzelnen Tagen erheblich erhöhte Radioaktivitätsaufnahme resultieren, da der Verzehr dieser stärker belasteten Produkte relativ gering ist, steigert dies im längerfristigen Durchschnitt die Zufuhr von Radioaktivität nicht oder zumindest nicht nennenswert.

Bei der Beurteilung der Zahlenwerte ist zu bedenken, daß Radioaktivität auch von Natur aus in der Nahrung vorkommt, so in Form von Kalium-40. Jeder Mensch nimmt täglich 150 bis 200 Bq natürliche Radioaktivität auf. Die sich im Laufe eines Lebens daraus ergebende Strahlungsdosis („effektive Äquivalentdosis") ist etwa 500mal höher als die Dosis, die jemand im selben Zeitraum aus Tschernobyl-Radioaktivität aufnimmt. Gesundheitsschädliche Wirkungen des Tschernobyl-Niederschlags sind von dieser geringen Strahlungsdosis nicht zu erwarten. Die bald nach dem Reaktorunglück vorgenommenen Berechnungen der Strahlenschutzkommission, die damals von manchem besorgtem Kommentator als „verharmlosend" bezeichnet wurde, haben sich nach *Diehl* (1991) inzwischen sogar als zu pessimistisch erwiesen.

# Literatur

Achtzehn, M. K., Hawat, H.: Die Anreicherung von Nitrat in Gemüsearten – eine Möglichkeit der Nitratintoxikation bei Säuglingen. Nahrung 13: 667–676 (1969)

AID-Verbraucherdienst: Wege bewußter Ernährung – Alternative Kostformen im Überblick, Nr. 131, Bonn 1983

AID: Düngung, Grundlagenwissen Ernährung, 1985

AID-Broschüre: Kennwort Lebensmittel, 8. Aufl., AID, Bonn 1988

AID: Verbraucherdienst informiert, Obst, Heft 1002 (1993)

AID/DGE: Lebensmittelqualität – besondere Fragen bei Fleisch und Brot. Schriftenreihe Verbraucherdienst, Bonn 1980

Ames, B. N., Gold, L. S.: Falsche Annahmen über die Zusammenhänge zwischen der Umweltverschmutzung und der Entstehung von Krebs, Angew. Chem. 102: 1233–1246 (1990)

Ammon, R.: Gastrointestinale Krankheiten infolge faserarmer Diät? Schw. R. M. (Praxis) 67: 1210–1214 (1978)

Andersen, Teis, et al.: Journal of Hepatology 12: 224–229 (1991)

Andrews, F. E., Driscoll, P. J.: Stability of ascorbic acid in orange juice exposed to light and air during storage. Journ. Am. Diet. Ass. 71: 140–142 (1977)

Arbeitsgemeinschaft für klinische Diätetik geV: Rationalisierungsschema der Arbeitsgemeinschaft für klinische Diätetik geV für die Ernährung und Diätetik im Krankenhaus. Akt. Ernähr. 4: 144–148 (1978)


Bässler, K. H., Fekl, W., Lang, K.: Grundbegriffe der Ernährungslehre. 3. Aufl., Springer Verlag, Berlin, Heidelberg, New York 1979

Bässler, K. H., Lang, K.: Vitamine. 2. Aufl., Steinkopff Verlag, Darmstadt 1981

Bausch, J., Glatzle, D., Hornig, D., Weber, F.: Stoffwechsel der Vitamine, Provitamine und Antivitamine, in: Cremer, H. D. et al., Ernährungslehre und Diätetik, Vol. I, 370–383, Georg Thieme Verlag, Stuttgart 1980

Bennink, M. R., Ono, K.: Vitamin $B_{12}$, E and D content of raw and cooked beef. J. Food Sci. 47: 1786–1792 (1982)

Bergström, J., Hultmann, E.: Nutrition for maximal sports performance. J. Am. Med. Ass. 221: 999–1006 (1972)

BGA: Bundesgesundheitsblatt 5: 226–227 (1991)

Bielig, H. J., List, D., Kruschel, A.: Der Einfluß neuartiger Verpackungsmaterialien und -formen auf die Erhaltung thermolabiler Lebensmittelinhaltsstoffe bei der Hitzesterilisation. I. Vitamin $B_1$ in fleischhaltigen Fertiggerichten. Lebensm.-Wiss. u. Technol. 11: 227–232 (1978)

Bircher, J., Haemmerli, U. P.: Diättherapie bei gastroenterologischen Erkrankungen. Versuch einer kritischen Stellungnahme. Schw. med Ws. 97: 1687 (1967)

Bitsch, R.: Ernährungsphysiologische Aspekte bei der Lagerung, Verarbeitung und Zubereitung der Lebensmittel. Dt. Apoth. Zt. 123: 470–476 (1983)

BLL (Bund für Lebensmittelrecht und Lebensmittelkunde): Leitfaden zur Nährwert-Kennzeichnungs-Verordnung, Wissenschaftl. Verlagsgesellschaft mbH, Stuttgart 1979

Boek, K., Schuphan, W.: Der Nitratgehalt von Gemüsen in Abhängigkeit von Pflanzenart und einigen Umweltfaktoren. Qual. Plant. Mat. Veg. 5: 199–208 (1959)

Brubacher, G., Ritzel, G.: Stoffe zur Erhöhung des Nährwertes, in: Kosmetika, Riechstoffe und Lebensmittelzusatzstoffe, S. 204–218, Georg Thieme Verlag, Stuttgart 1978

Brückel, K. W., Jobst, H.: Atherosklerose und Fettstoffwechsel, zitiert in: Cremer, H. D.: Fett und Eiweiß in der Ernährung des gesunden und kranken Menschen, in: Schriftenreihe des Instituts für Ernährungswissenschaft der Justus-Liebig-Universität, Gießen, Heft IV, S. 64, B. Behr's Verlag GmbH, Hamburg, Berlin 1960

Bundesforschungsanstalt für Getreide- und Kartoffelverarbeitung, persönliche Mitteilung, Detmold 1983

Burkitt, D.: Gesund leben mit Ballaststoffen, Hippokrates, Stuttgart 1982


Canzler, H.: Biochemische Aspekte in der diätetischen Therapie. Med. Klin. 67: 418 (1972)

Celejowa, I.: Studies of energy expenditure and nutritional requirement of Polish biathlon competitors of the olympic group, in: Debry, G., Bleyer, R., Alimentation et travail, 507–523, II Symposium Vittel 1974

Consolazio, C. F., Johnson, H. L.: Dietary carbohydrate and work capacity. Am. J. Clin. Nutr. 25: 85–90 (1972)


Davenport, H. W.: Säure-Basen-Regulation. 2. Aufl., Georg Thieme Verlag, Stuttgart 1979

Dehne, L., Bögl, W.: Über die Ascorbinsäureerhaltung (Vitamin C) beim Garen von Gemüsen im Mikrowellenherd. Ernährungs-Umschau 32: 366–371 (1985)

Department of Health and Social Security, Report of Health and Social Subjects 15. Recommended daily amounts of food energy and nutrients for groups of people in the United Kingdom, Her Majesty's Stationary Office, London 1979

Deutsche Gesellschaft für Ernährung: Empfehlungen für die Nährstoffzufuhr. Umschau Verlag, Frankfurt am Main 1975

Deutsche Gesellschaft für Ernährung: Ernährungsbericht 1976, Druckerei Henrich, Frankfurt 1976; Ernährungsbericht 1980, Frankfurt am Main 1980; Ernährungsbericht 1984, Frankfurt am Main 1984; Ernährungsbericht 1988, Frankfurt am Main 1988; Ernährungsbericht 1992, Frankfurt am Main 1992

Deutsche Landwirtschafts-Gesellschaft, persönliche Mitteilung

DGE: Ernährungsbericht 1988, Ergänzungsband zum Ernährungsbericht 1988, Frankfurt/M., Druckerei Henrich 1988

DGE: Empfehlungen für die Nährstoffzufuhr, 5. Überarbeitung, Umschau Verlag, Frankfurt/M. 1991

Diehl, J. F.: Toxische Spurenelemente in Lebensmitteln. Lebensm.-Wiss. u. Technol. 6: 229–230 (1973)

Diehl, J. F.: Keine Gesundheitsgefährdung durch Tschernobyl-Folgen, Diabetes-Journal 1/1991, S. 10–11

Diemair, W., Postel, W.: Chemische Zusatzstoffe, A. Konservierungsstoffe, S. 1069–1133, in: Schormüller, J., Handbuch der Lebensmittelchemie, Springer Verlag, Berlin, Heidelberg, New York 1965

Dr. Oetker Lexikon Lebensmittel und Ernährung, 2. Aufl., Ceres Verlag Rudolf-August Oetker KG, Bielefeld 1983

Elmadfa, I.: Vitamin E (Tocopherole). AID-Verbraucherdienst 30: 147–154 (1985)

FAO Handbook of Human Nutritional Requirements, FAO Nutritional Studies, Nr. 28, WHO Monograph, Series No. 61, Rome 1974

FAO: Food Balance Sheet, 1983

Feldheim, W. et al.: Brotverzehr, Ballaststoffe und Darmfunktion. Ernährungs-Umschau 29: 321–323 (1982)

FIMA: Fischwirtschaft, Daten und Fakten 1992, FIMA-Schriftenreihe, Band 24, Bremerhaven 1992

Food and Nutrition Board: Zinc in Human Nutrition, Summary of a Workshop. Nat. Acad. Sci., Washington, D.C. 1970

Food and Nutrition Board, Recommended Dietary Allowances, 8th Ed., Washington, D.C. 1974; 9th Ed., Washington, D.C. 1980; 10th Ed., Washington, D.C. 1989

Food and Nutrition Board, National Dairy Council, Rosemont 1980, zitiert in: Versieck, J.: Molybdän (Mo), S. 152–165, zitiert in: Zumkley, H. (Hrsg.), Spurenelemente, Georg Thieme Verlag, Stuttgart, New York 1983

Förster, H.: Zur Bedeutung der pflanzlichen Faserstoffe (Dietary fibers). Zugleich ein Einwand gegen die kritiklose Anwendung der Statistik. Fortschr. Med. 97: 2051–2056 (1979)

Forth, W.: Abschätzung kanzerogener Risiken heute, Münch. med. Wschr. 133: 485–486 (1991)

Friedrich, W.: Vitamine und Provitamine, in: Cremer, H. D. et al., Ernährungslehre und Diätetik, Bd. I, S. 75–88, Georg Thieme Verlag, Stuttgart 1980

Gordon, D. J. et al., Circulation 67: 512–520 (1983)

Grundy, S. M., Vega, G. L.: Plasma cholesterol responsiveness to saturated fatty acids, Am. J. Clin. Nutr. 47: 822–826 (1988)

Grunow, W., Schmidt, E. H. F.: Ernährungsrisiken durch Schadstoffe, Bundesgesundheitsblatt 34, 573–577 (1990)

Gsell, D.: Sonderfragen der Ernährung im Alter, in: Doberauer, W., Geriatrie und Fortbildung, Vorträge des IV. Österreichischen Fortbildungskurses für Geriatrie, 453–470, Verlagsanstalt Bergland-Druckerei GmbH, Wien 1960

Hansen, H., Bohling, H.: Welche Bedeutung hat der Apfel für die Vitamin-C-Versorgung? Obstbau 9: 230–232 (1984)

Hauner, H.: Wie hoch ist die gesundheitliche Gefährdung durch Übergewicht? Akt. Ernähr.-Med. 16: 158–161 (1991)

Heine, K., Wiesche, A., Milchwissenschaft 27: 690–692 (1972)

Hirai., A., Hamazaki, T., Terano, T., Nishiwaka, T., Tamura, Y., Kumagai, A., Sajiki, J.: Eicosapentaenoic acid and platelet function Japanese. Lancet 2: 1132 (1980)

Hoff, J. E., Wilcox, G. E.: Accumulation of nitrate to tomato fruit and its effect on detinning, J. Amer. Soc. Hort. Sci. 95: 92–94 (1970)

Howald, H.: Vitamin C and athletic performance, in: Hanck, A., Ritzel, G. ed, Re-evaluation of Vitamin C, IZVIAK, Beiheft Nr. 16, S. 83–87, Verlag Hans Huber, Bern, Stuttgart, Wien 1977

Huth, K.: Ballaststoffe in der Diätetik. Beilage z. Ernährungs-Umschau Nr. 1, 2 (1980)


IME: Dogmen in der Ernährung – Anspruch und Realität, o. V., Frankfurt am Main 1982

Isler, O., Brubacher, G.: Vitamine I, fettlösliche Vitamine. Georg Thieme Verlag, Stuttgart, New York 1982

IUNS Committee on Nomenclature, Tentative Rules for Generic Descriptions and Trivial Names for Vitamins and Related Compounds. Nutr. Abstr. Rev. 40: 395–400 (1970), Recommendations (1976), Nutr. Abstr. Rev. 48: 831–835 (1978)

IUPAC-IUB Commission on Biochemical Nomenclature (CBN), Definitive Rules for the Nomenclature of Vitamins and Carotinoids. J. Am. Chem. Soc. 82: 5575–5584 (1960), Carotinoids, Rules Approved, 1974, J. Biochem. 14: 1803–1804 (1975), Pure Appl. Chem. 41: 405–421 (1975)


Jekat, F.: Spurenelemente in der Nahrung. Cadmium in Essensproben aus der Großverpflegung. Beilage zur Ernährungs-Umschau für die Unterrichtung und Fortbildung von Mittlerkräften Nr. 9, Sept. 1984 und Nr. 10, Okt. 1984

Jekat, F.: Spurenelemente, AID-Verbraucherdienst 30: 47–56 (1985)

Jenkins, S. C.: The effects of mild obesity on lung function. Resp. Med. 85: 309–311 (1991)

Jonsson, L.: Studies on vitamin retention in steamed potato during warmholding in air and in a nitrogen atmosphere. Lebensm.-Wiss. u. Technol. 14: 43–46 (1981)


Kamm, J. J., Dashmann, T., Conney, A. H., Burns, H. H., Ann. N. Y. Ac. Sci. 258: 169–174 (1975)

Kapp, H.: Einfluß von Genußmitteln auf die Ernährungslage, in: Ernährungsprobleme in der modernen Industriegesellschaft, Suppl. 4 zur Z. Ernährungsw., 26–39, Steinkopff Verlag, Darmstadt 1965

Kasper, H.: Vitamine in Prophylaxe und Therapie. Fortschr. Med., Beiheft No. 22, Fortschritte der Pharmakotherapie 82: 829–844 (1964)

Kasper, H.: Gastroenterologische Diäten. Akt. Ernähr. 3: 22–26 (1978)

Kasper, H.: Die Bedeutung von Ballaststoffen für die Entstehung und Behandlung von Krankheiten. Therapeutische Rundschau 37: 628–631 (1980)

Kasper, H.: Ballaststoffmangel? in: Mangelernährung in Mitteleuropa? 125–127, Wiss. Verlagsgesellschaft mbH, Stuttgart 1982

Kasper, H.: Ballaststoffe – Spekulationen und Tatsachen. Akt. Ernähr. 10: 88–91 (1985)

Kaufmann, H. P.: Analyse der Fette und Fettprodukte, Springer Verlag, Berlin, Göttingen, Heidelberg 1958

Ketz, H. A.: Zur Ernährung im Alter. Ern. Fschg. XVII: 351–389 (1972)

Kirchgessner, M., Reichelmayr-Lais, A. M.: Bedarf und Verwertung von Spurenelementen, S. 25–34, zitiert in: Zumkley, H. (Hrsg.): Spurenelemente, Georg Thieme Verlag, Stuttgart, New York 1983

Kirchhoff, H. W.: Verträgliches Eisen in Depotform. Ärztl. Pr. 30: 1742–1744 (1978)

Klein, B. P., Kuo, C. H. Y., Boyd, G.: Folacin and ascorbic acid retention in fresh raw, microwave and conventionally cooked spinach. J. Food Sci. 46: 640–641 (1981)

Kluthe, R.: Eiweiß- und elektrolytdefinierte Diäten bei Nierenerkrankungen. Akt. Ernähr. 3: 14–17 (1978)

Kluthe, R., Schaeffer, G.: „Rationelle Diätetik". Arbeitstagung über Fortschritte der Ernährungstherapie, Georg Thieme Verlag, Stuttgart 1976

Koch, J. P., Donaldson, R. M.: A survey of food intolerances in hospitalized patients. New Engl. J. Med. 271: 657 (1964)

Kofrányi, E., Jekat, F.: Zur Bestimmung der biologischen Wertigkeiten von Nahrungsproteinen, VIII Die Wertigkeit gemischter Proteine. Z. f. Physiol. Chem. 335: 174 (1964a)

Kofrányi, E., Jekat, F.: Zur Bestimmung der biologischen Wertigkeiten von Nahrungsproteinen, X Vergleich der Bausteinanalysen mit dem Minimalbedarf gemischter Proteine für den Menschen. Z. f. Physiol. Chem. 338: 159 (1964b)

Kofrányi, E., Jekat, F., Brand, K., Hackenberg, K., Hess, B.: Die Essentialität von Arginin und Histidin. Z. f. Physiol. Chem. 350: 1401–1404 (1969)

Kofrányi, E., Jekat, F., Müller-Wecker, H.: The determination of the biological value of dietary proteins, XVI The minimum protein requirement of humans tested with mixtures of whole eggs plus potato and maize plus beans. Z. f. Physiol. Chem. 351: 1485 (1970)

Körner, W., Völlm, J.: Vitamine, in: Kuemmerle, P., Garett, R., Spitzy, H., Klinische Pharmakologie und Pharmakotherapie, 271–312, Urban und Schwarzenberg, München, Berlin, Wien 1973

Krämer, J.: Lebensmittel-Mikrobiologie, UTB 1421, Verlag Eugen Ulmer, Stuttgart 1987

Kraut, H., Kofrányi, E.: Proteinbedarf, S. 119–205, in: Kraut, H. (Hrsg.), Der Nahrungsbedarf des Menschen, I. Band, Steinkopff Verlag, Darmstadt 1981

Kraut, H., Kreysler, J., Kanti Lal, K., Mndeme, K., Moshi, H., Oltersdorf, U., Plesser, Th., Schach, E., Block, E.: Rehabilitation of undernourished children in Tanzania, using locally available food. Ecology of Food and Nutrition 6: 231–242 (1978)

357

Kraut, H., Wirths, W.: Energiebedarf, S. 25–117, in: Kraut, H. (Hrsg.), Der Nahrungsbedarf des Menschen, I. Band, Steinkopff Verlag, Darmstadt 1981

Kromhout, D., Bossehieter, E. B., Coulander, C. D. L.: The inverse relation between fish consumption and 20 year mortality from coronary heart disease, N. Engl. J. Med. 312: 1205–1209 (1985)

Kübler, W.: Kongenitale Stoffwechselerkrankungen. Akt. Ernähr. 3: 27–30 (1978)


Lang, K.: Biochemie der Ernährung, 4. Aufl., Steinkopff Verlag, Darmstadt 1979

Laritcheva, K. A., Yalovaya, N. I., Shubin, V. I., Smirnov, P. V.: Study of energy expenditure and protein needs of top weight lifters, Nutrition, Physical Fitness and Health, S. 155–163, University Park Press, Baltimore 1978

Lenkeit, W., Becker, M.: Praktikum der Ernährungsphysiologie der Haustiere, Enke Verlag, Stuttgart 1949

Lindner, E.: Toxikologie der Nahrungsmittel. 2. Aufl., Georg Thieme Verlag, Stuttgart 1979

Linke, H.: Formfleisch aus lebensmittelrechtlicher Sicht. Fleischwirtschaft 65: 158–162 (1985)

Linke, H., Stiebing, A.: Zur Beurteilung von Formfleisch. Mitteilungsblatt der Bundesanstalt für Fleischforschung Kulmbach, Nr. 88, 6409–6413 (1985)

Linkswiler, H. M. et al., Trans. N. Y. Acad. Sci. 36: 333–340 (1974)

Lippert, H.: SI-Einheiten in der Medizin. 2. Aufl., Urban & Schwarzenberg, München 1978

Lorke, D.: Kein gesundheitliches Risiko durch Süßstoffe, Süßstoff-Informationen Nr. 1/91 (1991)


MacDonald, I. (Ed.), Vettorazzi, G., McDonald (eds): Sucrose. Nutritional and Safety Aspects, in: ILSI Human Nutrition Reviews, Springer Verlag, Berlin 1988

Mattson, F. H., Grundy, S. M.: Comparison of the effects of dietary saturated, monounsaturated, and polyunsaturated fatty acids on plasma lipids and lipoproteins in man, J. Lipid Res. 26: 194–202 (1985)

Maynard, D. M., Barker, A. V.: Nitrate content of vegetable crops. Hortsci. 7: 224–226 (1972)

McNamara, D. J.: Effects of fat-modified diets on cholesterol and lipoprotein metabolism, Ann. Rev. Nutr. 7: 273 (1987)

Menden, E.: Fettersatzstoffe – Zusammensetzung und praktische Bedeutung, Ernährungs-Umschau 38: 311–315 (1991)

Mensink, R. P., Katan, M. B.: Effect of a diet enriched with monounsaturated or polyunsaturated fatty acids on levels of low-density and high-density lipoprotein cholesterol in healthy women and men, N. Engl. J. Med. 321: 436–441 (1989)

Mensink, R. P., Katan, M. B.: Effect of dietary trans fatty acids in high-density and low-density lipoprotein cholesterol levels in healthy subjects, N. Engl. J. Med. 323: 439–445 (1990)

Mertz, W.: Chromium – an overview, in: Chromium in nutrition and metabolism, ed. by Shapcott, H., Elsevier/North Holland, Amsterdam 1979 (pp. 1–14), zitiert in: Elwood, J. C.: Chrom (Cr), S. 98–107, zitiert in: Zumkley, H. (Hrsg.), Spurenelemente, Georg Thieme Verlag, Stuttgart, New York 1983

Mertz, D. P., Wilk, G., Fortschr. Med. 93: 9–13 (1975)

Metzger, K. H.: Orales Eisen-Therapeutikum mit neuem Konzept. Fortschr. Med. 96: 779–782 (1978)

Miller, D. S., Bender, A. E.: The determination of the net utilization of protein by a shortened method. Brit. J. Nutr. 9: 382 (1955)

Mirvish, S. S., Ann. N. Y. Ac. Sci. 258: 176–180 (1975)

Möhler, K.: Das Nitrat – Nitrit – Problem in der menschlichen Ernährung. Bay. Landw. Jhb. SH 1: 43–47 (1975)

Mudambi, S. R., Hanning, F.: The distribution of thiamine and ascorbic acid in the potato tuber. J. Food Sci. 26: No. 5 (1961)

Müller, B., Schneitler, H., Strohmeyer, G.: Fehlernährung als Ursache gastrointestinaler Erkrankungen. Int. 18: 485–491 (1977)


Naegeli, W., Grandjean, E., Bättig, K., Rosenmund, H.: Physiologische Wirkungen verschiedener Verpflegungssysteme während einer Dauerleistung. Schw. Z. Sportmed. 9: 140–158 (1961)

Nöcker, J.: Die Ernährung des Sportlers. Hofmann Verlag, Schorndorf 1974


Ocker, H. D.: Toxische Schwermetalle in Getreide. Getreide, Mehl und Brot 29: 305–308 (1975)


Pedersen, A. B., Bartholomew, M. J., Dolence, L. A., Aljadir, L. P., Netteburg, K. L., Lloyd, T.: Menstrual differences due to vegetarien and nonvegetarien diets, Am. J. Clin. Nutr. 53: 879–885 (1991)

Piendl, A., Wagner, T.: Bier als Bereicherung von Kostformen bei Wassersucht? Brauindustrie 71: 118 (1986)

Prokop, L.: Vitamine und Sportleistung. Z. Ernährungsw., Suppl. 4: 83–92 (1965)


Rau, R.: Methotraxat und chronische Polyarthritis, Ärzte-Zeitung, Nr. 183: 16 (1991)

Richter, D., Biochem. Soc. Symposia, Cambridge 8: 82 (1952)

Richter, W. O.: Ernährung bei Fettstoffwechselstörungen, Akt. Ernähr.-Med. 16: 141–142 (1991)

Rönnemaa, T., Lehtonen, A., Tammi, M., Vihersaari, T., Wiikari, J.: Running, HDL-cholesterol and atherosclerosis. Lancet II: 1261 (1978)

Rose, W. C., Haines, W. J., Warner, D. T.: The amino acid requirements of man. Journ. biol. Chem., V. 206: 421–430 (1954); XV. 217: 985–987, XVI. 217: 997–1004 (1955)

Rottka, H.: Leichte Vollkost (anstelle von Galle-, Leber-, Magen-, Darm- „Schon"-Kost).
Akt. Ernähr. 3: 3–7 (1978)

Schlierf, G., Wolfram, G.: Ernährungstherapie in der Praxis. Lehmanns Verlag, München
1975

Schönholzer, G.: Die Bedeutung der Vitamine und Mineralien für die Leistungsfähigkeit
des Sportlers. Sportarzt und Sportmed. 15: 95–103 (1964)

Schuphan, W.: Der Nitratgehalt von Spinat (Spinacia oleracea L.) in Beziehung zur
Methämoglobinämie. Z. Ernährungsw. 6: 207–209 (1965)

Schwerdtfeger, E.: Die Inhaltsstoffe der Citrusfrüchte und ihre Bedeutung für die
menschliche Ernährung. Ernährungs-Umschau 28: 79–84 (1981)

Seibel, W., Nierle, W., El Baya, W. W.: CCC in der Weizenpflanze. Getreide, Mehl und
Brot 29: 302–305 (1975)

Sharman, I. M., Down, M. G., Sen, R. N.: The effects of vitamin E and training on
physiological function and athletic performance in adolescent swimmers. Brit. J. Nutr.
26: 265–276 (1971)

Souci, S. W.: Chemische Zusatzstoffe, Definition, Einteilung, Zulassung und Anwendung,
S. 1060–1068, in: Schormüller, J., Handbuch der Lebensmittelchemie, Springer Verlag,
Berlin, Heidelberg, New York 1965

Souci, S. W., Fachmann, W., Kraut, H.: Die Zusammensetzung der Lebensmittel-
Nährwerttabellen 1981/82, Wissenschaftliche Verlagsgesellschaft mbH, Stuttgart 1981

Souci, S. W., Fachmann, W., Kraut, H.: Die Zusammensetzung der Lebensmittel-
Nährwerttabellen 1989/90, 4. Aufl., Wissenschaftliche Verlagsgesellschaft mbH, Stuttgart 1989

Souci, S. W., Mergenthaler, E.: Weitere chemische Zusatzstoffe, S. 1159–1222, in:
Schormüller, J., Handbuch der Lebensmittelchemie, Springer Verlag, Berlin, Heidelberg, New York 1965

Strunkheide, K.: Tocopherole – vielseitige Antioxidantien, Fortsch. Med. 109: 60–61
(1991)

Study Group, European Atherosclerosis Society: The recognition and management of
hyperlipidemia in adults; A policy statement of the European Atherosclerosis Society.
Eur. Heart J. 9: 571 (1988)

Sumner, E. E., Pierce, H. B., Murlin, J. R.: The egg replacement value of several proteins
in human nutrition. J. Nutr. 16: 37 (1938)


Thomas, B.: Beeinflussung des Stoffwechsels durch Ballaststoffe. Akt. Ernähr. 2: 61–66
(1977)

Thomas, B.: Ballaststoffe – Bestandteile pflanzlicher Nahrungsmittel – mit vorbeugender
Heilwirkung? Dt. Apoth. 31: 205–211 (1979)

Thomas, K.: Über die biologische Wertigkeit der Stickstoffsubstanzen in verschiedenen
Nahrungsmitteln. Beiträge zur Frage nach dem physiologischen Stickstoffminimum.
Arch. Anat. Physiol., Abt. Physiol. 219 (1909)

Tolksdorf, U.: Der Schnellimbiß: eine soziokulturelle Betrachtung, in: „Fast-Food"-Eßunkultur oder zeitgemäßer Ernährungsstil? Schriftenreihe d. Verb. Dipl.-Oecothroph., Heft 7, S. 4–17, Kiel 1987

Trenkle, K.: Mineral- und Tafelwasser-Verordnung wurde erlassen. AID-Verbraucherdienst 29: 175 (1984)

Vassileva, R., Menger, A., Seibel, W.: Thiamin- und Riboflavinverluste beim Ausbacken von Weizen(mehl)brot. Getreide, Mehl und Brot 37: 206–209 (1983)

Venter, F.: Über den Nitratgehalt von Gemüse. Ind. Obst- und Gemüseverwert. 63: 117–120 (1978a)

Venter, F.: Einflüsse auf den Nitratgehalt von Kopfsalat (Lactuca sativa L. var. capitata L.). Landw. Fo. SH 35 (1978b)

Venter, F.: Der Nitratgehalt in einigen Gemüsen. Landw. Fo. SH 36 (1979)

Verzár, F., Gsell, D.: Ernährung und Gesundheitszustand der Bergbevölkerung der Schweiz, Bern: Eidgen. Gesundheitsamt 1962

Vogel, J.: Untersuchungen über die Höhe der Schälverluste bei Kartoffeln. Der Züchter 30: H. 2, 57–61 (1960)

Wachs, W.: Öle und Fette, II. Teil; Gewinnung und Verarbeitung von Nahrungsfetten. Band 8, Reihe Grundlagen und Fortschritte der Lebensmitteluntersuchung, Paul Parey Verlag, Berlin und Hamburg 1964

Wahrburg, U., Wirths, W.: Eisenversorgung der Frauen im fertilen Alter. Z. Allg. Med. 56: 2410–2418 (1980)

WHO, Technical Report, Series 452: Requirements of Ascorbic Acid, Vitamin D, Vitamin $B_{12}$, Folate, and Iron, Geneva 1970; Series 362: Requirements of Thiamine, Riboflavine and Niacin, Geneva 1967

WHO: Trace elements in human nutrition. WHO Techn. Rep. Series No. 532, Genf 1973

WHO: Evaluation of certain food additives and contaminantes. Techn. Rep. Series No. 776 (1989), 28–31; 33–34

Wieland, H., Seidel, D.: A simple specific method for precipitation of low density lipoproteins. J. Lipid Res. 24: 904–908 (1983)

Wirths, W.: Nahrungsverbrauch und Energieumsatz in bäuerlichen Haushalten, Landwirtschaft – Angewandte Wissenschaft, Nr. 112, Landwirtschaftsverlag GmbH, Hiltrup 1962

Wirths, W.: Ernährungswissenschaftliche Voraussetzungen für die Verpflegung in der Ganztags- bzw. Gesamtschule, Mahlzeiten und Getränke, S. 29–45, Verlag G. Westermann, Braunschweig 1970

Wirths, W.: Untersuchungen über Lebensmittelverbrauch, Energieumsatz und Ernährungsstatus von Schülerinnen in Nordrhein-Westfalen. Forschungsbericht des Landes Nordrhein-Westfalen, Nr. 2169, Westdeutscher Verlag, Opladen 1971

Wirths, W.: Energie- und Nährstoffzufuhr von Hochleistungssportlern. Sportarzt und Sportmed. 23: 253–256 (1972a)

Wirths, W.: Langfristige Erhebungen über die Nährstoffversorgung von Altenheiminsassen. Med. Ern. 13: 153–159 (1972b)

Wirths, W.: Nährstoffversorgung und Ernährungszustand einzelner Bevölkerungsgruppen in der Bundesrepublik. Schriftenreihe der Agrarwissenschaftlichen Fakultät der Universität Kiel, Heft 49 (1974)

Wirths, W.: Energiebedarf. Ernährungs-Umschau 22: 259–265 (1975)

Wirths, W.: Kurze Betrachtung über Vitamine, Mineralstoffe, Spurenelemente. AID-Verbraucherdienst (Ausgabe B) 21: 73–79 (1976a)

Wirths, W.: Ernährungswissenschaftliche Grundlagen zur Nährstoffversorgung von Schülern und Studierenden, in: 3. Wissenschaftl. Techn. Ernährungsforum (WTE), „Verpflegung von Schülern und Studierenden" 14, Herborn 1976b

Wirths, W.: Energieumsatz bei muskulärer Arbeit. Akt. Ernähr. 2: 46–50 (1977)

Wirths, W.: Ernährungssituation I, UTB 664, Schöningh Verlag, Paderborn 1978a

Wirths, W.: Energieumsatz und Nährstoffzufuhr unter besonderer Berücksichtigung von Altenheiminsassen. Schriftenreihe des Bundesverbandes der Diätetischen Lebensmittelindustrie e. V., Heft 49, S. 31–52 (1978b)

Wirths, W.: Energieumsatz bei muskulärer Arbeit, 6.1., Arbeitsanalyse, S. 1–8. Arbeitsmedizin aktuell, G. Fischer Verlag, Stuttgart 1979

Wirths, W.: Mineralstoffe in der Ernährung. Münch. med. Ws. 122: 1323–1324 (1980a)

Wirths, W.: Ernährung und Leistungssport. Dt. Zs. Sportmed. 31: 28–29, 68–74, 100–105 (1980b)

Wirths, W.: „Verborgenes" Natrium in Lebensmitteln – Erhebungen über die Zufuhr. Akt. Ernähr. 6: 118–122 (1981)

Wirths, W.: Bedarfsgerechte Ernährung als Vorsorgemaßnahme, S. 38–43, in: D. A. Loose (Hrsg.): Vorsorgemaßnahmen zur Erfassung der Gefäßkrankheiten. Periodica Angiologica, Band 3, Einhorn-Presse Verlag, Reinbek 1983

Wirths, W.: Lebensmittel in ernährungsphysiologischer Bedeutung, UTB 117, 3. Aufl., Schöningh Verlag, Paderborn 1985a

Wirths, W.: Ernährungswissenschaftliche Aspekte der Gemeinschaftsverpflegung. Arbeitsmedizin aktuell, 16, S. 1–11, G. Fischer Verlag, Stuttgart 1985b

Wirths, W.: Sichtbare und verborgene Fette: Ernährungsphysiologische Grundlagen und allgemeine Anwendung. Therapiewoche 35: 712–725 (1985c)

Wirths, W.: Kleine Nährwerttabelle der DGE, 35. Aufl., Umschau Verlag, Frankfurt/M., 1992

Wirths, W., Bönnhoff, N., Wronski, M.: Ernährungsstatus und Nährstoffversorgung von Schülern im Schulzentrum Bremen-Huchting. Akt. Ernähr. 6: 263–275 (1979)

Wirths, W., Focks, P., Wahrburg, U.: Energieaufnahme und Energieumsatz von Leistungssportlern. Deutsche Zeitschrift für Sportmedizin 37: 172–180 (1986)

Wolfram, G.: Diät bei Hyperurikämie und Gicht. Akt. Ernähr. 3: 11 (1978)

Zacharias, R.: Nährstoffverluste durch Transport, Lagerung und Zubereitung. Nutr. Dieta 2: 12 (1961)

Zacharias, R., Dürr, H.: Lebensmittelverarbeitung im Haushalt, 4. Aufl., Verlag E. Ulmer, Stuttgart 1984

Zacharias, R., Hübner, U.: Lebensmittelverarbeitung im Haushalt, 2. Aufl., Verlag E. Ulmer, Stuttgart 1975

# Register

Abfall 274
Abnutzungsquote 71
Acesulfam K 141
Acetyl-Coenzym-A 128
Adenosintriphosphat 30 f., 88, 129
Albumin 66
Aldohexose 41
Alkohol 39, 242 f., 346
Alkohol, Oxidationsgeschwindigkeit 249
Alkoholabbau 248
Alkoholeinwirkung 249
Alkoholgehalt 248
Alkoholiker 249
Alkoholtoleranz 248
Altenheiminsassen 310, 313 f.
Ameisensäure 293
Aminosäuren 63 f., 73
Aminosäuren, essentielle 73
Aminosäuren, limitierende 72
Amylose 46
Anämie 257
Anämie, perniciöse 124
Ananas 168
anaphylaktischer Schock 22
Anis 229
Antioxidantien 61, 112, 114, 124
Apfel 164
Apfel, Vitamin-C-Gehalt 164
Arabinose 44
Arbeitsablaufstudien 310
Arbeitsumsatz 32
Arsen 101
Ascorbinsäure 124 f.
Aspartam 141
Atmungskette 129
Aufgußgetränke 238 f.
Ausbacken in Fett 267
Ausmahlungsgrad 130 f.
Avitaminosen 104

Backen 267
Backwaren 134
Ballaststoffe 21, 26, 49 f., 339
Bauchspeicheldrüse 342
Baumwollsaatöl 172
Beerenobst 165
Beikost 319
Benzoesäure 292
Bequerel 351

Beri-Beri 117
Berufsarbeitsumsatz 35
Berufsschweregruppen 294 f.
Bier 242 f.
Bier, Zusammensetzung 243
Bilanzminimum 73, 79
Bilanzversuch 75, 80
Bioghurt 185
biologische Wertigkeit 74 ff.
Biotin 123
Birnen 165
Bitterlimonade 236
Bitterwässer 233
Blanchieren 282
Blausäure 168
Blei 99, 348 f.
Blut 205
Blutzucker 48, 345
Blutzuckernachweis 342
Blutzuckerspitze 342
Bohnen 151
Branntwein 247
Braten 267
Bratwurst 209
Braugerste 242
Brause 236
Brot 345
Broteinheit (BE) 225, 344
Brühwurst 209
Brunnenkresse 149
Butter 54, 173 f.
Buttermilch 184
Butterschmalz 174

Cadmium 100, 200, 348 f.
Calciferol 112 f.
Calcitonin 87
Calcium 86, 107, 304
Calciumbedarf 87
Calciumsalz 87
Carbonat 90
Carotin 107, 111
Cäsium 351
Cellulose 47
Chlorid 86, 303
Cholesterol 56 f., 58
Cholesterol, HDL 57
Cholesterol, IDL 57
Cholesterol, LDL 57

Cholesterol, VLDL  57
Chrom  98, 101
Chromoproteide  68
Chylomikronen  57
Chymosin  187
Citronensäurezyklus  128
Cobalamine  123 f.
Coca Cola  237
Coffein  239
Cola-Limonade  236
Convenience food  250
Cyclamat  141

Dampfdrucktopf  265
Dämpfen  266
Dampfentsaften  286
Darm  28
Darmflora  26
Darmlänge  28
Darmperistaltik  25
Dauerleistung  299
Dauerwurst  209
Denaturierung  70, 330
Dessertwein  246
DFD-Fleisch  198
Diabeteskost  336 f., 341 f., 343 f., 345, 346
Diabeteskost, Eiweißgehalt  346
Diabetikerbackwaren  135
Diabetikerlebensmittel  224 f.
Diabetikerpräparate  347
Diät, eiweißdefinierte  336
Diät, elektrolytdefinierte  336
Diät, Energiegehalt  335
Diätetik  294, 333
Diätformen, seltene  341
Diätverordnung  161, 223
Dickdarm  26
Dipeptide  69
Docosahexaensäure  53
Dörren  281 f.
Düngemittel  162
Dünndarm  25
Dünsten  266
dynamische Muskelarbeit  296 f.

Eicosapentaensäure  53
Eier  215 f., 278
Eier, Gewichtsklassen  216
Eier, Güteklassen  216
Eier, Nährstoffgehalt  215

Eisen  93, 107
Eisenmangel  94
Eisenpräparate  93
Eisenversorgung  93
Eiweiß  62 f., 262
Eiweißaufnahme  299
Eiweißbedarf  78 f.
Eiweißernährung  75
Endiviensalat  154
Energiebedarf  29, 38, 294, 296, 311, 320
Energiebilanzversuch  30
Energiemaße  31
Energieumsatz  33 f., 298, 308
Energiewechsel  30
Energiezufuhr  36
Enteneier  215
Enzyme  22, 129, 282
Enzyme, proteinspaltende  69
Erbsen  151
Erdnuß  151
Erdnußöl  172
Erepsin  25, 70
Erfrischungsgetränke  231
Erfrischungsgetränke, koffeinhaltig  237
Ernährung älterer Menschen  310
Ernährungsfehler  322
Ernährungsgewohnheiten  257
Ernährungssituation  258
Essig  230
Esterase  59

Fast food  222
Feinbackwaren  134
Feldsalat  154
Fenchel  229
Fertiggerichte  218, 221
Fertigpackung  250
Fett  49, 51 f., 278
Fett, Schmelzpunkte  179
Fettbedarf  304
Fettersatzstoffe  60
Fetthärtung  178
Fettleber  79
Fettranzidität  60
Fettsäuren, einfach ungesättigte  51
Fettsäuren, essentielle  52, 106
Fettsäuren, gesättigte  51
Fettsäuren, kurzkettige  52
Fettsäuren, langkettige  52
Fettsäuren, mehrfach ungesättigte  51
Fettsäuren, mittelkettige  52

Fettsucht 324
Fettverdauung 58
Fettverwertung 58
Fisch 211 f., 278
Fisch, Fettgehalt 212
Fisch, Marktanteile 213
Fisch, Nährstoffgehalt 211
Fisch, Proteingehalt 212
Fischleberöl 175
Fischverbrauch 211
Fischwaren 214, 278
Fleisch 193 f., 277
Fleisch, intramuskuläres Fett 194
Fleisch, Nährstoffzufuhr 193
Fleischbeschau 207
Fleischextrakt 206
Fleischkontrolle 207
Fleischsalat 206
Fleischverbrauch 193
Fleischwaren 208 f.
Fluor 95 f., 107
Flüssigkeitsaufnahme 311
Folsäure 110, 122 f.
Formfleisch 206
Frauenmilch 186, 316, 318
Frischkost 331
Fritierfette 178
Früchte 277
Früchte, tropische 166, 169
Fruchtmus 139
Fruchtnektar 234
Fruchtsäfte 234
Fruchtsaftkonzentrat 235
Fruchtsäuren 163
Fruchtsirup 234
Fructose 43, 140

Galaktose 43
Gallensäure 25, 59
Gänseschmalz 175
Garen im Mikrowellengerät 267
Gärung 243
Geflügelfleisch 199
Gefriereier 215
Gefrierfleisch 205
Gefrierkonservierung 287
Gefriertrocknung 283
Gehirnfunktion 308
geistig Arbeitende 307
Gel 22
Gelatine 66, 74, 306 f.

Gemeinschaftsverpflegung 273
Gemüse 126, 148 f., 156, 277
Gemüse, Vitamingehalt 150
Genußmittel 19, 238 f.
Gerbstoff 163
Getränke, alkoholfreie 231
Getränke, alkoholhaltige 242 f.
Getreideanbau 133 f.
Getreideerzeugnisse 130 f., 276, 344
Gewichtskontrolle 317
Gewichtsschwund 274
Gewichtszunahme 320
Gewürze 228 f.
Globuline 66
Glucose 43
Gluteline 66
Glykogen 46
Glykolyse 128
Glykoproteide 68
Graupen 134
Grillen 267
Grundtätigkeiten 33 f.
Grundumsatz 32, 298, 310
Grundwasser 84
Gurken 154
Güteklassen 170

Hackfleisch 205
Häm-Eisen 93
Hammelfleisch 199
Hämoglobin 68
Hämoglobingehalt 304
Handelsklassen 170
Harnsäure 197
Harnstoff 38, 78
Härtegrade 83
harte Wässer 82
Hartkäse 190
Hefe 132
Heilwasser 231
Hemicellulose 47
Histone 67
Hitzezubereitung 259, 262
Hochleistungssportler 302
Honig 138 f.
Hühnereier 215
Hülsenfrüchte 150
Hyperlipidämie 336
Hyperuricämie 336
Hypervitaminose 107
Hypovitaminose 104

Ingwer 230
Innereien 196, 205
intermediärer Stoffwechsel 127
Intrinsic-Faktor 123 f.
Insulin 47
Isomerie 42

Jod 94 f., 107
Jodzahl 55
Joghurt 184
Joule 32

Kaffee 238 f.
Kaffee-Extraktpulver 293
Kakao 240
Kakaopulver 240
Kalbfleisch 199
Kalbfleisch, Teilstücke 203
Kalium 86, 303, 339
Kaliumsalz 90
Kalorie 31 f.
Kapern 229
Karies 96
Kariesvorbeugung 97
Kartoffelerzeugnisse 145
Kartoffelerzeugnisse, mit Zusätzen 147
Kartoffeln 142 f., 276
Kartoffeln, Aminosäuren 143
Kartoffeln, Nährstoffdichte 144
Kartoffeln, Vitamin-C-Gehalt 145
Kartoffelprodukte, vorgebratene 146
Kartoffelprotein 77, 142
Kartoffelstärke 142
Kartoffeltrockenprodukte 146
Käse 186 f.
Käse, Fettgehalt 187
Käsereifung 188
Kauschwierigkeiten 311
Kefir 185
Kennzahlen 54
Kennzeichnungspflicht 253
Kernobst 164
Kernwaffentest 351
Ketohexose 41
Kleber 67, 132
Kleie 130
Kleingebäck 134
Kleinkinderernährung 321
Knabberartikel 135
Knoblauch 155

Kobalt 99
Kochen 266
Kochpraxis 263
Kochsalz 88 f.
Kochverluste 266
Kochwurst 209
Kohlendioxid 29 f.
Kohlenhydrate 40 f., 48, 262, 319
Kohlenhydrate, Energiequelle 300
Kohlenhydratlieferanten 301
Kohlenhydratumsatz 306
Kohlgemüse 148
Kokosöl 172
Kondensmilch 185
Konfitüren 139
Konserven 290
Konservieren, Vitamin-C-Verlust 285
Konservierung mit Alkohol 290
Konservierung durch Bestrahlung 293
Konservierung durch Erhitzen 284
Konservierung durch Säuren 290
Konservierung durch Wasserentzug 281
Konservierung durch Zucker 289
Konservierung, biochemische 290 f.
Konservierung, chemische 288
Konservierungsmittel, chemische 291
Konservierungsmittel, synthetische 291
Kopfsalat 154
Koriander 229
körperlich Arbeitende 294
Körperwasser 81
Kostformen 329
Kostformen, eiweißreiche 332
Kostformen, kohlenhydratarme 331
Kostformen, kohlenhydratreiche, energie-
  reduzierte 331
Kostformen, vegetarische 331
Küchenabfälle 270
Küchentechnik 255
Kuhmilch 316
Kuhmilchzubereitungen 318
Kümmel 229
Kupfer 98, 101
Kürbis 154
Kurkuma 230
Kwashiorkor 79

Labkäse 189
Laktose 45
Lebensmittel 130 f., 327
Lebensmittel, diätetische 223

Lebensmittel, gesetzliche Regelungen 250
Lebensmittel, Schadstoffe 384
Lebensmittel, tiefgefrorene 217f.
Lebensmittel, Zutaten 251
Lebensmittel-Kennzeichnungs-
verordnung 250f.
Lebensmittelfrischhaltung 287
Lebensmittelkonservierung 280f.
Lebensmittelverbrauch 311
Lebensmittelverluste 271
Lebensmittelverluste im Haushalt 275f.
Leber 25
Lebertran 113
Leberzirrhose 79
Leichtarbeiter 36, 295, 301, 309
Leistungsfähigkeit 305f.
Leistungssportarten 299
Leistungssportler 298
Leistungssteigerung 302
Likör 247
Limonade 233, 236
Lipide 51f.
Lipoide 55f.
Lipoproteide 68
Lorbeer 230
Lunge 29

Magen 24, 27f.
Magensaft 24
Magermilch 182
Magnesium 91, 107, 304
Mahlzeitenangebot 326f.
Mahlzeitenfrequenz 312
Maillardreaktion 262
Mais 136
Maische 242
Majoran 230
Maltase 48
Maltose 45
Mangan 98, 101
Mannit 140
Mannose 43
Margarine 175f.
Margarineverbrauch 177
Marmelade 139
Mastdarm 26
Mayonnaise 206
MCT-Fette 176
Meerrettich 149
Mehl 130

Mehlprodukte 345
Mikroorganismen 260f., 280, 291
Milch 180f.
Milch, fettarme 182
Milch, sterilisierte 183
Milcherzeugnisse 183
Milchhalbfett 174
Milchmischgetränke 184
Milchpasteurisierung 182
Milchprodukte 344
Milchsäure 42
Milchsorten 180
Mindesthaltbarkeitsdauer 252
Mineraldünger 160
Mineralstoffe 85ff.
Mineralstoffe, Aufgaben 85
Mineralwasser 84, 231
Mineralwässer, künstliche 233
Mischkost, energiereduzierte 332
Mitochondrien 128
Mittelschwerarbeiter 36, 295, 301
Möhre 152
Molke 183, 188
Molybdän 99, 101
Monosaccharide 41
Muskat 229
Muskelfleisch 74, 197
Muskelhypertrophie 302
Muskelwachstum 299
Myoglobin 68

Nährstoffbedarf 20, 322
Nährstoffdichte 21
Nährstoffe 19f.
Nährstoffversorgung 314
Nährstoffzufuhr 156, 302
Nahrung 19
Nahrung, adaptierte 318
Nahrung, teiladaptierte 318
Nahrungsbestandteile, anorganische 81ff.
Nahrungsfette 171f.
Nahrungsfette, Linolsäuregehalt 171
nahrungsinduzierte Thermogenese 35
Nahrungsmittel 19
Nahrungsmittel, Erhitzen 265
Nahrungsmittel, Kochen 265
Nahrungsmittel, Zerkleinerung 264
Nahrungszubereitung 264
Nährwert-Kennzeichnungs-
Verordnung 32

Natrium   86, 303, 339
Natrium, verborgenes   88
Natriumsalz   89
Nelken   229
Niacin   109, 119 f. ·
nichtverzehrbarer Anteil   269
Nicotinsäureamid   119 f.
Nitrat   83, 157 f.
Nitrit   158
Nitritpökelsalz   288
Nitrosamine   158
Nomaden   256
Nucleinsäure   197
Nucleoproteide   67
Null-Diät   324

Oberflächenwasser   84
Obst   163 f.
Obstarten   126
Obstsaft   286, 322, 346
Obstwein   247
Öle   278 f.
Oligasen   48
Oligosaccharide   44  ·
Omnivoren   256
Orangen   166
osmotischer Druck   90
Oxidation   38

Palmöl   172
Pankreas   25
Pankreasamylase   48
Pankreaslipase   59
Pantothensäure   110, 121
Paprika   228
Para-Hydroxybenzoesäure   292
Parathormon   87
Pasteurisieren   286
Pektin   47
Pellagra   120
Pentosan   47
Pepsin   24, 69 f.
Peptid   68
Peptidasen   25, 70
Pfeffer   228
Pferdefleisch   199
Pflanzenschutz-Höchstmengen-
    verordnung   254
Pflanzenschutzmittel   254
Phosphatase   59
Phosphatbelastung   161

Phosphoproteide   68
Phosphor   107, 304
Phosphorsäure   88
Phyllochinon   115 f.
Pilze   159, 282
Platten- und Nahrungsfette   177
Pökeln   288
Polysaccharide   45
Porree   155
Portionsgröße   328
Präserven   290
Prolamine   66
Protamine   67
Proteide   67
Protein   62 f., 106, 303
Proteinangebot   303
Proteinbedarf   72, 78, 80, 298
Proteine, biologische Wertigkeit   72
Proteine, Einteilung   65
Proteine, native   70
Proteinstoffwechsel   71
Proteinzufuhr   303
PS-Kost   337
PS-Quotient   314
PSE-Fleisch   198
purinarme Kost   337
Purinbasen   197
Pyridoxin   120 f.

Quecksilber   100, 348 f.
Quellungsmittel   81

Rachitis   113
Rachitisprophylaxe   317
Radieschen   148
Rapsöl   172
Räuchern   288 f.
Reduktionskost   226 f., 335, 337
Reis   135 f.
Resorption   25 f.
Respiratorischer Quotient   38
Retinol   105, 106
Rettich   148
Rhabarber   149
Riboflavin   109, 118 f.
Ribose   44
Richtwerte   348
Rindertalg   175
Rindfleisch   198
Rindfleisch, Teilstücke   201
Roggenmehl   131

Rohfaser 49
Rohmilch 181
Rohprotein 71
Rohwurst 209
Rösten 267
Rote Bete 149
Rotwein 246
Rückgabemengen 328
Rückstände 224

Saccharin 141
Saccharose 45
Salmonellen 260
Sauerkraut 126, 291
Säuerlinge 232
Sauermilch 184
Sauermilchkäse 189
Sauerstoff 29
Sauerstoffschuld 305
Sauerstoffumsatz 298
Sauerstoffverwertung 300, 306
Säuglinge 317, 320
Säuglingsernährung 316
Säure-Basen-Gleichgewicht 102
Säurezahl 55
Schadstoffe 351
Schaffleisch, Teilstücke 204
Schalenobst 165
Schaumwein 246
Schimmelpilze 260
Schlachtfette 174
Schlagsahne 184
Schmelzkäse 191
Schmoren 267
Schokolade 241
Schüler, Lebensmittelverbrauch 327
Schüler, Vitaminversorgung 326
Schülerverpflegungsprogramm 325
Schulkinderernährung 323 f.
Schwarzwurzel 154
Schwefeldioxid 251, 293
Schweinefleisch 198
Schweinefleisch, Teilstücke 202
Schweiß 300, 304
Schwerarbeit 296
Schwerarbeiter 37, 295, 301
Schwerstarbeiter 37, 295, 301
Schwund 272 f.
Selen 99, 101
Sellerie 152
Selters 233

semipermeable Membran 22
Senf 229
Skelettmuskulatur 298
Skleroproteine 65
Skorbut 125 f.
Sojabohne 151
Sojaöl 172
Sole 22, 232
Sonderdiät 338, 340
Sonnenblumenöl 172
Sorbinsäure 292
Sorbit 140
Spargel 155
Speiseeis, Herstellung 191 f.
Speisen 21
Speisenmonotonie 314
Speisenzubereitung 259
Speiseöl 177
Speisequark 188
Speiseröhre 24
spezifisch-dynamische Wirkung 34, 39
Spinat 149
Spirituosen 247 f.
Spurenelemente 91 f.
Spurenelemente, toxische 92 f.
Stärke 45, 259
statische Haltearbeit 296
statische Muskelarbeit 296 f.
Steinobst 165
Sterilisieren 284 f.
Stickstoffbilanz 71, 299
Stickstoffbilanzminimum 78
Stoffwechsel 30
Stoffwechselvorgänge 330
Strukturformel 40
Sulfat 91
Sülze 210
Summenformel 40
Süßigkeiten 308
Süßmost 235, 286
Süßstoffe 141, 347

Tafelwasserverordnung 231 f.
Tagesbedarf 312
Tageskost, Zusammensetzung 334
Tee, schwarzer 239 f.
Teigwaren 135
Theobromin 240
Therapieplan 342
Thiamin 109, 116 f.
Thiaminversorgung 117

Tiefkühlfertigkost 315
Tiefkühlkette 220
Tiefkühlkost 217f.
Tiefkühlkost, Vitamin-C-Verlust 219
Tiefkühlmischkost 315
Tischabfälle 270
Tocopherole 114f.
Tomate 153
Trainingszeit 302
Trichinen 200, 207
Trinkwasserfluoridierung 96
Trockenmilch 186
Trocknen 281f.
Trypsin 25
Trypsinogen 69
Tryptophan 119

Überernährung 324
Umrechnungsdiagramm 347
Umweltradioaktivität 351

Vanille 228
Veganer 124
Vegetarier 304, 329f.
Verdauung 22ff., 26f., 48
Verdauungsenzyme 23
Verdauungsorgane 23f.
Verderb 274
Verfallsdatum 252
Verluste, küchentechnische 271f.
Verluste an Lebensmitteln und Nähr-
    stoffen 269f.
Verluste durch Haus- und Nutztiere 271
Verseifungszahl 54
Vitamin A 105, 108ff.
Vitamin B$_1$ 116f.
Vitamin B$_2$ 118f.
Vitamin B$_6$ 110, 120f.
Vitamin B$_{12}$ 111, 123f.
Vitamin C 111, 124f., 262
Vitamin D 108, 112f.
Vitamin E 108, 114f.
Vitamin K 115f.
Vitamine 103ff.
Vitamine, fettlösliche 69, 105
Vitamine, Mangelsyndrome 105
Vitamine, wasserlösliche 116
Vitaminpräparate 305
Vitaminzufuhr 126, 305

Vollkornbrot 345
Vollkost 333
Vollkost, leichte 335
Vollkost, natriumarm 338
Vollmilch 180
Vollmilchpulver 186
Vollwertkost 332
Vorratshaltung 255
Vorzugsmilch 181

Wacholder 229
Wägungen 313
Warmhalten, Vitamin-C-Verlust 268
Wasser 81f.
Wasserbedarf 81
Wässern, Mineralstoffverlust 264
Wässern, Vitamin-C-Verlust 264
weiche Wässer 82
Weichkäse 189
Wein 244f.
Weißwein 245
Weizenkeimöl 173
Weizenmehl 131
Wettkampfzeit 302
Whisky 247
Wiederaufwärmen, Vitamin-C-Verlust
    268
Wild 200
Wurstwaren 208f.
Würzkräuter 153

Xylit 140
Xylose 44

Zeitstudien 310
Zimt 230
Zink 97, 107
Zitrone 167
Zitrusfrüchte 166f.
Zivilisation 256
Zucker 137f., 276, 344, 345
Zucker, brauner 137
Zuckeraustauschstoffe 139, 225
zuckerreiche Lebensmittel 276
Zusatzstoffe 251, 253f.
Zusatzstoff-Zulassungs-Verordnung 168
Zwiebel 155
Zwischenmahlzeit 321, 327
Zwölffingerdarm 24